REAST&STOMACH&INTESTINE HAND&LEG SKIN BREA
TERUS&OVARY&FEMALE INSTRUMENT HEAD EYE NOSE MOUTH THRO
AR SHOULDER WAIST BREAST&STOMACH&INTESTINE HAND&LEG SK
REAST UTERUS&OVARY&FEMALE INSTRUMENT HEAD EYE NOSE MOU
HROAT EAR SHOULDER WAIST BREAST&STOMACH&INTESTINE HAND&L
KIN BREAST UTERUS&OVARY&FEMALE INSTRUMENT HEAD EYE NO
OUTH THROAT EAR SHOULDER WAIST BREAST&STOMACH&INTESTI
AND&LEG SKIN BREAST UTERUS&OVARY&FEMA
ISTRUMENTHEAD EYE NOSE MOUTH THROAT EAR SHOULD
AIST BREAST&STOMACH&INTESTINE HAND&LEG SKIN BREA
TERUS&OVARY&FEMALE INSTRUMENT HEAD EYE NOSE MOUTH THRO
AR SHOULDER WAIST BREAST&STOMACH&INTESTINE HAND&LEG SK
REAST UTERUS&OVARY&FEMALE INSTRUMENTHEAD EYE NOSE MOU
HROAT EAR SHOULDER WAIST BREAST&STOMACH&INTESTINE HAND&L
KIN BREAST UTERUS&OVARY&FEMALE INSTRUMENT HEAD EYE NO
OUTH THROAT EAR SHOULDER WAIST BREAST&STOMACH&INTESTI
AND&LEG SKIN BREAST UTERUS&OVARY&FEMALE INSTRUME
EAD EYE NOSE MOUTH THROAT EAR SHOULDER WAI
REAST&STOMACH&INTESTINE HAND&LEG SKIN BREA
TERUS&OVARY&FEMALE INSTRUMENT HEAD EYE NOSE MOUTH THRO
AR SHOULDER WAIST BREAST&STOMACH&INTESTINE HAND&LEG SK
REAST UTERUS&OVARY&FEMALE INSTRUMENT HEAD EYE NOSE MOU
HROAT EAR SHOULDER WAIST BREAST&STOMACH&INTESTINE HAND&L
KIN BREAST UTERUS&OVARY&FEMALE INSTRUMENT HEAD EYE NO
OUTH THROAT EAR SHOULDER WAIST BREAST&STOMACH&INTESTI
AND&LEG SKIN BREAST UTERUS&OVARY&FEMALE INSTRUME
EAD EYE NOSE MOUTH THROAT EAR SHOULDER WAI
REAST&STOMACH&INTESTINE HAND&LEG SKIN BREA
TERUS&OVARY&FEMALE INSTRUMENTHEAD EYE NOSE MOUTH THRO
AR SHOULDER WAIST BREAST&STOMACH&INTESTINE HAND&LEG SK
REAST UTERUS&OVARY&FEMALE INSTRUMENT HEAD EYE NOSE MOU
HROAT EAR SHOULDER WAIST BREAST&STOMACH&INTESTINE HAND&L
KIN BREAST UTERUS&OVARY&FEMALE INSTRUMENT HEAD EYE NO
OUTH THROAT EAR SHOULDER WAIST BREAST&STOMACH&INTESTI
AND&LEG SKIN BREAST UTERUS&OVARY&FEMALE INSTRUME
EAD EYE NOSE MOUTH THROAT EAR SHOULDER WAI
REAST&STOMACH&INTESTINE HAND&LEG SKIN BREA
TERUS&OVARY&FEMALE INSTRUMENT HEAD EYE NOSE MOUTH THRO
AR SHOULDER WAIST BREAST&STOMACH&INTESTINE HAND&LEG SK
REAST UTERUS&OVARY&FEMALE INSTRUMENT HEAD EYE NOSE MOU

おとな女子の
セルフ
健康診断

監修　内山明好
医学博士

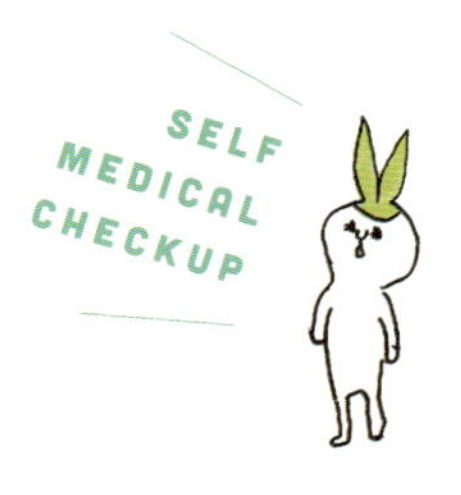

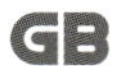

Q

こんなモヤモヤ、
感じたことは
ありませんか？

街で見かけた
ポスターのワンフレーズ

いつもと違う感じがしたら病院へ行きましょう。

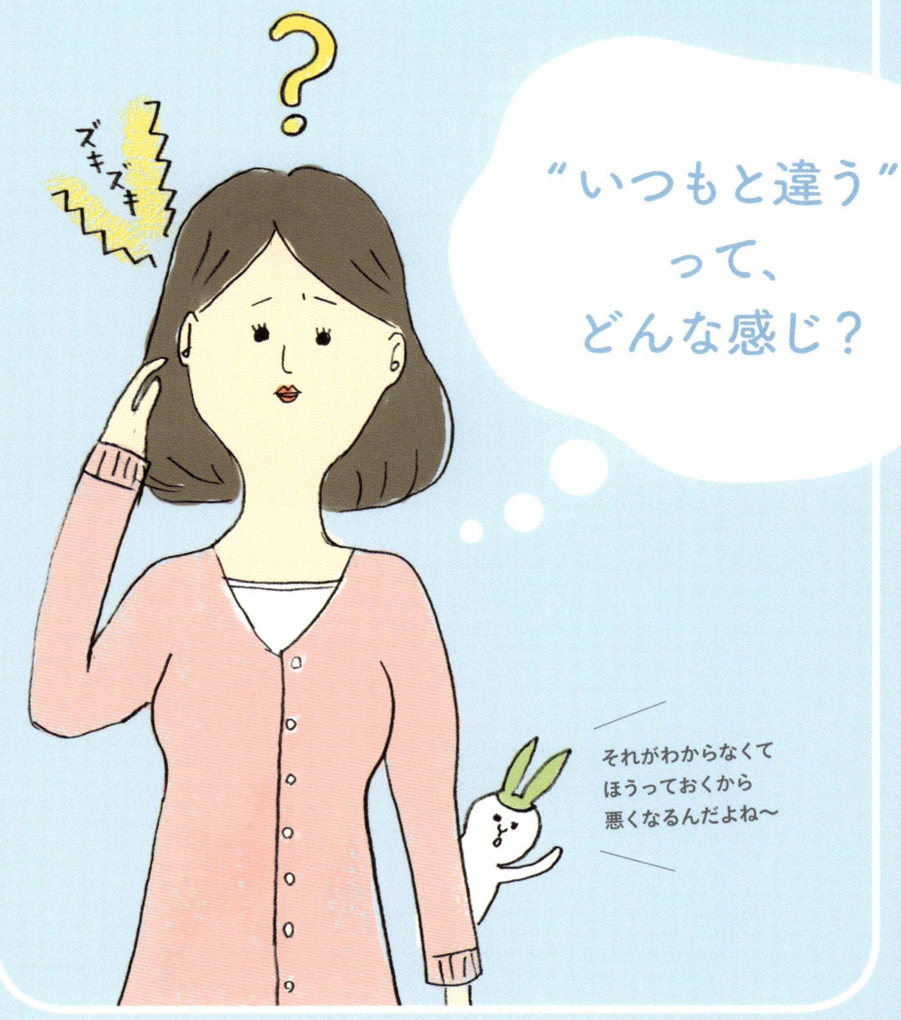

テレビCMでの
ひとコマ……

その症状、ストレスが原因ではありませんか？

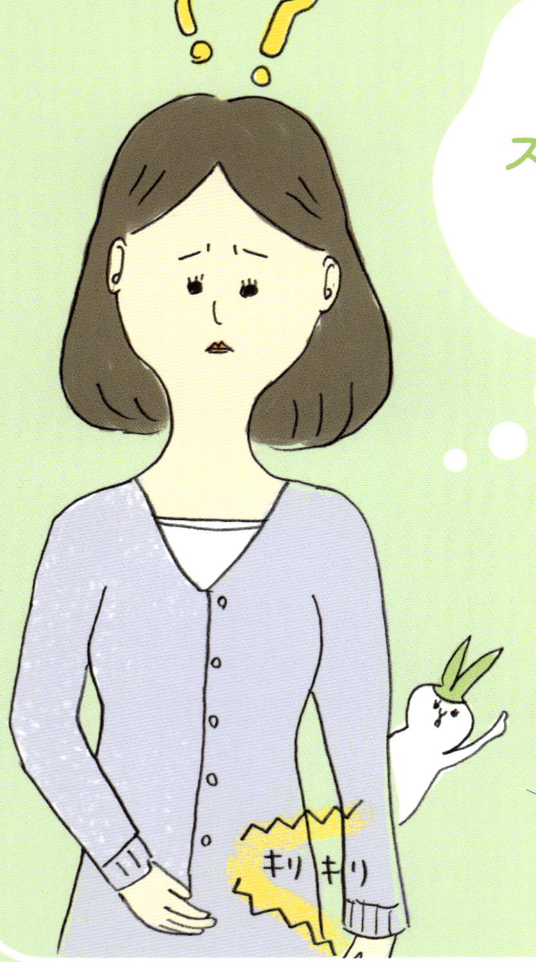

この痛み、
ストレスってだけで
片づけちゃって
いいのかしら？

そもそも、ストレスを
感じていない人なんて
世の中にいないよね……！

お医者さんの
何気ないひと言……

まぁしばらくの間、様子を見ましょうか。

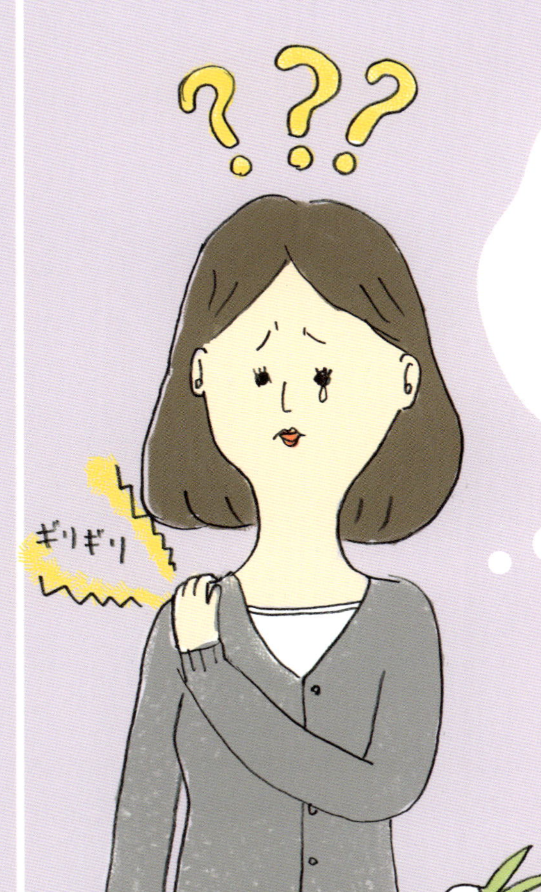

しばらくって
いつまで？
いつまでガマンが
続くの？？

しばらく続くようじゃ
ひどくなってる
かもしれないよ……

そんなモヤモヤが
この本で
少しでもスッキリ
解消してもらえると
うれしいです。

CONTENTS

WARNING!

- 本書では、体のさまざまな部位に現れる症状と、そこから考えられる病気を紹介しています。ただし、その症状ひとつだけで病気を判断・特定することはできません。実際、医師は併発するさまざまな症状と臨床検査などを総合的に判断して診断を下し、病気を特定します。本書で紹介している内容は、ひとつの症状からこのような病気もあり得るという一例として参考にしてください。
- 本書は、読者の皆様に「体からのSOSに耳をかたむけていただきたい」という趣旨の企画です。そのため、本書で紹介する症状はあくまでも可能性のひとつであり、仮説もふくまれています。その病気にかかった人に必ず、その症状が現れるということではありません。その点はご了承ください。
- 本書で紹介する症状から、自己判断をするのは危険です。何か気になる症状があるようでしたら、本書を参考にしていただき、必ずそれぞれの症状に合わせた専門医療機関を受診してください。
- 本書の情報は、2017年9月時点のものです。最新の情報は、各情報機関にお問い合わせください。

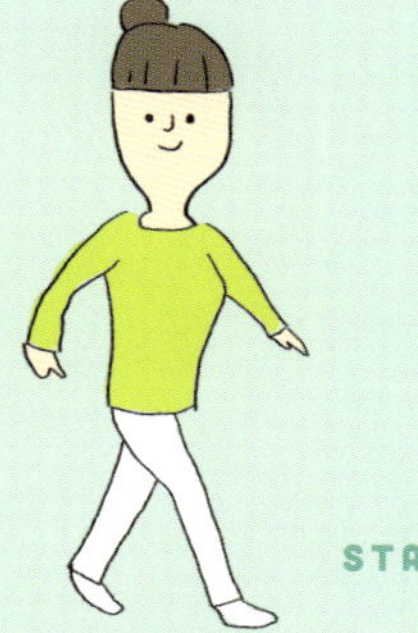

START! ▶▶▶

まずは 見る・さわる・試す！

実践セルフチ

CHECK 01

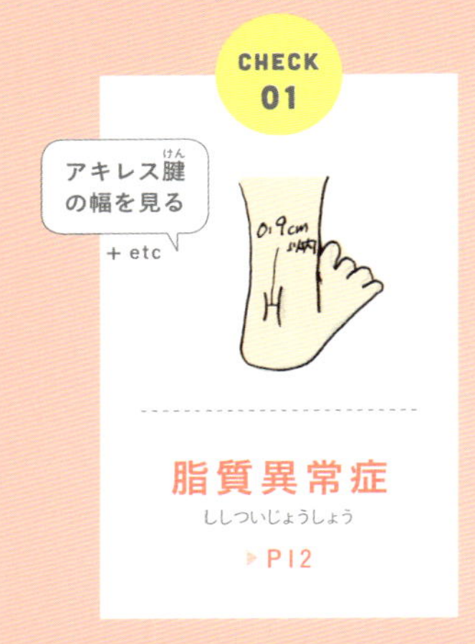

脂質異常症
ししついじょうしょう

▶P12

CHECK 02

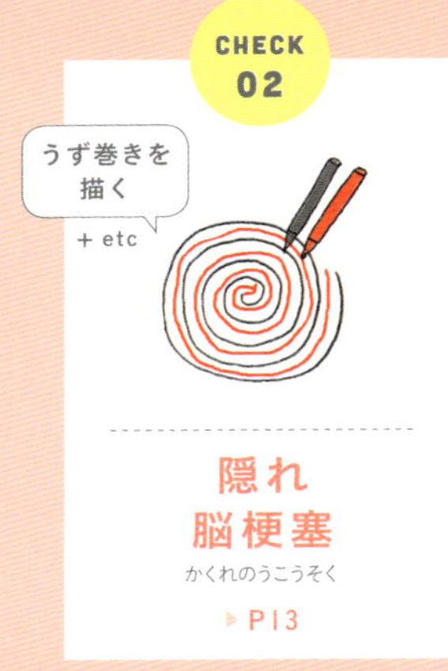
うず巻きを描く
+ etc

隠れ脳梗塞
かくれのうこうそく

▶P13

CHECK 03

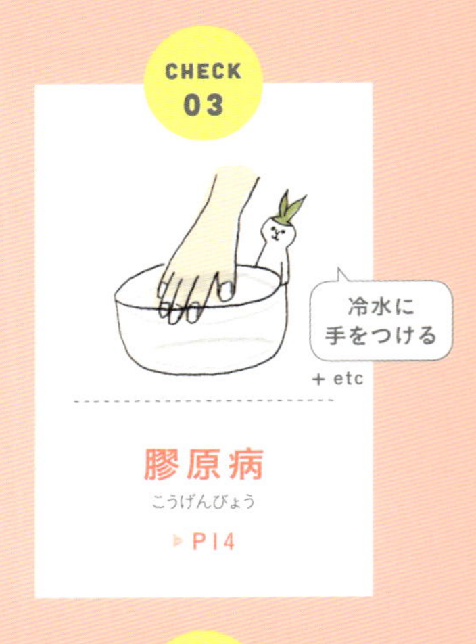
冷水に手をつける
+ etc

膠原病
こうげんびょう

▶P14

CHECK 04

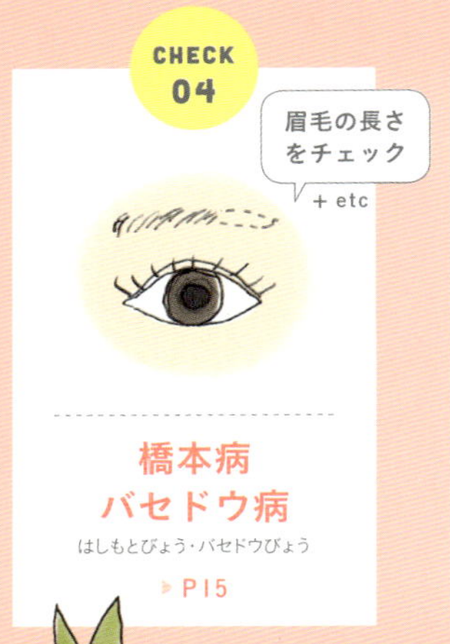
眉毛の長さをチェック
+ etc

橋本病 バセドウ病
はしもとびょう・バセドウびょう

▶P15

CHECK 05

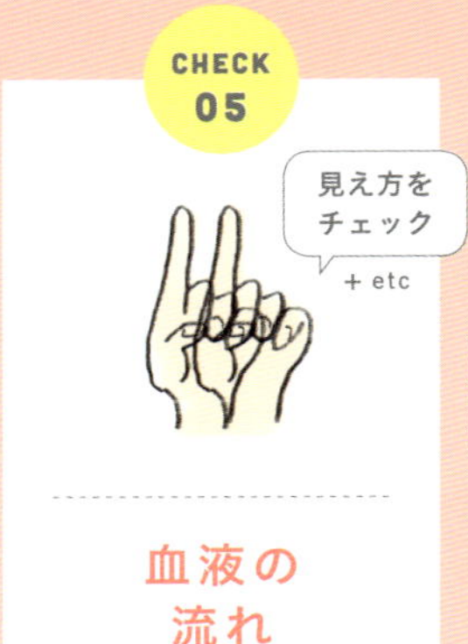
見え方をチェック
+ etc

血液の流れ

▶P18

CHECK 06

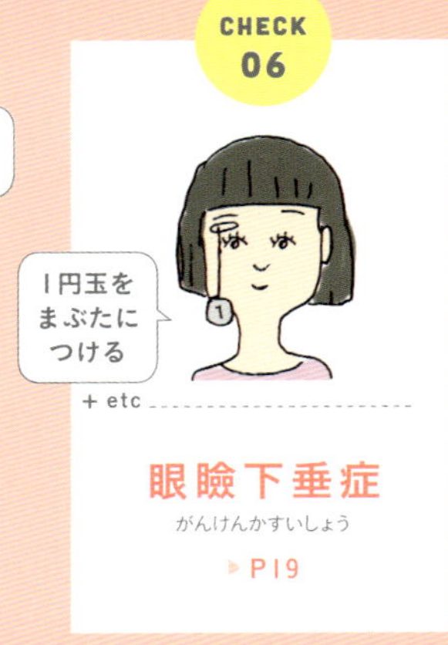
1円玉をまぶたにつける
+ etc

眼瞼下垂症
がんけんかすいしょう

▶P19

OTHER ▶▶▶▶▶▶▶▶▶▶ 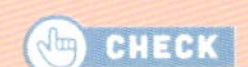 無意識に行うその行動やクセ、病気のサインかも？ ▶P16

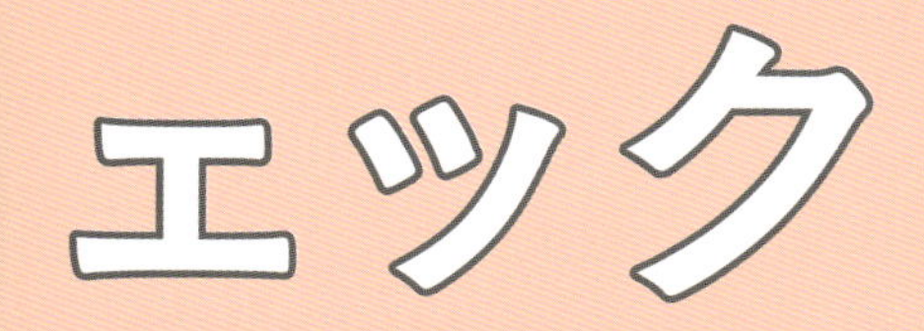

自分の体を見て、動かしてチェックできる健康診断テストを集めました。
ふだん、何気なくやっている行動やクセ、体質からも病気がわかります。
診断結果は、あくまで可能性のひとつです。気になる場合は自己判断せず、必ず専門医療機関を受診しましょう。

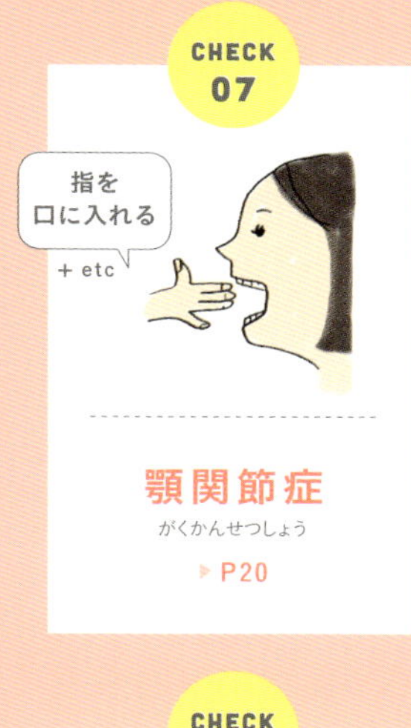

顎関節症
がくかんせつしょう
▶ P20

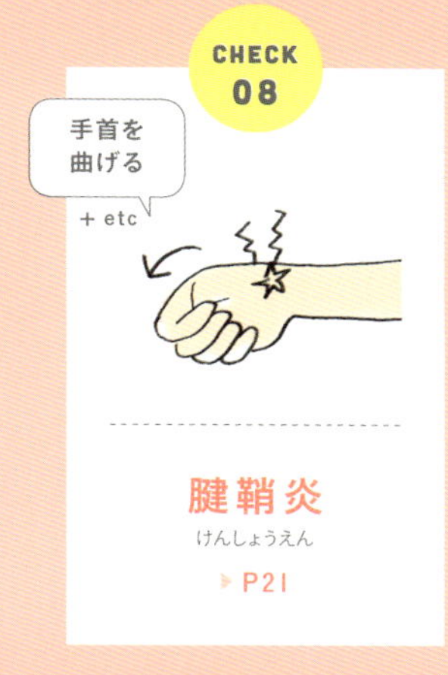

腱鞘炎
けんしょうえん
▶ P21

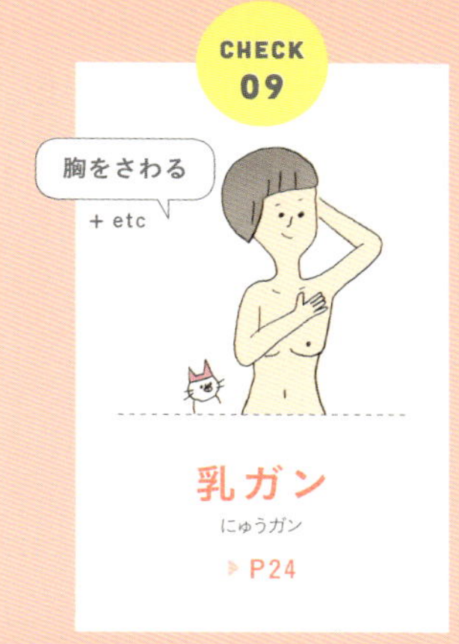

乳ガン
にゅうガン
▶ P24

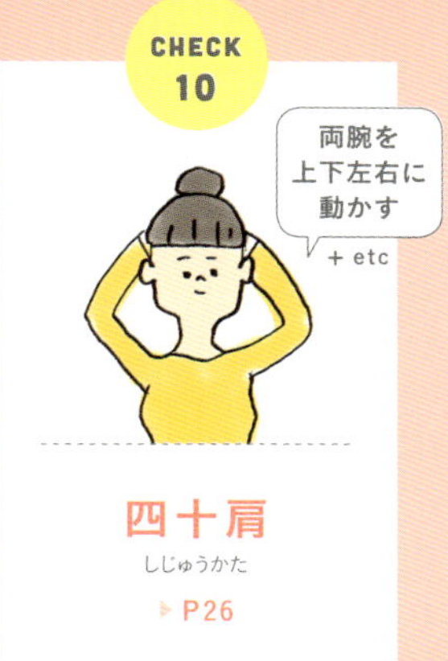

四十肩
しじゅうかた
▶ P26

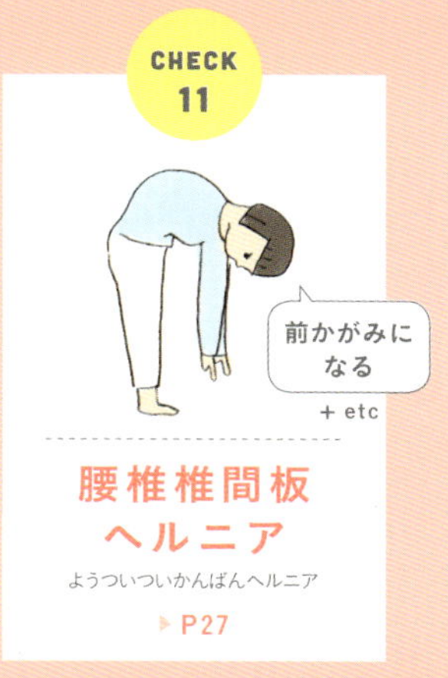

腰椎椎間板ヘルニア
ようついついかんばんヘルニア
▶ P27

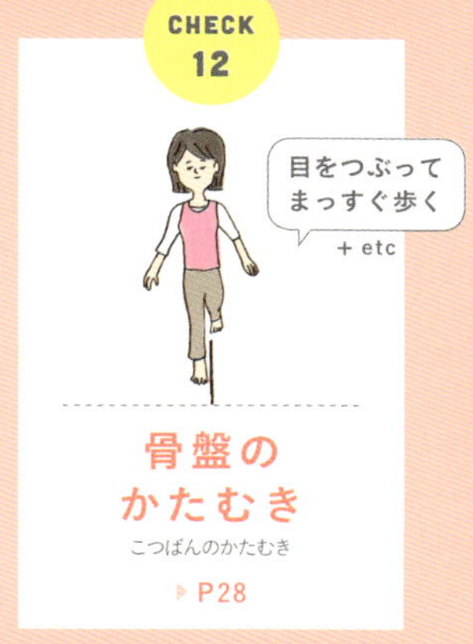

骨盤のかたむき
こつばんのかたむき
▶ P28

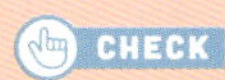

ふとした時に起こるその症状、病気かも？▶ P22

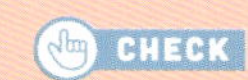

生まれ持った体質や性格が病気に関係する？▶ P30

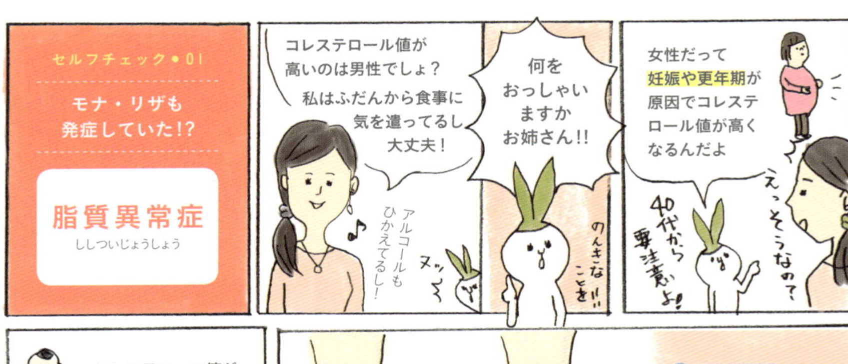
セルフチェック●01
モナ・リザも発症していた!?
脂質異常症
ししついじょうしょう
コレステロール値が高いのは男性でしょ？
私はふだんから食事に気を遣ってるし大丈夫！
アルコールもひかえてるし！
ヌッ
何をおっしゃいますかお姉さん!!
のんきなこと!!
女性だって妊娠や更年期が原因でコレステロール値が高くなるんだよ
えっそうなので
40代から要注意よ!

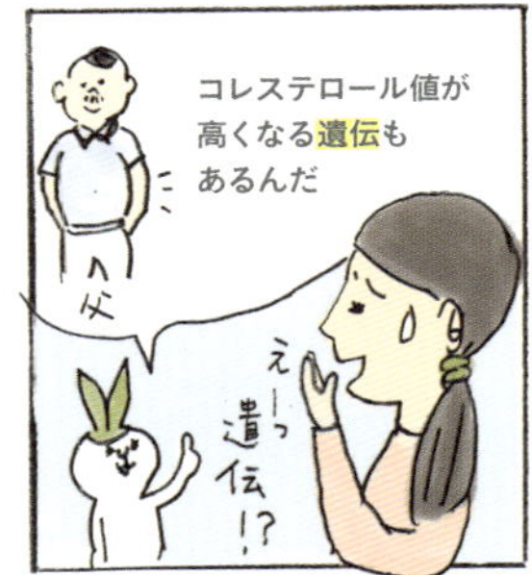
コレステロール値が高くなる遺伝もあるんだ
父
えーっ遺伝!?

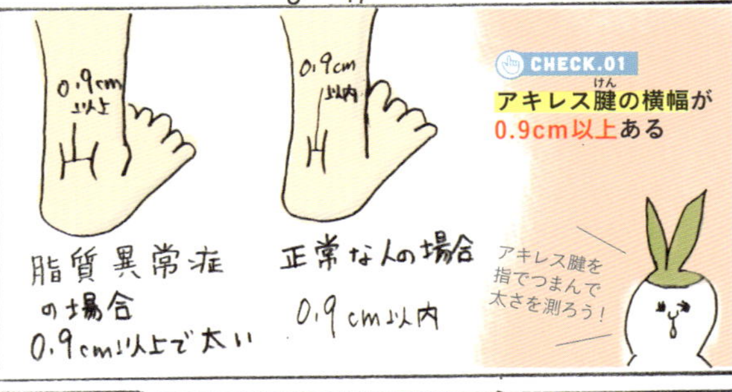

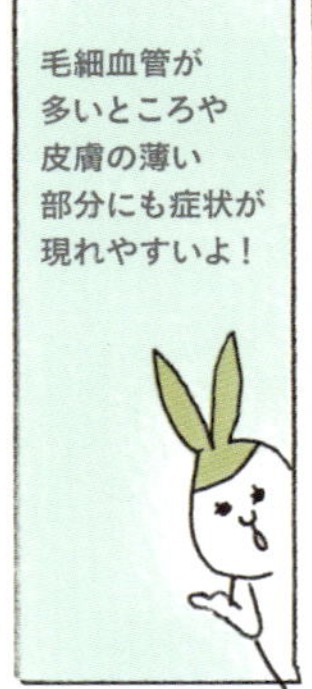
毛細血管が多いところや皮膚の薄い部分にも症状が現れやすいよ！

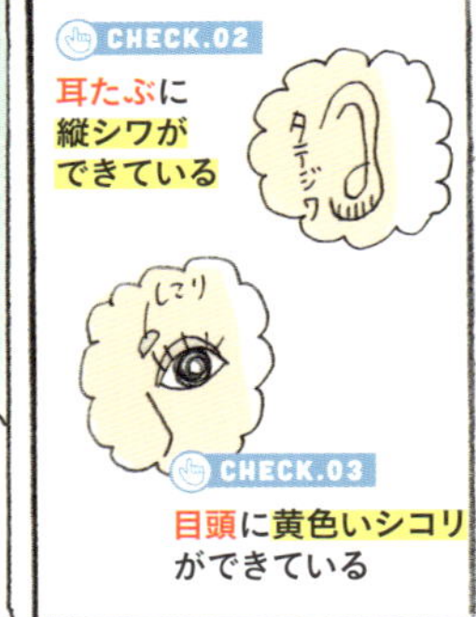
CHECK.02
耳たぶに縦シワができている
タテジワ
しこり
CHECK.03
目頭に黄色いシコリができている

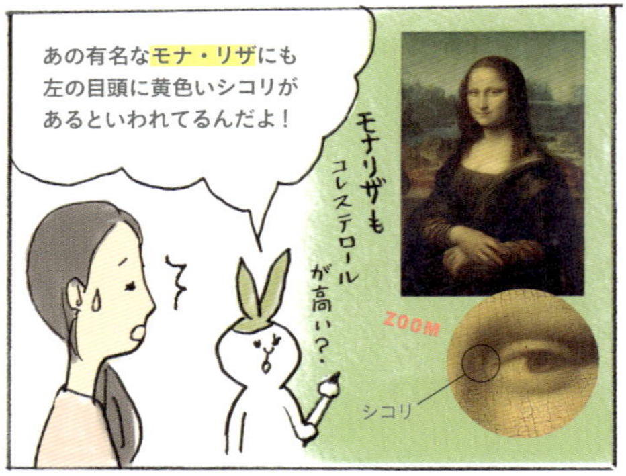
あの有名なモナ・リザにも左の目頭に黄色いシコリがあるといわれてるんだよ！
モナリザもコレステロールが高い？
ZOOM
シコリ

出典：『モナ・リザは高脂血症だった―肖像画29枚のカルテ』著／篠田達明（新潮新書）

血液中のコレステロール（脂質）が多すぎる病気。放置すると動脈硬化が進み、心筋梗塞（P122）などの深刻な病気を引き起こすことも。原因は生活習慣の他、妊娠中や更年期時のホルモンバランスの乱れや、遺伝的要因も大きいといわれます。

DATA

- 発症年齢　40代以上
- 発症率　―
- 受診科　内科　循環器内科

解説

CHECK.01
伸びちぢみすることが多く、キズつきやすいアキレス腱内の血管にはコレステロールがたまりがち。すると、通常は横幅0.9mm以下のアキレス腱が、0.9mm以上に腫れ上がってしまう。

CHECK.02
動脈硬化が進むと、血流が悪くなって体の細部にまで栄養が行き届きにくくなる。例えば、毛細血管が多い耳たぶは、栄養不足によって脂肪部分がちぢんでシワになりやすい。

CHECK.03
黄色いシコリはコレステロールがたまったもので、動脈硬化が進んでいる証拠。特に皮膚の浅い部分にできやすく、まぶた（目頭）の他に、肘にもシコリができやすい。

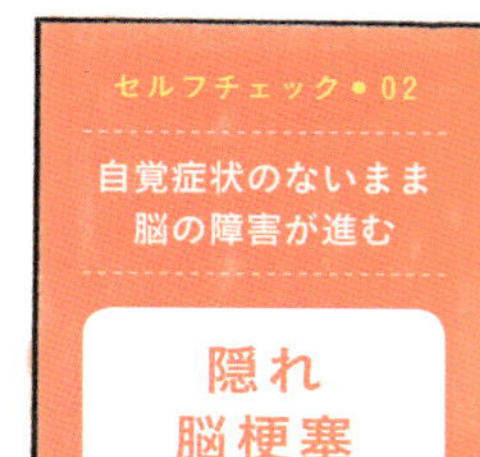

セルフチェック●02

自覚症状のないまま
脳の障害が進む

隠れ脳梗塞

かくれのうこうそく

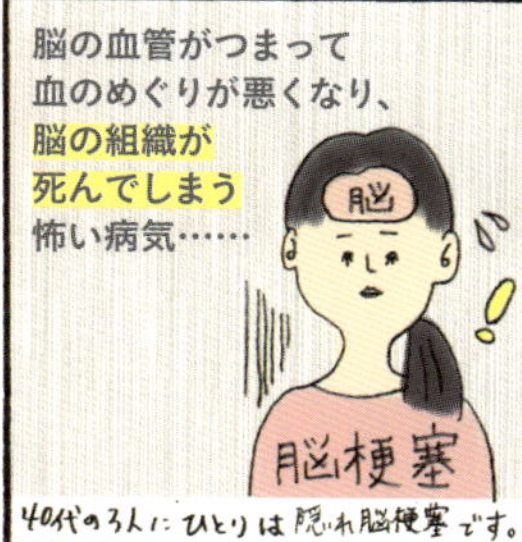

脳の血管がつまって
血のめぐりが悪くなり、
脳の組織が
死んでしまう
怖い病気……
脳
脳梗塞
40代の3人にひとりは隠れ脳梗塞です。

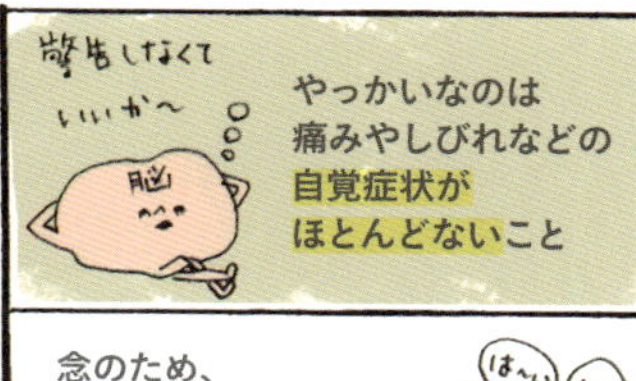

警告しなくていいか～
脳
やっかいなのは
痛みやしびれなどの
自覚症状が
ほとんどないこと

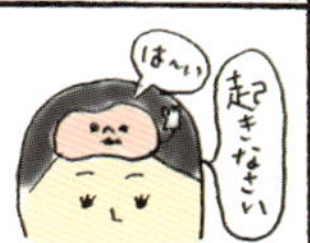

念のため、
脳の異常を
セルフチェック
しましょう
はーい
起きなさい

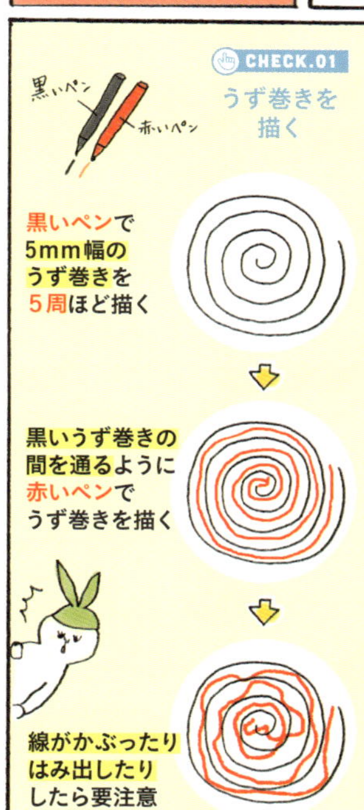

黒いペンで
5mm幅の

5周ほど描く
黒いうず巻きの
間を通るように
赤いペンで

線がかぶったり
はみ出したり
したら要注意

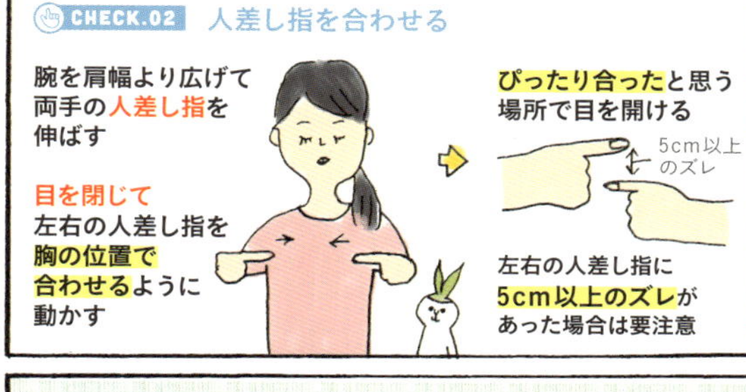

左右の人差し指を
胸の位置で
合わせるように

ぴったり合ったと思う
場所で目を開ける

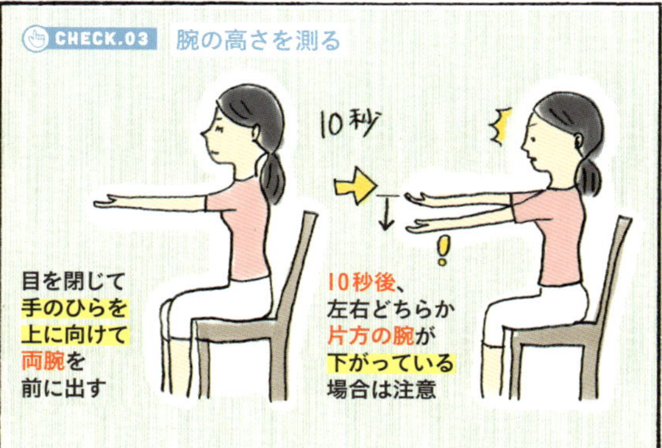

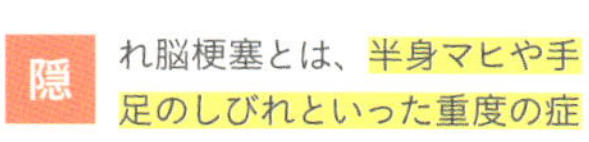

隠れ脳梗塞とは、半身マヒや手足のしびれといった重度の症状をともなわない脳梗塞のこと。症状がまったく現れないケースもあります。ただし、そのまま放置すると3割の人が脳梗塞の発生リスク（5年以内）を高めるとも。

DATA

発症年齢
40代以上

発症率
40代の3人にひとり

受診科
内科
脳血管・脳神経内科

解説

CHECK.01
運動の際の微妙な動きを調節する大脳基底核と、平衡感覚を担う小脳の働きが必要なテスト。

CHECK.02
人差し指を合わせる
腕を肩幅より広げて
両手の人差し指を
人差し指が5cm以上離れる場合、筋肉の動きを調整する小脳の処理能力が低下している可能性が。

左右の人差し指に

あった場合は要注意

CHECK.03
腕の高さを測る
手のひらを
上に向けて
片方の腕が無意識に下がったら錐体路、内側にかたむくように下がったら前頭葉に問題あり。

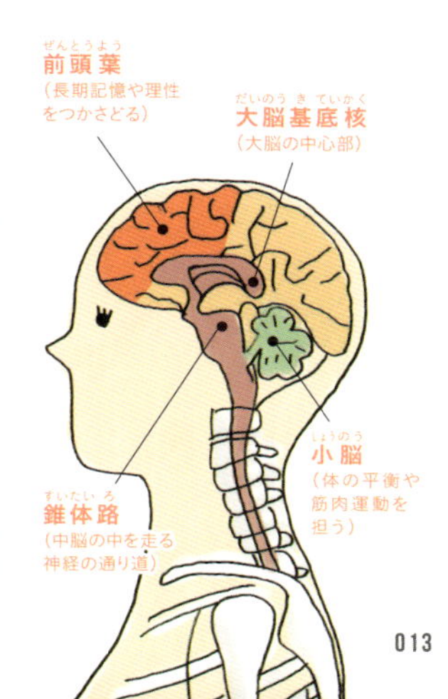

（長期記憶や理性をつかさどる）

（大脳の中心部）

（体の平衡や筋肉運動を担う）

（中脳の中を走る神経の通り道）

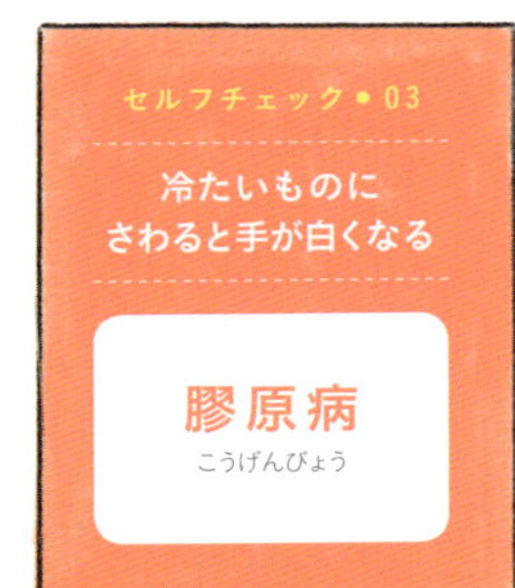

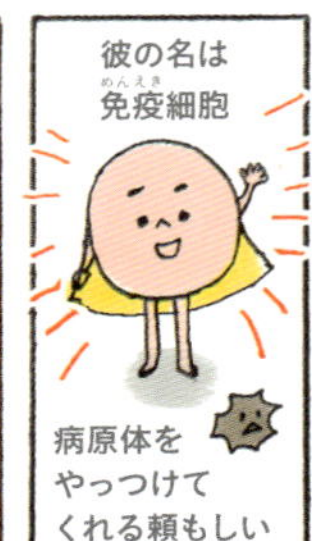

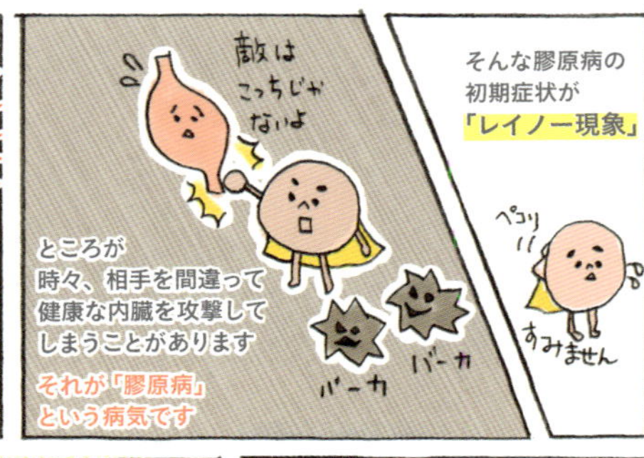

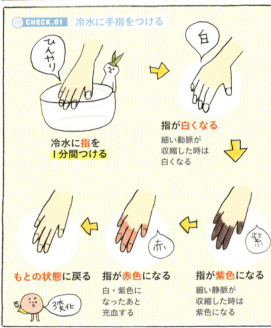

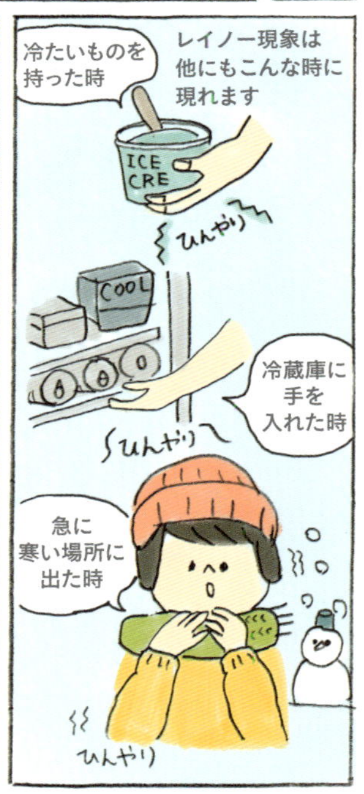

膠原病とは、皮膚や関節、筋肉が炎症を起こし、全身の組織に障害が出る病気の総称です。共通の初期症状として、冷たいものにふれると手足の先が白く変色する「レイノー現象」が有名。手指の血液循環が悪くなり、少しの温度の変化で血管が収縮して起こります。

DATA

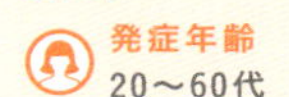

- **発症年齢** 20〜60代
- **発症率** 病気によってさまざま
- **受診科** 内科 リウマチ・膠原病内科、免疫内科

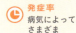

膠原病の病気

全身性エリテマトーデス

男女比1:10で圧倒的に女性(20〜40代)に多い病気。蝶が羽を広げたような形の赤い湿疹が頬にできる。

関節リウマチ ▸ P105、P139

手や膝の関節痛や腫れが左右対称に起こる。起床時、手指がこわばり曲げにくくなるといった症状が現れる。

※レイノー現象の発症例は多くない

シェーグレン症候群 ▸ P52

全身が乾燥してカラカラになる。唾液が出にくく食べ物が喉を通らない、涙がまったくでないなどの症状が多い。

強皮症 ▸ P149

手の指先から皮膚がかたくなる病気。初期は指にむくみを感じることが多く、次第に全身や内臓までかたくなる。

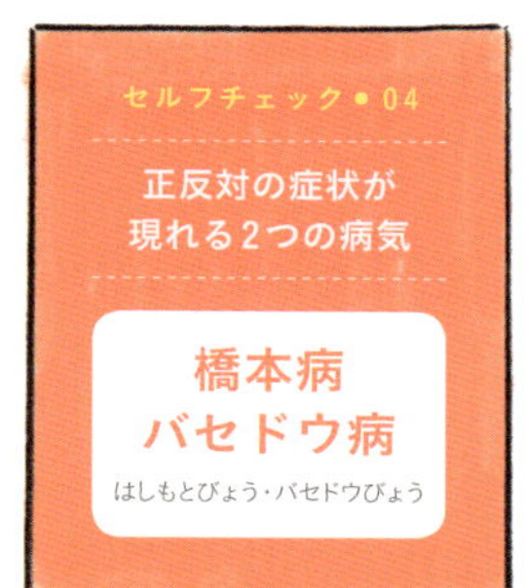

セルフチェック●04
正反対の症状が現れる2つの病気
橋本病
バセドウ病
正しい脈拍の測り方
親指のつけ根部分
はしもとびょう・バセドウびょう

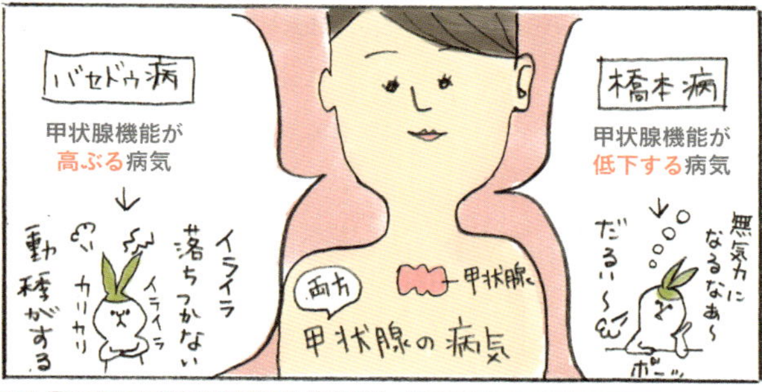

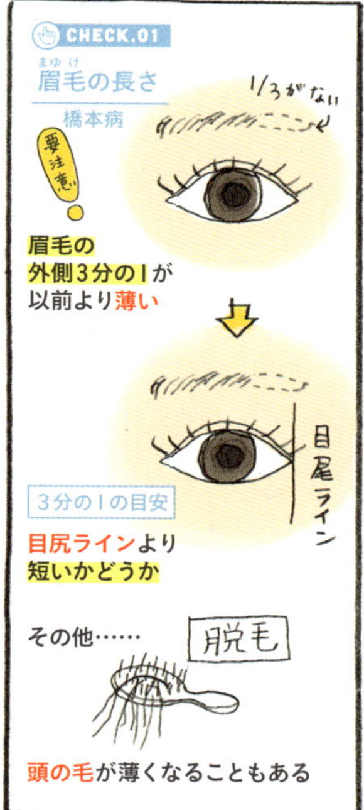

CHECK.01
眉毛の長さ
橋本病
1/3がない
要注意
眉毛の外側3分の1が以前より薄い
目尻ライン
3分の1の目安
目尻ラインより短いかどうか
その他……
脱毛
頭の毛が薄くなることもある

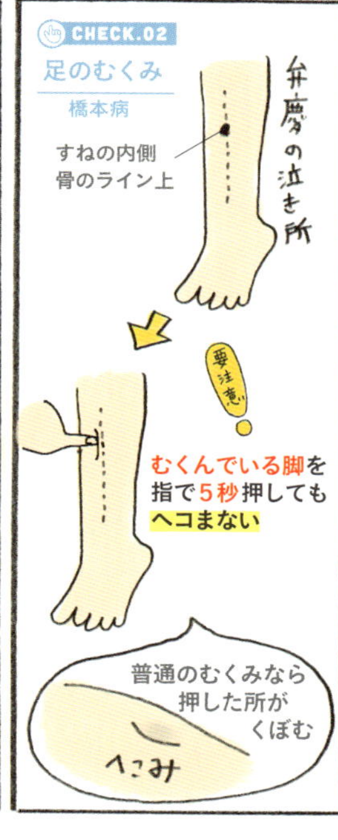

足のむくみ

すねの内側骨のライン上
弁慶の泣き所

むくんでいる脚を指で5秒押してもヘコまない
普通のむくみなら押した所がくぼむ

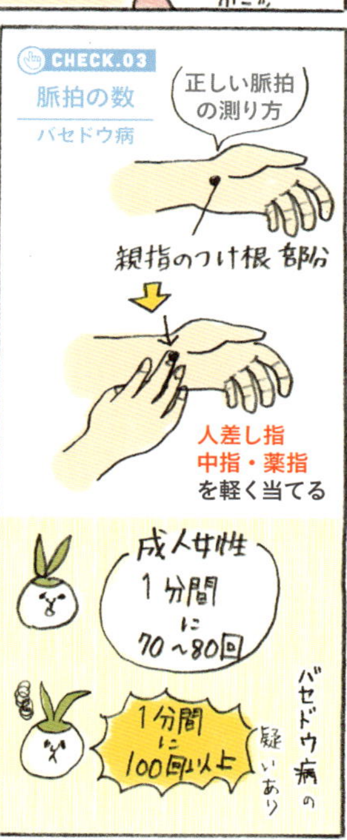

を軽く当てる

1分間に70～80回
1分間に100回以上
バセドウ病の疑いあり

ともに女性に多い病気。甲状軟骨（喉仏）の下にある甲状腺は、新陳代謝をうながすためのホルモンを分泌します。その働きが強まるバセドウ病では、体力の消耗が激しくなります。橋本病は新陳代謝が低下し、身体機能も落ちます。

DATA

発症年齢	橋本病	20代後半～40代
	バセドウ病	20～30代
発症率	橋本病	40歳以上の10%
	バセドウ病	200人にひとり
受診科	内科	甲状腺内科

CHECK.01 新陳代謝が悪くなる橋本病は、皮膚が乾燥するとともに、皮脂が減って毛が抜けやすくなる。眉毛の他、頭髪や体毛も抜け落ちる。

CHECK.02 橋本病によって細胞の働きが悪くなると、体内にたまったヒアルロン酸を分解できず、さまざまな部位がむくむ。ただし通常の水分がたまって起こるむくみとは違い、むくんだ部分を指で押してもヘコまず、元に戻る。

CHECK.03 新陳代謝が異常に活発になり、睡眠中も走っている時と同じくらいエネルギーを消費する。常に心臓が余分に働き、脈拍も早くなる。

CHECK

A

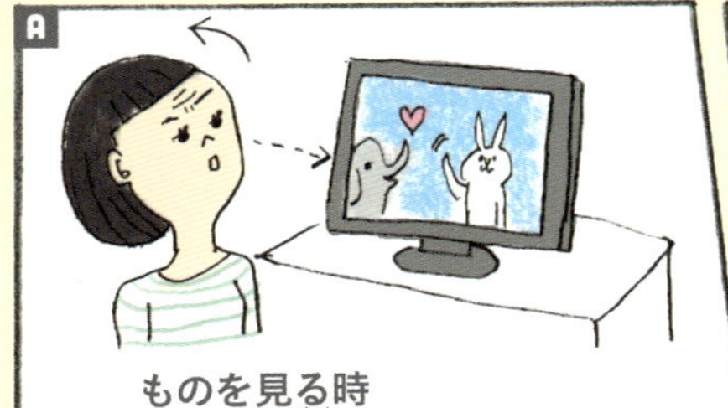

ものを見る時
無意識に眉（まゆ）を引き上げて
頭をうしろにかたむけている

B

コップの中に
氷が残ると
思わず
食べてしまう

ガリ
ガリ

無意識に行う
その行動やクセ、
病気のサイン
かも？

C

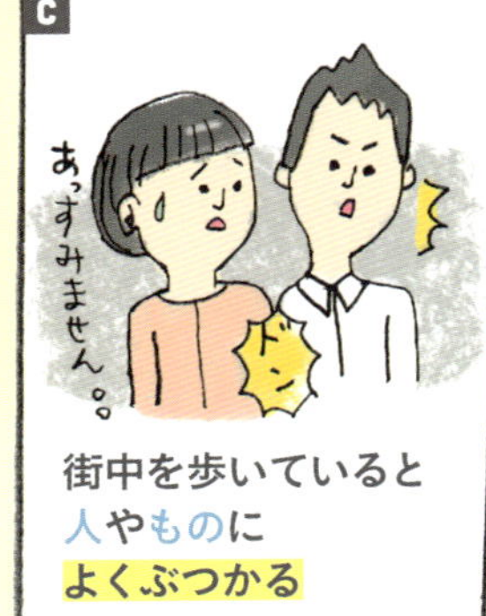

あっすみません。
ドン

街中を歩いていると
人やものに
よくぶつかる

D

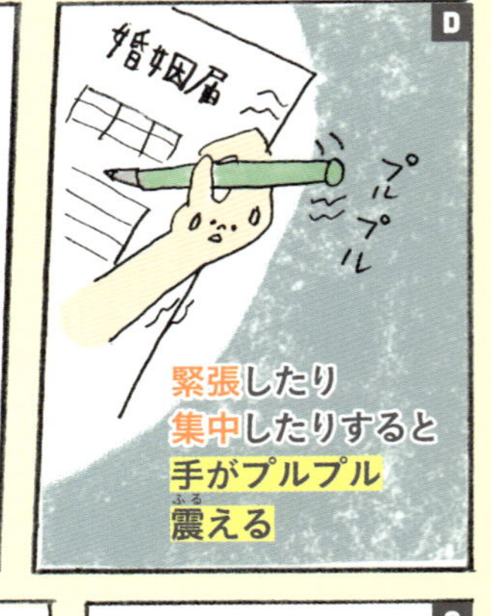

緊張したり
集中したりすると
手がプルプル
震（ふる）える

E

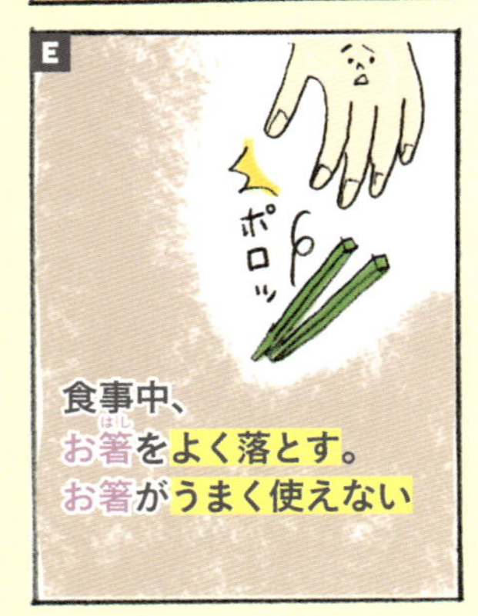

ポロッ

食事中、
お箸（はし）をよく落とす。
お箸がうまく使えない

F

最近、指輪が
入らなくなった

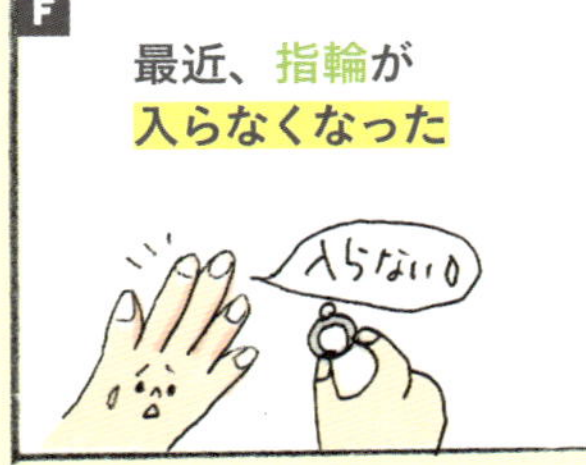

入らない!!

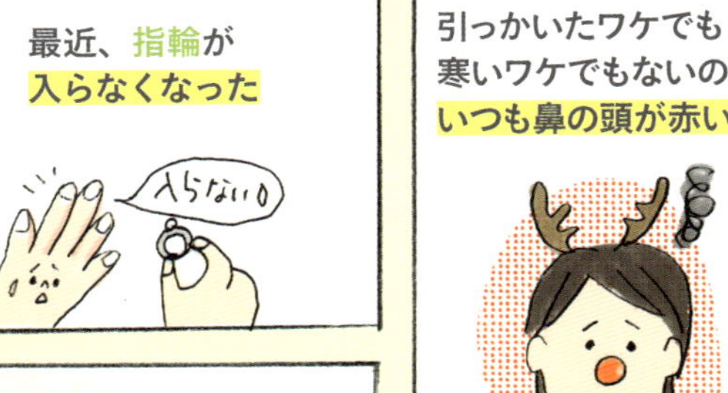

G

引っかいたワケでも
寒いワケでもないのに
いつも鼻の頭が赤い

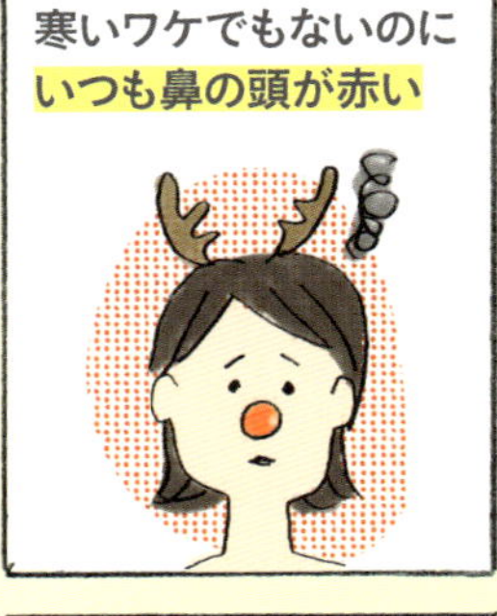

H

よく聞き取れず、あいまいな返事をしがち。
聞き間違いをよくする

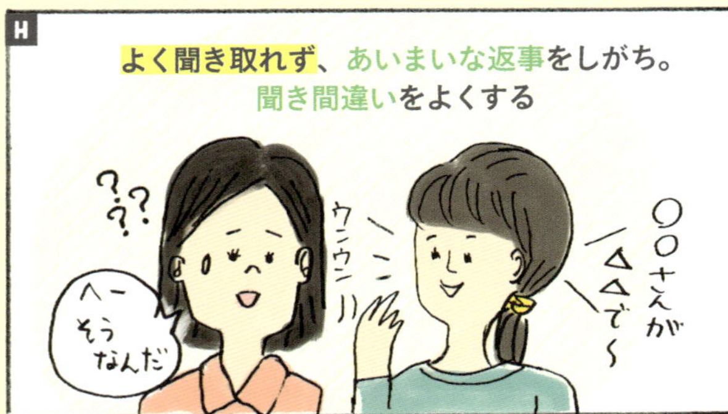

???
へー
そうなんだ
ウンウン
○○さんが
△△で〜

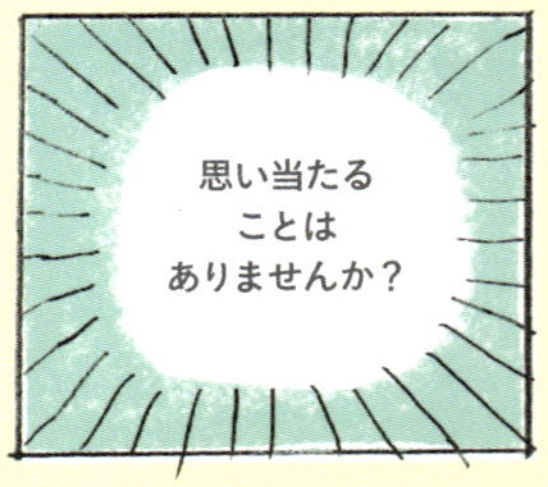

思い当たる
ことは
ありませんか？

解説

A

病気 **眼瞼下垂症**（がんけんかすいしょう）

筋力が弱くなってまぶたが垂れる

ものを見ようとする時、無意識に頭をうしろにかたむけ、眉を引き上げて額に横シワを寄せていないでしょうか？　それは、まぶたが垂れ下がっている証拠。筋力が低下する病気、眼瞼下垂症の疑いがあります。夕方になると、症状が強く現れるという特徴も。

詳細はP19

B

病気 **氷食症**（ひょうしょくしょう）

女性の約2割が発症する

氷を無性に食べたくなる病気。目安は「1日に製氷皿1枚以上の氷を食べる」場合。氷食症の裏には貧血による鉄分不足があります。理由は鉄分不足によって脳に酸素が行き届かず、体温調節ができなくなるため。口の中の温度が上がり、無意識に冷やそうとします。

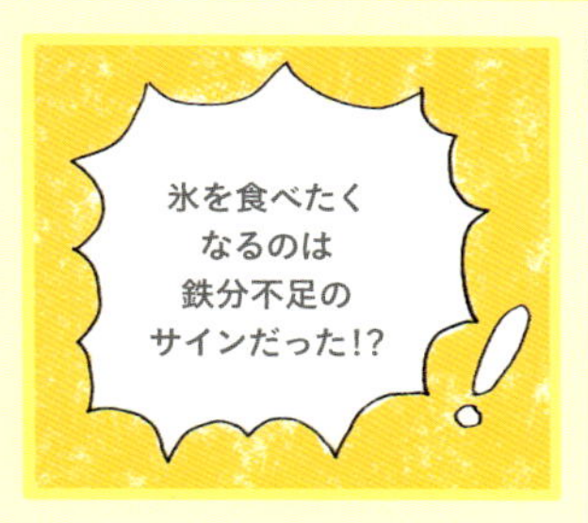
氷を食べたく
なるのは
鉄分不足の
サインだった!?

C

病気 **緑内障**（りょくないしょう）

なぜか、よけきれない

注意散漫（さんまん）ではないのに、よく人とぶつかる。そんな場合は、目に障害があるかも。考えられるのは緑内障。徐々に視界がせまくなるため、階段を踏み外したり、よくつまづいたりします。

詳細はP62

D

病気 **本態性振戦**（ほんたいせいしんせん）

緊張するとプルプル

特に緊張した時、自分の意思とは関係なく手が震える病気があります。原因はわかりませんが、細かく手が震え、作業を行うことが困難に。食事や筆記など日常生活に影響がおよびます。

E

病気 **脳梗塞**（のうこうそく）

箸使いは高度な技

脳の血管がつまる危険な状態。片方の手足に力が入らない、ものが二重に見えるなどの初期症状が有名。特に、複雑で高度な指先の動きが必要な箸を扱う際、症状が出やすくなります。

詳細はP140

F

病気 **関節リウマチ**（かんせつリウマチ）

急に指が太くなる！

手の関節が炎症を起こす病気。初期症状では、指先から数えて2・3番目の関節が腫れます。

詳細はP105、P139

G

病気 **アルコール性肝障害**（アルコールせいかんしょうがい）

1日3合以上は危険

鼻の頭は毛細血管が集まる場所。この部分が一時的ではなく、いつも赤いという場合、慢性的に血管がつまって浮き出ていることが考えられます。原因は、アルコールの過剰摂取によって肝臓（かんぞう）が疲労すること。肝臓に障害が出ると血のめぐりが悪くなってとどこおり、血管がつまってしまいます。

H

病気 **感音性難聴**（かんおんせいなんちょう）

サ行・タ行の聞き間違いが多くなる

感知した音を脳に送る役割を持つ、耳の器官・内耳（ないじ）。ここに障害が起こると、音の情報を断片的にしかキャッチできないといった難聴の症状が現れます。よくあるのが、会話の中でも高い音域といわれるサ行・タ行が聞き取りづらくなること。「七（しち）」→「一（いち）」、「佐藤さん」→「加藤さん」、「寿司」→「牛」などの聞き間違いが多くなります。若い人でも通勤中、毎日ヘッドホンで音楽を聴いている人は要注意です。

詳細はP97

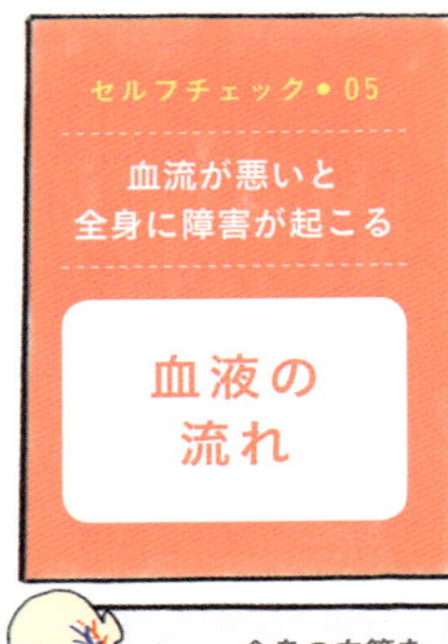

セルフチェック● 05

血流が悪いと全身に障害が起こる

血液の流れ

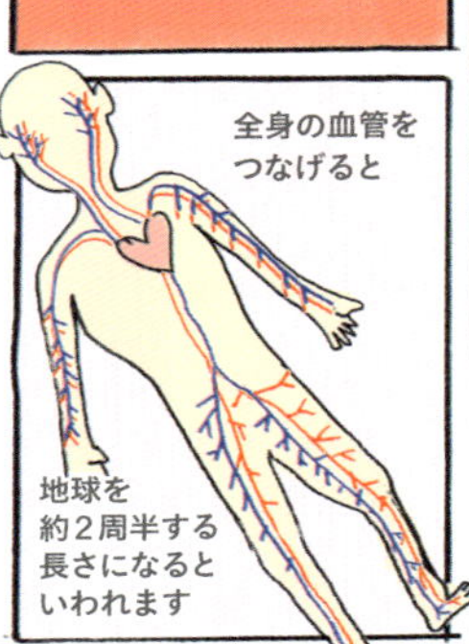

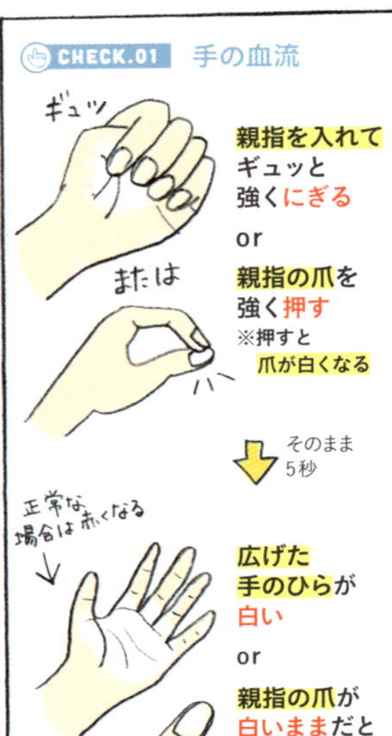

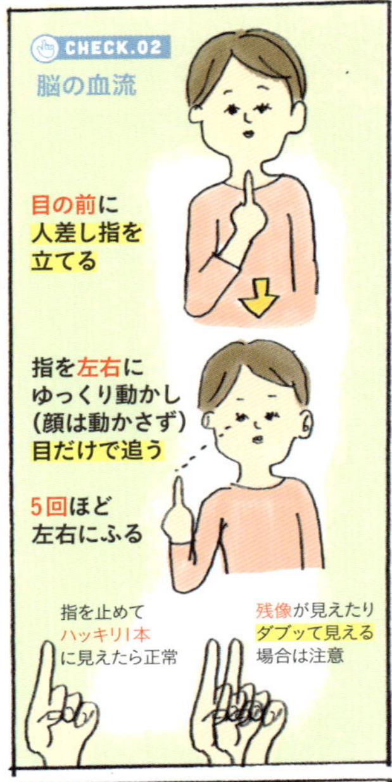

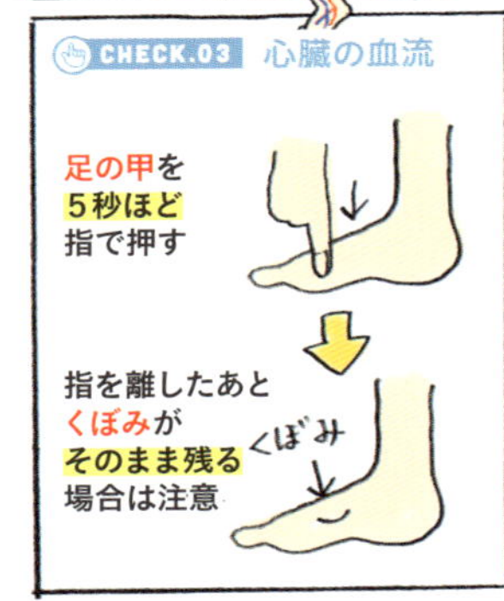

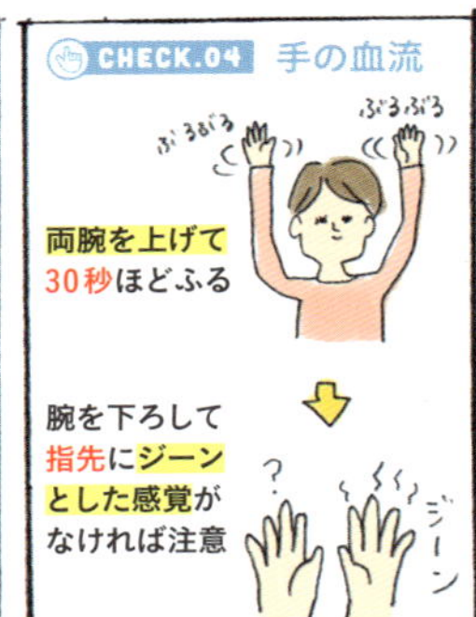

全身の血管を
つなげると

長さになると

親指を入れて

指を左右に
ゆっくり動かし
(顔は動かさず)
目だけで追う

左右にふる
指を止めて
ハッキリ1本
に見えたら正常
残像が見えたり

指を離したあと

そのまま残る

CHECK.04 手の血流
ぶるぶる
ぶるぶる
両腕を上げて
30秒ほどふる
腕を下ろして
指先にジーン
とした感覚が
なければ注意
?
ジーン

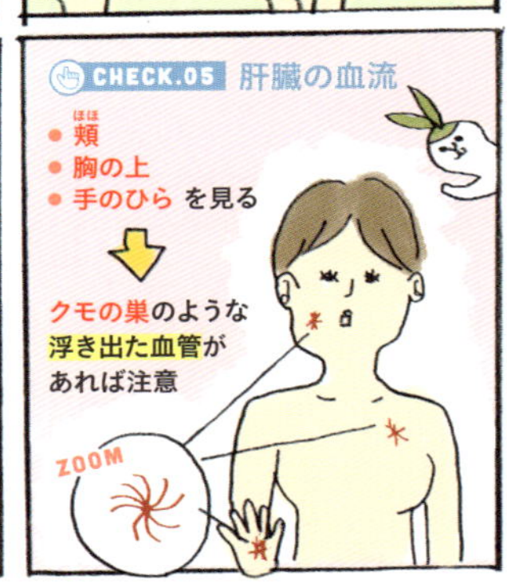

● 手のひら を見る
クモの巣のような
浮き出た血管が
あれば注意

栄養や酸素、熱などを全身に運ぶ血液。そんな血液の流れが悪くなると、全身にさまざまな影響が出ます。婦人科系の病気や、心臓・脳など生命活動の中心を担う器官にも障害が。

病気

心筋梗塞 ▶ P122
脳梗塞 ▶ P140
月経前症候群 ▶ P190
子宮内膜症 ▶ P200

CHECK.01 手のひらや爪がほんのり赤いのは、毛細血管が透けているため。強くにぎるなどの圧迫後に赤みが戻らないと血液の循環が悪い状態。

解説

親指の爪を

場合は赤くなる

親指の爪が
白いままだと

CHECK.02
人差し指を
脳の血流が悪いと、目を動かす神経が障害を起こしやすくなる。そのため目の動きがにぶくなり、焦点が合わなかったり二重に見えたりする。

CHECK.03
全身の血液が心臓に戻りにくくなると、血流がとどこおる。すると血流が悪い静脈から水分がしみ出て、むくみが発生。特に足に起こりやすい。

CHECK.04
わかりやすい血流チェック。手を上げて腕が白くなるまでブルブルふったあと、腕を下ろす。指先がジーンとなれば、血液がめぐっている証拠。

CHECK.05
クモ状血管腫(じょうけっかんしゅ)は、毛細血管が盛り上がったもの。肝機能の障害によって、女性ホルモン(エストロゲン)が肝臓で代謝できずに起こる。

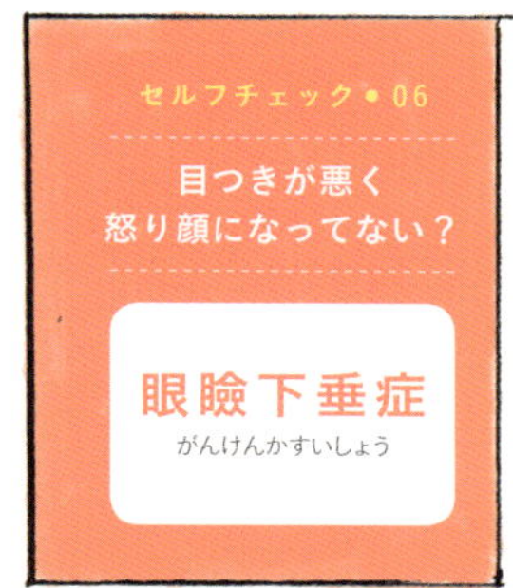

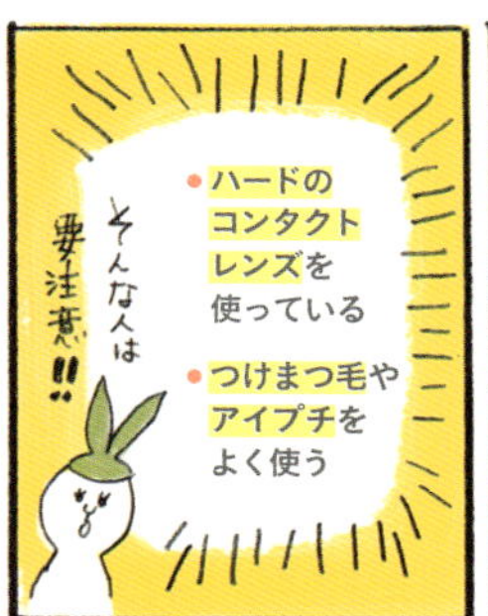
そんな人は要注意!!
ハードのコンタクトレンズを使っている
つけまつ毛やアイプチをよく使う

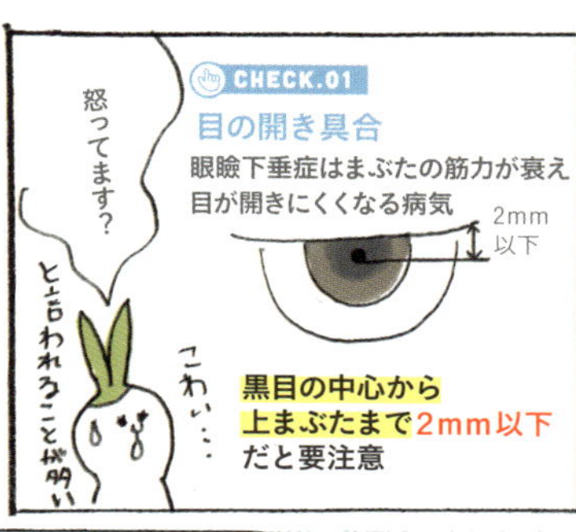

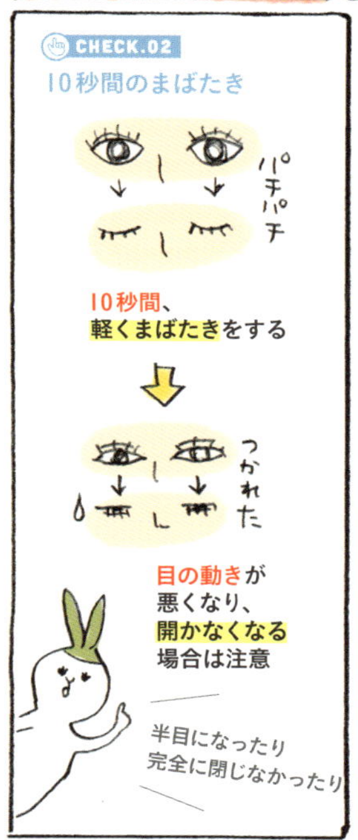

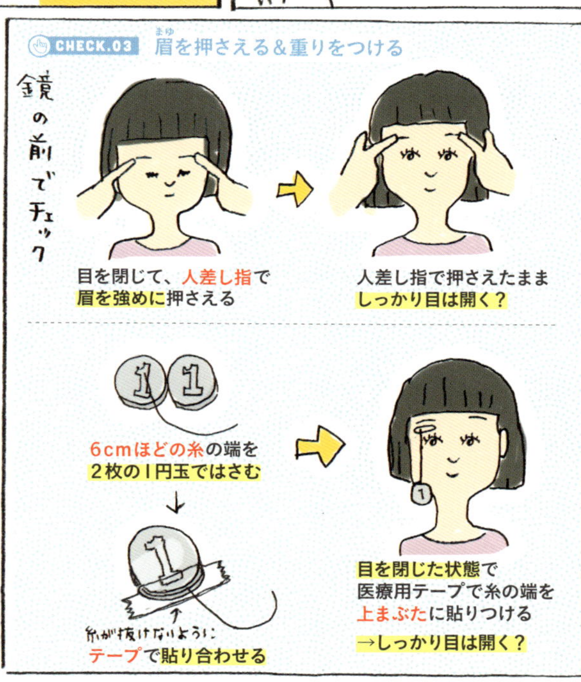

まぶたを上げる筋肉（眼瞼挙筋）と、それを動かす神経（動眼神経）に異常が起こることによって、まぶたが垂れて上がらなくなります。原因の多くは加齢ですが、ハードコンタクトレンズや、つけまつ毛の長期間使用によっても発症します。

DATA

- 発症年齢　あらゆる年齢
- 発症率　—
- 受診科　眼科

解説

CHECK.01
眼瞼下垂症が片方の目に起きている場合、左右の目の開き具合が違うことも判断材料になる。また、むりやり目を開こうとして眉や額に力が入り、おでこに横のシワが寄ることもある。

CHECK.02
まぶたの上げ下げ運動を連続して行うことができないのは、まぶたを引き上げる筋力が弱くなっている証拠。その原因として、眼瞼下垂症を起こしている可能性が高い。

CHECK.03
1円玉をぶら下げた時、目が開けにくかったり額に力を入れてしまう場合は、まぶたの筋力が弱くなっている可能性がある。本来、まぶたは1円玉程度の重さであれば持ち上げる力がある。

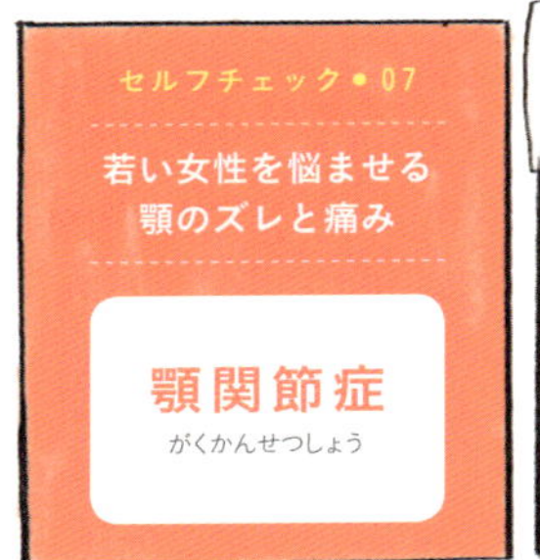

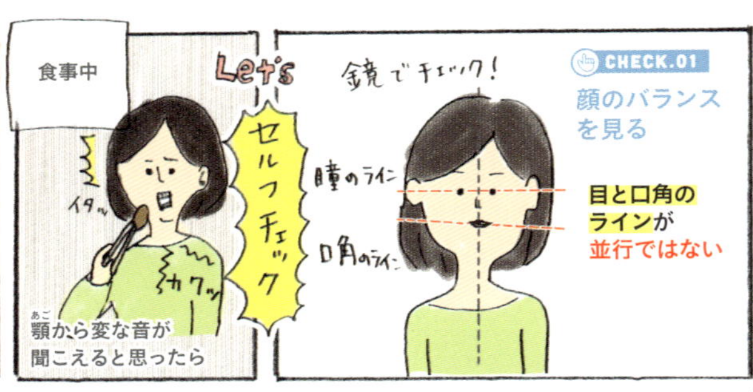
食事中
イタッ
カクッ
顎から変な音が
聞こえると思ったら
Let's
セルフチェック
鏡でチェック!
CHECK.01
顔のバランスを見る
瞳のライン
口角のライン
目と口角の
ラインが
並行ではない

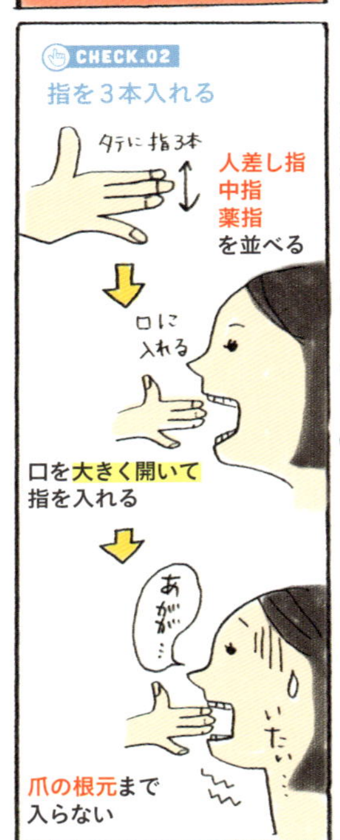
CHECK.02
指を3本入れる
タテに指3本
人差し指
中指
薬指
を並べる
口に
入れる
口を大きく開いて
指を入れる
あがが…
いたい…
爪の根元まで
入らない

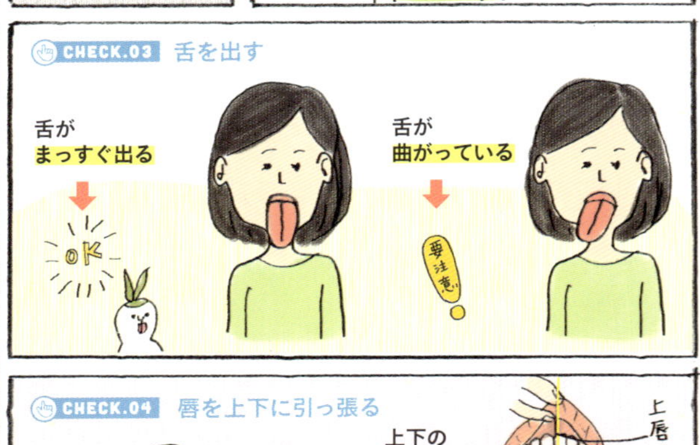
CHECK.03 舌を出す
舌が
まっすぐ出る
OK
舌が
曲がっている
要注意!

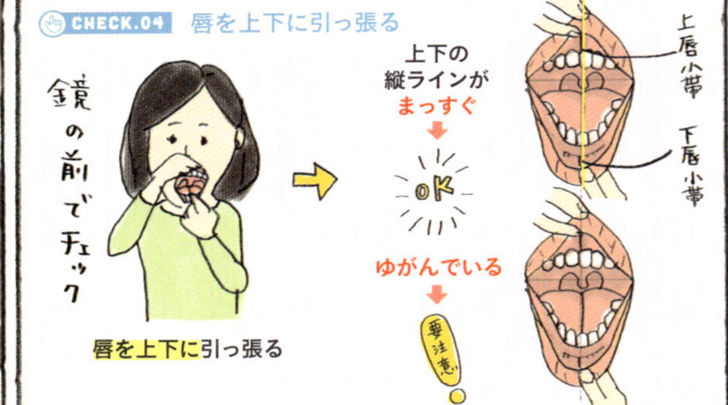

主な症状は口が大きく開かない、顎がなる、顎が痛むの3つ。20～30代の若い女性に多く、かみ合わせや姿勢の悪さ、外傷によって起こります。悪化すると耳なりや肩コリ、頭痛、食欲不振など全身の症状に発展することも。

DATA

- 発症年齢　20～30代
- 発症率　2人にひとり
- 受診科　外科　口腔外科

解説

CHECK.01
顎を支える筋肉が緊張することで、口角のラインがななめになってしまう場合が多い。目のラインと比較することで、口角ラインのズレはよりハッキリとわかる。

CHECK.02
一般的に、顎は指3本分（人差し指・中指・薬指を並べた幅）は開く。もし指3本分、開けづらい場合は開口に制限があるということ。顎関節症の疑いが大きい。

CHECK.03/04
舌と顎は同じ筋肉と神経を使って動かすため、顎関節症の場合は舌が曲がりやすい。上下の唇小帯の縦ラインがそろわない場合、顎が左右にズレている可能性も。

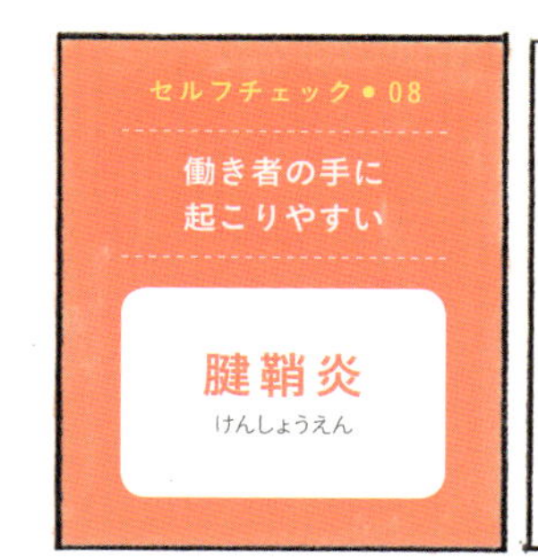

セルフチェック● 08
働き者の手に
起こりやすい
腱鞘炎
けんしょうえん

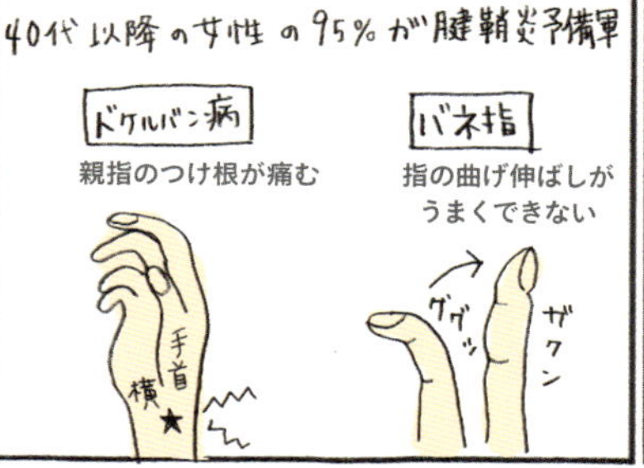

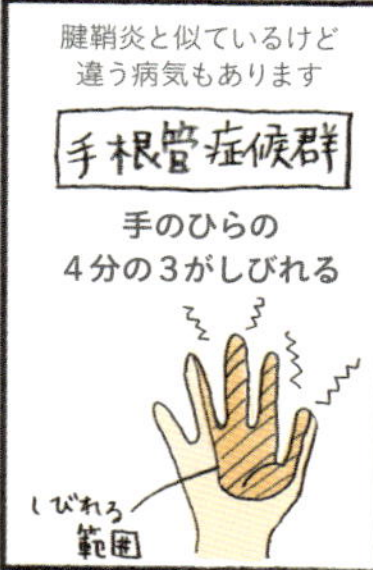

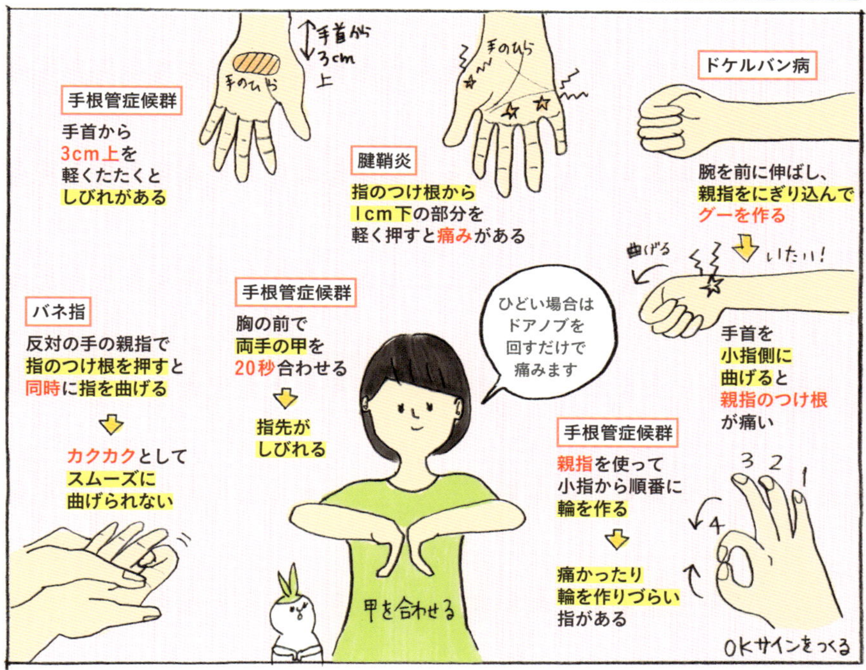

腱鞘炎

けんしょうえん

腕の筋肉から指先へ、腱（線維の束）が伸びています。この腱が効率よく働いて手指を動かすために腱鞘（管）があり、腱はその中を通ります。この腱鞘と腱が摩擦して、炎症を起こすのが腱鞘炎です。

ドケルバン病

腱鞘炎の一種。手首・親指のつけ根にある腱鞘に炎症が起きる。ひどい場合、ドアノブを回しただけでズキズキ痛むことも。手を休めない限り、慢性化して症状をくり返す。

バネ指

指の関節で起こる腱鞘炎。指を曲げた時、ググッという引っかかりや痛みを覚えるが、伸ばした時はバネのような反動でカクンとすばやく動くのが特徴。中指と薬指に多い症状。

DATA　発症年齢 あらゆる年齢　発症率 —　受診科 外科 整形外科

手根管症候群

しゅこんかんしょうこうぐん

腱鞘炎とは異なり、手根管（手首の手のひら側にある管）の中を通る神経（正中神経）が、炎症を起こします。人差し指と中指を中心に、痛みやしびれが発生。OKサインができず、手首を手のひら側に曲げるとしびれが強くなります。

CHECK

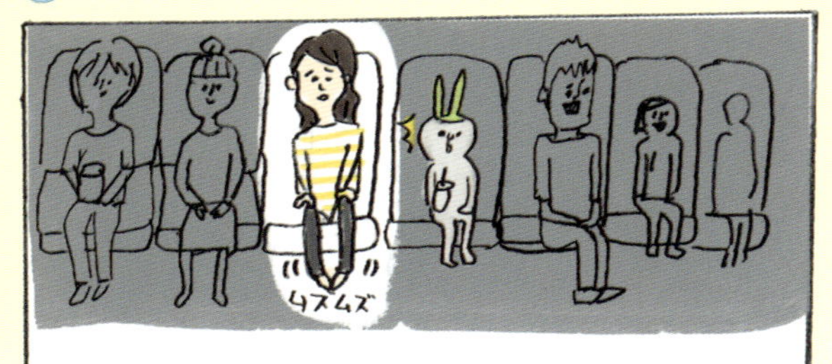

映画館の座席に座って動かないでいると
下半身がムズムズしてじっとしていられない

A

B

新幹線に乗っていて
トンネルに入った時、
耳がつまって痛い

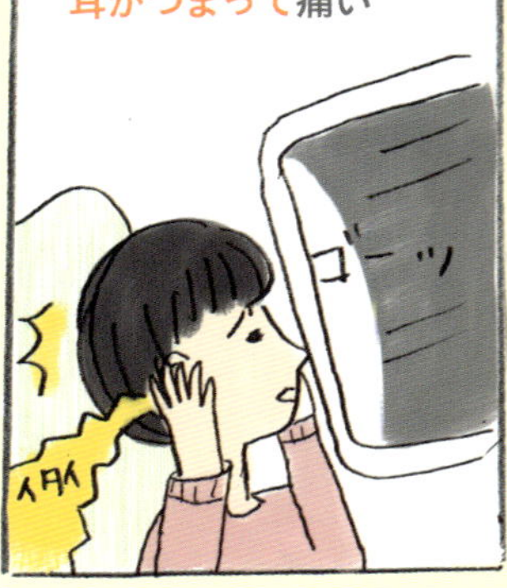

ふとした時に
起こるその症状、
病気かも？

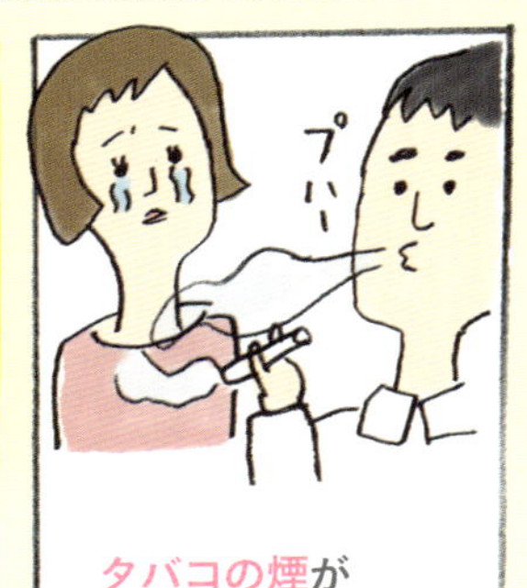

タバコの煙が
目にしみる

C

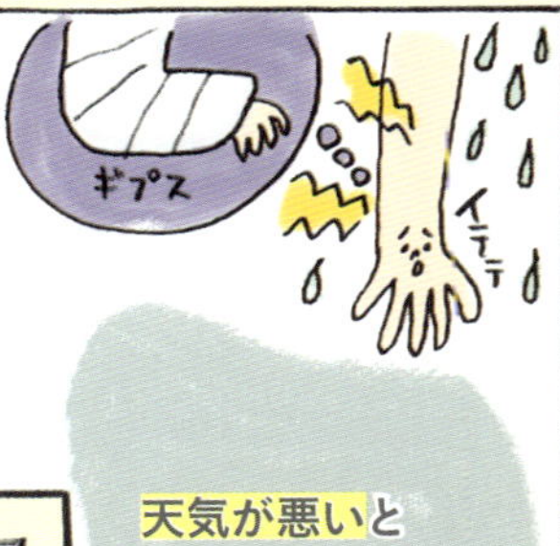

天気が悪いと
古キズが痛み出す

D

E

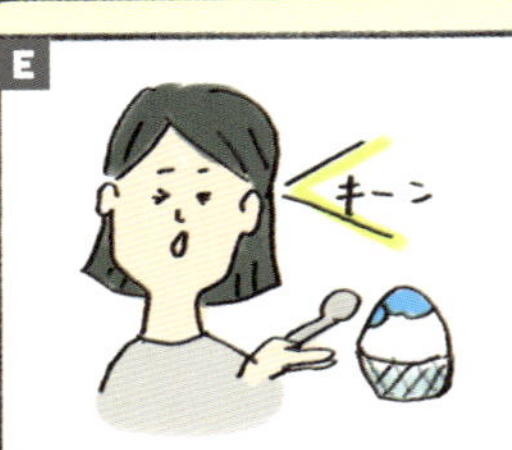

冷たいものを食べると
こめかみが
キーンと痛い

F

地震が起きたあと
1日中、乗り物酔いの
ようにフラフラする

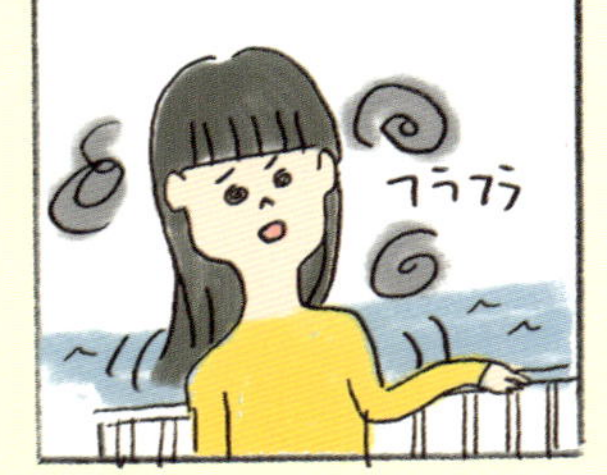

G

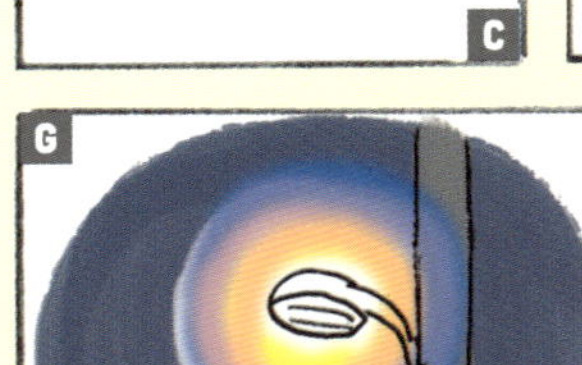

街灯（がいとう）の光や電球を見ると
虹色の光の輪が目に映る

糸クズや黒い虫のような
ものが飛んで見える

H

携帯電話で長く
話すと
頭が痛くなる

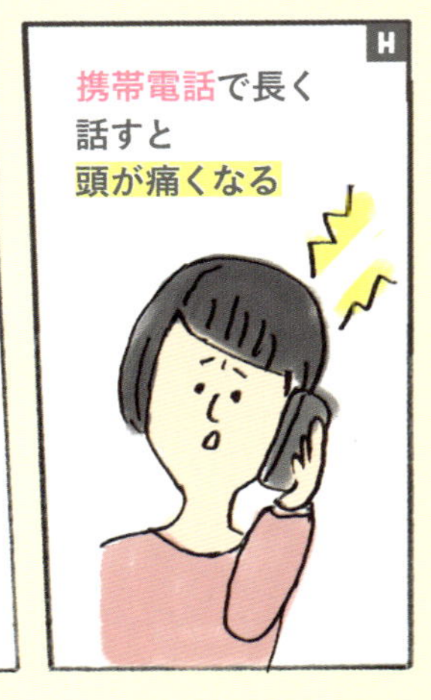

解説

A

病気 **むずむず脚症候群**

むずむずあししょうこうぐん

動けないと思うとムズがゆくなる

脚にムズムズとした違和感・不快感があって、じっとできなくなる症状。夜、ベッドの中に入った時などのリラックス時、映画館などで動けなくなった時に症状が出やすくなります。下半身全体、背中や腕など広い範囲に症状が出ることも。原因はわかっていませんが、神経伝達物質であるドーパミンの機能低下、背骨(脊髄)や末梢神経の異常などが考えられています。

B

耳閉感

じへいかん

気圧の変化に耳が驚く

高速エレベーターに乗った時や飛行機の離着陸時などは、急激に気圧が変わります。その気圧の変化と、鼓膜を介した耳の中の気圧がつり合わず、耳づまり(耳閉感)が起きます。水や唾を飲み込むことで、耳と鼻をつなぐ耳管を通して耳の中の気圧が一定となり、症状が治まります。

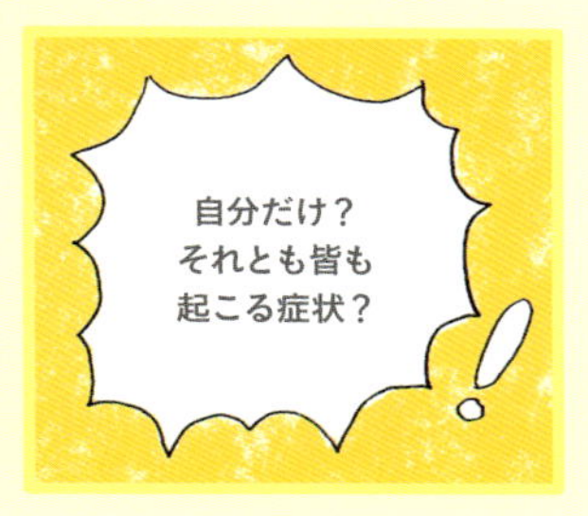

C

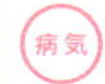

ドライアイ

アンモニアの刺激

タバコに含まれるアンモニアが、目の粘膜に付着することが原因。アンモニアは刺激性が強く、付着すると粘膜が酸欠状態になり、血管が収縮します。すると、涙が出にくくなり目が痛みます。

D

天気痛

てんきつう

耳が気圧を感知する

耳の中にある気圧センサー(内耳)が気圧の変化を感知すると、脳が混乱して痛覚神経(痛みを感じる神経)を刺激。すると、古キズが痛んだり、ふだんから悩まされている頭痛・肩コリなどの症状がひどくなります。

E

病気 **アイスクリーム頭痛**

アイスクリームずつう

脳が痛みと勘違いする

冷たいものにふれると三叉神経(頭部の皮膚感覚を担う神経)が活発化。それを脳が痛みと勘違いして起きます。10～20秒で治まりますが、片頭痛持ちの人は長引くとも。

F

病気 **下船病**

げせんびょう

フラフラが止まらない

不規則な加速・減速が、耳の三半規管(平衡感覚をつかさどる器官)を刺激することで、めまいや吐き気が起こる乗り物酔い。地震の揺れによっても生じますが、なぜ長期間、続くのかは不明。

G

原因 **虹視症 飛蚊症**

こうししょう・ひぶんしょう

妙なものが視界に入る

虹視症は、電球などの灯りを見た時に光の輪や七色の虹が見える症状。目が疲れている時に起こりがちです。また、目の前を虫や糸クズのような小さな浮遊物が飛んで見える症状を飛蚊症といいます。原因は加齢によって目の中の組織(硝子体)にシワが入り、その影が浮遊物のように見えること。もし、虹視症と飛蚊症の症状が同時に起こる場合、網膜剥離(P64)の可能性も。

H

電磁波過敏症

でんじはかびんしょう

原因は電磁波？

電磁波に敏感な人は、少しの量を浴びただけで頭痛や吐き気を起こすことがあります。パソコンや電子レンジなど家電製品から発する電磁波にも反応します。

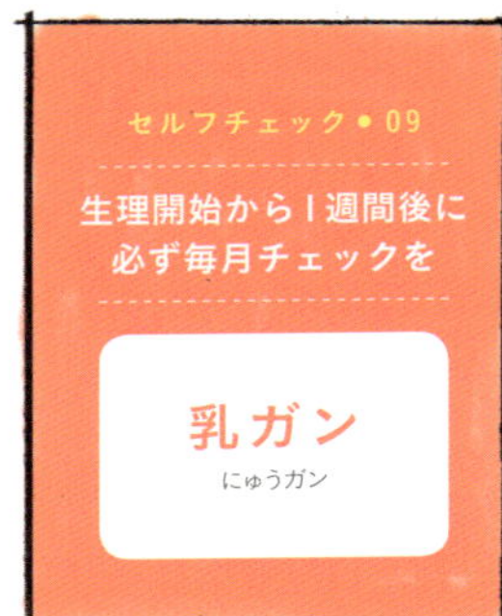

セルフチェック●09
生理開始から1週間後に
必ず毎月チェックを
乳ガン
にゅうガン

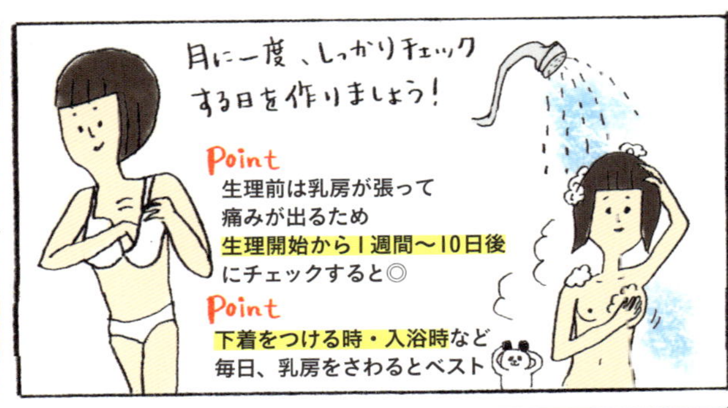

月に一度、しっかりチェックする日を作りましょう！
Point
生理前は乳房が張って
痛みが出るため
生理開始から1週間～10日後
にチェックすると◎
Point
下着をつける時・入浴時など
毎日、乳房をさわるとベスト

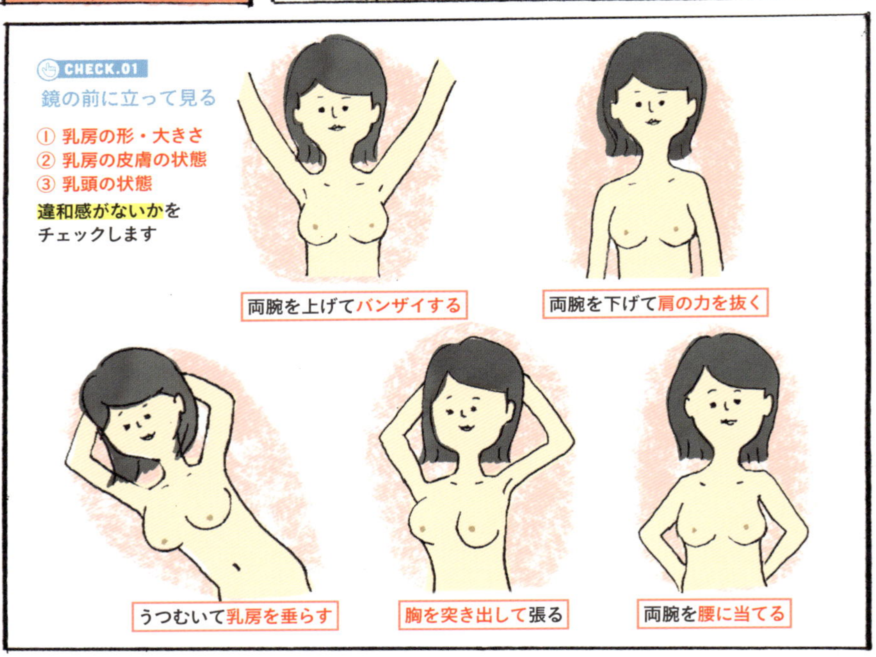

鏡の前に立って見る
① 乳房の形・大きさ
② 乳房の皮膚の状態
③ 乳頭の状態

チェックします

両腕を下げて肩の力を抜く
うつむいて乳房を垂らす
胸を突き出して張る
両腕を腰に当てる

11人にひとりの女性が発症するといわれる乳房のガン。手でさわってわかるほどのシコリができますが、その時にはすでに2cm以上の大きさになっている場合も。ただし定期的なセルフチェックで1cmでも見つけることは可能です。万一、シコリや分泌物を発見したら最優先で検査を。設備の整った婦人科・乳腺科で、すぐに検査をしてもらいましょう。

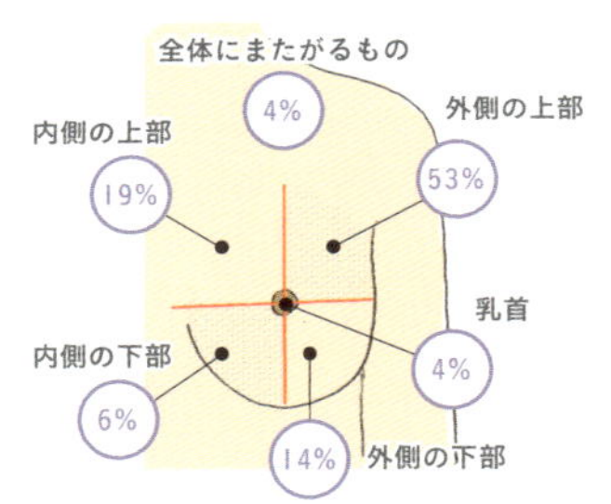

全体にまたがるもの

内側の下部

WARNING

ガンができやすい場所

ガンが一番できやすいのは、乳頭の上から脇の下にかけた外側上部。初期の乳ガンは乳腺から発生しますが、その乳腺が一番多く集まるのが外側上部です。重点的にチェックすること。

DATA

発症年齢 30代後半～50代
発症率 11人にひとり
受診科 婦人科、乳腺科

CHECK.02 仰向けに寝てさわる

乳房を強めに押しながら奥のほうまでさわって
シコリがないかを確認します

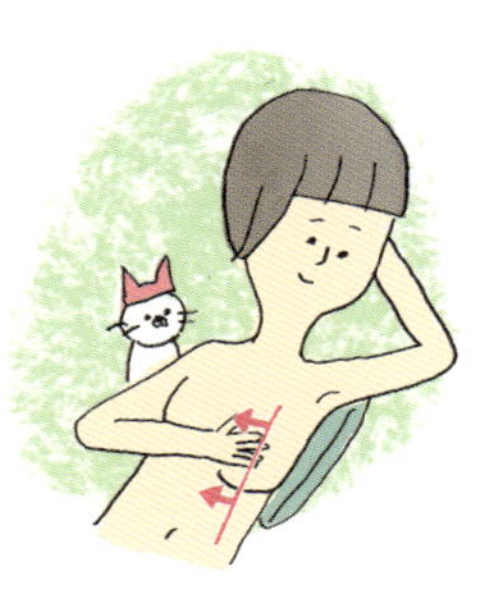

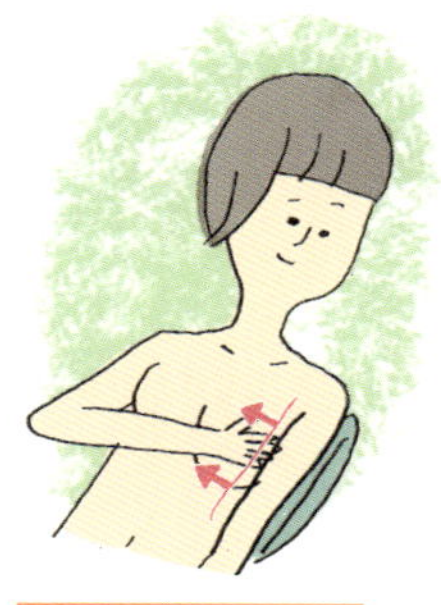

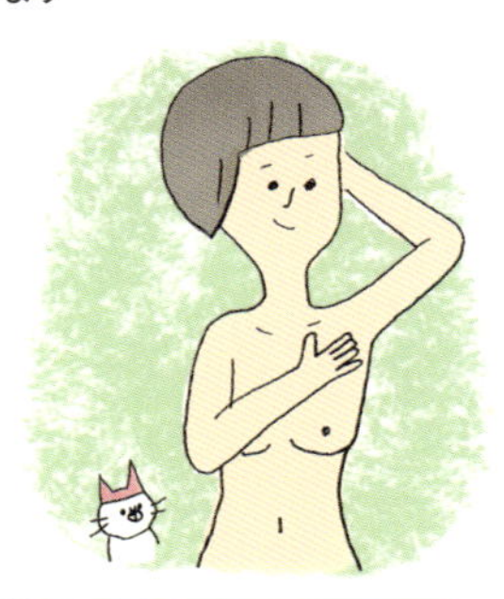

乳房の内側をさわる

片方の腕を頭の下に引き、
もう片方の**指をそろえて**
乳房の内側をすべらせる

乳房の外側をさわる

腕を自然な位置に戻し、
乳房の**外側から**
内側に向かってすべらせる

起き上がって脇の下をさわる

脇の下をさわって
リンパ節が**腫れていないか**、
シコリがないかをチェック

CHECK.03 仕上げにさわる

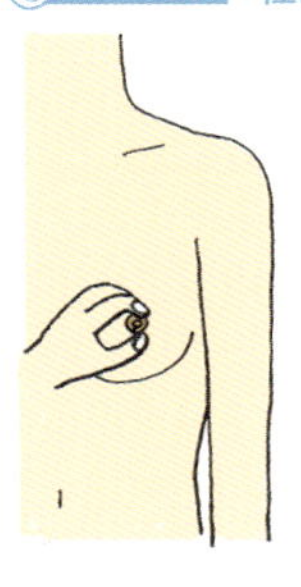

乳頭をつまんで
分泌物が出ないか
チェック

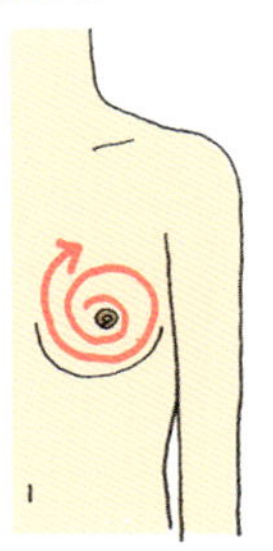

グルグルと
外から内に
向かってさわる

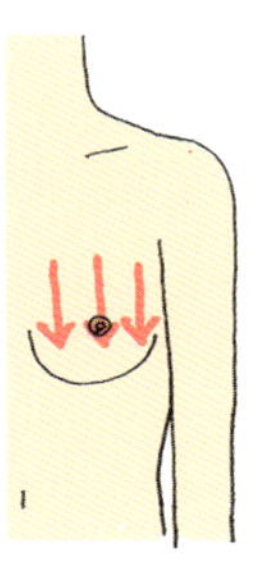

上から下へ
平行線上にさわる

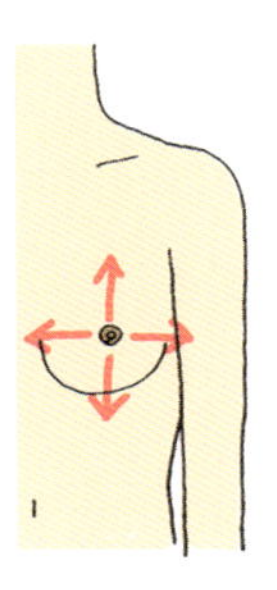

放射線状に
上下左右くまなく
さわる

CHECK シコリの特徴

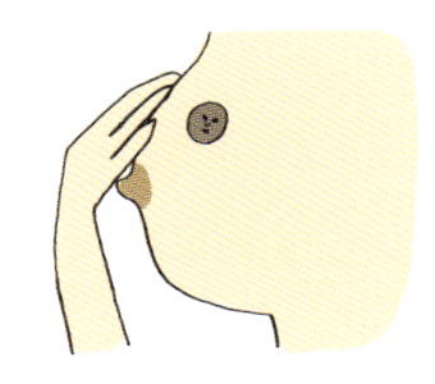

- □ 石のように**かたい**
- □ **表面がデコボコ**している
- □ 指で押しても**動かない**
- □ 皮膚との**境界があいまい**
- □ **痛みはほとんどない**

CHECK シコリ以外の症状

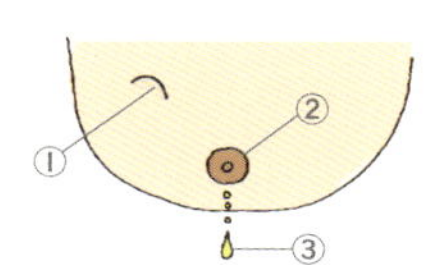

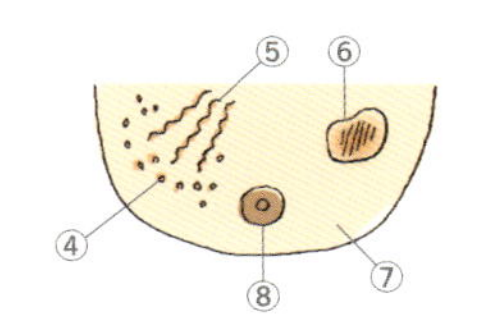

① 皮膚の**一部がへこんでいる**

② **乳頭がへこんだり**変形している

③ 乳頭から**乳白色**または
血液の混ざった分泌物が出る

④ 皮膚が荒れて**毛穴がブツブツ**

⑤ 皮膚が**引きつれている**

⑥ 皮膚が**赤く腫れている**

⑦ **左右の乳房の大きさ**が極端に異なる

⑧ **左右の乳頭の向き**が異なる

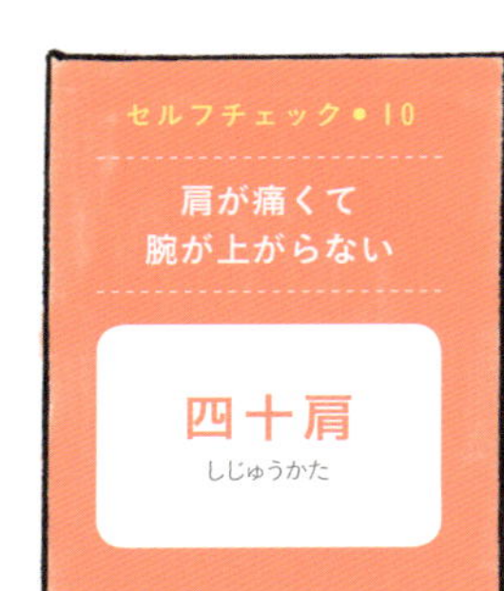

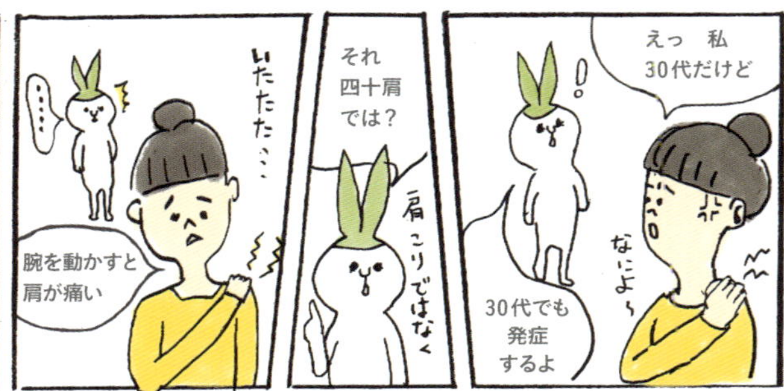
いたたた…
……
腕を動かすと
肩が痛い
それ
四十肩
では？
肩こりではなく
えっ 私
30代だけど
なによ～
30代でも
発症
するよ

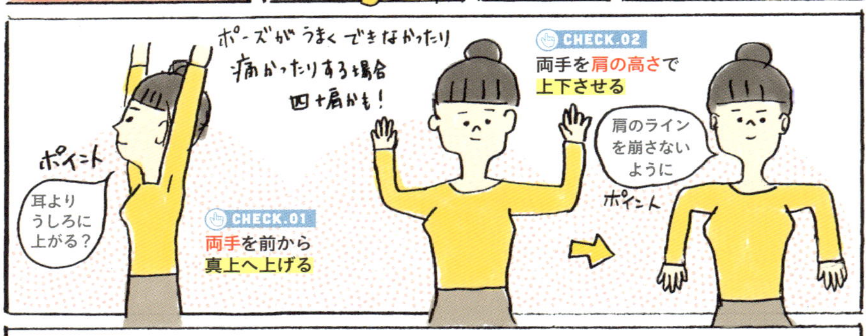
ポーズがうまくできなかったり
痛かったりする場合
四十肩かも！
ポイント
耳より
うしろに
上がる？
CHECK.01
両手を前から
真上へ上げる
CHECK.02
両手を肩の高さで
上下させる
肩のライン
を崩さない
ように
ポイント

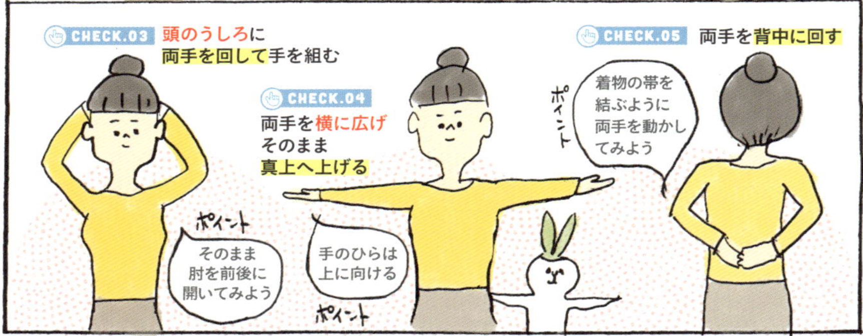
CHECK.03
頭のうしろに
両手を回して手を組む
ポイント
そのまま
肘を前後に
開いてみよう
CHECK.04
両手を横に広げ
そのまま
真上へ上げる
手のひらは
上に向ける
ポイント
CHECK.05
両手を背中に回す
ポイント
着物の帯を
結ぶように
両手を動かし
てみよう

正式な病名は、肩関節周囲炎。肩の関節に炎症が起こることで痛みが走り、思うように動かせません。腕を動かすと肩が痛くて、洋服を着たり脱いだりできない、電車のつり革に手が届かないなど、日常生活に影響をおよぼします。

DATA

- 発症年齢　40代以上
- 発症率　―
- 受診科　外科　整形外科

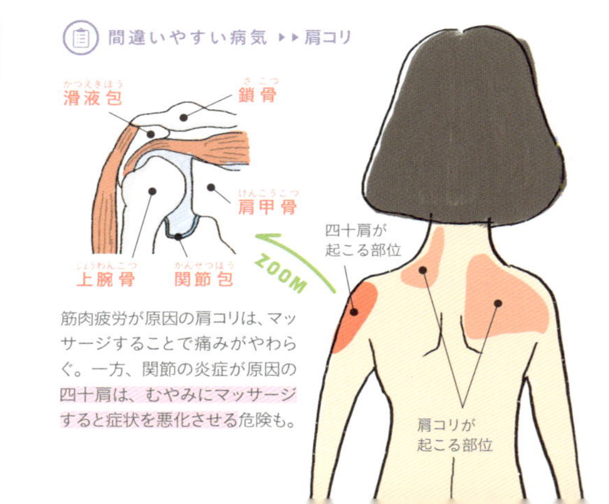

筋肉疲労が原因の肩コリは、マッサージすることで痛みがやわらぐ。一方、関節の炎症が原因の四十肩は、むやみにマッサージすると症状を悪化させる危険も。

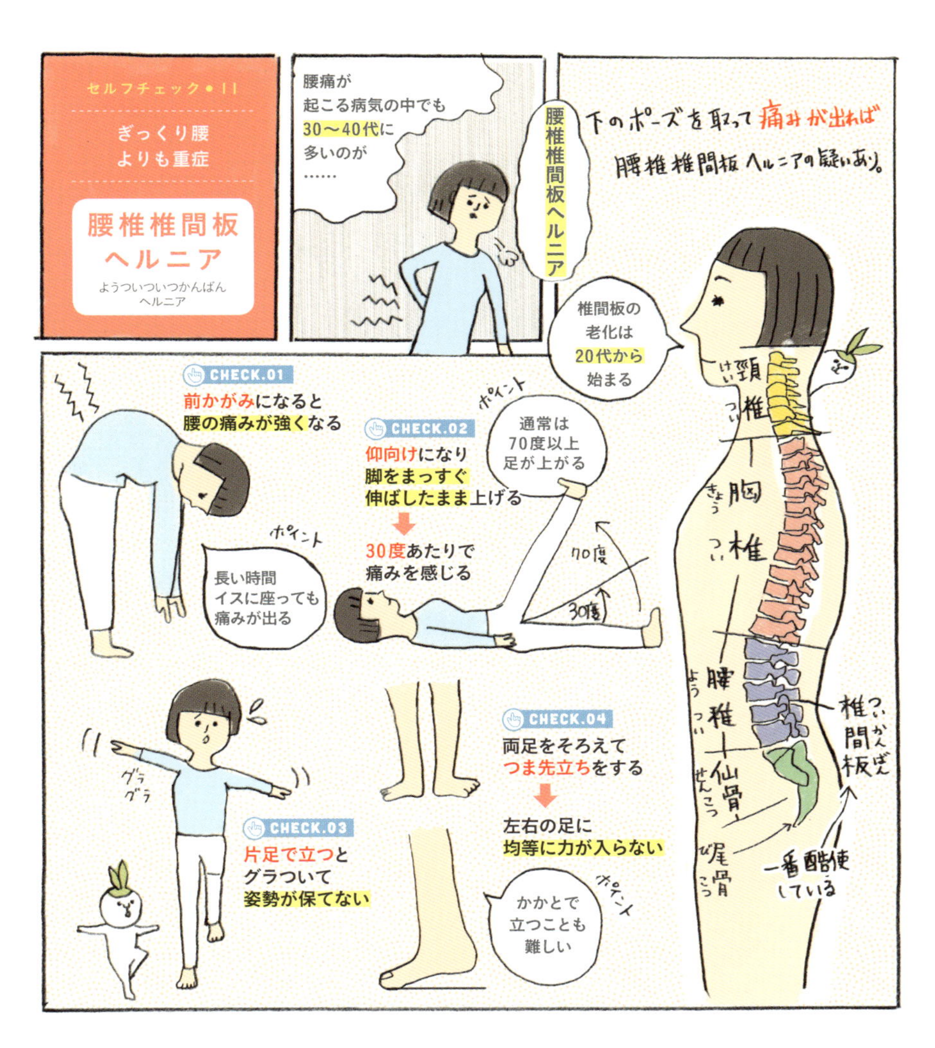

腰の骨（腰椎）の間にある軟骨（椎間板）がキズつき、その一部が飛び出して神経を圧迫することで痛みが生じます。お尻や太もも、ふくらはぎ、足の指にしびれも発生。長時間、悪い姿勢を続けることで椎間板はキズつきます。

DATA

- 発症年齢 30〜40代
- 発症率 —
- 受診科 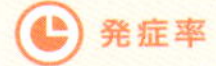 整形外科

解説

CHECK.01
腰を前に曲げると、椎間板に強い圧力がかかって症状が悪化し、痛みが増す。逆に、うしろに反ると痛みがやわらぐのも特徴。

CHECK.02
腰骨に近い部分の椎間板を調べ、神経が伸びた時の痛みを再現するテスト。30度ほど上げた時に足の裏側に痛みが走る場合は注意。

CHECK.03
腰椎椎間板ヘルニアの症状のひとつに筋力の低下がある。足にも力が入らなくなるため、片足立ちができなくなるケースがある。

CHECK.04
こちらも同様、足の筋力が弱くなるのが原因。つま先で立つことが難しく、かかとで立つのも困難になる。しびれが出る場合も。

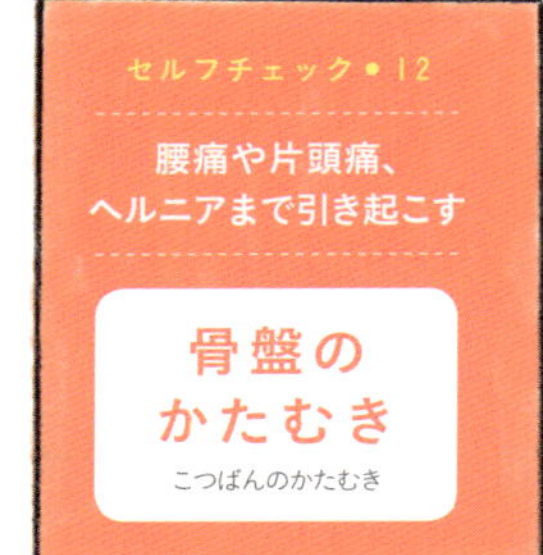

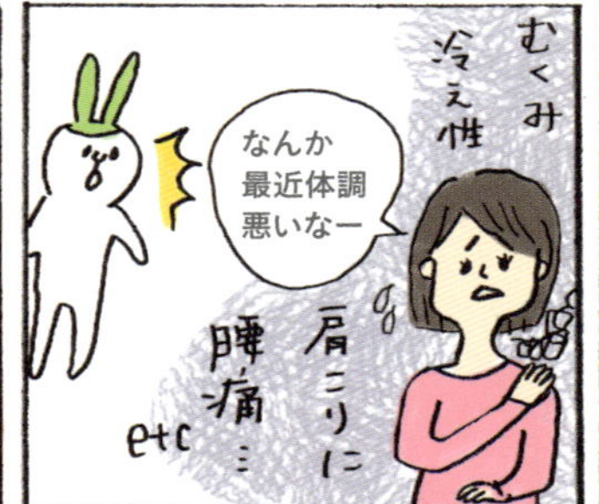
なんか
最近体調
悪いなー
むくみ
冷え性
肩こりに
腰痛…
etc

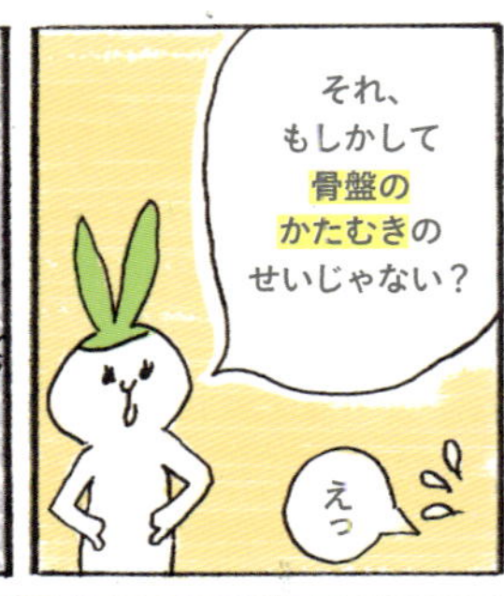
それ、
もしかして
骨盤の
かたむきの
せいじゃない？
えっ

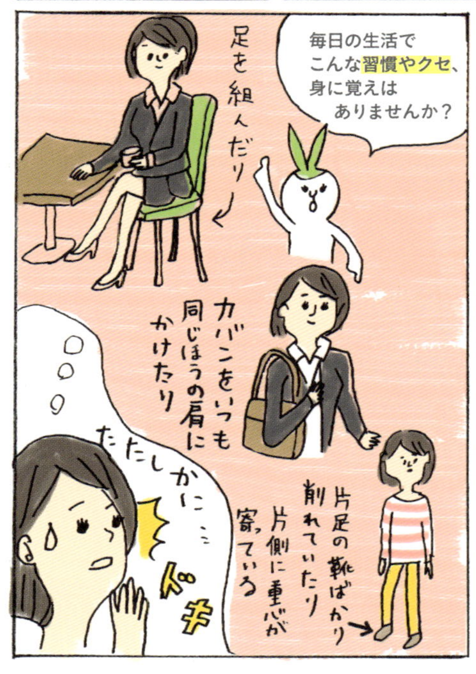
毎日の生活で
こんな習慣やクセ、
身に覚えは
ありませんか？
足を組んだり
カバンをいつも
同じほうの肩に
かけたり
片足の靴ばかり
削れていたり
片側に重心が
寄っている
たしかに…
ドキ

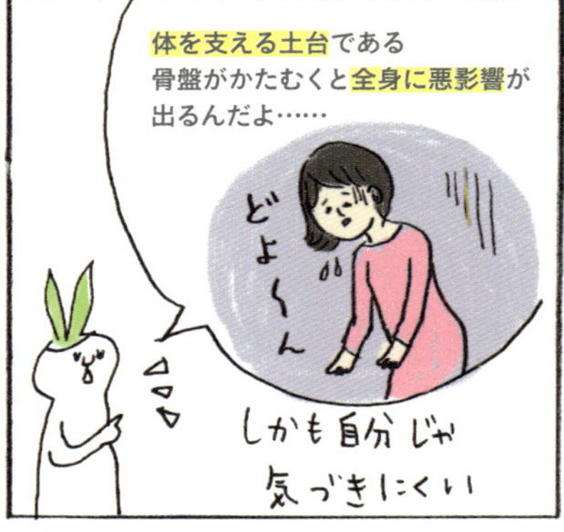
体を支える土台である
骨盤がかたむくと全身に悪影響が
出るんだよ……
どよ〜ん
しかも自分じゃ
気づきにくい

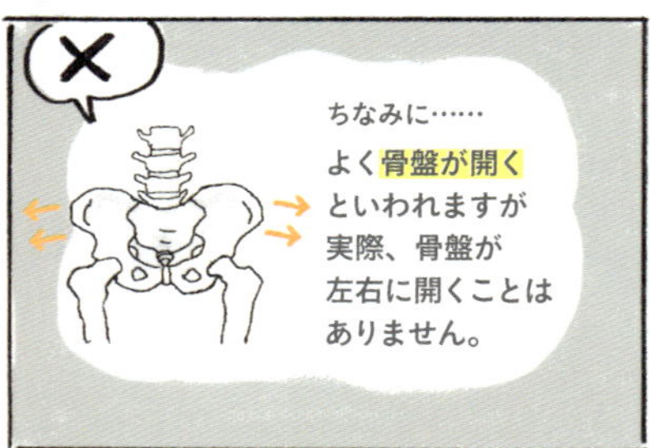

「骨盤がかたむく」とは、姿勢の悪さなどが原因で骨盤を支える靭帯や骨、関節がズレたり、かたむいた状態のこと。左右どちらかにかたむくタイプと、上下どちらかにかたむくタイプに分けられます。また、姿勢の悪さによって骨盤だけではなく、お尻の筋肉（臀筋）のバランスが悪くなり、腰痛を引き起こすこともあります。

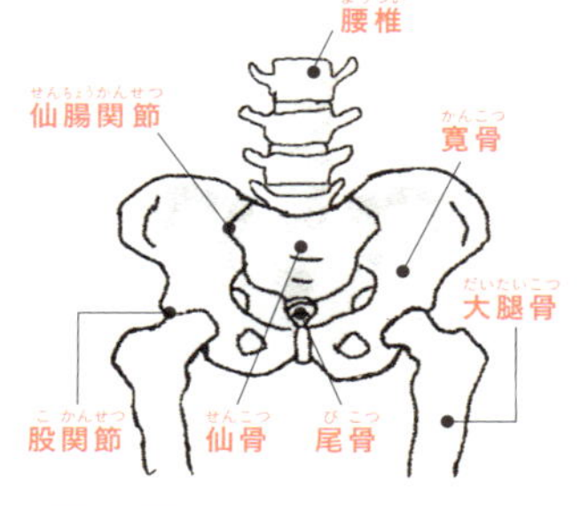

WARNING

かたむきやすい骨盤

仙骨や寛骨、尾骨などで構成される骨盤は、上半身と下半身をつなぐ重要な場所。その周りを筋肉や靭帯、関節だけで支えられているため、姿勢の悪さやクセなどによってズレやかたむきが発生しやすい。

DATA

発症年齢 あらゆる年齢

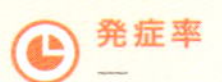
発症率 —

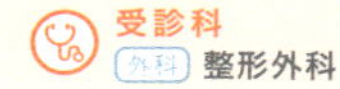
受診科 外科 整形外科

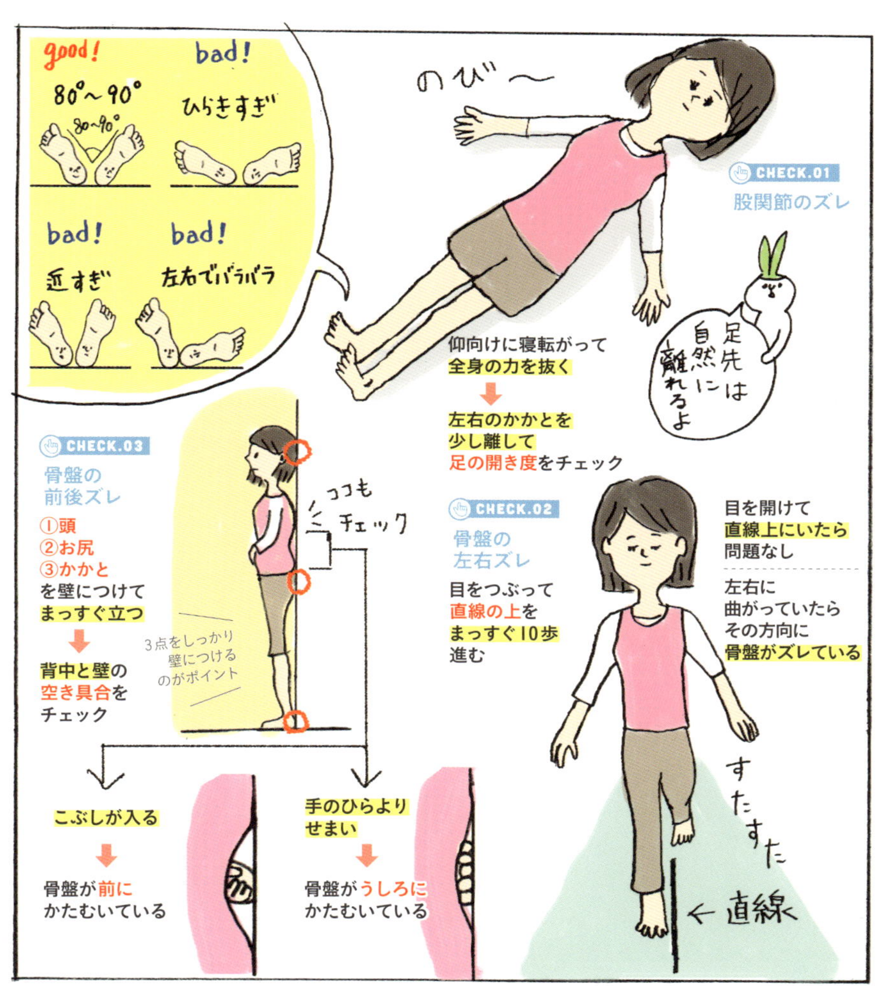
good!
80°〜90°
80〜90°
bad!
ひらきすぎ
bad!
近すぎ
bad!
左右でバラバラ
のび〜
CHECK.01
股関節のズレ
足先は自然に離れるよ
仰向けに寝転がって
全身の力を抜く
左右のかかとを
少し離して
足の開き度をチェック
CHECK.03
骨盤の
前後ズレ
①頭
②お尻
③かかと
を壁につけて
まっすぐ立つ
背中と壁の
空き具合を
チェック
ココも
チェック
3点をしっかり
壁につける
のがポイント
CHECK.02
骨盤の
左右ズレ
目をつぶって
直線の上を
まっすぐ10歩
進む
目を開けて
直線上にいたら
問題なし
左右に
曲がっていたら
その方向に
骨盤がズレている
こぶしが入る
骨盤が前に
かたむいている
手のひらより
せまい
骨盤がうしろに
かたむいている
すたすた
← 直線

解説

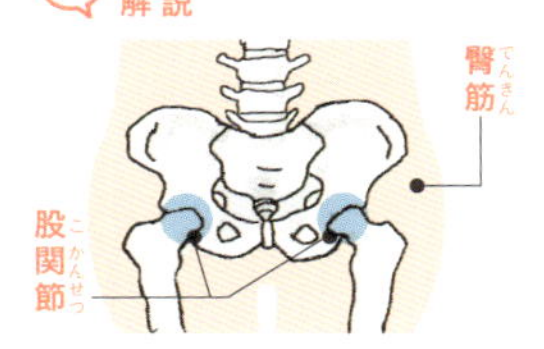

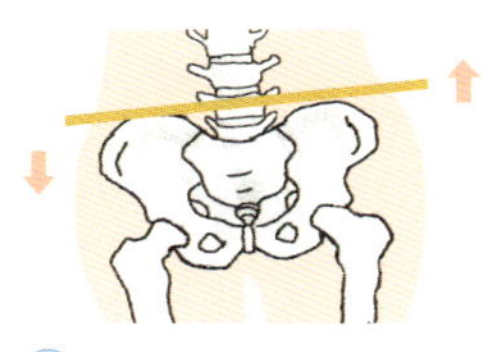

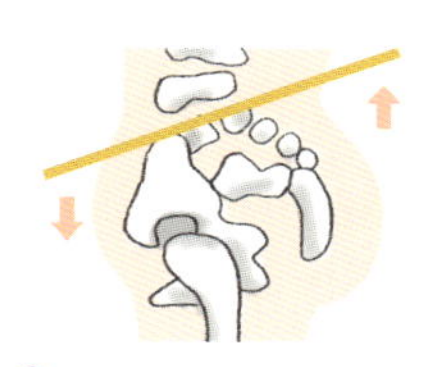

CHECK.01

足の開く角度が左右で異なったり開きすぎている場合、股関節のズレが考えられる。レントゲンで異常がなければ、お尻の筋肉（臀筋）のバランスが悪いことが考えられるため、臀筋を鍛えよう。

原因

股関節のズレ
臀筋のアンバランス

CHECK.02

骨盤が左右非対称になることで、姿勢が悪くなり筋力が低下。片方が上がった状態になるため、脚の長さや肩の高さに左右で違いが出る。症状も左右のどちらかに出やすい。

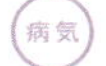
病気

片頭痛 ▶ P37
頸部筋肉疲労 ▶ P102

CHECK.03

まっすぐ立っているのに骨盤が前にかたむく前傾と、うしろにかたむく後傾（反り腰）がある。デスクワークの人は後傾が多く、腰に負担がかかって背骨がゆがみやすい。

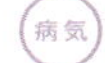
病気

腰痛
腰椎椎間板ヘルニア ▶ P111

CHECK

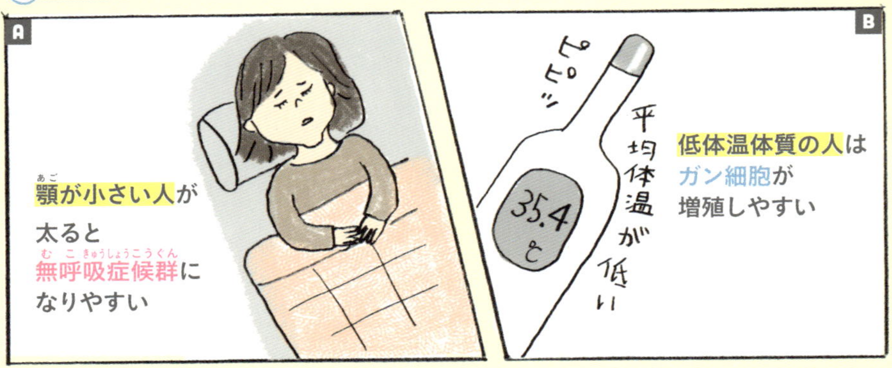

A
顎が小さい人が
太ると
無呼吸症候群に
なりやすい
B
ピピッ
平均体温が低い
35.4 と
低体温体質の人は
ガン細胞が
増殖しやすい

生まれ持った
体質や性格が
病気に関係
する？

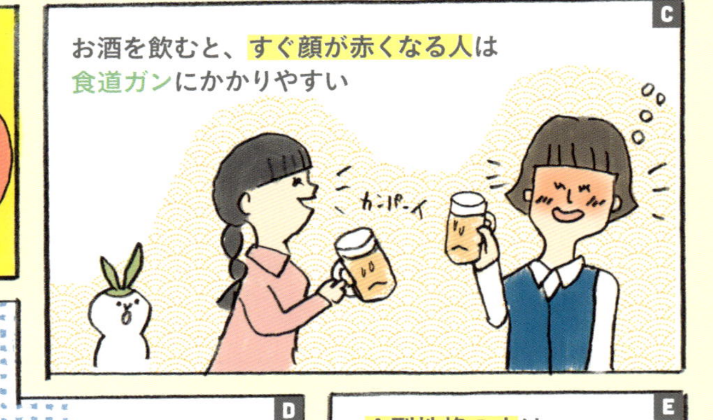

C
お酒を飲むと、すぐ顔が赤くなる人は
食道ガンにかかりやすい
カンパーイ

D
だいじょうぶ？
いたい〜
首が短い人は
頭痛が
起きやすい

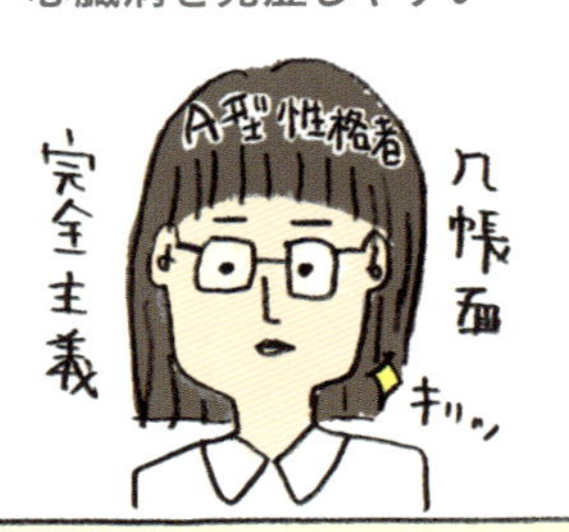

E
A型性格の人は
狭心症や心筋梗塞などの
心臓病を発症しやすい
A型性格者
完全主義
几帳面
キリッ

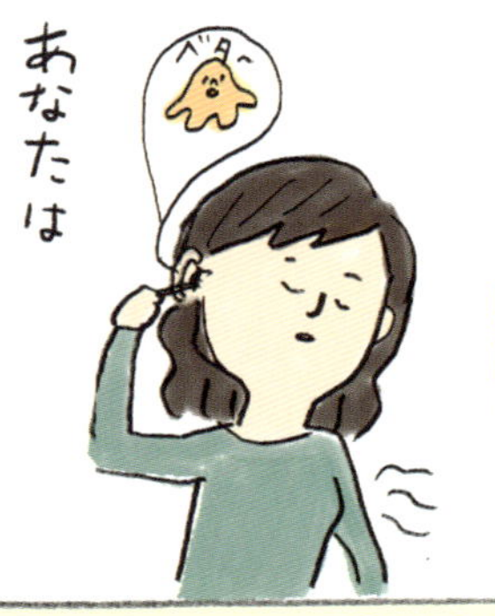

F
あなたは
コナ耳（耳あかが乾いている）
ORベタ耳（湿っている）？
ベタ〜

耳アカが湿って
いる人は
ワキガ体質の
場合が多い

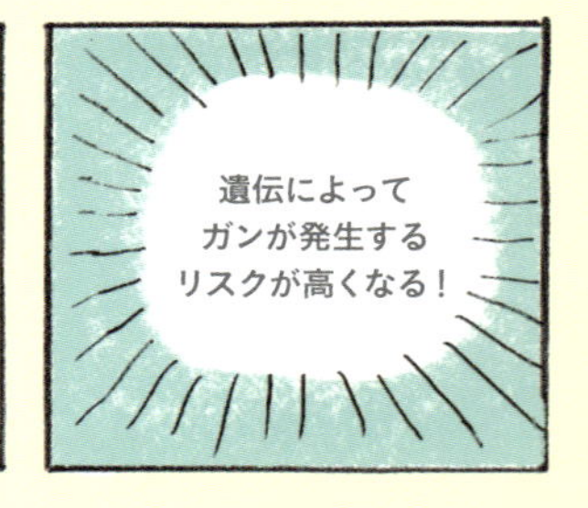

遺伝によって
ガンが発生する
リスクが高くなる！

解説

A

病気 無呼吸症候群
むこきゅうしょうこうぐん

首周りの脂肪が多いと危険！

睡眠時に10秒以上、呼吸が止まる症状が1時間に5回以上、起こります。原因は空気の通り道である気道が物理的にせまいこと。特に下顎が小さい人・首が太い人は注意。太って脂肪が多くなるとさらに気道がせまくなり、舌が喉の奥をふさいで呼吸ができなくなります。

B

病気

ガン

体温が低いと免疫力が弱い

健康な人の体温は36.5～37度ですが最近、低体温体質（平熱が35度台）の人が増えています。実は、低体温体質の人はガン細胞が増殖しやすいといわれます。体温が低いほど免疫力は弱くなるため、ガン細胞ができてもやっつけることができないのです。

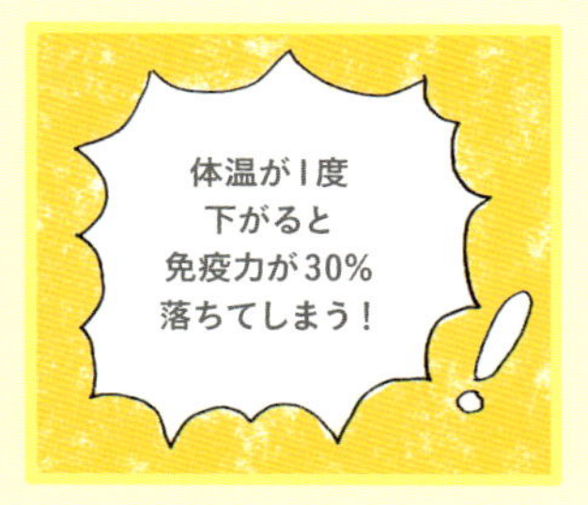
体温が1度
下がると
免疫力が30%
落ちてしまう！

C

病気 食道ガン
しょくどうガン

頭が痛くなる・二日酔いしやすい人も注意

お酒を飲むと、すぐに顔が赤くなる人がいます。これは、遺伝が大きな要因。アルコールが肝臓で分解されると、有害物質（アルデヒド）が発生します。このアルデヒドを、さらに分解する酵素が生まれつき少ない状態です。実は、アルデヒドは食道ガン（食道の粘膜に発生するガン）の発生要因のひとつ。お酒を飲むと頭がすぐに痛くなる人・二日酔いしやすい人も、アルデヒドをうまく分解できていないといいます。

D

病気 頭痛
ずつう

頸椎にトラブルあり？

首が短い人は、頸椎（背骨の中で一番、頭側にある骨）に問題があるかもしれません。例えば、頸椎癒合症。本来、7つあるはずの頸椎が、くっついて6つになってしまう病気です。すると、頭痛が起きやすくなるといいます。また、関節リウマチによって頸椎の関節に影響が出ると、首が短くなることもあります。

関節リウマチ ▶ P105,139

E

病気 心臓病
しんぞうびょう

性格が病気に関係する!?

心臓に血液を送る冠動脈の幅がせまくなって血流がとどこおる狭心症や、冠動脈が完全につまってしまう心筋梗塞。こうした心臓病が発生しやすい人がいます。それは「A型行動」と呼ばれる性格の人。例えば、短気、せっかち、行動的、几帳面、完璧主義といった性格。このような特性を持つ人は、そうでない人と比べて、心臓病の発症率が倍以上高いという調査結果があるのです。

狭心症 ▶ P120-121
心筋梗塞 ▶ P122

F

病気 腋臭 わきが

脇から出る汗と、耳の中の汗は同じもの

耳のアカが乾いている人と、湿っている人がいます。この違いは、耳の中にある汗（アポクリン汗腺）の量。アポクリン汗腺の量が多い人ほど、耳アカが湿っているのです。実はこの汗腺、耳だけでなく脇の下にも集中しています。ここから分泌される汗に、細菌が混ざってニオイを発生したのがワキガ。耳アカが湿っている人には、ワキガ体質の人が多いともいわれます。

頭のてっぺんから
足の先まで

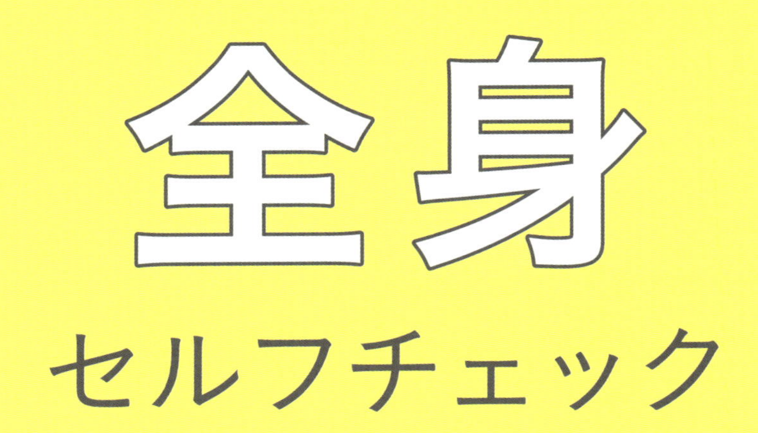

全身セルフチェック

体のさまざまな部位に現れる症状と、
そこから考えられる病気・原因を見ましょう。

紹介する順番は、症状が現れる部位。
病気の原因となる部位ではありません。
例えば、頭の病気なのに
目に症状が現れることもあります。
その場合は、「目」のページにご紹介しています。

特に20～40代女性の発症率が高い病気、
または高齢の方に多いけれど若い人も
注意したい病気を厳選しています。

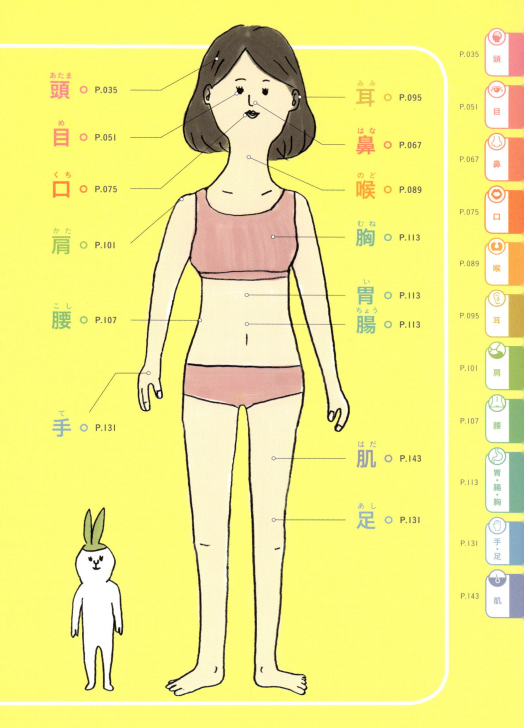
あたま
頭 P.035
め
目 P.051
くち
口 P.075
かた
肩 P.101
こし
腰 P.107
て
手 P.131
みみ
耳 P.095
はな
鼻 P.067
のど
喉 P.089
むね
胸 P.113
い
胃 P.113
ちょう
腸 P.113
はだ
肌 P.143
あし
足 P.131
P.035 頭
P.051 目
P.067 鼻
P.075 口
P.089 喉
P.095 耳
P.101 肩
P.107 腰
P.113 胃・腸・胸
P.131 手・足
P.143 肌

本書の見方

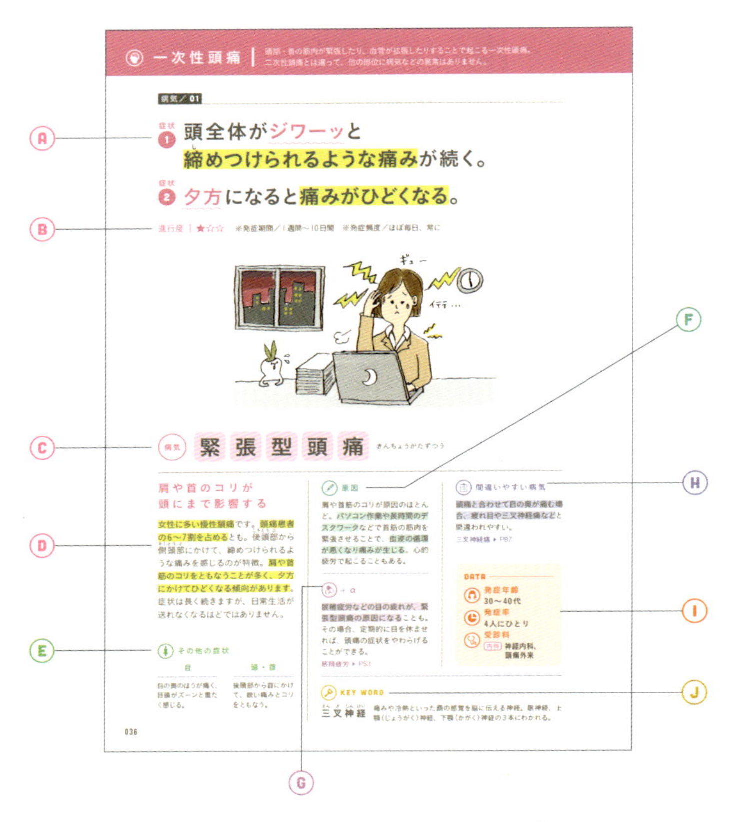

一次性頭痛 | 頭部・首の筋肉が緊張したり、血管が拡張したりすることで起こる一次性頭痛。二次性頭痛とは違って、他の部位に病気などの異常はありません。

病気／01

A 症状1 頭全体がジワーッと締めつけられるような痛みが続く。

症状2 夕方になると痛みがひどくなる。

B 進行度 | ★☆☆ ※発症期間／1週間〜10日間 ※発症頻度／ほぼ毎日、常に

C 病気 緊張型頭痛 きんちょうがたずつう

D 肩や首のコリが頭にまで影響する

女性に多い慢性頭痛です。頭痛患者の6〜7割を占めるとも。後頭部から側頭部にかけて、締めつけられるような痛みを感じるのが特徴。肩や首筋のコリをともなうことが多く、夕方にかけてひどくなる傾向があります。症状は長く続きますが、日常生活が送れなくなるほどではありません。

E その他の症状

目	頭・首
目の奥のほうが痛く、目頭がズーンと重たく感じる。	後頭部から首にかけて、鈍い痛みとコリをともなう。

F 原因

肩や首筋のコリが原因のほとんど。パソコン作業や長時間のデスクワークなどで首筋の筋肉を緊張させることで、血液の循環が悪くなり痛みが生じる。心的疲労で起こることもある。

G ＋α

眼精疲労などの目の疲れが、緊張型頭痛の原因になることも。その場合、定期的に目を休ませれば、頭痛の症状をやわらげることができる。

眼精疲労 ▶ P53

H 間違いやすい病気

頭痛と合わせて目の奥が痛む場合、疲れ目や三叉神経痛などと間違われやすい。

三叉神経痛 ▶ P87

I DATA

発症年齢 30〜40代

発症率 4人にひとり

受診科 内科 神経内科、頭痛外来

J KEY WORD

三叉神経（さんさしんけい） 痛みや冷熱といった顔の感覚を脳に伝える神経。眼神経、上顎（じょうがく）神経、下顎（かがく）神経の3本にわかれる。

036

A 症状

体のさまざまな部位に現れる症状を具体的に記しています。各項目で紹介するものは、ある病気にかかった時に発生する、数多くの症状のうちのひとつ。索引(P214)で、併発する症状をまとめています。

B 進行度

その症状が現れた時、考えられる病気の進行度を示しています。★は初期の症状、★★は中期の症状、★★★はさらに進行した時に現れる症状です。

C 病気

その症状が現れた場合に考えられる病気です。ただし、その病気にかかった人に必ず、その症状が現れるということではありません。

D 本文

どのような病気なのか、なぜその症状が現れるのかをわかりやすく解説します。

E その他の症状

その病気にかかった時に現れる、その他の注目したい症状を紹介しています。

F 原因

なぜ、その病気にかかるのか、可能性として考えられる原因や理由。仮説も含まれます。

G ＋α

その病気や症状についての知識を、さらに深く紹介しています。

H 間違いやすい病気

似たような症状が現れる、その他の病気を紹介。勘違いされやすい、間違って診断されやすい病気です。

I DATA

- **発症年齢**＝発症しやすい年齢。記載している年齢の人だけが発症するということではありません。
- **発症率**＝どのぐらいの人が発症するのか、なるべく紹介しています。
- **受診科**＝その病気にかかった場合、受診したい科です。病院によって名称は異なります。

J KEY WORD

本文や原因、＋α、間違いやすい病気の各項目で紹介した内容で、キーワードになる言葉やわかりづらい言葉を解説しています。

頭のセルフチェック

「頭」がいつ、どのように痛むのか。「めまい」は
グルグル回るような感じか、フワフワと浮くような感じか。
いつもの頭痛だと思っているその症状、
実は危険な病気のサインかもしれません。

大脳
左右の半球からなり、脳の8割を占める。感覚や言語、記憶などの活動の大部分をつかさどる。

小脳
平衡感覚などの細かな動作をつかさどる。ちなみに「体で覚える」というのは、「小脳が記憶する」ということ。

★**間脳**

視床
間脳の一部を占める。視覚や聴覚、触覚など嗅覚以外の感覚情報を、大脳に伝えている。

視床下部
間脳の下部にあり、自律神経やホルモンの分泌を調整する。生命維持の中核といえる部分。

★**橋**

★**延髄**

脊髄
全身に枝を通し、骨や膜でおおわれた中枢神経。刺激を伝達したり、反射機能をつかさどる。

肩甲骨
背中側の上部、左右対称にある逆三角型の大きな骨。腕の骨と胴をつないでいる。

★**脳幹**
橋、延髄、中脳、間脳を合わせて脳幹と呼ぶ。

頭痛

一次性頭痛

二次性頭痛

髪

脱毛症

白髪

めまい

回転性めまい

浮動性めまい

失神性めまい

病気／01

症状1 頭全体がジワーッと締めつけられるような痛みが続く。

症状2 夕方になると痛みがひどくなる。

進行度 ★☆☆ ※発症期間／1週間〜10日間 ※発症頻度／ほぼ毎日、常に

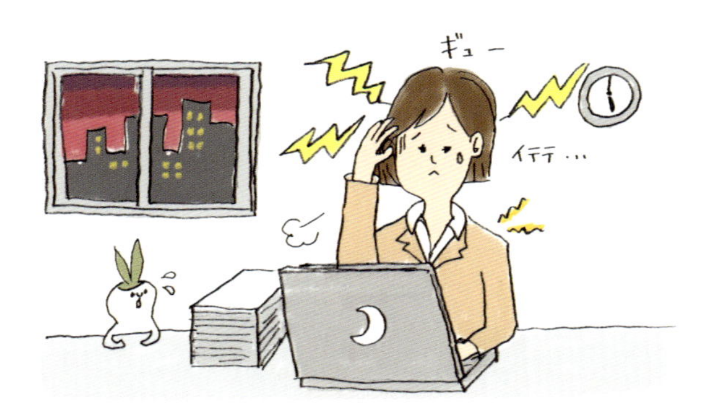

病気 緊張型頭痛 きんちょうがたずつう

肩や首のコリが頭にまで影響する

女性に多い慢性頭痛です。頭痛患者の6〜7割を占めるとも。後頭部（こうとうぶ）から側頭部（そくとうぶ）にかけて、締めつけられるような痛みを感じるのが特徴。肩や首筋のコリをともなうことが多く、夕方にかけてひどくなる傾向があります。症状は長く続きますが、日常生活が送れなくなるほどではありません。

その他の症状

目	頭・首
目の奥のほうが痛く、目頭がズーンと重たく感じる。	後頭部から首にかけて、鋭い痛みとコリをともなう。

原因

肩や首筋のコリが原因のほとんど。パソコン作業や長時間のデスクワークなどで首筋の筋肉を緊張させることで、血液の循環が悪くなり痛みが生じる。心的疲労で起こることもある。

＋α

眼精疲労などの目の疲れが、緊張型頭痛の原因になることも。その場合、定期的に目を休ませれば、頭痛の症状をやわらげることができる。

眼精疲労 ▶ P53

間違いやすい病気

頭痛と合わせて目の奥が痛む場合、疲れ目や三叉神経痛などと間違われやすい。

三叉神経痛 ▶ P87

DATA

発症年齢
30〜40代

発症率
4人にひとり

受診科
内科 神経内科、頭痛外来

KEY WORD

三叉神経（さんさしんけい） 痛みや冷熱といった顔の感覚を脳に伝える神経。眼神経、上顎（じょうがく）神経、下顎（かがく）神経の3本にわかれる。

病気／02

症状1 左右のどちらか片側のこめかみが脈拍に合わせてズキンズキンと痛む。

症状2 頭や体を動かすと、痛みが増す。

進行度 ★★☆ ※発症期間／数時間～長い人で3日間 ※発症頻度／月1～2回

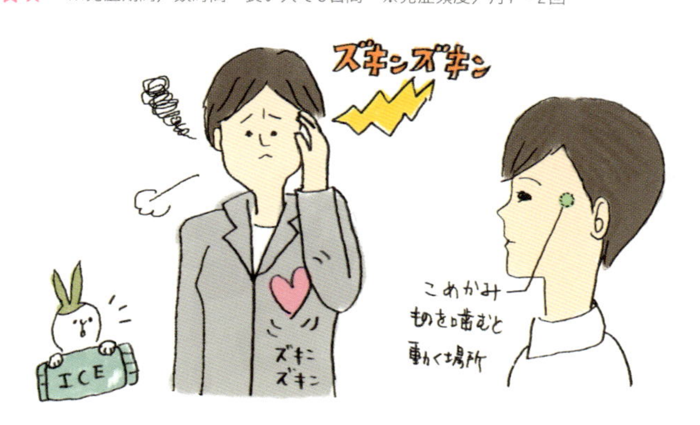

病気 片頭痛 へんずつう

脈に合わせてズキンズキン……

頭の片側、こめかみを中心にズキンズキンと脈打つように痛みます。一度、頭痛が起こると、痛みが消えるまで数時間から3日ほどかかることも。頭や体を動かすと痛みがひどくなるため寝込むこともあり、日常生活に支障をきたす場合も。ひどい時は、めまいを覚えます。

その他の症状

目	その他
ギザギザした光が見える（閃輝暗点／せんきあんてん）。	めまいとともに吐き気がある。実際に吐くこともある。

原因

収縮した脳の血管が、もとの太さに広がる際、周りの神経を刺激することで起きる。血管が収縮する原因は諸説あり、ホルモンバランスの乱れや疲労、食品の影響などが考えられている。

＋α

片頭痛を引き起こす食品として挙げられるのが、チーズやチョコレート。また、赤ワインやココア、スナック菓子なども関係するといわれる。

間違いやすい病気

頭の片側だけが痛む病気に、群発頭痛（ぐんぱつずつう）がある。群発頭痛は片頭痛よりも痛みが激しく、女性より男性がかかりやすい。

DATA

発症年齢
20～50代

発症率
12人にひとり

受診科
内科 神経内科、頭痛外来

KEY WORD

閃輝暗点（せんきあんてん） 実際にはないギザギザした光が見える症状。片頭痛の前兆として現れ、目を閉じても光が見え続けるのが特徴。詳しくはP65。

病気／03

症状1 ズーンとしたにぶい頭痛を感じる。

症状2 朝、起きた時に痛むことが多く吐くとラクになる。

進行度 ★★★ ※発生期間／慢性的 ※発生頻度／定期的

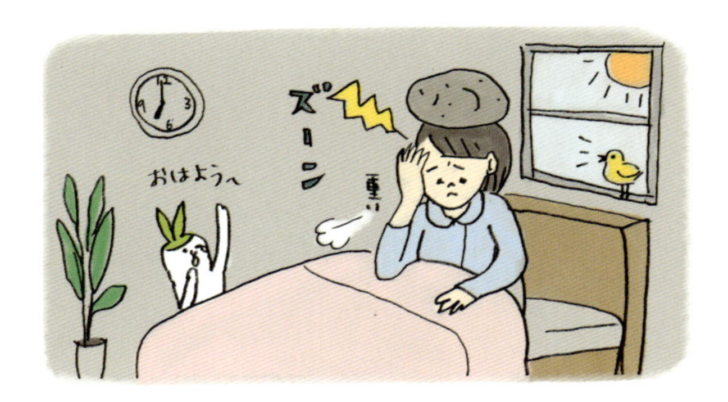

病気 脳腫瘍 のうしゅよう

早朝に現れる頭痛は脳からのSOS！

脳に腫瘍ができて周辺の組織を圧迫すると、さまざまな症状が現れます。代表的なのは頭痛、吐き気、嘔吐。頭痛は朝方に強く現れる傾向があり、日に日に痛みが増していきます。吐いてしまうと、痛みがやわらぐのも特徴。腫瘍が大きくなると、意識の低下やけいれんを引き起こします。

その他の症状

目	手・足
視野が一部、欠けたり、ものが二重に見えたりする。	片腕・片足など、部分的にしびれやけいれんが生じる。

原因

遺伝的な要因が大きいといわれるが、詳細については不明。ただし、進行を助長するものとして、喫煙や高タンパク・高脂肪食品の摂りすぎ、過度の心的疲労などが挙げられる。

＋α

脳腫瘍には、良性と悪性がある。良性は転移する可能性がなく、生死にもかかわらない。ガンの一種である悪性は、他の臓器に転移する危険がある。

間違いやすい病気

初期症状として、ものが二重に見えたり、手がマヒしたりするため、単なる老化や疲労と勘違いされやすい。

DATA

- 発症年齢：あらゆる年齢
- 発症率：1万人にひとり
- 受診科：外科 脳神経外科

KEY WORD

良性と悪性 良性は周囲との境界がハッキリしていて摘出可能。悪性は周囲との境界があいまいで、増大速度が速いため摘出が難しい。

症状 突然、後頭部をバットでガーンと殴られたような強烈な痛みを感じる。

進行度 ★★★ ※発生期間／1〜10時間

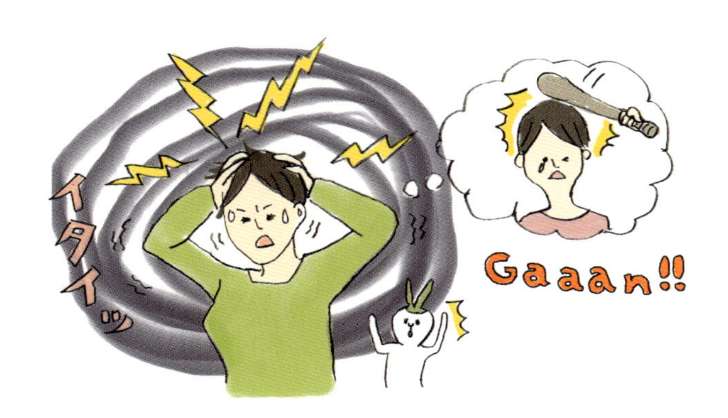

病気 くも膜下出血 くもまくかしゅっけつ

衝撃的な痛みで あきらかな異常事態

突然、バットで殴られたような激しい頭痛が起きます。同時に気持ちが悪くなり、吐いてしまう場合も。くも膜下出血はその名の通り、脳の表面をおおっている「くも膜」の下（くも膜と脳の間）で出血が起きている状態。出血量が多いと、頭痛が始まってすぐに気を失うことも。

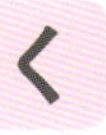

その他の症状

目	肩
前ぶれとして、ものが二重に見えるようになる。	首のうしろから肩にかけての部分が張り、かたくなる。

原因

男性よりも女性のほうが発症率は高い。脳内にできた脳動脈瘤が破裂することによって起こる。遺伝的な要素が強いといわれるが、飲酒や喫煙、高血圧も発症要因のひとつとされる。

＋α

前兆として、黒目（瞳孔）のサイズが左右であきらかに違うという症状が現れることも。この前兆は、くも膜下出血が発症するほんの数時間前に出る。

間違いやすい病気

初期症状として、文字が二重に見えて読みづらいといった視覚障害が現れるため、老眼と間違われやすい。

DATA

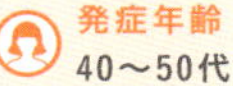

発症年齢
40〜50代

発症率
1万人に2人

受診科
外科 脳神経外科

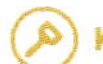

KEY WORD

脳動脈瘤（のうどうみゃくりゅう） 脳内の血管の一部がふくらんでできたコブ。ふくらむと血管の壁が薄くなるため、血液が漏れたり、破裂するおそれがある。MRIで発見でき、大きければ予防的手術も可能。

病気／05

髪が全体的に薄い。頭のてっぺんの地肌が目立つ。

進行度 ｜ ★★☆

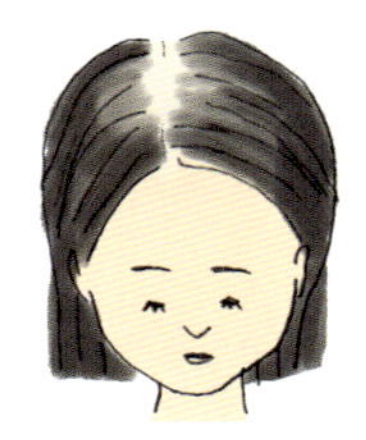

女性型脱毛症
じょせいがただつもうしょう

生え際の後退はありませんが、髪の毛が全体的に抜けて薄くなった状態。頭のてっぺんの皮膚が透けて見えます。休止期（下記参照）に入って、成長がストップした髪が多くなるのが原因。老化や極端なダイエットが影響します。

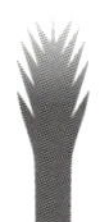

毛根チェック

枝のようにキレギレ

女性型脱毛症になっている時の毛根の状態は、キレギレで枝わかれしていたり、ヒョロヒョロと波打って左右非対称の形になっていたりして、荒れているのが特徴。

病気／06

額の生え際や頭頂部のわけめが薄くなる。

進行度 ｜ ★★☆

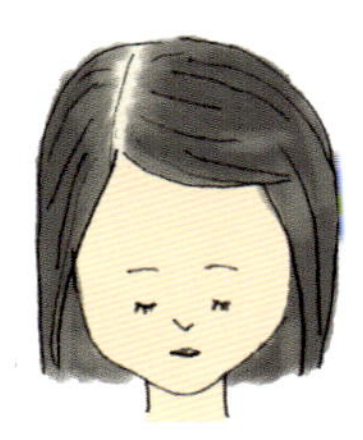

結髪性脱毛症
けっぱつせいだつもうしょう

ふだんからポニーテールをしたり、ヘアピンで留めたりして髪の毛を強く引っ張ることで起こる脱毛症。長年、同じわけめや髪型をすることで、毛根や毛穴に負担がかかり、髪の毛の密度が減るのが原因です。

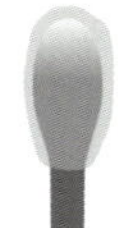

毛根チェック

白い皮脂がついている

毛根に、肉眼で確認できるほどの白いかたまりが付いている。これは、髪と頭皮をつなげる役割をする内毛根鞘。髪が同一方向に圧迫を受けると起こる症状。

健康な脱毛とヘアサイクル

1日に抜ける髪は平均70〜100本

髪には4段階のサイクルがあります（右図）。髪が伸びる「成長期」、伸びが止まって脱毛の準備期間に入る「退行期」、活動が完全にストップする「休止期」、脱毛して次の毛の成長が始まる「脱毛期」。通常、1日70〜100本は髪が抜けます。

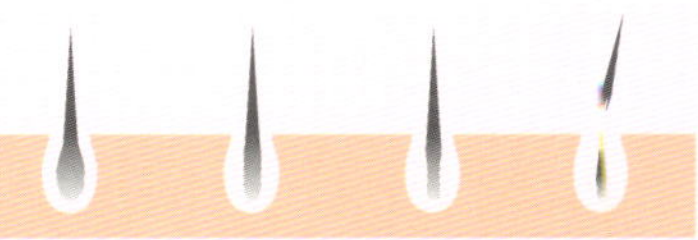

成長期	退行期	休止期	脱毛期
2〜6年	2〜3週間	3〜4ヵ月	

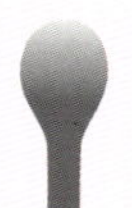

毛根チェック 

マッチのようにふくらんだ毛根

正常な毛根はマッチのような楕円形で、ふくらんでいる。色は透明または白い。真っ黒な毛根は血の巡りが悪くなっている可能性も。

病気／07

突然、豆粒大から500円玉ほどの円形の脱毛ができる。

進行度 | ★★☆

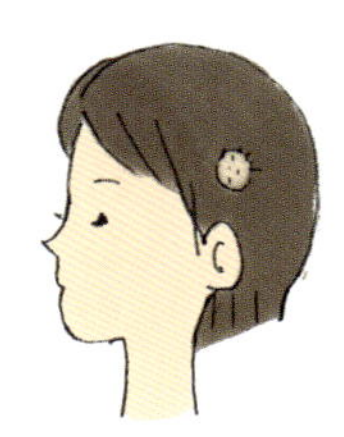

円形脱毛症

えんけいだつもうしょう

自覚症状がなく、突然できるのが特徴。脱毛の仕方はさまざまで、500円玉大の脱毛が一ヵ所～数ヵ所できたり、まつ毛などの全身の毛まで抜けたりすることも。アレルギーや心的疲労が原因ですが、ほとんどは自然に治ります。

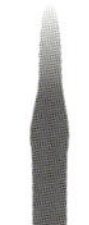

毛根チェック

先までヒョロヒョロ

全体的に毛根にふくらみがなく、先っぽまでヒョロヒョロと細かったり、とがったりしている。髪の毛の健康を維持するために含まれているはずの栄養が、十分ではない状態。

病気／08

脱毛が起こる前に頭皮(とうひ)に湿疹(しっしん)ができてかゆい。フケがたくさん出る。

進行度 | ★★☆

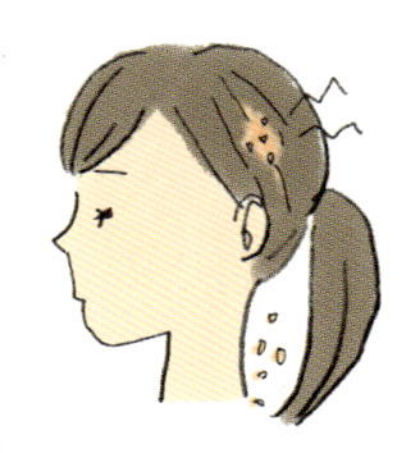

脂漏性脱毛症

しろうせいだつもうしょう

過度なシャンプーや栄養バランスの崩れによって、皮脂が減りすぎた状態。皮脂が少ないと、肌が乾燥してフケが出ます。逆に、減少をおぎなうため皮脂が必要以上に分泌され、毛穴がふさがって雑菌が繁殖、かゆみにつながります。

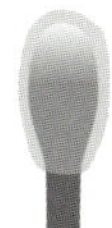

毛根チェック

白い皮脂がついている

過剰分泌され、余った皮脂のかたまりが毛根に付いている。皮脂によって毛穴がふさがれ、毛穴内部の雑菌が繁殖しているので、毛根自体はとても弱く抜けやすい状態になっている。

危険な脱毛の見わけ方

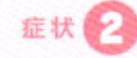

症状 1

シャンプー時、大量の髪が手にからむ。

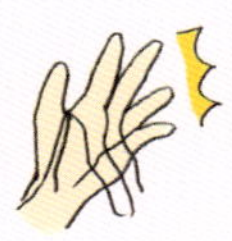

1日の50～70%の脱毛はシャンプー時に起きます。排水溝（ネットや網を設置）にたまる髪の量をチェックして。またはシャンプー時、手にからむ髪の量が多いと感じるなら危険。

症状 2

朝、起きた時、枕元に毛がたくさんつく。

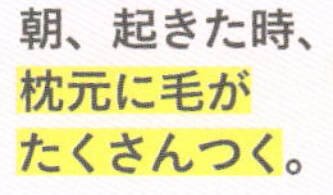

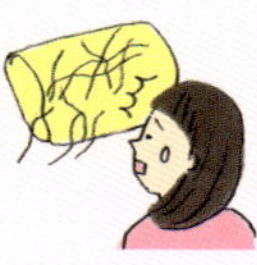

寝起き、枕をチェックしましょう。枕につく髪の毛の量が、急に増えたと感じる場合は要注意。枕カバーが不潔な場合も、頭皮に雑菌が移って、夜中に髪が抜けやすくなります。

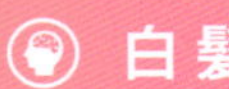

白髪

30代になると、気になってくる白髪。単なる加齢ではなく、栄養不足や血行不良、さらには皮膚に関する病気が原因かもしれません。

おでこからこめかみの部分に白髪が集中する。

進行度 ★★☆

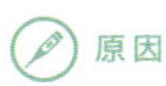

血行不良

こめかみの部分は、血流がとどこおりやすい場所。血流がよくないと、髪の色素であるメラニンの量が減って、白髪が出やすくなります。

最近、急に白髪が増えたように感じる。

進行度 ★★☆

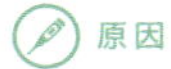

ヘアサイクル

色素細胞（メラノサイト）の働かない毛根が、たまたま同時期にたくさん生えて伸びた時、「急に白髪が増えた」と感じる場合があります。

頭だけでなくまつ毛や眉(まゆ)毛も白髪になる。

進行度 ★★☆

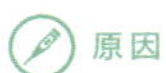

加齢・栄養不足

まつ毛や眉毛が白くなる原因は、頭髪と同じく加齢や栄養不足。髪と比べて、まつ毛や眉毛はヘアサイクルが短く、変化が出やすい場所です。

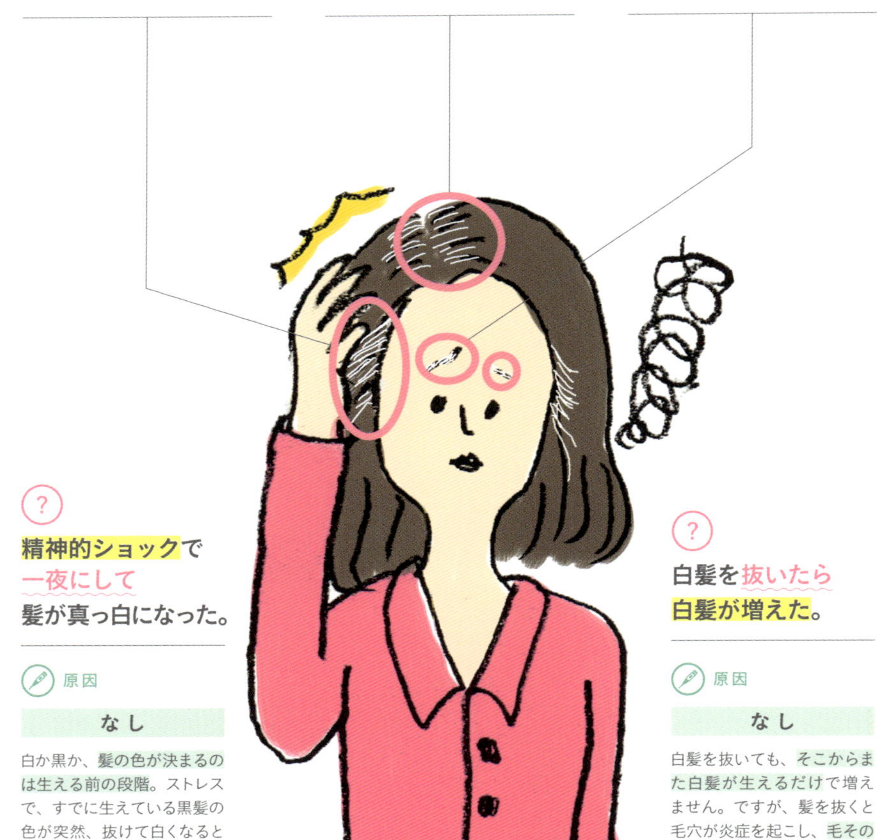

？ 精神的ショックで一夜にして髪が真っ白になった。

原因

なし

白か黒か、髪の色が決まるのは生える前の段階。ストレスで、すでに生えている黒髪の色が突然、抜けて白くなるということはありません。

？ 白髪を抜いたら白髪が増えた。

原因

なし

白髪を抜いても、そこからまた白髪が生えるだけで増えません。ですが、髪を抜くと毛穴が炎症を起こし、毛そのものが生えなくなる危険が。

症状1 頭皮の一部に数～10cmの白いシミができる。

症状2 白いシミから白髪が生える。

進行度 ★★★

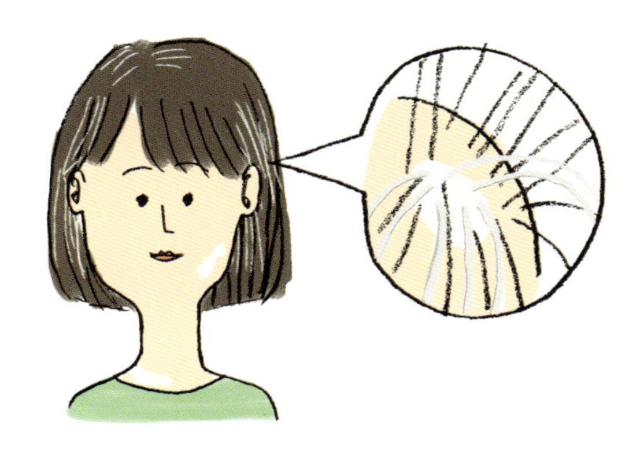

病気 尋常性白斑 じんじょうせいはくはん

色素細胞が死んで髪の色が抜けてしまう

皮膚に存在する色素の細胞（メラノサイト）が弱まったり、なくなったりして皮膚の色が白く抜けてしまう病気。皮膚に白いシミがついたようになります。頭皮や眉など、体毛の多い部分に発生した場合、そこから生えてくる髪も色がつかず白髪になります。痛みやかゆみはありません。

その他の症状

皮膚	全身
特に露出した頭部や顔面、首、腕や手などに発症する。	体の一部ではなく、あちこちに白斑が発生することもある。

原因

やけどやケガ、日焼けなどによって皮膚が刺激を受けること、心的疲労が重なること、免疫力に異常が出ること、遺伝などが挙げられるが、ハッキリしたことはわかっていない。

＋α

紀元前1500年のインドの聖典に、尋常性白斑についての記載があるほど古くから認知されている。歌手のマイケル・ジャクソンも、この病気に悩まされたという。

間違いやすい病気

病気ではないが、ホクロの周りに白斑ができることがある他、加齢によって皮膚の色が抜ける老人性白斑もある。

DATA

発症年齢
10～30代

発症率
50～100人にひとり

受診科
皮膚科

KEY WORD

尋常性（じんじょうせい）
「ふつうに、ありふれたさま」という意味。
病気について、広く一般的に発症することを表す。

病気／10

症状1 **体を動かしていないのに突然、目の前がグルグルと回る。**

症状2 **耳なりや難聴(なんちょう)も起こる。**

進行度 | ★★☆

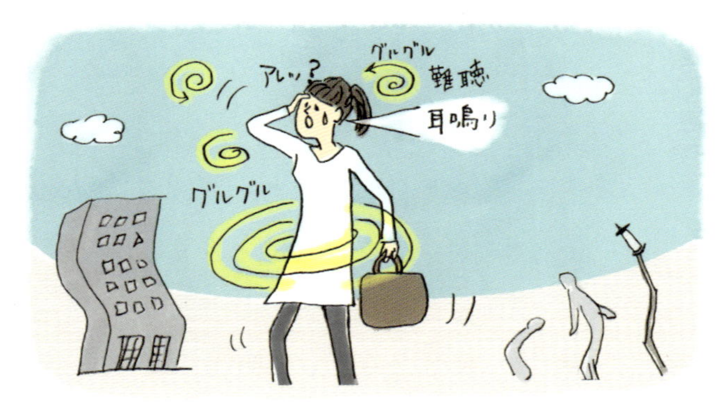

病気 メニエール病 メニエールびょう

グルグル回るめまい 同時に難聴も発生

突然、なんの前ぶれもなく、グルグル回るようなめまいに襲われます。吐き気や嘔吐(おうと)、冷や汗をともなうことも。メニエール病は、平衡感覚(へいこうかんかく)をつかさどる耳の器官(三半規管(さんはんきかん))の病気。そのため、めまいと同時に耳なりがしたり、耳に水が入ったようなつまった感覚になります。

その他の症状

頭	耳
ギュッと押さえつけられるような、圧迫感のある頭痛がする。	難聴が起きることによって、低い音が聞き取りづらくなる。

原因

三半規管の中にあるリンパ液が、なんらかの原因で増えすぎ、三半規管が水ぶくれのような状態になることで発症（内リンパ水腫）。なぜ、リンパ液が増えるかはわかっていない。

＋α

メニエール病が原因で起きる回転性のめまいは、くり返し起こるのが特徴。しかも、発症する頻度がどんどん増えて、間隔も短くなっていく。

間違いやすい病気

初期は発作の頻度も少なく、数ヵ月〜1年に一度ぐらい。そのため、単なる疲労によるものと見すごしがち。

DATA

発症年齢 30〜40代

発症率 2000人にひとり

受診科 耳鼻咽喉科

KEY WORD

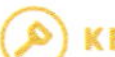

リンパ液(えき) 耳の中にある蝸牛（かぎゅう）という器官の中に、内リンパ液と外リンパ液という水がある。前者はカリウム、後者はナトリウムを多く含むなど成分は異なる。

病気／11

症状1 **起き上がった時や頭の向きを変えた時、瞬間的にグルグルと目が回る。**

症状2 **めまいは10〜30秒で治まる。**

進行度 ★☆☆

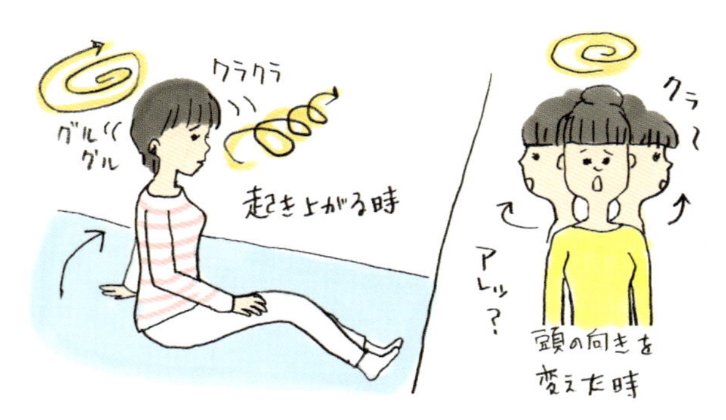

病気

良性発作性頭位めまい症

りょうせいほっさせいとういめまいしょう

頭の位置が変わるとめまいが起きる

めまいの中でもっとも多いのが、この病気。起き上がる、寝返りを打つ、上や下を向くなど、頭の位置を急に動かした時、グルグル回るようなめまいが起きます。症状は数十秒で治まりますが、頭の位置を変えると再び起こるのが特徴。良性のため、命にかかわる病気ではありません。

その他の症状

胃	目
ひどい場合は、回転と同時に吐き気をともなうことがある。	目が無意識に動く、眼振（がんしん）という症状が現れる。

原因

加齢や外傷により、頭を動かした時に耳の中にある耳石器（じせきき）という器官の一部がはがれ、破片が三半規管を刺激することで起こる。いつも同じ向きで寝ている人に起こりやすい。

＋α

通常、めまいが発生した時は頭を動かさず安静にして対処するが、良性発作性頭位めまい症では、あえて頭を動かし、はがれた耳石を排除するのが効果的。

間違いやすい病気

同じ回転性めまいが起こるメニエール病と間違えやすいが、こちらは耳鳴りや難聴など聴覚に関する症状は起きない。

DATA

発症年齢
更年期以降の女性
※近年は若年層も多い

発症率
—

受診科
耳鼻咽喉科

KEY WORD

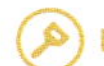

耳石器（じせきき） 三半規管と同じく、耳の中にあるバランス感覚をつかさどる器官。体や頭のかたむき具合を脳に伝える役割を持っている。

病気／12

症状1 **血の気がサーッと引いてフラフラ〜としためまいが起きる。**

症状2 **食事を終えたばかりなのに空腹感がある。**

進行度 ★★☆

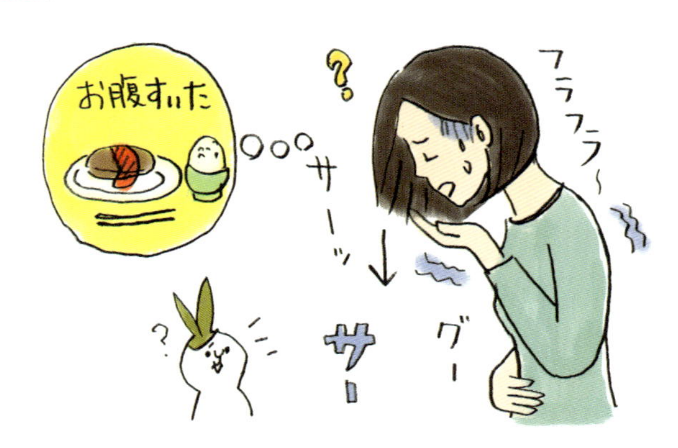

病気 低血糖症 ていけっとうしょう

血糖値が下がるとフラフラする

血糖値が急激に下がると、自律神経症状と中枢神経症状が起こります。前者の症状は、空腹や発汗、震え、動悸など。後者は、めまいや頭痛、ろれつが回らないといった症状が現れます。低血糖が続くと、症状がさらに進んで意識障害が起こり、ひどい場合は昏睡状態におちいることも。

その他の症状

全身	全身
空腹時に眠気や震えがあり、だるさや脱力感を覚える。	甘いものや炭水化物を摂らないと、落ち着かない。

原因

体内の血糖値は、通常70〜120mg/dLだが、60mg/dL以下になると発症する。絶食状態が続く、アルコールを過剰摂取するなどの生活習慣的要因と、貧血や胃酸過多などの疾患的要因が重なって起こる。

＋α

疑わしい症状が出たら、甘いものを食べてみよう。症状が改善するようなら、低血糖症の可能性大。ただし、甘いものの摂りすぎには要注意。

間違いやすい病気

パニック障害や統合失調症などの精神疾患症状に似ていることから、精神的なものと誤った診断をされる場合がある。

DATA

発症年齢
あらゆる年齢

発症率
—

受診科
内科

KEY WORD

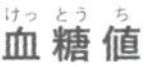

血糖値　血液中のブドウ糖濃度のこと。高すぎても低すぎても、不具合が生じる。ホルモンの働きによって血糖値を正常に保つ。

病気／13

症状1 クラクラ〜としためまいと重たい頭痛が起床時に何日も続く。

症状2 吐いてしまうとラクになる。

進行度 ★★★

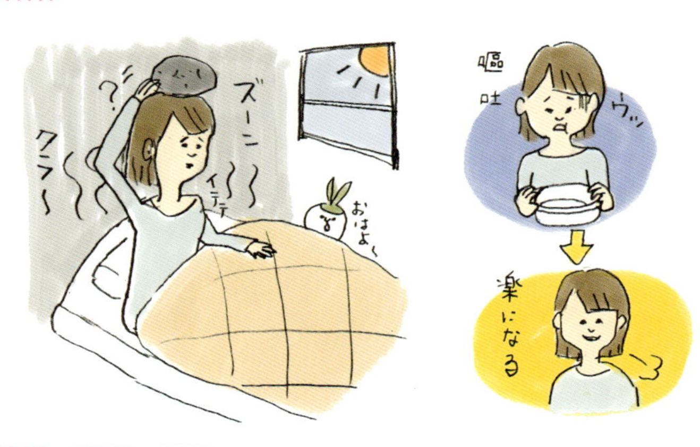

病気 脳腫瘍 のうしゅよう

頭痛だけでなくクラッとしためまいも

脳腫瘍の場合、P38で紹介した頭痛の症状と同時に、クラクラ〜とした浮動性のめまいを感じることもあります。めまいの発生時には吐き気をともない、吐いてしまうと症状がラクになります。また、起床時に症状がひどくなり、何日も慢性的に続くのが特徴です。

DATA

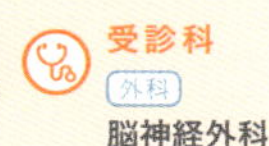

発症年齢
あらゆる年齢

発症率
1万人にひとり

受診科
外科
脳神経外科

CHECK
脳腫瘍ができる場所

腫瘍は脳のさまざまな部位に発生し、場所によって現れる症状も異なる。また、脳腫瘍には良性のものと悪性のものがある。

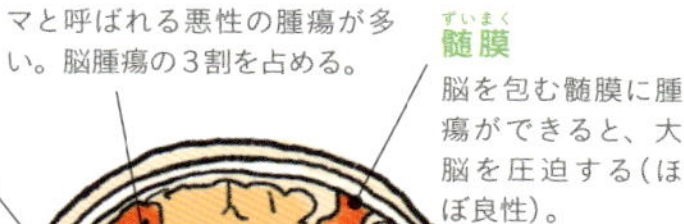

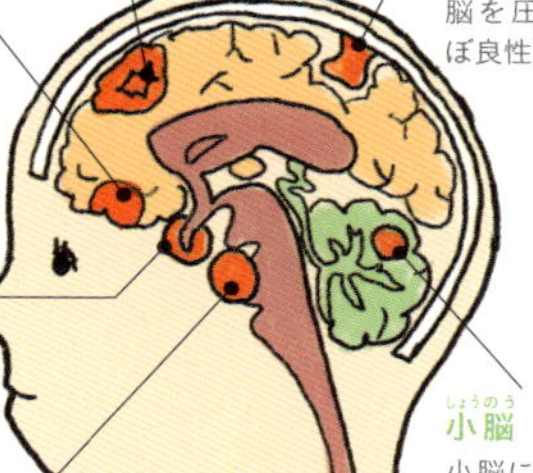

大脳（たいのう）
大脳に発生するのは、グリオーマと呼ばれる悪性の腫瘍が多い。脳腫瘍の3割を占める。

髄鞘（ずいしょう）
神経を取り巻く髄鞘にもできる。35〜40歳の女性に多い（ほぼ良性）。

髄膜（ずいまく）
脳を包む髄膜に腫瘍ができると、大脳を圧迫する（ほぼ良性）。

下垂体（かすいたい）
さまざまなホルモンを分泌する下垂体にも腫瘍が発生。分泌異常を引き起こす（良性）。

聴神経（ちょうしんけい）
聴神経に腫瘍ができると、めまいや難聴が起きる場合も（良性）。

小脳（しょうのう）
小脳に発生する腫瘍は悪性度が高い。発症は小児に多い。

立ちくらみが起きたり、気が遠くなったりする失神性のめまい。ひどい場合は意識がなくなり、倒れてしまうことも。

病気／14

症状 特に何もしていないのにフウッと意識が薄れて倒れる。

進行度 ★★★

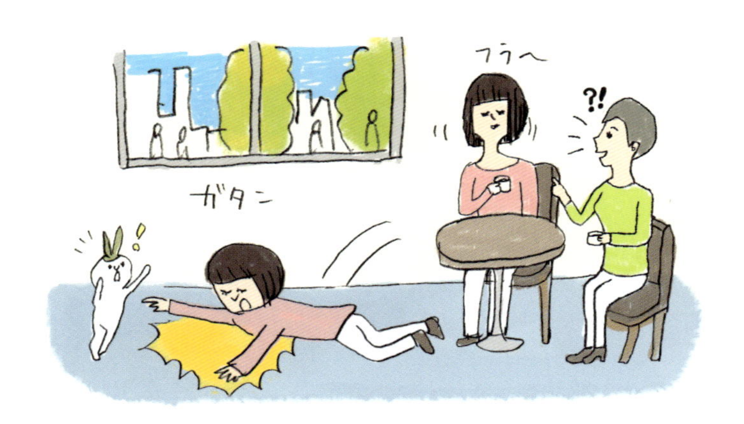

病気 不整脈（徐脈） ふせいみゃく（じょみゃく）

脈がとぎれて失神してしまう

脈の打ち方が通常より遅くなったり、速くなったりして乱れる状態。脈が遅くなって、とぎれとぎれになると（徐脈）、フウッと意識が遠のいてめまいがしたり、時には意識が突然なくなって倒れることも。逆に脈が速い場合は（頻脈）、ドキドキと動悸がして息ぎれや冷や汗に見まわれます。

その他の症状

胸
胸に痛みを感じることがある。

喉・胸
虚脱感を覚えたり、喉や胸が一瞬、つまったりする。

原因

心臓を動かすための電気信号が作られなかったり、うまく伝わらないことで起きる。原因は加齢や体質、肉体・心的疲労、睡眠不足など。脱水や過度の飲酒・喫煙も原因となる。

＋α

成人の脈拍数は通常、1分間に60～100回ほど。運動していないのに脈拍数が140回以上になったり、逆に40回以下になると危険な状態といえる。

間違いやすい病気

動悸や冷や汗が起きることから、ストレス性の精神疾患と疑われる。また、女性の場合は貧血と間違われやすい。

DATA

発症年齢 30代以上

発症率 300人にひとり

受診科 内科 循環器内科

KEY WORD

電気信号（でんきしんごう） 心臓の上部にある洞結節（どうけっせつ）という器官は、発電所としての役割を持ち、規則正しく電気信号を発生させる。

症状 1
立ち上がった時や長時間立っていた時、クラッと立ちくらみが起きる。

症状 2
目の前が真っ暗になってバタンと倒れる。

進行度 ★★★

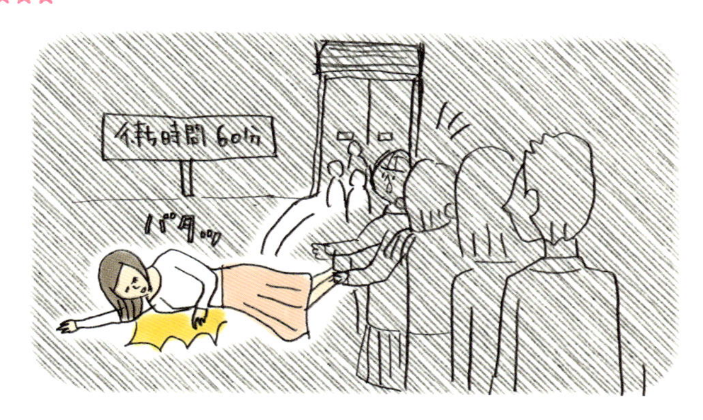

病気
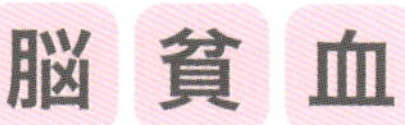
脳貧血
のうひんけつ

立ちっぱなしで クラクラ、バタン！

学生の頃、朝礼などで校長先生の話を長時間、立って聞いている時に倒れそうになったことはないでしょうか。それが、脳貧血です。クラクラして気が遠くなり、ひどい場合は意識を失ってしまいます。他にも、視野が狭くなる、ものが二重に見えるなどの視覚障害が起きることも。

その他の症状

頭	頭
締め付けられるような緊張性の頭痛が起こることがある。	低血圧の人は脳に血液が回りにくいため、朝がつらい。

原因

頭部の血圧が急激に低くなることによって、脳に運ばれる血液が一時的に少なくなり発症する。疲れや睡眠不足の他、加齢によって心臓の働きが低下することも原因のひとつ。

＋α

脳貧血を起こした時は、横になる・足を高くするなど、脳に血液を送るようにする。横になれない場合は、なるべく頭を低くした姿勢を取るように。

間違いやすい病気

めまいや立ちくらみなどの症状から、貧血とよく間違えられる。病名は似ているが、まったく別の病気である。

DATA

発症年齢
—

発症率
—

受診科
内科 循環器内科

KEY WORD

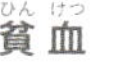
貧血（ひんけつ）　血液内の酸素を運ぶ赤血球やヘモグロビンの量が減ることで、体内の酸素が不足した状態。鉄分不足や出血による血液の減少が直接的原因。

症状 顔色が真っ青になって血の気が失せ一瞬、立ちくらみが起きる。

進行度 ｜ ★☆☆

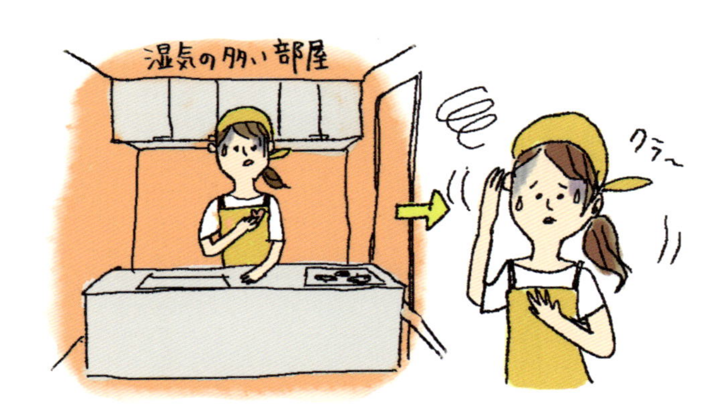

病気 熱中症 ねっちゅうしょう

立ちくらみは熱中症の初期段階

熱中症は４つの段階に分かれ、①熱失神、②熱けいれん、③熱疲労、④熱射病の順に症状が重くなります。めまいが起きるのは、初期の熱失神の前ぶれ。一時的に、脳への血液量が減ることで生じます。昏睡状態や、錯乱などが起きる熱射病まで症状が進むと、命の危険があります。

その他の症状

頭	その他
初期症状としてピリピリとしびれるような頭痛が起こる。	生あくびがひんぱんに出るのは、発症のサインのひとつ。

原因

暑さで体温が上がると、体にこもった熱を外に逃がそうとして皮膚の血管が広がる。するとそのぶん、脳へ送る血液量が一時的に少なくなり、めまいや立ちくらみを引き起こす。

＋α

汗をかくと、水分だけでなく塩分も失われる。塩分補給をせず、水やお茶などの水分だけ摂ると、血液の塩分濃度が低くなって熱けいれんを引き起こす。

間違いやすい病気

熱中症と同じく、暑い日に手足のつりや、けいれんを起こす病気として脳梗塞・脳出血がある。

脳梗塞・脳出血 ▶ P140

DATA

- 発症年齢：あらゆる年齢
- 発症率：—
- 受診科：内科 総合内科

KEY WORD

熱疲労（ねつひろう） 熱射病の一歩手前。水分補給が追い付かず、体が脱水状態になっている。吐き気や嘔吐、頭痛などの症状が出る。救急搬送が必要。

目のセルフチェック

外からの情報の80%は視覚によるもの。
つまり視覚情報を扱う目は、重要な器官なのです。
目が乾いてショボショボする・充血するといった
症状を軽く見ていると危険です。

前房（ぜんぼう）

「房水(ぼうすい)」という水で満たされた空間。水晶体や角膜など血管がない組織に、必要な栄養と酵素を運ぶ。

毛様体（もうようたい）

水晶体の周りを囲み、支えている筋肉。水晶体の厚みを調整して、光の屈折度を変える。

硝子体（しょうしたい）

眼球内部の大部分を満たす、無色透明のゼリー状の組織。水分と繊維組織でできている。

網膜（もうまく）

角膜から入った光を感じて像を結ぶ、フィルムの役割を持つ。網膜の黄斑部には、色を判別する細胞が集まっている。

角膜（かくまく）

黒目をおおっている厚さ約1mmの透明の膜。光を取り入れ、屈折させて映像をとらえる。

視神経（ししんけい）

眼球に集められた情報を脳に伝える神経線維。伝達されて、脳は初めて視覚情報を認識できる。

水晶体（すいしょうたい）

カメラレンズの役割を持つ。角膜で調整された光のピントを、細かく合わせて網膜に像を結ぶ。

黄斑部（おうはんぶ）

結膜（けつまく）

強膜の表面をおおう結膜と、まぶたの裏側をおおう結膜がある。眼球とまぶたをつなげる。

強膜（きょうまく）

白目の部分。眼球のもっとも外側にあり、黒目以外をおおっている丈夫な膜。

ものの見方

外界の光は角膜を通って水晶体の弾力によって屈折し、網膜の黄斑部でピント(焦点)が合う。黄斑部以外の網膜からも、視覚情報が伝わる。

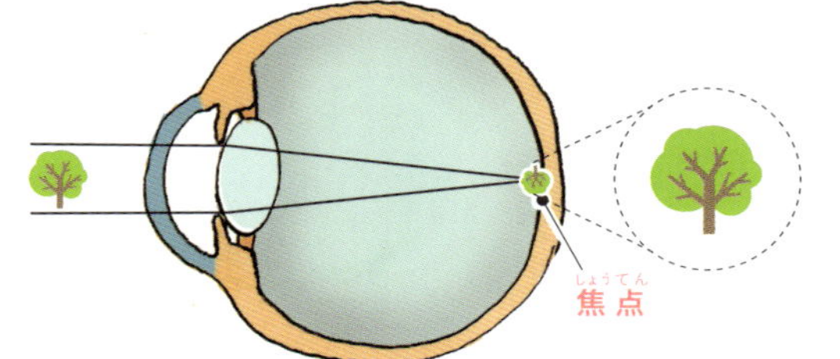

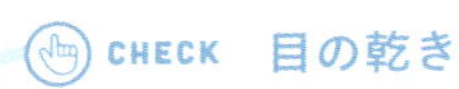

CHECK 目の乾き

まばたきしないで10秒間目を開ける。

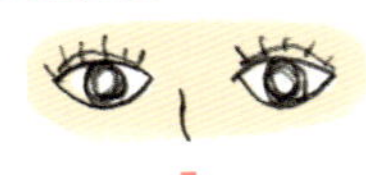

症状1 まばたきを我慢できない。

症状2 目に痛みや乾きを感じる。

病気／01

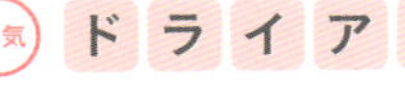

病気 ドライアイ

ドライアイには3種類ある。

涙が蒸発しすぎる	涙が不足する	目の表面に涙がたまらない
涙液（るいえき）蒸散型	**涙液減少型**	**BUT（※）短縮型** ※涙液層破壊時間
涙が蒸発しすぎて目が乾いてしまうタイプ。「長時間のパソコン作業で目が乾く」「乾燥した部屋にいると目が乾く」という場合は、蒸散型がほとんど。	涙を分泌してためる器官・涙腺（るいせん）に異常が起き、涙がうまく作られず不足している状態。反射的な分泌もされず、眼球がキズつきやすい。	目を開くと、すぐ涙の膜が壊れてしまうため、目の表面に涙が広がりにくい状態。涙の分泌量に異常はなく、黒目や白目にキズもない。

病気／02

症状1 **悲しい時や痛い時でも涙がまったく出ない。**

症状2 **口や皮膚も乾燥する。**

進行度 ｜ ★★☆

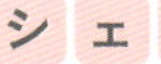

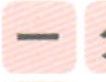

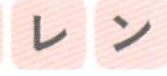

病気 シェーグレン症候群

シェーグレンしょうこうぐん

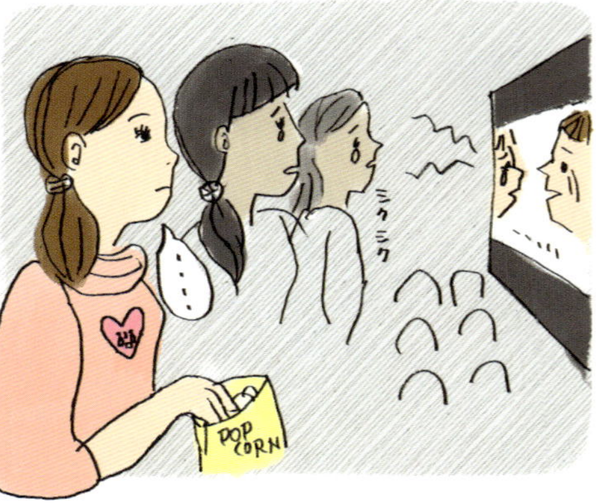

全身が乾燥してカラカラになる

涙液減少型タイプのドライアイ。涙液のみならず、唾液（だえき）や鼻の粘液（ねんえき）も分泌されず、全身がカラカラに乾燥します。通常の目の乾きとは違って、悲しい時など泣きたくなるような場面でも涙が出ないのが特徴。1933年、スウェーデンの眼科医ヘンリック・シェーグレンが発表した病気です。

原因

シェーグレン症候群は、膠原病のひとつ。免疫の異常、ウイルス感染、女性ホルモンの異常、遺伝などが原因といわれる。どれかひとつではなく、さまざまな原因が関連し合って発症する。

膠原病 ▶ P133 他

DATA

発症年齢
40～60代

発症率
10万人に約55人

受診科
内科 免疫内科、リウマチ・膠原病内科

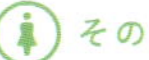

その他の症状

口	唾液が出ず、口の中がカラカラに渇いてしまう。
皮膚	皮膚がカサカサになってかゆく、全身の関節が痛む。

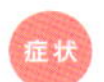

目の疲れ

単なる目の疲れだと思って放っておくと、重度の「眼精疲労」になることも。眼精疲労になれば、体のあちこちに不快な症状が現れます。

OK 健康な状態

症状

しっかり睡眠時間を取れば、目の痛みが自然となくなる。

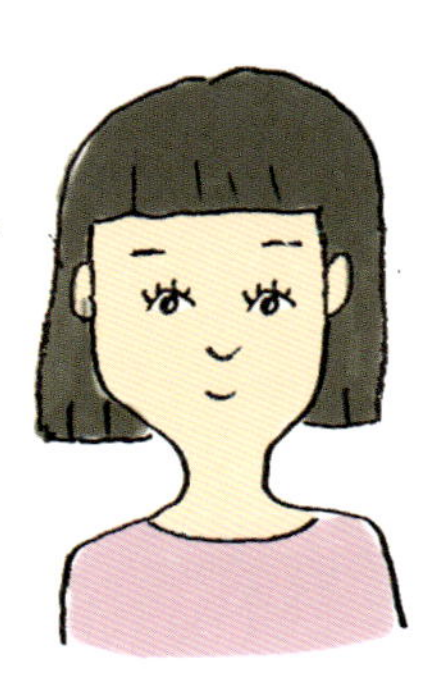

一時的な目の疲れは寝ればスッキリする！

長時間のパソコン作業やコンタクトレンズの使用によって目を酷使すると、「目が疲れる・痛い」などの症状が現れます。睡眠を取れば症状は消えますが、消えない場合は眼精疲労を疑いましょう。

KEY WORD

睡眠（すいみん）　目を休めるには、「目を閉じる」のが一番。目の筋肉や組織が休まり、網膜に届く光の量も制限される。

病気／03

症状1 **睡眠を取っても目の痛みが消えない。**

症状2 **目の奥のほうが痛く、頭にズーンと響く。**

進行度 ★★☆

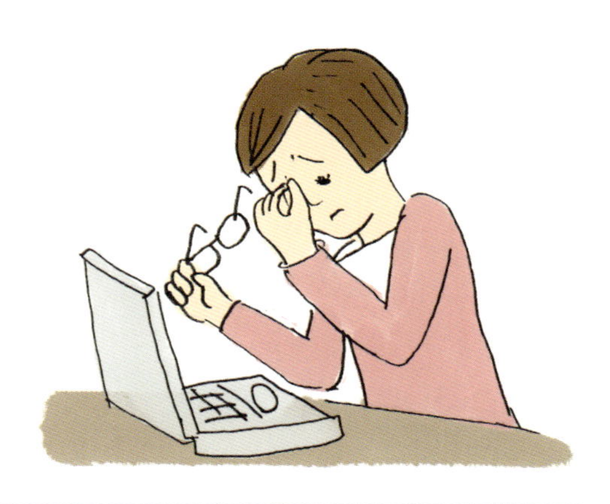

病気

眼精疲労

がんせいひろう

自然には治らない目から始まる不快な症状

目の疲れがひどい重度の状態を、眼精疲労といいます。睡眠を取っても目の痛みは消えず、ズーンと頭にまで響くほどの痛みがあります。肩コリやめまい、吐き気などの目以外の部位にも症状が現れますが、そうした症状の原因が眼精疲労であることは実際、気付きにくいものです。

原因

目を酷使することで、乱視やドライアイなどのトラブルが起き、眼精疲労になるケースが多い。緑内障や白内障など、目の病気の症状として眼精疲労が現れることもあるので要注意。

緑内障 ▶ P62
白内障 ▶ P63

DATA

- 発症年齢：10代〜幅広く
- 発症率：—
- 受診科：眼科

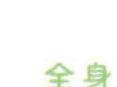

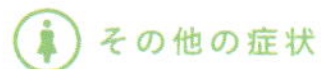

その他の症状

目	目が疲れ、ものがかすれて見づらくなる。
全身	肩コリがひどい、体が重たくてだるい。

「目が充血する」といっても、場所や症状はさまざまです。
充血以外にも、白目が黄色くなったり、黒目に白い輪ができると要注意。

病気／04

症状 **黒目の周りが充血している。**

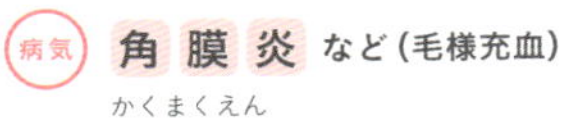

病気 **角膜炎（かくまくえん）** など（毛様充血）

角膜や毛様体など、**眼球の外側の部位が炎症**した状態。**黒目から離れるほど充血は薄れます。**放っておくと、黒目が白くにごって視力が低下することも。

原因
コンタクトレンズの不具合などによってキズがつくと、病原体が角膜内に侵入する。

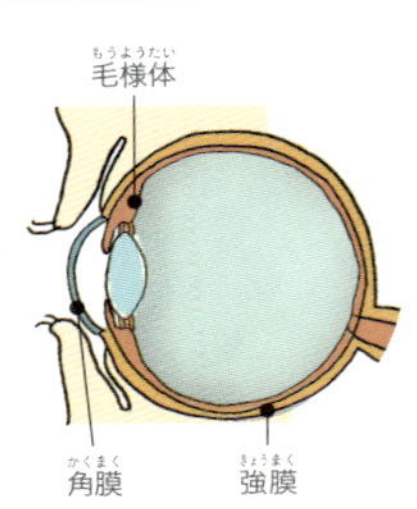

病気／05

症状 **白目の周辺部やまぶたの下が充血している。**

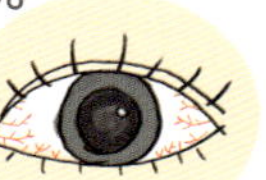

病気 **結膜炎（けつまくえん）** など（結膜充血）

原因にかかわらず、**結膜にできる炎症**を総称して結膜炎といいます。**白目の周辺部や、まぶたの下まで充血。**涙や目ヤニが大量に出るのも特徴です。

結膜炎 ▶ P55

原因
原因は細菌・ウイルスの感染やアレルギー、コンタクトレンズの長時間使用など。

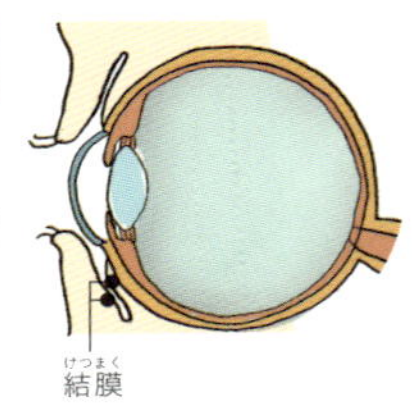

病気／06

症状 **白目の一部に真っ赤（まっか）なシミができる。**

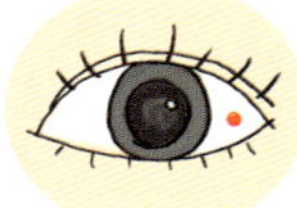

病気 **結膜下出血（けつまくかしゅっけつ）**

結膜下の小さい血管がやぶれて出血した状態。白目の一部が赤く染まり、**ゴロつきはありますが痛みはなく**、眼球の内部に血液が入ることはありません。

原因
原因はさまざま。**高血圧や糖尿病など血液の病気**がからんでいることも。

＋α
始めは赤色だが、その後は**茶褐色→黄色→白色と変化**し、1～2週間で治まる。

病気／07

症状 **白目が全体的に黄色くなっている。**

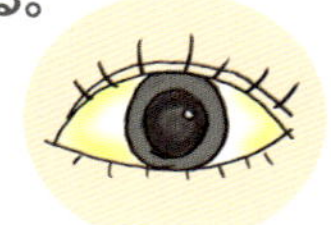

病気 **肝臓病（かんぞうびょう）**（黄疸（おうだん））

肝臓では、脂肪を分解する消化液（胆汁（たんじゅう））が分泌されますが、胆汁に含まれる色素がうまく排出されなくなると、**色素が沈着して白目が黄色く**なります。

原因
B型・C型肝炎やアルコール性肝疾患、**胆汁を貯蔵する胆のう**の障害など。

＋α
ビリルビンという色素によって体の組織が黄色くなることを黄疸という。

病気／08

症状 **黒目の周りに白い輪（わ）っかができる。**

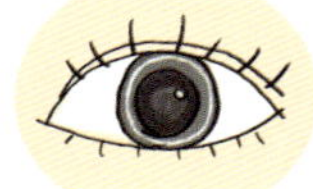

病気 **脂質異常症（ししついじょうしょう）**

角膜の下部ににごりが現れ、黒目の周りに広がります。若い年齢で発症した時は、脂質異常症の疑いが。**血液中の脂質が多く、角膜のフチにもれ出した**状態。

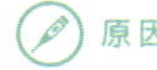

原因
血液中の脂質が多いと**動脈硬化が進み、心筋梗塞・脳梗塞を引き起こす**おそれも。

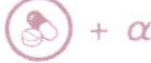

＋α
「血液中の脂質が多い」というとは、「**コレステロール値が高い**」ということ。

目ヤニ

結膜炎の主な症状として挙げられるのが、目ヤニ。
その色や状態によって、結膜炎の種類と原因が異なります。

OK 健康な状態

色 白色・黒色。
症状 乾燥している。

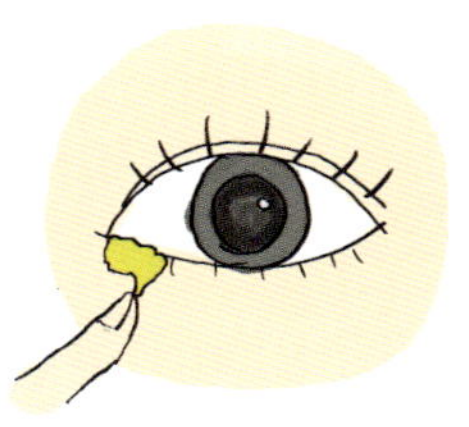

乾燥していればＯＫ

白色で乾燥している目ヤニは、生理現象によるもの。目の代謝で排出された細胞の老廃物やホコリなどが、かたまったものです。汚れがつくことで黒くなる場合も。左図のように、ネバッとしている場合は結膜炎の可能性が。

病気／09

色 黄緑色。
症状 ドロッとした膿（うみ）のような状態。

進行度 ｜ ★★☆

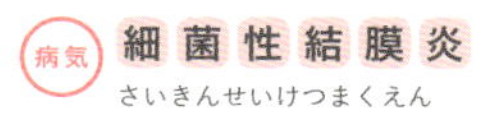

病気 細菌性結膜炎
さいきんせいけつまくえん

黄色ブドウ球菌など、体のあちこちに存在する身近な細菌に感染して発症する結膜炎。白目も充血します。

病気／10

色 透明または白色。
症状 涙のようにサラサラしている。

進行度 ｜ ★★☆

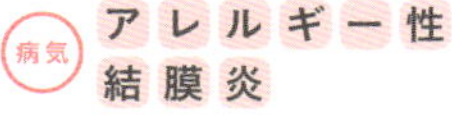

病気 アレルギー性結膜炎
アレルギーせいけつまくえん

花粉など、本来は体にとって無害なもの（アレルゲン物質）に対し、体が過剰に反応することで起こります。

病気／11

色 透明・白色。
症状 ネバネバと糸を引いている。

進行度 ｜ ★★☆

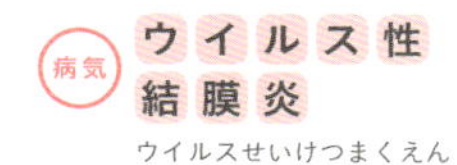

病気 ウイルス性結膜炎
ウイルスせいけつまくえん

ウイルスに感染することで発症します。「はやり目」と呼ばれるほど感染力が強く、広がりやすい病気です。

病気／12

症状 朝、起きた時目ヤニのせいでまぶたが開かない。

※1週間以上、続く　進行度 ｜ ★★★

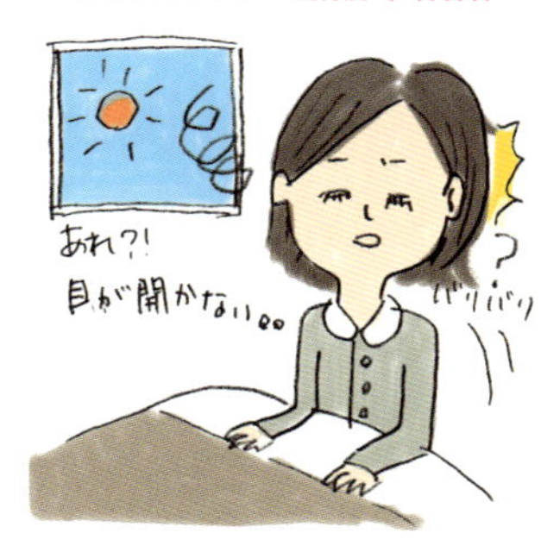

病気 副鼻腔炎
ふくびくうえん

頭蓋骨（ずがいこつ）にある空洞（くうどう）（副鼻腔）に膿がたまる病気。副鼻腔は目とつながっているため、膿が目のほうへ流れて目ヤニになることも。朝、起きた時、目が開かないほど目ヤニがビッシリつくという場合は疑われます。

原因

副鼻腔は、目以外の部位ともつながっている。例えば、副鼻腔から耳へ膿が流れると中耳炎、喉へ流れると気管支炎を起こす。万一、脳に感染が広がると髄膜炎を起こして命の危険も。

DATA

発症年齢
20〜40代

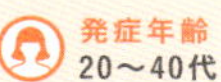

発症率
—

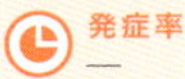

発症率
耳鼻咽喉科

OK 健康な状態

症状

下まぶたの裏が淡いピンク色をしている。

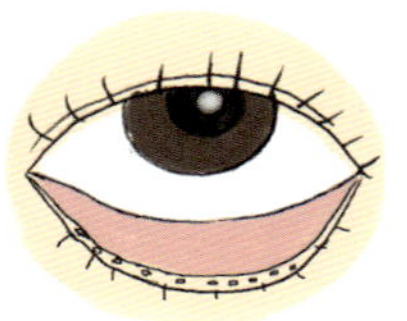

中トロのような淡いピンクだと◎

まぶたの裏（眼瞼結膜）は、毛細血管がたくさん集まる場所。その毛細血管が透けて、淡いピンク色をしています。

KEY WORD

眼瞼結膜（がんけんけつまく）

上下まぶたの裏側をおおっている結膜。まぶたと眼球の間にある赤みがかった膜で、その色から病気のサインを読み取れる。

病気／13

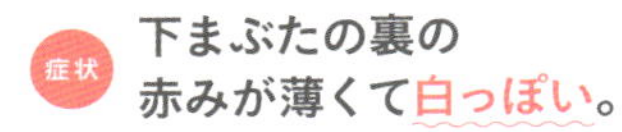

症状 下まぶたの裏の赤みが薄くて白っぽい。

進行度 ★★★

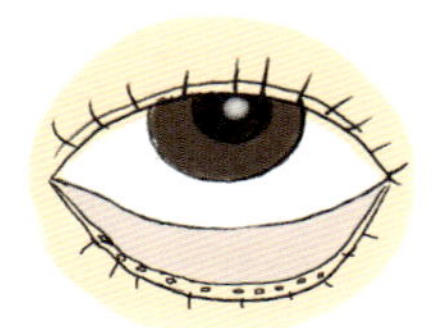

病気 **貧血症** ひんけつしょう

血液が目まで流れない

まぶたの裏が白いのは、血液量が減って血管が収縮しているため。つまり、貧血のサインです。貧血になるとまず、大事な脳や心臓へ十分な量の酸素を届けようと血液が回ります。すると、末梢（まっしょう）器官へ送る血液量が減ります。

原因

貧血になるのは、血液の主成分である赤血球が不足するため。女性の多くは、過度なダイエットや月経時の出血によって、赤血球の材料である鉄分が不足するのが原因。

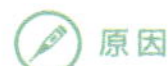

DATA

発症年齢	月経期間中の女性、高齢者
発症率	—
受診科	内科 総合内科、婦人科

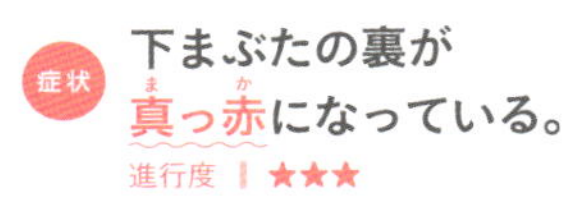

症状 下まぶたの裏が真っ赤（まっか）になっている。

進行度 ★★★

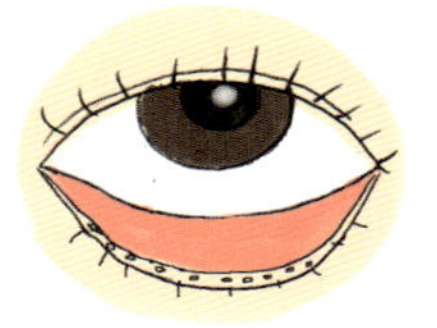

原因 **心的疲労**（しんてきひろう）

赤血球が多すぎる

貧血とは逆に、赤血球が増えすぎると血流が悪くなります。原因のひとつが心的疲労。心的疲労を覚えると、体はそれに対応しようと酸素を運ぶ赤血球を増やします。赤血球が異常に増えると、下まぶたの裏が真っ赤になります。

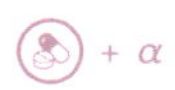

+α

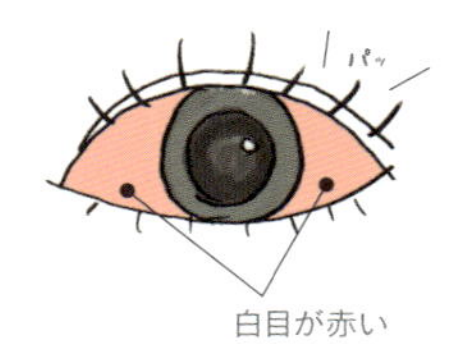

特に日常的に目を酷使する人は、前ぶれもなく白目がパッと赤く染まることがある。これは心的疲労が原因で、眼球結膜の毛細血管から出血し、赤目になっている状態。

自分の意思とは無関係に、まぶたがピクピク動いたという経験はありませんか？
その症状、ただの「疲れ」が原因ではないかもしれません。

病気／14

症状 **片方のまぶた、上下どちらかがピクピクする。**

進行度 ★★☆

病気 **眼瞼ミオキミア**（がんけんミオキミア）

片側の上下まぶたのどちらかがピクピクする状態で、目を酷使する現代人によく見られます。2～3日続いて消えたり、再び現れたり不規則なのが特徴。

原因

眼精疲労や睡眠不足によって、眼輪筋（がんりんきん）という目の周りの筋肉が無意識に収縮する。

眼精疲労 ▶ P53

病気／15

症状 **両まぶたの周りの筋肉がピクピクする。**

進行度 ★★☆

病気 **眼瞼けいれん**（がんけんけいれん）

けいれんしているように感じますが、実は目の開け閉めがうまくできず、まばたきの制御が効かなくなった状態。明るい場所だと症状がひどくなります。

原因

結膜炎や角膜炎などの目の病気が関連している、大脳が機能障害を起こしているなど原因はさまざま。

結膜炎・角膜炎 ▶ P54

病気／16

症状 **片方のまぶたと片方の頬・口元もピクピクする。**

進行度 ★★☆

病気 **片側顔面けいれん**（かたがわがんめんけいれん）

左右どちらかのまぶたがピクピクし、次第に頬や口元など片側の顔全体がけいれんします。起こりやすいのは、ものを食べたり話したり、目や口を動かす時。

原因

顔面の神経が、血管と接触して刺激を受けることで起きる。高血圧や脂質異常症の人は発症しやすい。

脂質異常症 ▶ P12 他

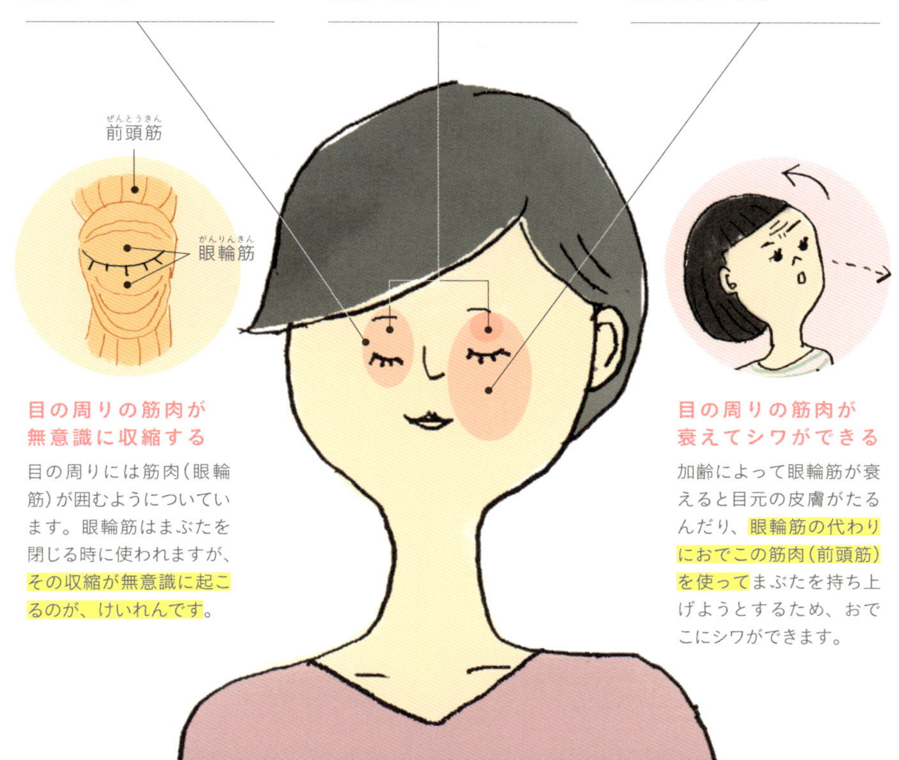

目の周りの筋肉が無意識に収縮する

目の周りには筋肉（眼輪筋）が囲むようについています。眼輪筋はまぶたを閉じる時に使われますが、その収縮が無意識に起こるのが、けいれんです。

目の周りの筋肉が衰えてシワができる

加齢によって眼輪筋が衰えると目元の皮膚がたるんだり、眼輪筋の代わりにおでこの筋肉（前頭筋）を使ってまぶたを持ち上げようとするため、おでこにシワができます。

一般的に「ものもらい」といわれるのは、麦粒腫と霰粒腫の２つを指します。
雑菌による炎症や脂肪のかたまりが原因で、他人に移すことはありません。

病気／17

まつ毛の生え際に白いツブができる。

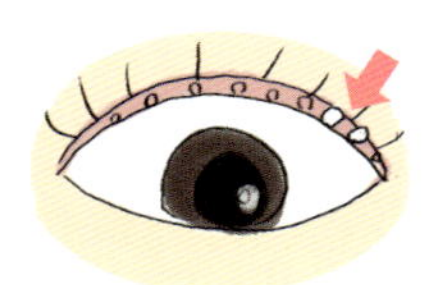

マイボーム腺梗塞（マイボームせんこうそく）

マイボーム腺で分泌された油がたまると、かたまりを作って腺の出口をふさいでしまいます。酸化してかたくなると目がゴロつきます。

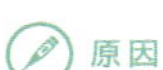

原因

加齢によって分泌能力が低下し、排出されなくなることが原因。その他、アイメイクなどの汚れがマイボーム腺につまって、皮脂がうまく分泌されなくなることも。

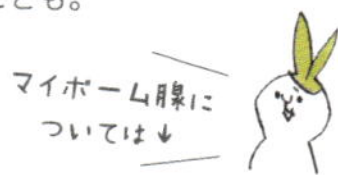

病気／18

まぶたの表裏、まつ毛の生え際が赤く腫れて痛い。

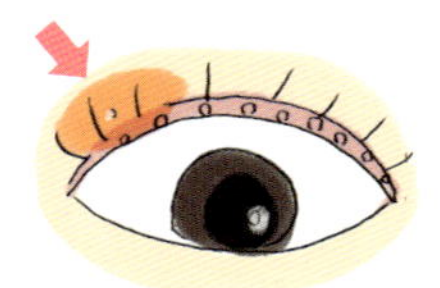

病気

麦粒腫（ばくりゅうしゅ）

最初は小さな赤いできものが発生し、だんだん周りが腫れて痛みます。腫れがやぶれて中の膿（うみ）が出てしまえば、痛みはやわらぎます。

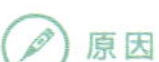

原因

汗腺やまつげの毛根、マイボーム腺に、黄色ブドウ球菌などの菌が感染して炎症を起こす。

DATA

発症年齢
10～30代

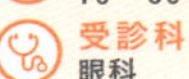

受診科
眼科

病気／19

まぶたの表裏に丸くコリコリした白いできものがある。

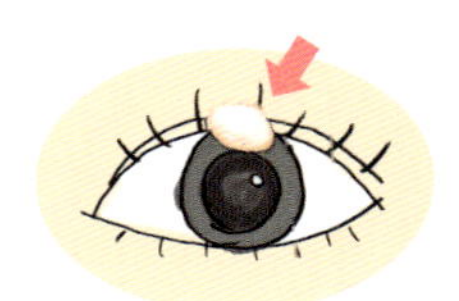

病気

霰粒腫（さんりゅうしゅ）

マイボーム腺梗塞が慢性的に炎症し、腫れる無菌性のものもらい。痛みや赤みはありませんが、急性霰粒腫の場合は痛みが出ます。

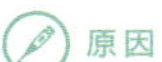

原因

マイボーム腺がつまる原因はさまざま。できものとともに、細菌が感染すると急性になる。

DATA

発症年齢
あらゆる年齢

受診科
眼科

目を潤（うるお）すマイボーム腺

穴から油分が出る

上下まぶたの裏には、「マイボーム腺」があります（上下、それぞれ約30個ずつ）。涙の蒸発を防ぐために油分を分泌する働きがあり、小さな穴（開口部）から油分が出ています。

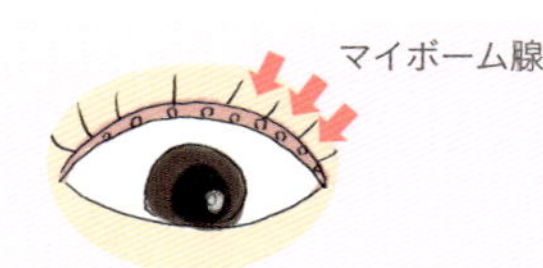

？ 加齢によって衰える？

年を取ると、「目がショボショボ・ゴロゴロする」などの不快感がよく現れるように。これは、加齢によってマイボーム腺の働きが低下することが原因のひとつといわれる。

病気／20

まぶたの表面に肌色で小さく平らなブツブツができる。

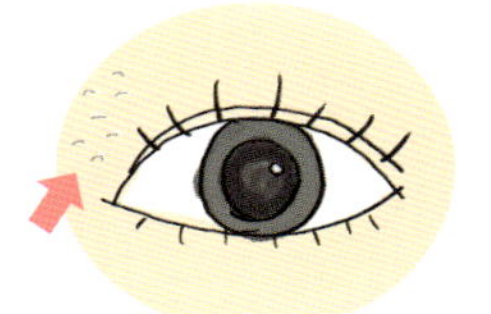

病気 汗管腫
かんかんしゅ

汗を出す管（汗管）が増えることでできる良性の腫瘍。目の周り、特にまぶたに多くでき、痛みはありません。女性に多い病気です。

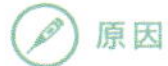

原因

汗管が皮膚に異常増殖することが原因。女性に多いため、ホルモンバランスの影響とも。

DATA

発症年齢
思春期、中年以降

受診科
皮膚科

病気／21

まぶたの表面に真ん中が白いポツポツができる。

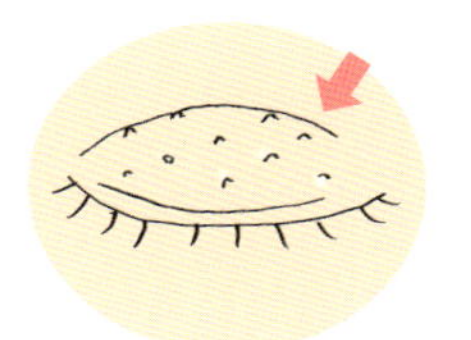

病気 稗粒腫
はいりゅうしゅ

「脂肪のかたまり」といわれる良性の腫瘍。白いポツポツの中には、数年かけてたまった角質がつまっています。白ニキビと間違うことも。

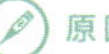

原因

老化や体質など原因はハッキリしていない。脂っこいものをたくさん食べるとできることも。

DATA

発症年齢
幼年～20代

受診科
皮膚科

病気／22

茶・黒色でいびつな形のできものがある。

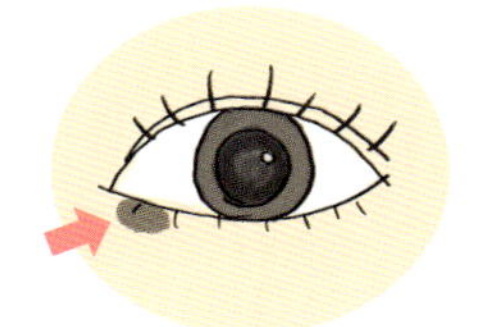

病気 基底細胞ガン
きていさいぼうガン

茶・黒色のできものは、母斑（ぼはん）といわれる良性の腫瘍（ホクロ）、皮膚の老化現象である脂漏性角化症（しろうせいかくかしょう）、悪性のガンの可能性もあります。

＋α

まぶたにできる悪性腫瘍のうち多いのが、表皮を構成する基底細胞が増殖したガン。形がいびつで表面がツルッとせず、中がただれているのが特徴。

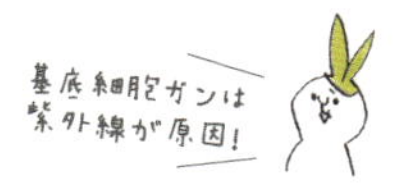
基底細胞ガンは
紫外線が原因！

病気／23

ものもらいが何度もくり返しできる。

進行度 ★★☆

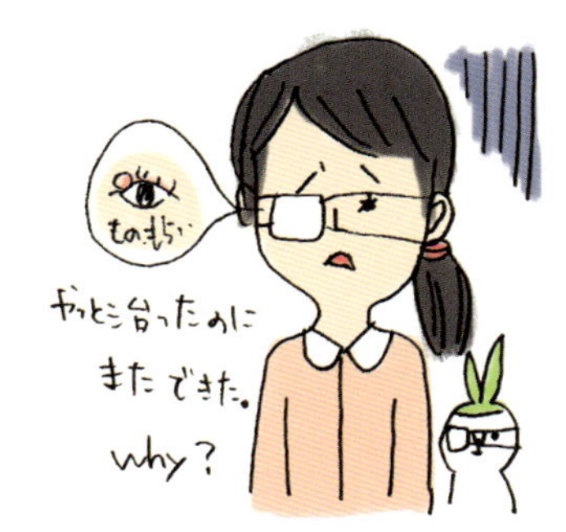
ものもらい
やっと治ったのに
またできた。
why？

病気 糖尿病・白血病
とうにょうびょう・はっけつびょう

糖尿病や白血病など、全身にさまざまな影響をおよぼす病気にかかっている場合、体が感染に弱くなっています。すると患者の中には、ものもらいをくり返しやすいという人も。

糖尿病 ▶ P142 他
白血病 ▶ P73 他

病気／24

症状

朝は目がパッチリするが夕方になるとまぶたが垂れてくる。

進行度 | ★★☆

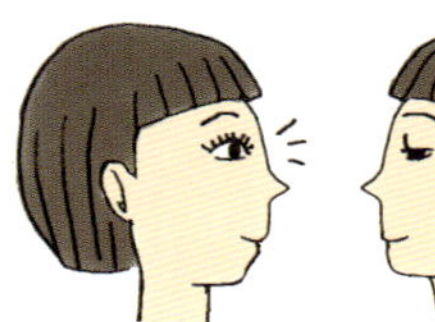
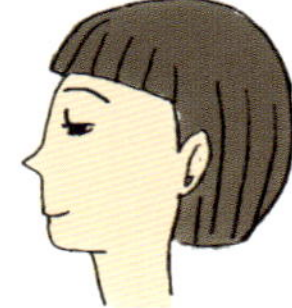

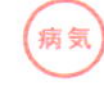
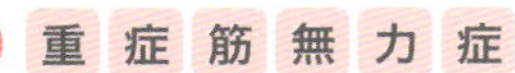
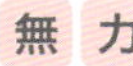
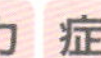

重症筋無力症

じゅうしょうきんむりょくしょう

全身の筋力が弱まり、すぐ疲れて力が入らなくなる病気。なかでも症状が出やすいのが、まぶた。まぶたの筋力が衰え、垂れ下がってものが見えにくくなります。時間がたつにつれて筋力が低下するので、朝よりも夕方以降に症状が出やすいのが特徴です。

原因

外敵から守る免疫システムが壊れ、神経から筋肉に信号が伝わらなくなることで起きる。免疫システムが壊れる原因は不明。

DATA

- 発症年齢　30〜50代の女性
- 発症率　8500人にひとり
- 受診科　内科　神経内科

病気／25

症状

左右のまぶたと顔全体がパンパンにむくんで腫れる。

進行度 | ★★☆

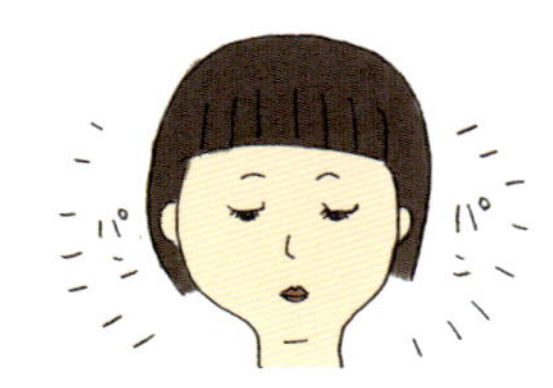

橋本病

はしもとびょう

甲状軟骨（こうじょうなんこつ）の下にある器官・甲状腺（こうじょうせん）の機能が低下して起こる病気。むくみは代表的な症状で、水っぽい感じはなく、指で押してヘコませても元に戻るのが特徴。起床時に手や顔がこわばったり、両まぶたや唇、首、舌などが全体的に腫れてむくむなどの症状が見られます。

原因

重症筋無力症と同じく、免疫システムが壊れる病気。体を守るはずのリンパ球が甲状腺を攻撃し、その機能が低下する。

DATA

- 発症年齢　20代後半〜40代
- 発症率　40歳以上の10%
- 受診科　内科　甲状腺内科

WARNING

症状

朝だけでなく1日中、まぶたがむくんでいる。

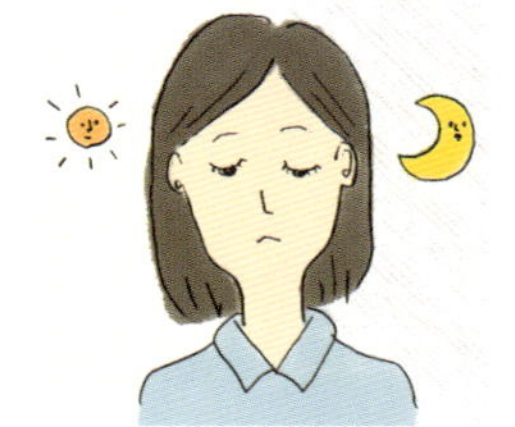

朝、むくむのは生理現象

水分は上から下へ流れますが、就寝中、横になっていると顔に水分が回るため、朝は顔がむくみます。数時間もたてば、むくみはなくなりますが夕方になってもむくんでいる場合は、なんらかの病気のサインかもしれません。

目の下のクマ

「下まぶたのクマが、なかなか消えない」と、お悩みの女性も多いはず。鏡でチェックして、クマの種類と原因を見つけましょう。

CHECK クマの種類

❶ 下まぶたをそっと下へ引っ張る。

目の下の皮膚や目尻を軽く下に引っ張り、クマが皮膚と一緒に動くかどうか、もしくはクマが消えてしまうかどうかを確認します。

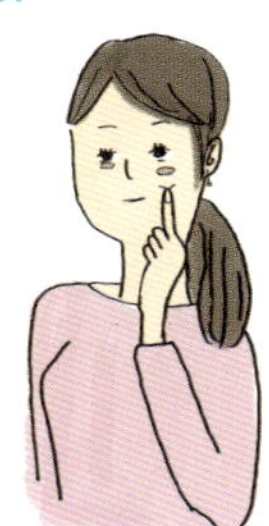

❷ 顔を天井へ向けた状態で下まぶたを見る。

鏡を手に持ち、上を向いた状態でクマの色が薄くなるかどうかをチェック。この時、下まぶたがたるまないように注意します。

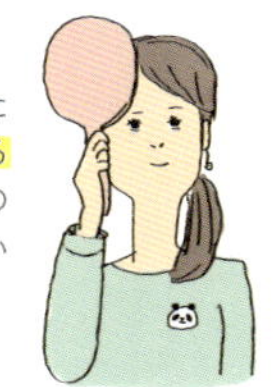

症状

顔を天井へ向けるとクマが消える。

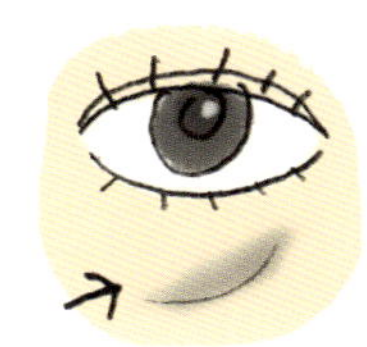

黒クマ

顔のたるみやシワ、むくみによって、目元の影がクマに見えている状態。チェック❶で下まぶたを引っ張るとシワが伸びるため、チェック❷では上から光が当たらなくなるため、クマが消えます。

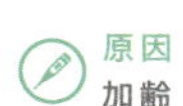

原因 **加齢**

加齢によって重力で下まぶたの皮膚がたるみ、目元の筋肉が衰えることでシワができる。もともと涙袋が大きい人は、より目立つ。

症状

まぶたを下へ引っ張ると色が薄くなる。

※完全にはなくならない

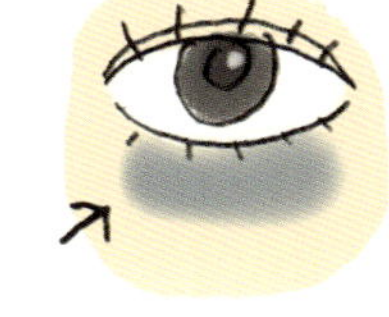

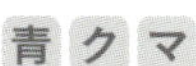

青クマ

目の周りには、毛細血管が通っています。青クマは血流がとどこおることで、薄い皮膚から血管が透けて見える状態。目の下にうっすらと広がり、チェック❶・❷によってクマの色が薄くなります。

原因 **血行不良**

生活習慣の乱れや寝不足、過労などによって血行が悪くなることが原因。血液が静脈内で停滞し、薄い皮膚から青っぽく透けて見える。

症状

まぶたを下へ引っ張ると赤みが増す。

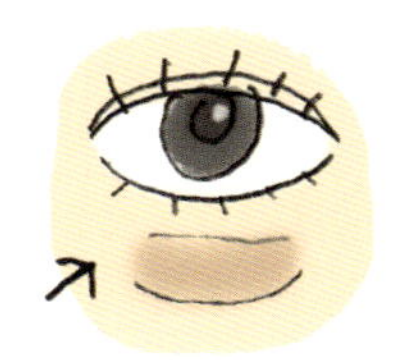

赤クマ

下まぶた、特に目頭のあたりが赤く腫れている状態。他のクマよりは軽い症状ですが、たるみの原因にもなるので要注意。チェック❶では赤みが増し、チェック❷では青クマと同じく色が薄くなります。

原因 **血行不良**

静脈が停滞する青クマに対して、静脈・動脈の両方が停滞するのが赤クマ。パソコン作業などによって目の筋肉がかたまり、血行不良になる。

症状

顔を天井へ向けても下まぶたを引っ張っても何も変わらない。

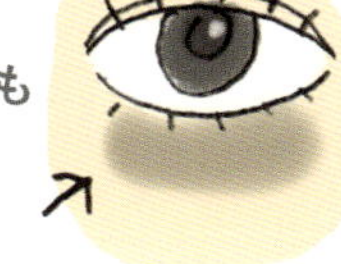

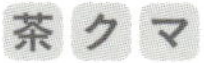

茶クマ

目元の皮膚は薄いため、色素が沈着しやすい部分。茶色いクマの場合は、その状態が考えられます。皮膚に色が染みつくワケですから、皮膚を引っ張っても薄くなる・消えるなどの変化はありません。

原因 **色素沈着**

目をゴシゴシこすった時の摩擦刺激や、クレンジングできちんと落ちなかったアイメイクが紫外線で酸化すると茶色く色素沈着する。

病気／26

症状1 タテ書きの文字が読みづらい。

症状2 改行になると文字が追えない。

進行度 | ★☆☆

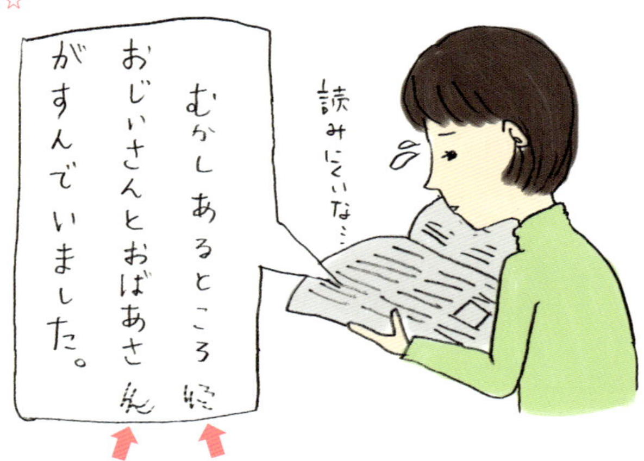
むかしあるところ
おじいさんとおばあさん
がすんでいました。
読みにくいな…

病気 緑内障 りょくないしょう

ヨコは読めるけど タテは読みづらい

目に入った情報をうまく脳に伝えられず、少しずつ視野が欠けます。進行はとてもゆっくり。始めは鼻側の下のほうから、だんだん見えなくなります。例えば、文字の場合は1〜2文字が消えるほど。そのため、タテ書きの文章の一番下の文字を読み飛ばしてしまうことがあります。

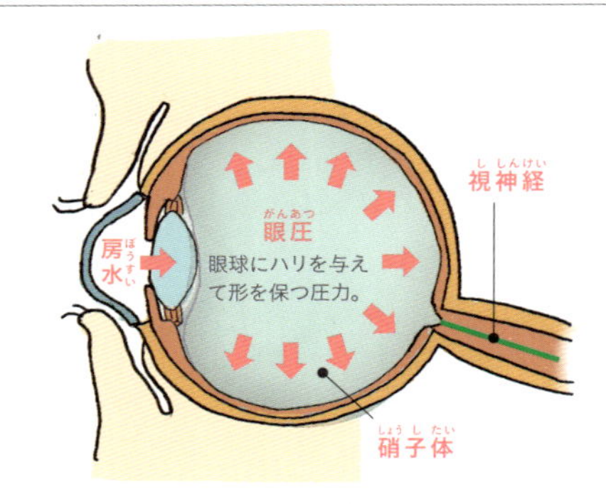

DATA

- 発症年齢 40歳以上
- 発症率 20人にひとり
- 受診科 眼科

原因 眼球内にある房水が多すぎる・流れが悪くなることで、眼球内の圧力（眼圧）が高まる。すると、視神経が圧迫され、目から入る情報を脳に伝える器官（視神経）に障害が起きて見え方に異常が発生する。

+α ふだんは両目で見るため、片方の目に見えない部分があっても気づきにくい。ヨコ書きの文字はふつうに読める。

症状 ❶ **景色が黄色くにごって見える。**

症状 ❷ **急にメガネの度が合わなくなった。**

進行度 ★★★

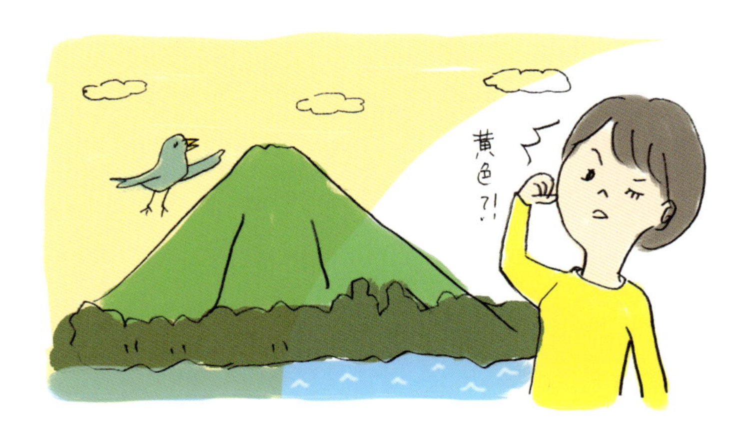

病気 **白内障** はくないしょう

視力が低下するのはただの老化じゃない

水晶体（すいしょうたい）が白くにごり、視力が低下してしまう病気。目立った初期症状がなく、進行するにつれて目がかすんだり、ものが見づらくなったりします。目に映る景色が、黄色や茶色っぽくにごる場合も。進行に気づかず、「急にメガネが合わなくなった」と感じることも多くあります。

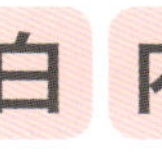

その他の症状

目	目
ものが二重・三重に重なって見づらい。	明るい場所に行くと、光がとてもまぶしく感じる。

原因

レンズの役割を果たしている水晶体が、タンパク質によって酸化するのが原因のひとつ。加齢とともに起こる病気だが、薬の副作用や目の外傷、先天的なものとして発症する場合もある。

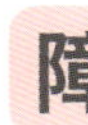

＋α

フランスの画家クロード・モネの作品は、晩年になるにつれて全体的に黄色味がかった色使いになっている。その原因は、白内障ともいわれている。

間違いやすい病気

小さな文字が見づらくなるため、老眼など老化による視力低下だと思って眼科を訪れる人が多い。

老眼 ▶ P66

DATA

発症年齢
40歳以上

発症率
50代の2人にひとり

受診科
眼科

KEY WORD

水晶体（すいしょうたい）
視界がゆがまないように、光の屈折を調整するのが役割。
直径9mm、厚さ4mmほどの凸レンズのような形状をしている。

症状
1 虫・糸クズが、あちこちに飛んで見える。

症状
2 チカチカとした光の点滅が見える。

進行度｜★★★

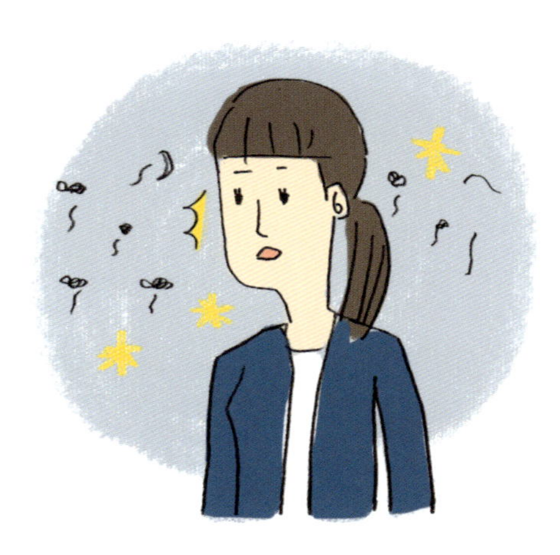

病気 網膜剥離 もうまくはくり

謎の光や虫が視界にまぎれる

眼球の内側にある網膜という膜がはがれて、視力が低下してしまう病気。痛みを感じませんが、虫や糸クズのようなものがフワフワと目の前を飛んでいるように見える「飛蚊症（ひぶんしょう）」や、一瞬、キラッと光が走ったように見える「光視症（こうししょう）」などの症状が併発することが多くあります。

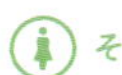
その他の症状

目	目
視界全体に、モヤがかかったようにくもって見える。	視界の一部が欠けて、見えなくなる（視野欠損）。

原因

網膜は、光を伝える神経網膜と、その土台となる網膜色素上皮（じょうひ）の2層構造になっている。通常、ピッタリと張りついている2層が、なんらかの原因ではがれ、本来の機能を果たせなくなるのが原因とされる。

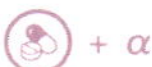
＋α

眼球の中心部（黄斑（おうはん））まで網膜がはがれると、失明するおそれがあるため早期発見が重要。一度、はがれてしまった網膜は再生することがない。

間違いやすい病気

飛蚊症の症状が出ることから、病気ではなく老化現象のひとつである「生理的飛蚊症」と考えられるケースも。

DATA

発症年齢
あらゆる年齢

発症率
1万人にひとり

受診科
眼科

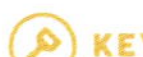
KEY WORD

生理的飛蚊症（せいりてきひぶんしょう） 水分と繊維でできている眼球の硝子体（しょうしたい）が壊れてしまい、硝子体の繊維クズの影が網膜に映り込んで、虫のようなものや糸クズなどに見える症状。

症状1 突然、視界の中心あたりにギザギザした半円の稲妻（いなずま）が現れる。

症状2 始めは小さな光だが次第に大きくなる。

進行度 ★★☆

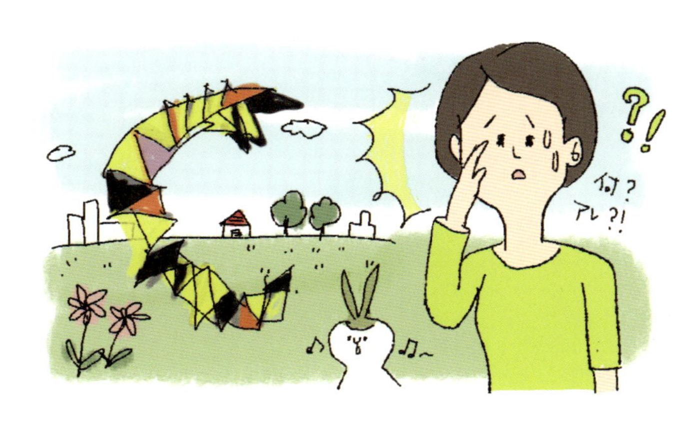

病気 片頭痛 へんずつう

目の病気ではなく片頭痛の前兆で起こる

突然、視界にチカチカ・ギザギザした光が走ったあと（閃輝暗点（せんきあんてん））、ものがゆがんで見えたり、目の前が真っ暗になります。これは、片頭痛の前兆。多くの場合、両目同時に発生し、20分ほど症状が続くといわれます。目の症状が治まると、本格的に頭の片側がズキズキと痛み始めます。

その他の症状

頭	頭
頭の片側のこめかみが、脈を打つようにズキズキと痛む。	周りの景色がグルグル回るような回転性のめまいが起こる。

原因

ハッキリしていないが、脳の後頭葉に血液を送る血管がけいれんを起こし、血液量が減ることで発生。けいれんが治まると、血液が大量に流れ込むが、それが引き金となって頭痛が起きるという説が一般的。

血管がけいれんを起こすのは、神経伝達物質（セロトニン）が大量に生成されることが原因。緊張から解放された時、寝すぎた時などにセロトニンが放出されやすいといわれる。

間違いやすい病気

目の病気と間違いやすい。ちなみに、中高年の場合、閃輝暗点だけあって片頭痛がない時は脳腫瘍の可能性もある。

DATA

発症年齢
20〜50代

発症率
12人にひとり

受診科
内科 神経内科、頭痛外来

KEY WORD

後頭葉（こうとうよう） 脳の後方にある部位。視覚や色彩の認識をつかさどる。目から入った情報は、視神経を通じて後頭葉に送られる。

CHECK ボヤける・ブレる症状

正しい見え方については P51

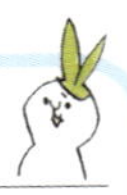

病気／30

症状1 近くのものはハッキリと見える。
症状2 遠くのものはボヤける。

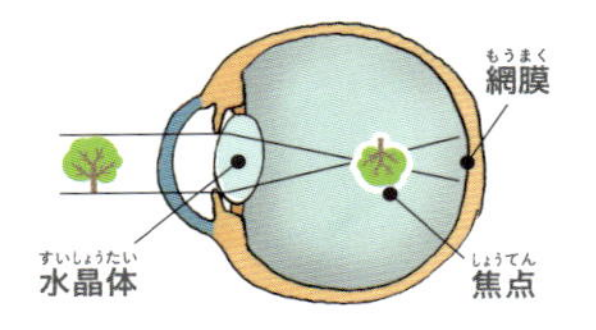

病気 近視 きんし

光の平行線が網膜よりも手前で焦点が合った状態。近くのものはハッキリ見えますが、遠くのものがボヤけて見えます。日本人の6割以上が近視とも。網膜までの距離が長すぎたり、水晶体の屈折力が強すぎると起きます。

原因

成長によって眼球の奥行きが伸びることや、遺伝的な要因も。長時間のパソコン作業で目を酷使すると、近視が進む。

DATA

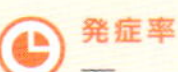

発症年齢 10〜40代
発症率 —

病気／31

症状 近くも遠くもボヤけて見づらい。

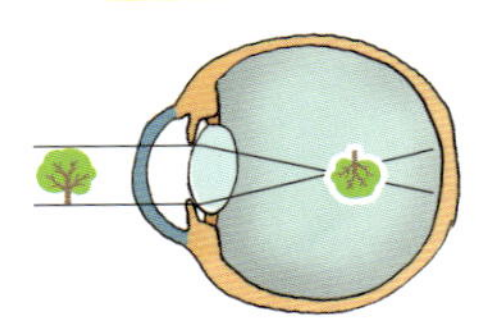

病気 遠視 えんし

眼球の奥行きが短い、または光を屈折させる力が弱いと、光の平行線が網膜よりもうしろで焦点が合います。強度の遠視は近くも遠くも見えにくく、常にピント合わせに目の筋力を働かせるので、目が疲れやすいのが特徴です。

原因

生まれつきの目の大きさ。眼球が小さい赤ん坊はほとんどが遠視だが、眼球の大きさが成長しても治らないことがある。

DATA

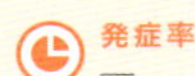

発症年齢 幼年
発症率 —

病気／32

症状 縦方向・横方向にものがブレて見える。

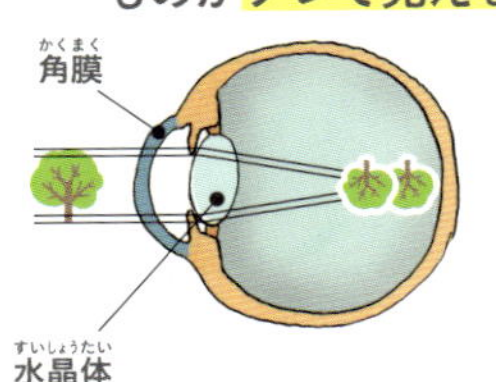

病気 乱視 らんし

角膜や水晶体の屈折力がバラバラの状態で、どこにもピントが合っていない状態。そのため、近くや遠くといった距離にかかわらず、ものが二重にブレて見えます。乱視に、近視や遠視が加わることもよくあります。

原因

かたよったものの見方や外傷によって水晶体や角膜が変形することが原因。生まれつき乱視を持っている場合も多い。

DATA

発症年齢 —
発症率 13人にひとり

病気／33

症状 近くのものがボヤけて見づらい。

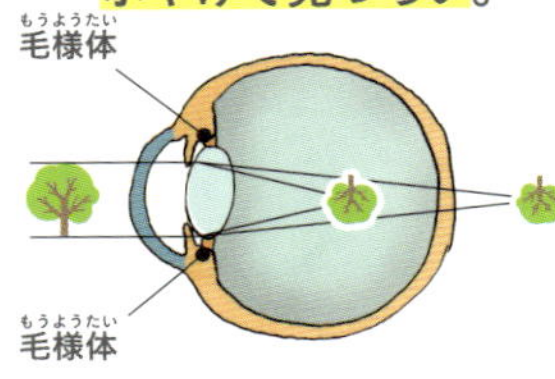

病気 老眼 ろうがん

加齢とともにピントの調節が難しくなり、近くのものがボケたりにじんだりして見えにくくなります。遠視・近視になっている場合でも老眼は起こります。暗い場所では、より見づらくなるという特徴も。

原因

老化によって水晶体の弾力がなくなり伸縮がスムーズにできない、水晶体の厚さを調整する毛様体筋が衰えることが原因。

DATA

発症年齢 40代以上、早い人は30代半ばから
発症率 32人にひとり

鼻のセルフチェック

鼻の中に手を入れると湿っていませんか？　それは鼻の粘膜です。細かな血管がたくさん通っている鼻の粘膜は刺激に弱く、鼻血や鼻水、鼻づまりを引き起こしがちです。

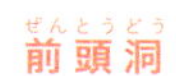

前頭洞

鼻腔の上、顔面を形成する骨の中にある空洞。ここに膿がたまると副鼻腔炎を引き起こす。

副鼻腔炎 ▶ P70

嗅上皮

鼻腔の上部にある粘膜。500万個もの嗅細胞があり、ニオイをとらえて伝える役割を持つ。

上鼻甲介

外鼻

鼻の外側のこと。下半分の軟骨と、上半分の頭骨につながる骨が、鼻の構造を支えている。

蝶形骨洞

両目の間、鼻のうしろに位置する空洞。この部分から出た膿は、喉のほうに流れやすい（後鼻漏）。

後鼻漏 ▶ P69

外鼻孔

鼻腔の入り口の部分を指し、「鼻の穴」と呼ばれる。ニオイを感じ取って伝える役割を持つ。

中鼻甲介

下鼻甲介

鼻前庭

鼻の入り口、鼻毛が生えているところ。外からの刺激を受けやすく、すぐにキズがついて出血する。

鼻腔

鼻中隔で左右に分けられる空間。喉に送る空気を温度調整したり、異物を除去したりする。

鼻の穴を下から見た図

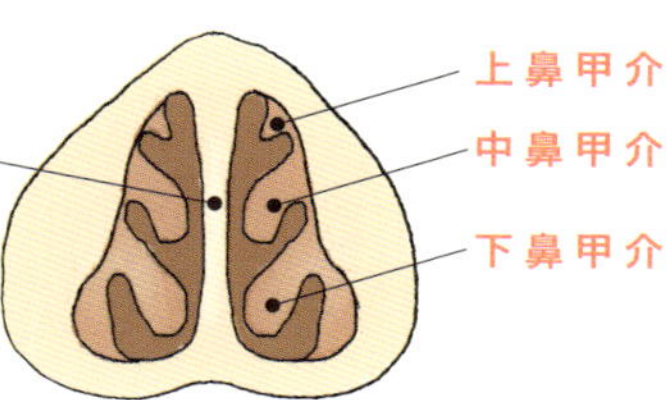

鼻中隔

鼻の中を、左右に仕切っている壁。粘膜でおおわれ、鼻の穴から喉の奥まで伸びている。

鼻甲介

軟骨のような構造物。上・中・下の3つで構成され、それぞれの間を空気が通っている。

鼻水が出る代表的な病気といえば、ウイルス感染による「風邪」でしょう。
水のようにサラサラした鼻水、黄色くネットリした鼻水など種類はさまざまです。

病気／01

症状 **最初はサラサラ、次第にネットリした鼻水が出る。**

進行度 ｜ ★★☆

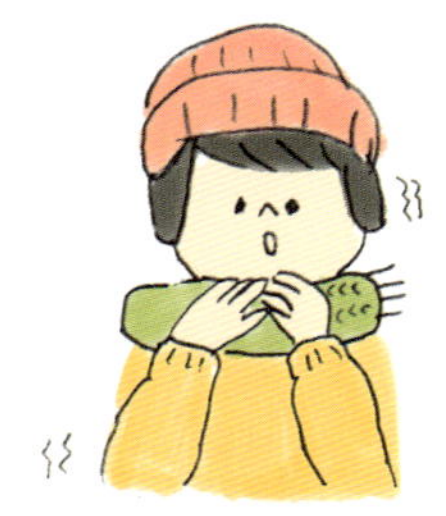

病気 **風邪** かぜ

風邪の9割以上はウイルス感染によるもので、残りは細菌性。ウイルス性の場合、症状のピークは2〜3日目。5日以上過ぎても治らない場合は細菌性の可能性があります。

CHECK 鼻水でわかる風邪の進行度

初期

透明な鼻水 サラサラしている。

風邪の引き始めはサラサラした鼻水が出ます。これは侵入したウイルスを大量の鼻水で洗い流そうとしている状態。

中期

白い鼻水 ネバネバしている。

免疫（めんえき）細胞がウイルスと闘っています。白くネバネバするのは、闘って死んだ白血球や細胞の死骸（しがい）が混ざるため（膿（うみ））。

後期

黄色い鼻水 ネバネバしている。

闘いが活発になると、鼻水に含まれる成分の2/3以上が膿になります。すると、鼻水の粘度と濃度が高まります。

重症

オレンジ色の鼻水 ネバネバしている。

悪化して副鼻腔炎を引き起こしたり、細菌に二次感染している可能性があります。血が混ざってオレンジ色になることも。

副鼻腔炎 ▶ P70

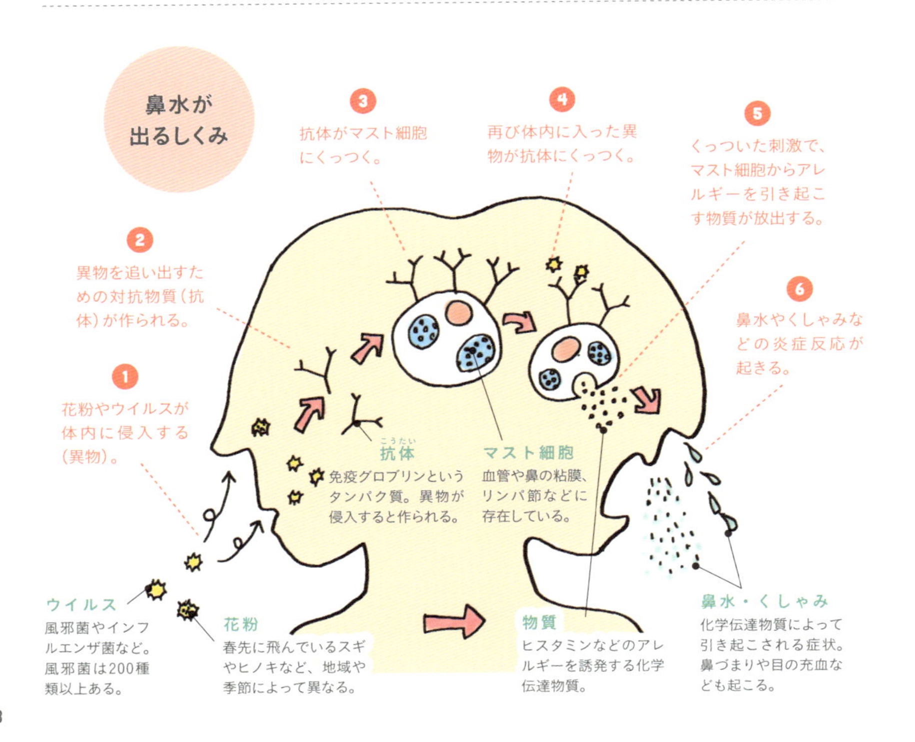

鼻水が出るしくみ
1 花粉やウイルスが体内に侵入する（異物）。
2 異物を追い出すための対抗物質（抗体）が作られる。
3 抗体がマスト細胞にくっつく。
4 再び体内に入った異物が抗体にくっつく。
5 くっついた刺激で、マスト細胞からアレルギーを引き起こす物質が放出する。
6 鼻水やくしゃみなどの炎症反応が起きる。
抗体（こうたい）
免疫グロブリンというタンパク質。異物が侵入すると作られる。
マスト細胞
血管や鼻の粘膜、リンパ節などに存在している。
ウイルス
風邪菌やインフルエンザ菌など。風邪菌は200種類以上ある。
花粉
春先に飛んでいるスギやヒノキなど、地域や季節によって異なる。
物質
ヒスタミンなどのアレルギーを誘発する化学伝達物質。
鼻水・くしゃみ
化学伝達物質によって引き起こされる症状。鼻づまりや目の充血なども起こる。

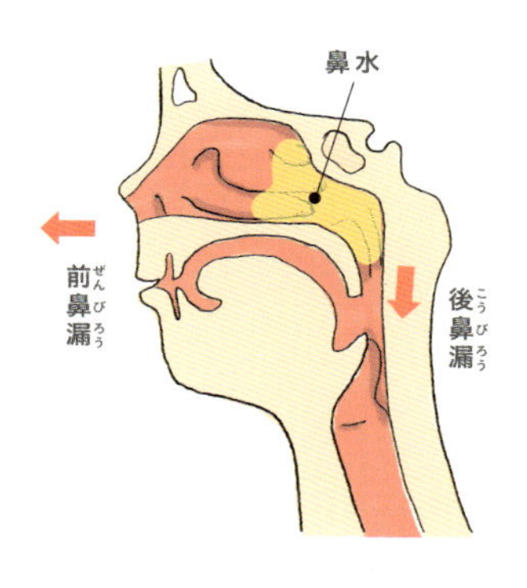

症状 **ネバネバした鼻水が鼻から喉へ流れ落ち、喉がとても痛い。**

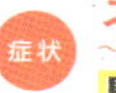

進行度 ★★★

原因 **後鼻漏症候群** こうびろうしょうこうぐん

鼻水が喉にへばりつく

喉のほうに流れ落ちる鼻水の量が増えたり、粘り気が強くなったりすることで喉が刺激され、痛んだりイガイガしたりします。

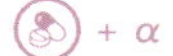

+α

通常、鼻水は自然と喉のほうへ流れ落ちるが、風邪や副鼻腔炎によって鼻水の量や状態が変わると、喉に違和感を覚える。

鼻の病気・症状の見分け表

	風邪	花粉症・鼻炎 ※花粉症はアレルギー性鼻炎の一種	インフルエンザ
原因	ウイルス・細菌	植物の花粉 (スギ・ヒノキなど)	ウイルス
発熱	微熱(〜38度)	—	高熱(38度〜)
鼻水	サラサラした鼻水から ネバネバした鼻水に変わる	水っぽくサラサラしている	後期からひどくなる
くしゃみ	出ることもある。 続いても3〜4回	連続して何度も出る	出ることもある
鼻づまり	片方の鼻がつまることがある	ひどい。 両方の鼻がつまることもある	後期からひどくなる
目のかゆみ	—	花粉症→あり 鼻炎→なし	—
喉	痛み・腫れがある	イガイガした感じがする	痛み・腫れがひどい
咳	数時間、続く	出ることがある	数日間、続いてひどい
全身の痛み	—	—	筋肉痛・関節痛など 痛みとだるさがひどい
発症の期間	1週間ほど	数ヵ月	1週間ほど
発症の時期	1年中	春または秋、晴れた日や 風の強い日にひどくなる	秋〜冬

鼻の中は小さいわりに、とても複雑な構造になっています。
そのため、ちょっとした腫れや形の異常によって、すぐに鼻づまりが起きます。

CHECK 鼻づまりの種類

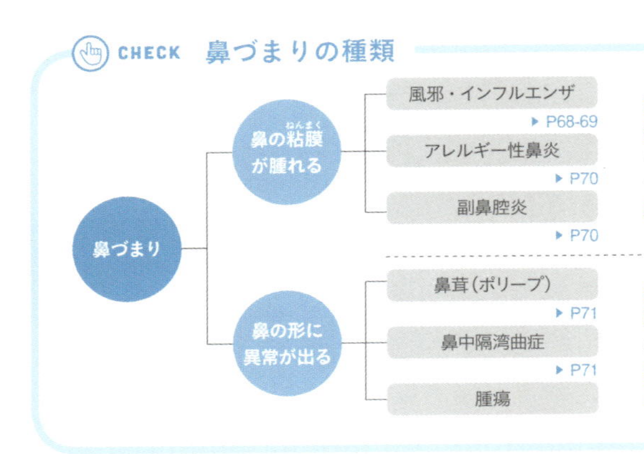

毛細血管がたくさん通っている鼻の粘膜は敏感。血管がウイルスに感染したり、花粉が鼻の粘膜に付着したりすることで炎症を起こすと、粘膜が腫れて空気の通りが悪くなります。

鼻の内部を左右に分ける仕切りが変形することによって（鼻中隔湾曲症）鼻内部の形が変わったり、ポリープや腫瘍ができて空気の流れが悪くなり、鼻づまりを引き起こします。

病気／02

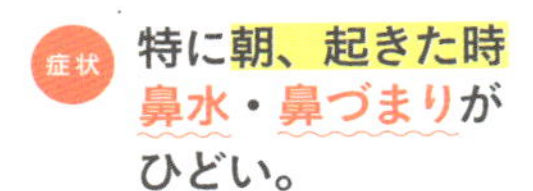

症状 特に朝、起きた時鼻水・鼻づまりがひどい。

進行度 ★★☆

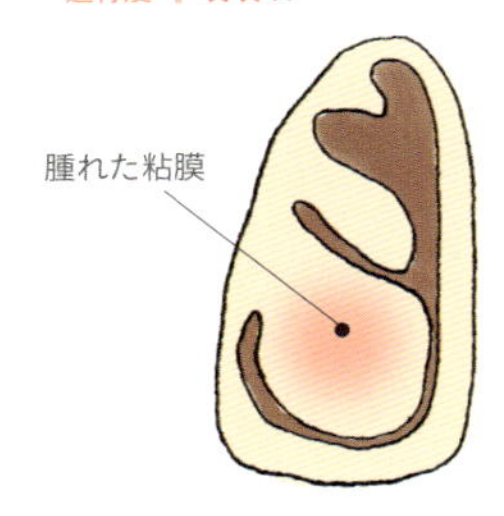

病気 アレルギー性鼻炎 アレルギーせいびえん

ハウスダストや花粉により粘膜が炎症を起こし、鼻がつまります。特に起床時、症状がひどいのが特徴。昼間は交感（こうかん）神経が優位になって、鼻水や鼻づまりを抑えようとしますが、リラックス状態にある就寝中や寝起きは副交感（ふくこうかん）神経が優位にあり、症状を抑えきれないため。

原因

鼻づまりを起こすのは、鼻水ではなく粘膜の腫れ。鼻から吸い込まれたアレルギー物質に対して粘膜が過剰に反応し、粘膜の毛細血管がふくらんで腫れる。

DATA

- 発症年齢 10代以上
- 発症率 2.5人にひとり
- 受診科 耳鼻咽喉科

病気／03

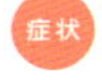

症状 いくら鼻をかんでも奥のほうがつまっている感じがして、スッキリしない。

進行度 ★★☆

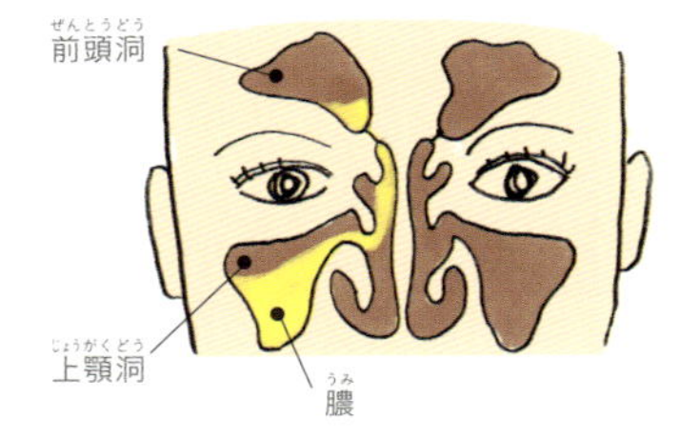

病気 副鼻腔炎 ふくびくうえん

ウイルスや花粉によって鼻の粘膜に炎症が起きて腫れ、さらに鼻の周りにある空洞（くうどう）部分（副鼻腔）にまで炎症がおよびます。ひどい場合は副鼻腔に膿（うみ）がたまり、いくら鼻をかんでもつまった感じがして息苦しい状態に。副鼻腔炎は、以前は蓄膿症（ちくのうしょう）とも呼ばれていました。

原因

急性の副鼻腔炎は、主に風邪菌やインフルエンザ菌などの細菌感染によるもの。慢性化するのは、花粉などのアレルギー性鼻炎が原因になる場合が多い。

DATA

- 発症年齢 20〜40代
- 発症率 60〜120人にひとり
- 受診科 耳鼻咽喉科

病気／04

症状 **数ヵ月間ずっと 鼻がつまって ニオイ・味がわからない。**

進行度 ★★☆

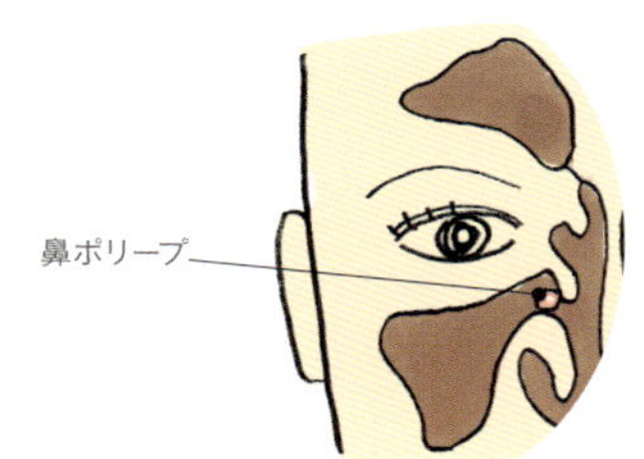

鼻茸

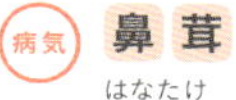

はなたけ

副鼻腔炎が長引くと発生しやすい病気。鼻の粘膜にキノコのようにブヨブヨしたかたまり（ポリープ）ができます。大きくなると鼻につまり、鼻の穴から水ぶくれのようなものが見えることも。ニオイを感知する粘膜（嗅上皮）がふさがれ、味にも鈍感になります。

原因

副鼻腔炎やアレルギー性鼻炎と合わせて起こることが多く、慢性の副鼻腔炎患者の10％が発症するとも。鼻の中の空洞に膿がたまって長期化するとできやすい。

DATA

- 発症年齢　20代以上
- 発症率　130人にひとり
- 受診科　耳鼻咽喉科

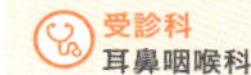

病気／05

症状 **年中ずっと 同じ側の鼻がつまって とても息苦しい。**

進行度 ★★★

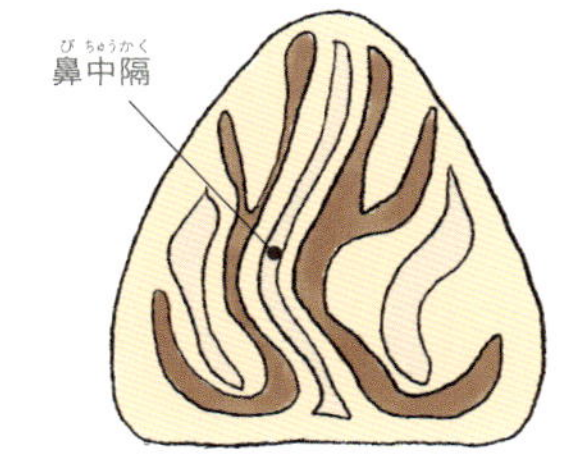

鼻中隔湾曲症

びちゅうかくわんきょくしょう

鼻中隔とは、鼻の中を左右に分ける中央の仕切りのこと。誰でも多少、曲がっているものですが、曲がり方がひどい場合は年中、鼻づまりの状態になって息苦しさを感じます。左右のどちらかに曲がることが多く、ずっと同じ側の鼻がつまっているのが特徴です。

原因

鼻中隔は３つの骨で構成されているが、成長とともに、これらの骨のバランスが崩れて曲がったり飛び出たりする。骨折によって曲がる場合もある。

DATA

- 発症年齢　20代以上
- 発症率　―
- 受診科　耳鼻咽喉科

鼻づまりは わずかな 異変で起きる

鼻の中は上・中・下のひだ（鼻甲介）で構成され、その間を空気が通ります。さらに中央には鼻を左右にわける仕切り（鼻中隔）があり、とても入り組んでいます。そのため、鼻の粘膜のわずかな腫れや形のゆがみによって鼻づまりを起こすのです。

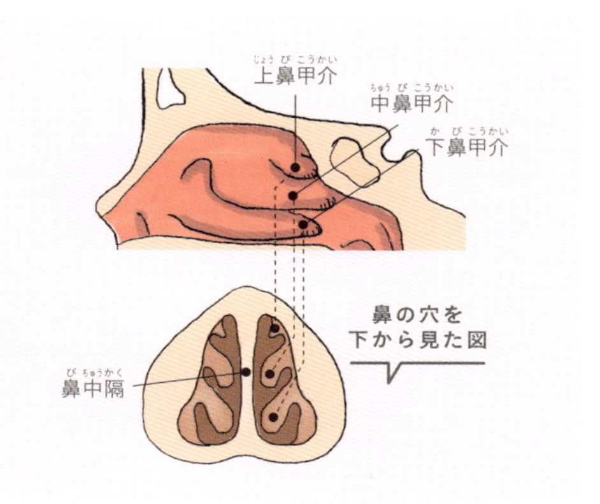

鼻血

鼻血のほとんどは、鼻の粘膜が傷ついたことによる出血。
ですが、なかには病気が原因で起こる鼻血もあるので注意が必要です。

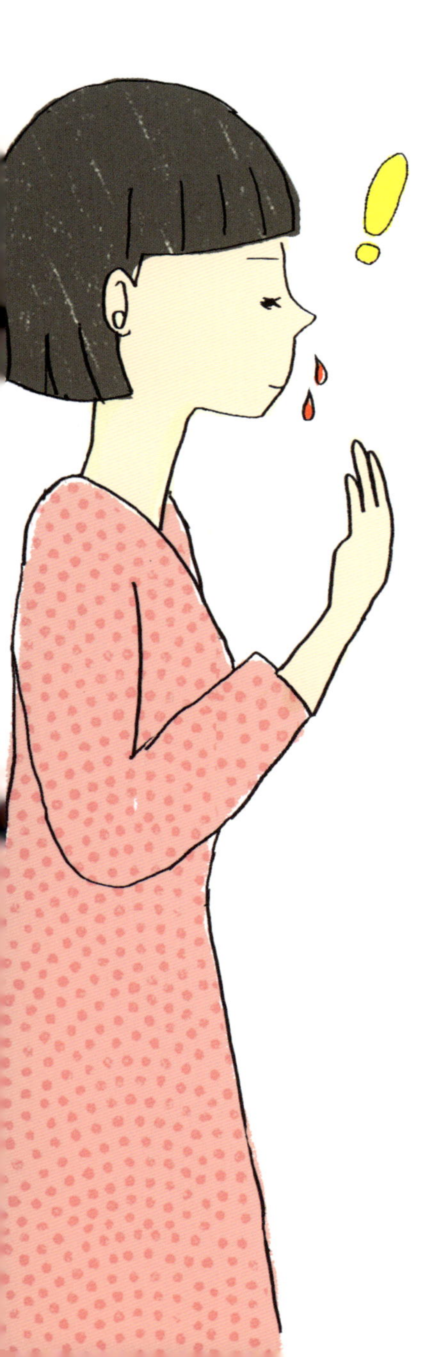

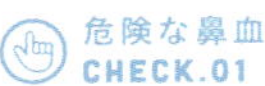

危険な鼻血
CHECK.01

鼻をいじったり鼻づまりもないのに突然、鼻血が出る。

爪で引っかいて粘膜を傷つけたり、鼻をティッシュでかみすぎたりしたワケでもないのに突然、前ぶれもなく鼻血が出た場合は、外傷以外の可能性が。

危険な鼻血
CHECK.02

流れ落ちる勢いで鼻血が出る。

外傷の場合、鼻の入り口あたりからポタポタと垂れるように出血しますが、動脈硬化などの血管が弱くなる病気の場合、奥のほうの粘膜から流れ出るのが特徴。

危険な鼻血
CHECK.03

歯ぐき・耳など鼻以外の部位からも出血がある。

鼻だけではなく、口や歯ぐき、耳からも出血がある場合は要注意。頭蓋骨を強く打って内出血が起きている場合や動脈硬化など、危険な状態が考えられます。

危険な鼻血
CHECK.04

鼻血が30分以上続く。3日に1回、鼻血が出る。

鼻血の量が少なくても、30分以上止まらない場合は、なんらかの病気が隠れている可能性が。3日に1回など、ひんぱんに鼻血が出る場合も危険です。

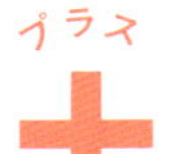

プラス

危険な鼻血が出ている時、他にどのような症状が見られる？

病気／06

その他の症状

子宮

生理期間中に鼻血が出る。

進行度 ★★☆

病気 **代償性月経**
だいしょうせいげっけい

女性ホルモンの一種である卵胞ホルモン（エストロゲン）の分泌が減少すると、月経（生理）が起こります。それと同じく、エストロゲンの減少によって鼻出血が起こるともいわれます。

病気／07

その他の症状

足

足がつりやすい。

進行度 ★★★

病気 **糖尿病**
とうにょうびょう

血液中の糖が増え、体中の毛細血管がもろくなって鼻血が出やすい状態。また、血がドロドロになっているので、足に伸びる毛細血管まで血がめぐらず、足がつりやすくなります。

病気／08

その他の症状

耳

- **サラサラした薄い鼻血が出る。**
- **耳からも出血がある。**

進行度 ★★★

病気 **頭部外傷**
とうぶがいしょう

頭を強く打って頭蓋骨（ずがいこつ）を骨折した場合、3日以内に鼻や耳からピンク色のサラサラした水が出ます。これは、頭蓋骨の中にある髄液（ずいえき）が骨折によってもれ出ている、とても危険な状態。

病気／09

その他の症状

全身

- **どこかにぶつけた覚えがないのに青いアザができる。**
- **アザは痛くない。**

進行度 ★★★

病気 **血小板減少症**
けっしょうばんげんしょうしょう

白血病（急性）
はっけつびょう

白血病は血液を作る細胞がガン化して、正常な細胞（血小板）が減ってしまう病気。血小板が減ると血管がもろくなって、粘膜（ねんまく）の薄い鼻から出血したり、内出血（ないしゅっけつ）が体のあちこちにできます。

病気／10

その他の症状

口

口・歯ぐきからもあふれるほど出血する。

進行度 ★★★

病気 **動脈硬化症**
どうみゃくこうかしょう

老化や血液中の悪玉コレステロールが増えることにより、血管がかたく、もろくなります。鼻の奥にある太い動脈（どうみゃく）が傷（いた）んで切れ、大量に出血。口や歯ぐきからも、たくさん血が出ます。

鼻血が出るしくみ

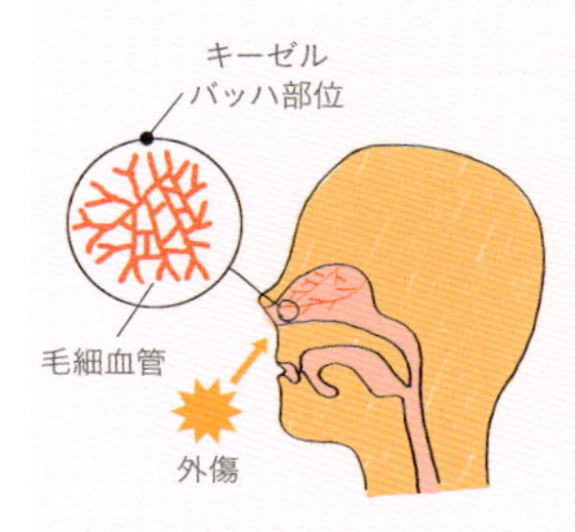

鼻の入り口は傷がつきやすい

鼻血の90％は、鼻の入り口（キーゼルバッハ部位）からの出血。キーゼルバッハ部位の粘膜を爪で引っかいたり、鼻をかみすぎて傷つけることによって出血します。

KEY WORD

キーゼルバッハ部位

左右の鼻の間にある仕切りの前下部。鼻の入り口近くのため外からの刺激を受けやすく、毛細血管が集中して粘膜が薄いため、すぐにキズがつく。

？

症状 **チョコレートを食べると鼻血が出る**

原因 **カフェイン**

「チョコレートを食べると鼻血が出る」というのは、実は医学的な根拠はありません。ですが、チョコレートに含まれる刺激成分（カフェイン）は血のめぐりをよくする働きがあります。すると、もともと鼻に傷があった場合、傷口が開きやすくなるといわれます。

小鼻の黒ずみが気になるという女性は多いのではないでしょうか。
黒ずみがあること自体は病気ではありませんが、原因はさまざまです。

CHECK 黒ずみの種類

鼻が乾いている時 指で鼻をさわる。

古い角質がつまった鼻・毛穴が開いた鼻は、皮脂が過剰分泌している状態。鼻をさわると、指に皮脂がつきます。

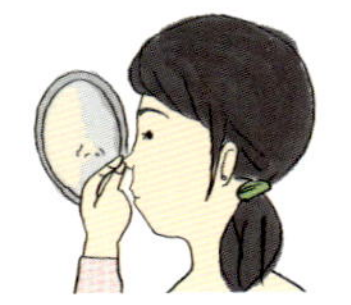

洗顔したあと 鏡でチェックする。

顔を洗ってメイクや汚れを落とした状態で、鏡を見て確認。色素沈着による黒ずみは、いくら洗っても落ちません。

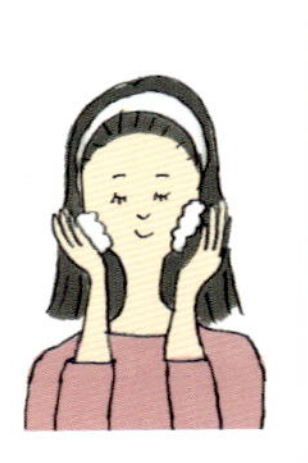

症状

毛穴が黒くつまって さわるとザラザラ している。

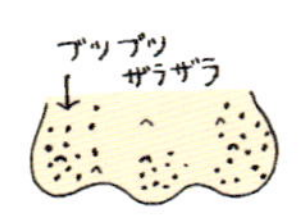

古い角質と皮脂が混ざった角栓が長いこと毛穴につまって黒く酸化した状態。鼻の黒ずみで、一番多い原因です。さわるとザラザラするので「いちご鼻」とも呼ばれ、さわった指に皮脂が付きます。

原因

汚れ・角質

乾燥や紫外線のダメージによって、肌の細胞が生まれ変わることなく残ったものが角質。汚れはメイクが落とし切れていないことが原因。

毛穴がポッカリと 穴が開いたように くぼんでいる。

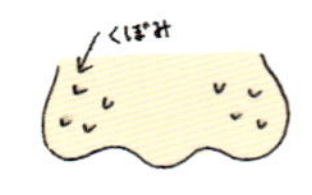

まるでミカンの皮のように、毛穴がポッカリと開いていませんか？ この状態だと皮脂も多いため、鼻をさわると指に皮脂がつきます。さらに、肌のハリがなくなってたるむと毛穴がより目立ってきます。

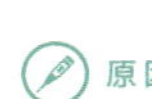
原因

加齢・ニキビ跡

過去のニキビ跡が残ったり、毛穴づまりを放置したせいで穴が開いてしまった状態。老化によって肌がゆるみ、毛穴が開くことも原因。

症状1

ザラつきはないが、洗顔したあとも毛穴が黒いまま。

症状2

小さなシミが多い。

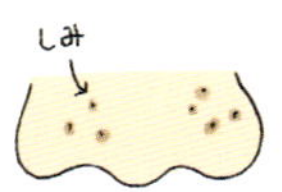

メラニンという色素がシミつくことによって、黒ずんで見えます。皮膚の奥に色がシミつくため、いくら洗顔しても消えることはありません。シミとともに、ソバカスがたくさんあるのも特徴です。

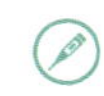
原因

紫外線

皮膚が紫外線を吸収すると、メラニンが作られ細胞を守る。だが、紫外線を浴びすぎるとメラニンが過剰分泌し、シミやソバカスになってしまう。

症状1

毛穴が黒く、うぶ毛が生えている。

症状2

ザラつきがある。

うぶ毛

鼻の表面にあるうぶ毛が、黒ずみの原因になります。毛穴に角栓がたまっている場合、奥から生えてきたうぶ毛がつまって黒ずみになったり、ザラ付いたりします。小鼻をよく見ると、ポツポツとうぶ毛が見えます。

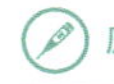
原因

うぶ毛

うぶ毛自体に問題はないが、毛穴に角栓がつまって、そこにうぶ毛が埋もれるのが問題。ただしうぶ毛が濃く、黒ずみに見える場合もある。

口（くち）のセルフチェック

食べ物や飲み物を取り込む口は、
細菌が繁殖・感染しやすい場所。虫歯や口内炎以外にも、
舌の異常や口臭など、自分ではなかなか
気づきにくいトラブルがたくさんあり、
日頃からのチェックが重要です。

口唇（こうしん）
上唇と下唇の開閉によって異物の侵入を防いだり、さまざまな発音を可能にしている。

口腔（こうくう）
口の中の空間。

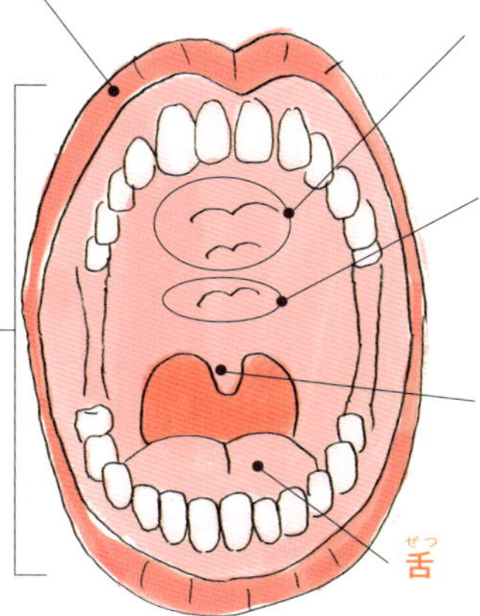

硬口蓋（こうこうがい）
骨の上に粘膜がかぶさっている、上顎の前部分。食べ物のかたさを識別している。

軟口蓋（なんこうがい）
上顎のうしろ部分。骨がないためやわらかく、飲み込む時に食べ物が鼻に入るのを防ぐ。

口蓋垂（こうがいすい）
軟口蓋の奥に垂れ下がっているところ。「喉ちんこ」といわれ、発声を助けている。

舌（ぜつ）

歯髄（しずい）
歯の中に通っている神経。毛細血管も通り、歯に栄養と酸素を送っている。

歯冠（しかん）
歯ぐきから出ている部分。人間の組織の中で一番かたいエナメル質の他、象牙質、セメント質の3つの組織でできている。

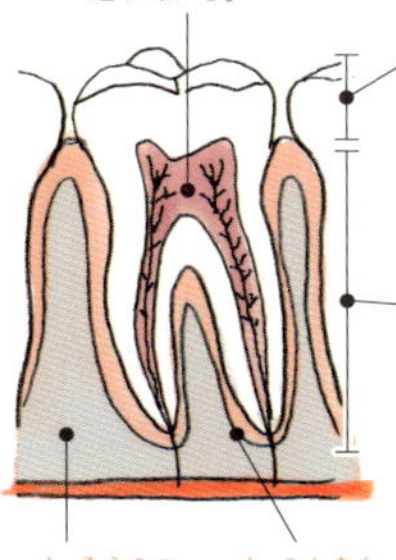

歯根（しこん）
歯ぐきに埋まっている歯の部分。

歯槽骨（しそうこつ）

歯根膜（しこんまく）

舌正中溝（ぜつぜいちゅうこう）

喉頭蓋（こうとうがい）

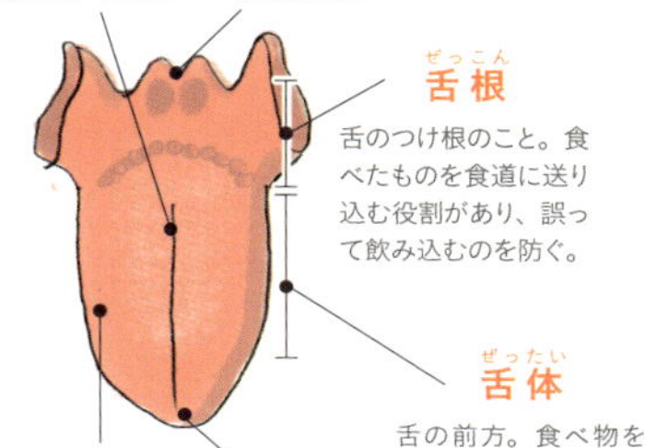

舌根（ぜっこん）
舌のつけ根のこと。食べたものを食道に送り込む役割があり、誤って飲み込むのを防ぐ。

舌体（ぜったい）
舌の前方。食べ物を取り込んだりかんだりする時、発声する時の発音などに使われる。

舌乳頭（ぜつにゅうとう）
舌の表面にある、数多くの小さな突起物。全部で4種類あり、味覚を感じる細胞もある。

舌尖（ぜっせん）

舌の異常

舌は、食べ物のカスがたまって菌が増殖しやすい場所。
そして、体調の良し悪しや病気の症状が現れやすい場所でもあります。

OK 健康な状態

・**薄いピンク色。**
・**表面にうっすらと白い舌苔（ぜったい）がつく。**

健康な舌は薄いピンク色をして、奥のほうから手前にかけて、うっすらと白い舌苔がついています。食べ物のカスなどが舌の表面の突起物（舌乳頭（ぜつにゅうとう））につき、細菌が繁殖して舌苔になります。

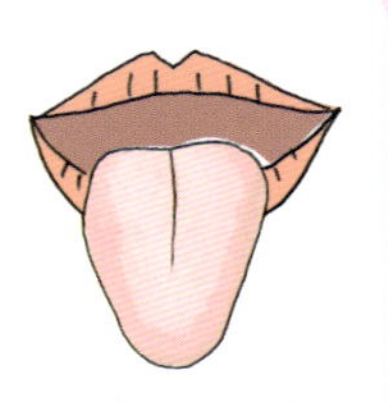

白い舌苔がうっすらと
舌の先・フチ以外
についている。

CHECK

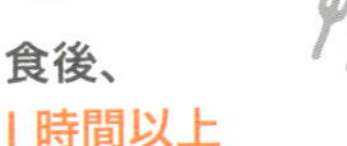

食後、
1時間以上
たってから見る。

食べてすぐは、まだ口の中に入れた飲食物の色が残って正確な状態がわかりません。1時間以上たってから確認を。

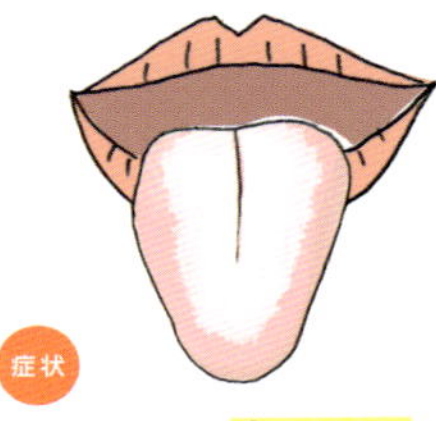

舌の表面に白いコケがベットリついている。

原因
汚れ・疲労・喫煙

疲労がたまっている・胃腸が弱くなって代謝が悪い・熱が出ている時などに、舌苔が厚くなり、ふだんより白くなります。

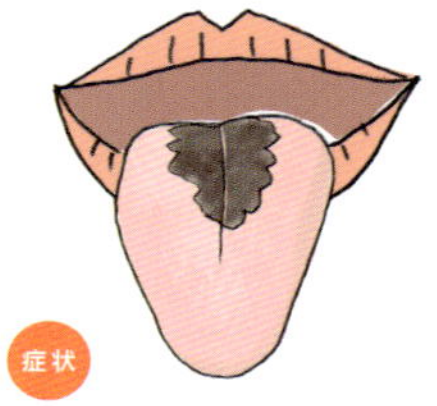

舌の表面に黒いコケがついている。

原因
カビ

口の中に、常に存在しているカビの一種・カンジタ菌が増殖し、血色素のヘモグロビンと結びついて変色してしまった状態。

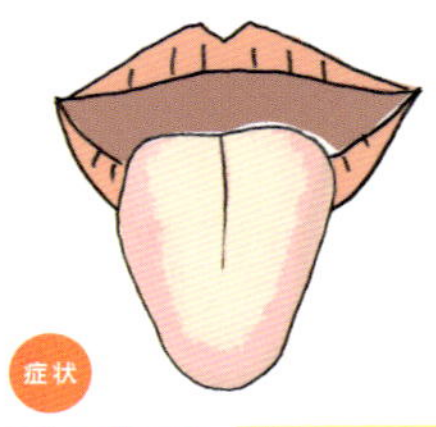

舌の表面に黄色いコケがついている。

原因
慢性胃炎など

舌苔に菌やウイルスが感染・繁殖した状態。胃腸の調子が悪く、睡眠不足や喫煙などによって黄色く、口臭が強くなります。

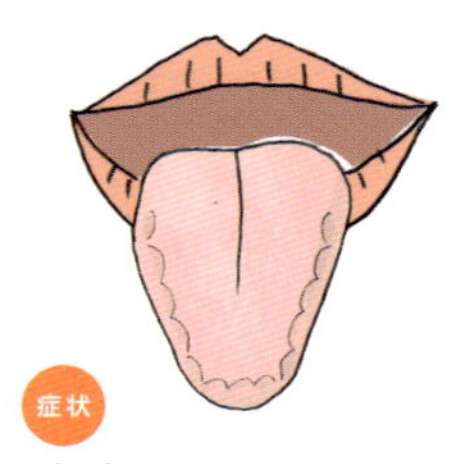

舌がむくんでフチに歯型がつく。

原因
胃腸・腎臓障害

消化器官の働きが悪くなることで水分代謝が低下し、舌がむくみます。むくんだぶん、歯が当たって歯型がつきます。

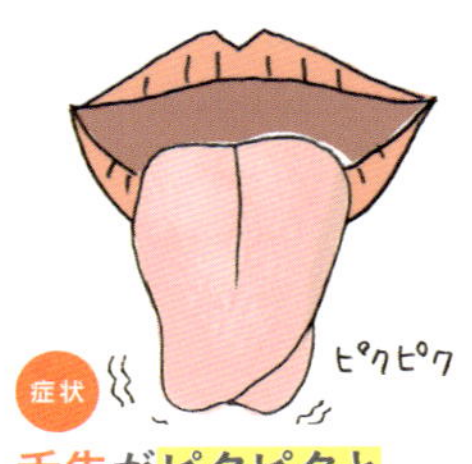

舌先がピクピクと震（ふる）えている。

原因
疲労・神経障害

舌の震えは、体力が落ちていたり、神経疲れをしている時に多い症状。舌が回らず、話しづらいなどの自覚症状もあります。

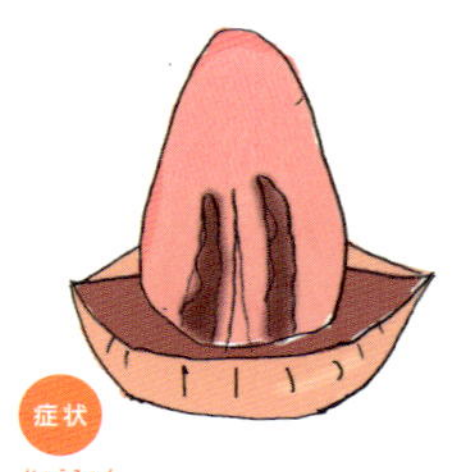

静脈（じょうみゃく）が黒紫色になってうねっている。

原因
血流の悪化

舌の裏にある静脈が、黒っぽく変色してふくらんだり、うねったりするのは血流が悪い証拠。合わせて唇や顔色が悪い場合も。

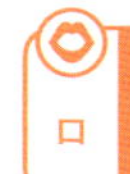

口

舌の異常

病気／01

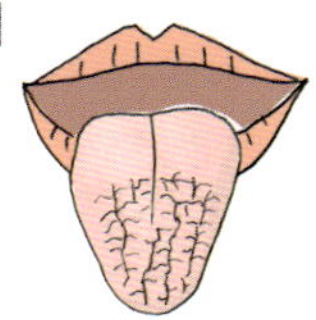

症状

舌の表面にたくさんの溝がある。

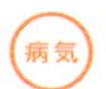

溝状舌
こうじょうぜつ

舌の表面にたくさんの溝ができ、加齢とともに溝が深くなります。溝の内部や底が不衛生になって、炎症が起こることも。

病気／02

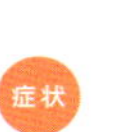

症状

- **舌の表面が地図のような模様になる。**
- **模様は日によって変わる。**

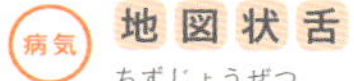

病気 **地図状舌**
ちずじょうぜつ

始めは舌の一部に、円形・楕円形の斑ができ、大きくなって地図のような模様になります。疲労やビタミン＆ミネラル不足が原因。

病気／03

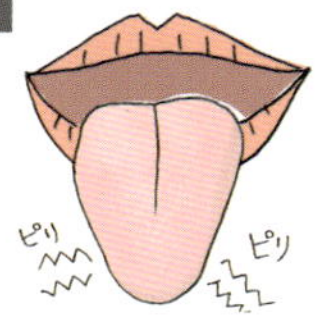

症状

舌先やフチがピリピリしびれて痛い。

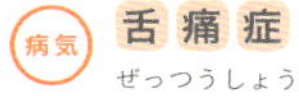

病気 **舌痛症**
ぜっつうしょう

見た目に異常はないのに、痛みやしびれがあります。食事中は痛みを感じにくいという特徴も。心的疲労が原因といわれます。

病気／04

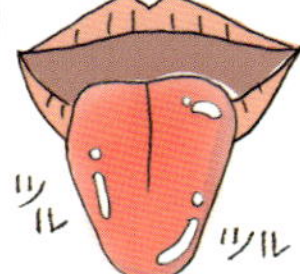

症状

舌の表面が赤くツルツル光っている。

貧血症
ひんけつしょう

舌の表面にある突起物（舌乳頭）が貧血によって縮(ちぢ)んで、赤くツルツルの状態に。皮膚や粘膜(ねんまく)を守るビタミンB_2不足が影響することも。

病気／05

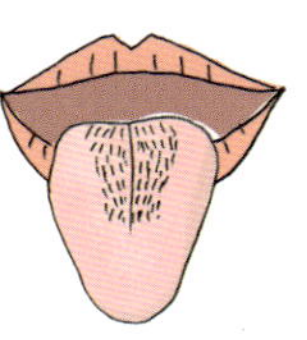

症状

舌の表面に黒い毛が生えている。

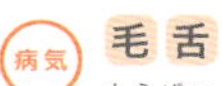

病気 **毛舌**
もうぜつ

糸状の舌乳頭がふくらむと、毛が生えているように見えます。汚れがついたり、カンジダというカビが増殖することで黒色になります。

病気／06

症状

舌が腫れて口の中におさまらない。

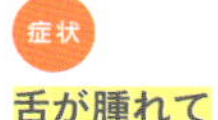
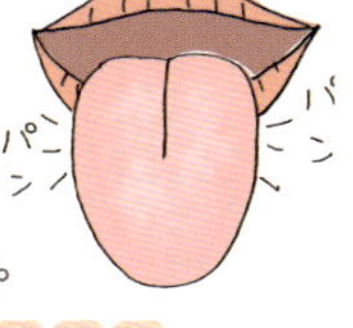

病気 **甲状腺機能低下症**
こうじょうせんきのうていかしょう

新陳代謝が低下する甲状腺機能低下症になると、水分がたまりやすく、足や顔、舌など体のさまざまな部分がむくみます。

病気／07

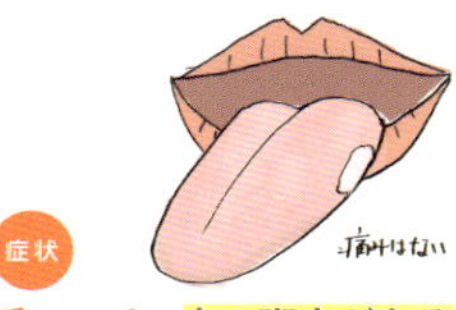

症状

舌のフチに白い斑点がある。痛みはない。

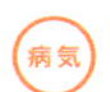

白板症
はくばんしょう

白い斑点ができる皮膚病。ひどい場合は大きくなって板状になります。喫煙や義歯、歯みがきによる刺激が続くことで発症します。

病気／08

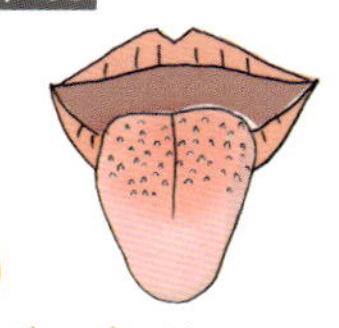

症状

赤いブツブツが舌の根元にできている。

病気 **舌扁桃炎** など
ぜつへんとうえん

舌の根元あたりにある舌扁桃に炎症が起きて広がる舌扁桃炎、溶連菌(ようれんきん)という細菌に感染する溶連菌感染症などが考えられます。

病気／09

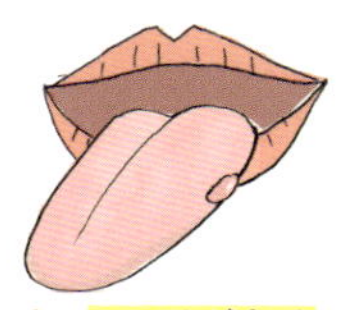

症状

舌のフチにシコリがある。2週間以上消えない。

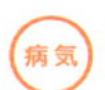

舌ガン
ぜつガン

一見、口内炎(こうないえん)のようですが、2週間以上たってもシコリが消えない場合は注意。舌の前方や両側のフチ、裏側によく発生します。

口内炎

食べ物や飲み物がしみて、つらい症状が続く口内炎。
形や症状の違いを見極めて、原因をあきらかにしたいですね。

病気／10

症状1 赤く腫れ、水ぶくれができる。

症状2 境界がハッキリしない白い潰瘍ができる。

期間 1週間〜10日間

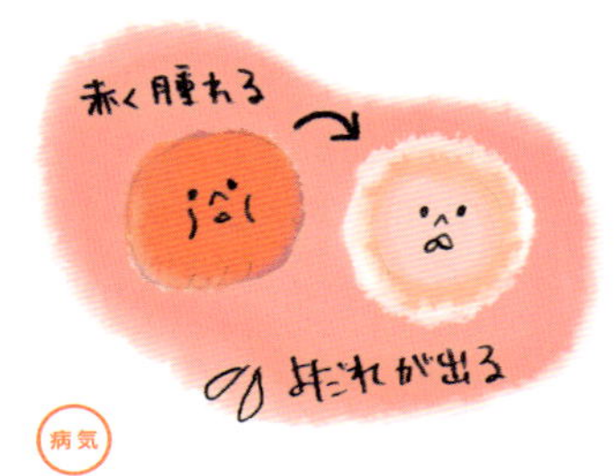

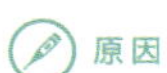

カタル性口内炎

カタルせいこうないえん

「カタル」とは粘膜に炎症が起き、粘液がたくさん出る状態のこと。炎症を起こした部分に水ぶくれができることもあり、やぶれると白くて境界のハッキリしない潰瘍になります。唾液がたくさん出て口臭が気になります。

原因

入れ歯や矯正器具、熱い・辛い食べ物の刺激によって粘膜が傷つき、そこから細菌が繁殖する。粘膜を誤ってかんだ場合も同じ。喫煙や栄養状態が引き金になることも。

病気／11

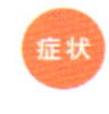

症状 円形・楕円形で境界がハッキリした潰瘍ができる。

期間 1〜2週間

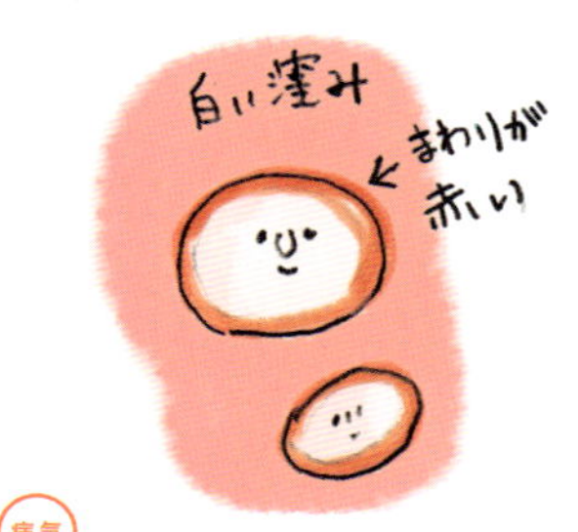

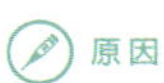

アフタ性口内炎

アフタせいこうないえん

「アフタ」とは、口中の粘膜にできる白い潰瘍のことで、もっとも多い口内炎。周りは赤く、中央は白くくぼんだ円形の潰瘍ができます。頬の内側や舌、唇の裏など口内のあらゆる場所にできます。同時に複数できることも。

原因

胃腸が弱っていたり、睡眠不足や疲れ、心的疲労によって免疫力が低下すると発生。女性の場合は、生理前や妊娠期のホルモンバランスの乱れも影響している。

口内炎ができる場所

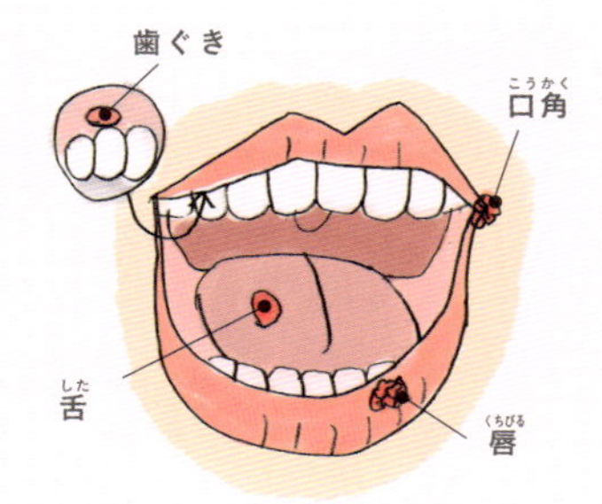

口内炎は、口の中や周辺の粘膜に起こる炎症を総称した呼び方。それぞれの部位によって、口内炎の種類も異なる。

口角

症状1 唇の両端（口角）が赤く腫れ、ただれる。

症状2 亀裂が生じやすく、口を開くだけでも痛い。

病気 カンジダ性口内炎

唇を舌でなめるクセによって口角が常に湿っていたり、皮膚の衛生状態に問題があったりすると、カンジダが繁殖しやすくなります。

病気／12

症状1 米粒大の大きさで いびつな形の潰瘍ができる。

症状2 赤くただれている（びらん）。

期間 | 数日～10日

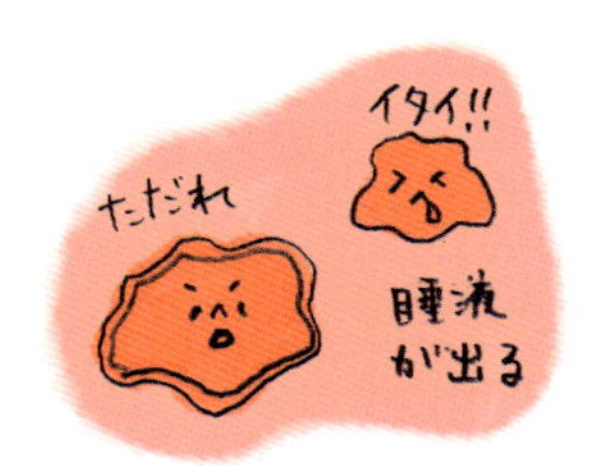

ヘルペス性口内炎

ヘルペスせいこうないえん

ヘルペスウイルスが皮膚や粘膜に感染するもの。複数の小さな水ぶくれが急速に口の中に広がって、水ぶくれがやぶれると潰瘍になります。米粒ほどの大きさで、ただれたようないびつな形をしているのが特徴です。

原因

直接ふれる以外に、タオルや食器を介して感染することも多い。発症するのは、感染してから2～12日ほどウイルスがひそんだあと。高熱が出て、体がだる重たくなる。

病気／13

症状1 最初は舌・口の粘膜に 白い斑点ができる。

症状2 斑点がだんだん広がり 白いコケがベットリつく。

期間 | 1週間～

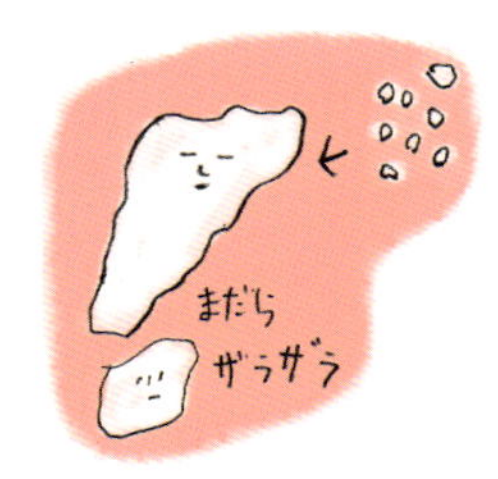

カンジダ性口内炎

カンジダせいこうないえん

カンジダというカビが異常に増えることで発症。痛みはほとんどありませんが、白い斑点が頬（ほほ）の内側や舌などにできます。やがて、白いコケのようなものが形成され、それがはがれると赤くただれて痛みやしびれを生じます。

原因

カンジダは、口の中に常に存在している菌。外部から感染するのではなく、妊娠中や糖尿病・エイズなどの病気によって抵抗力が弱くなっている時に発症することが多い。

口

口内炎

唇

症状1 唇が赤く腫れて 炎症を起こし、ただれる。

症状2 患部が裂（さ）けやすく 出血する。

病気 アトピー性口内炎

唇に発生する皮膚炎の多くはアトピー性のもの。アレルゲン（アレルギー反応を起こす物質）に反応し、乾燥や亀裂、めくれが生じます。

舌

症状 舌の先や側面に できやすい。

カタル性・アフタ性・ヘルペス性・カンジダ性 など

他の部位と比べて、舌は食事をしたり話したりする際に、さまざまな刺激を受けやすい場所。炎症が起きやすく、感染もしやすくなります。

歯ぐき

症状1 突然、円形・楕円形の 白い口内炎ができる。

症状2 歯ぐきが腫れて 水ぶくれができる。

病気 アフタ性・ヘルペス性 など

歯ぐき（歯肉）のつけ根の部分にも口内炎はできます。多いのはアフタ性とヘルペス性。歯みがきの刺激によってキズつけている場合も。

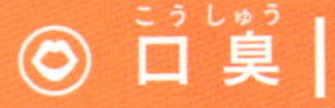

口臭（こうしゅう）

自分の口臭は、なかなかわかりづらいものです。
ニオイの特徴によって体の不調がわかるので、チェックしましょう。

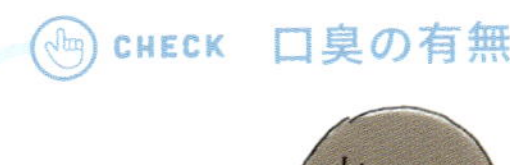

CHECK 口臭の有無

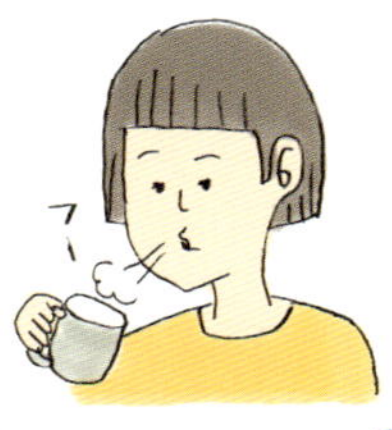

1. コップに息をふいてフタをしたあと、深呼吸する。
2. コップに鼻を入れてニオイをチェック。

コップに息をふきかけたらすぐフタをして、深呼吸。嗅覚をいったんリセットすることで、客観的にニオイを感じることができます。

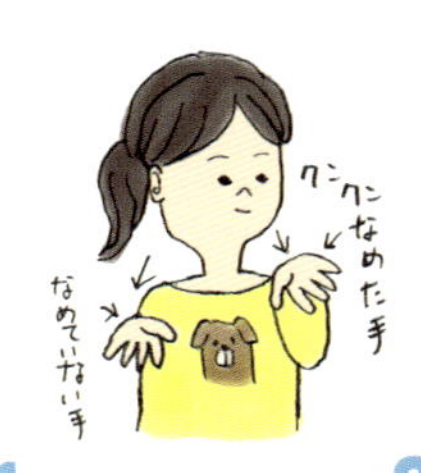

1. 片方の手の甲をなめ、30秒ほど待つ。
2. 両方の手の甲をかいでニオイを比べる。

なめた手を乾かすと、口臭を発生させていたニオイ物質だけが手に残ります。唾液のついていない手と、かぎ比べましょう。

病気／14

症状

チーズが腐（くさ）ったようなツンとするニオイ。

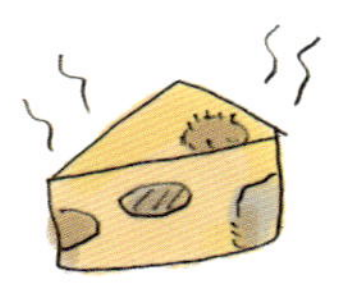

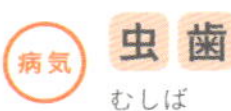

病気 **虫歯**（むしば）

虫歯になって歯が欠けたり穴が開いたりすると、そこに食べカスがたまります。その食べカスが腐ることで、鼻につくようなツンとした口臭がします。虫歯が進行して歯の神経組織を侵食すると、さらに強いニオイに。

病気／15

症状

玉ねぎが腐ったような生臭さ。

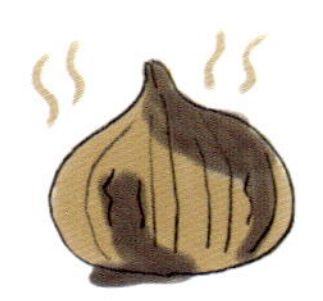

病気 **歯周病**（ししゅうびょう）

歯周病は、細菌によって歯ぐきが炎症を起こす病気。歯周病菌が作り出す成分（メチルメルカプタン）は、腐った玉ねぎのようなニオイを発します。症状が進んで深い歯周ポケットができると、さらに強いニオイを放ちます。

歯周病 ▶ P85

病気／16

症状

リンゴが腐ったようなすっぱいニオイ。

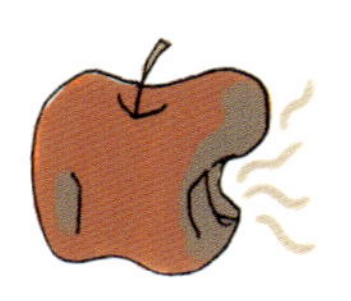

病気 **糖尿病**（とうにょうびょう）

糖尿病が悪化して、血液中の糖を減らすホルモン（インスリン）の分泌が不足すると発します。リンゴが腐った、または除光液のようなすっぱいニオイが特徴。ダイエットや糖質制限をしている人にも発生します。

OK 健康な状態

健康でも口臭は発生する

唾液の分泌が減ると口臭が強くなる

舌の表面に食べカスがたまると、細菌が繁殖して舌苔がつきます。**唾液の分泌が少ないと、細菌や食べカスが流されず**、舌苔の量が多くなって口臭も強くなります。

朝、起きた時
睡眠中は唾液が減って細菌が繁殖しやすい。食べカスがあると、細菌の量がさらに多くなる。

お腹がすいている時
しばらくものを口にしないと**唾液の分泌量が減り**、舌苔からのニオイも強くなってくる。

食事のあと
ニンニク・ニラなどに含まれるニオイ成分（アリシン）が、肺から呼吸とともに放出される。

緊張した時
緊張すると**交感神経が活発に働き、唾液の分泌量が減る。**口がパサパサに渇いて口臭が発生する。

アルコールを飲んだあと
体内で分解しきれなかったアルコールがニオイ成分となって、呼吸とともに吐き出される。

タバコを吸ったあと
タバコのヤニが口内・内臓に付着し、**ニコチンが血液のめぐりを悪くして唾液分泌を減らす。**

病気／17

症状

アンモニア・おしっこのような独特のニオイ。

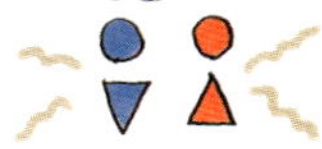

病気 肝臓の病気

肝臓には、アンモニアなどの有害物質を分解する役割があります。ところが**肝臓機能が低下すると、有害物質が分解されず、血液に乗って全身へ**流れます。その**有害物質のニオイが、肺から呼気とともに出る**のです。

病気／18

症状

肉・魚が腐ったような生物の腐敗臭。

病気 呼吸器の病気

呼吸器に疾患があると、そこから発する悪臭が呼気とともに出ます。**肺や気管支など下気道に病気**があると肉が腐ったようなニオイ、**副鼻腔炎や扁桃炎など上気道の病気**では魚が腐ったようなニオイがします。

副鼻腔炎 ▶ P70　扁桃炎 ▶ P90

病気／19

症状

便・オナラのような排泄物のニオイ。

病気 消化器の病気

消化器の調子が悪いと、**体内にたまった排泄物が腐り、腸内で有毒物質を作り出します。**その有毒物質が血液に混ざって肺に届き、ニオイが呼気とともに出ます。**十二指腸炎など、消化器系の病気**がある場合は注意。

歯痛

虫歯は進行度（C1～C4）によって、症状が異なります。
一生、自分の歯を残すためには、定期検診・早期治療が欠かせません。

病気／20

症状1 **歯の表面のなめらかさがない。**

症状2 **欠けたり黒ずみができる。**

進行度 ★☆☆☆

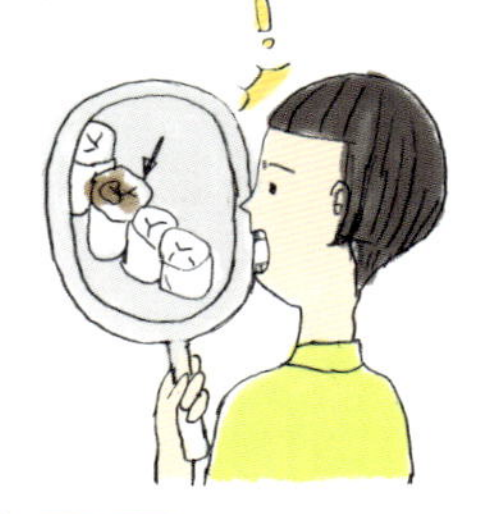

病気 **虫歯**（C1・軽度）

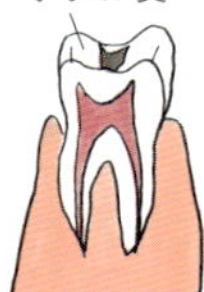

歯の表面をおおうエナメル質が虫歯におかされ、穴が開いてしまった状態。

治療

虫歯におかされた部分の最小限を削り、白い樹脂で穴をつめる。

症状1 **冷たいもの・熱いもの、甘いものがしみる。**

症状2 **時々、痛む。**

進行度 ★★☆☆

病気 **虫歯**（C2・中度）

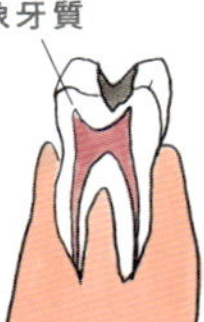

虫歯がエナメル質の下にある層・象牙質にまで、およんでしまっています。

治療

麻酔（ますい）をして虫歯を削り、型取りをして金属や樹脂をはめ込む。

CHECK

虫歯ができる場所

虫歯ができやすい場所というのは、食べカスがたまりやすい部分。口の中の細菌は、食べカスに含まれる糖分を栄養にしています。細菌は糖分を取り込む時、酸を出します。この酸が歯を溶かすことで、虫歯ができます。

前歯の隣
上の前歯の隣にある歯。凹凸の裏側は歯ブラシが当たりにくい。特に根元部分は注意。

前歯と前歯の間
食べカスがつまるというよりも、甘いドリンクを飲んだ時にふれて、虫歯菌が繁殖しやすい。

歯とつめ物の間
歯とつめ物の間には小さなすき間があり、菌がたまりやすくなっている。

奥歯と奥歯の間
歯と歯が接触している場所は虫歯になりやすい。すき間がせまく、歯ブラシも届きづらい。

奥歯のかみ合わせ
上下奥歯の2本、かみ合わせの面には複雑で細かな溝があり、汚れがたまりやすい。

奥歯の頬側
奥歯と頬の間には深い溝があり、食べカスがたまりがち。奥歯の頬に面した部分が汚れやすい。

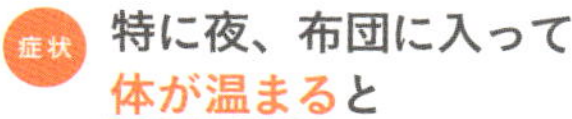

症状 特に夜、布団に入って**体が温まる**と**痛みがひどく眠れない。**

進行度 ｜ ★★★☆

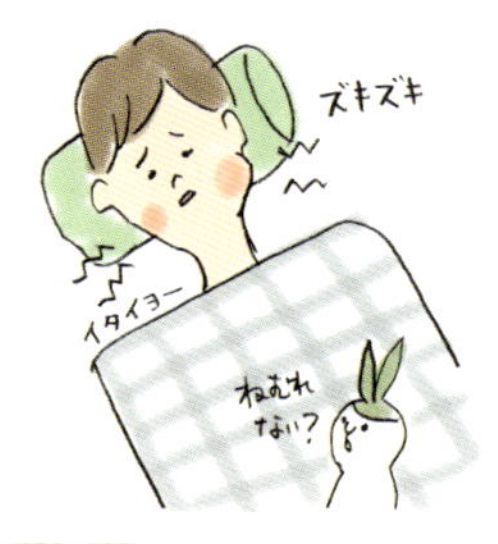

病気 **虫歯**（C3・重度）

神経

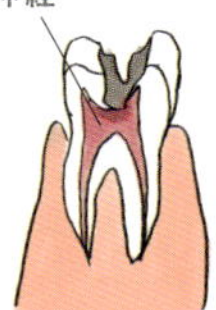

虫歯が歯の神経の近くまで侵食しているため、痛みがひどくなります。

治療

麻酔をして歯を深く削り、神経を取り除く。金属やセラミックなどを歯にかぶせる。

▶▶▶

症状 **痛みは少ないが、歯がグラグラして**抜けそう。

進行度 ｜ ★★★★

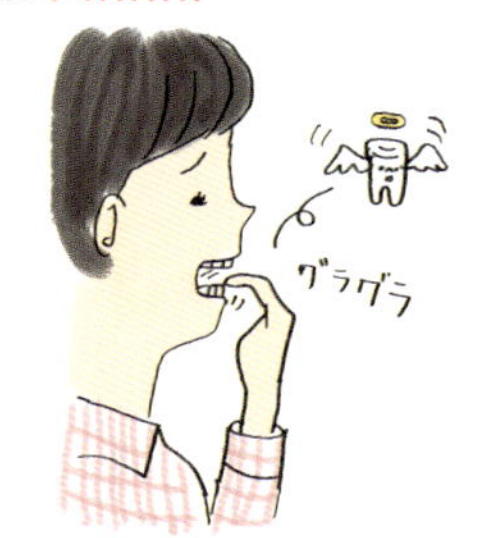

病気 **虫歯**（C4・最重度）

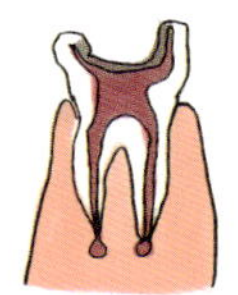

神経が死んでしまった状態。放置すると、根元が膿(う)んで激痛をともないます。

治療

麻酔して抜歯するか、死んでしまった神経の孔をきれいにして土台をつくり、金属やセラミックをかぶせる。

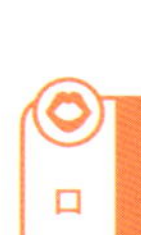

口

歯痛

病気／21

症状1 一番、**奥の歯**を押すと痛む。**周辺の歯ぐきが腫れる。**

症状2 **1～2週間**たつと痛みが引くが再び、**症状をくり返す。**

進行度 ｜ ★★★

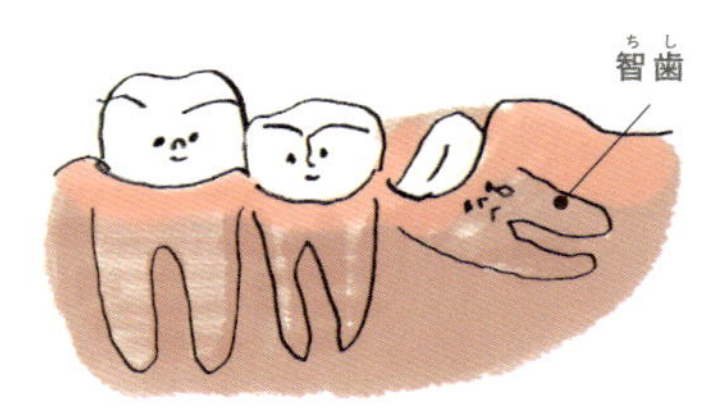

病気 **智歯周囲炎**

ちししゅういえん

智歯とは「親知らず」のこと。智歯が横やななめに生えて、周りの歯ぐきが炎症を起こすことを智歯周囲炎といいます。歯肉が腫れ、奥歯を押さえるとにぶい痛みが走ります。1～2週間たつと痛みがやわらぎますが、**体の抵抗力が落ちた時などに再び症状が現れる**のも特徴です。

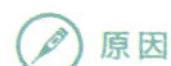

原因

永久歯の中で最後に生える歯を智歯といい、**20歳前後に歯並びの一番奥に生える。**ところが、**口の中に智歯が生えるだけの十分なスペースがない**ため、まっすぐに生えてこない。

DATA

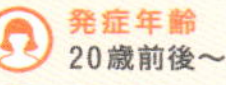

発症年齢
20歳前後～

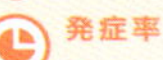

発症率
—

受診科
歯科、口腔外科

症状1 冷たい風や歯ブラシの先にふれると歯と歯ぐきの間がキーンとしみる。

症状2 10秒以内に痛みは治まる。

進行度 | ★★★

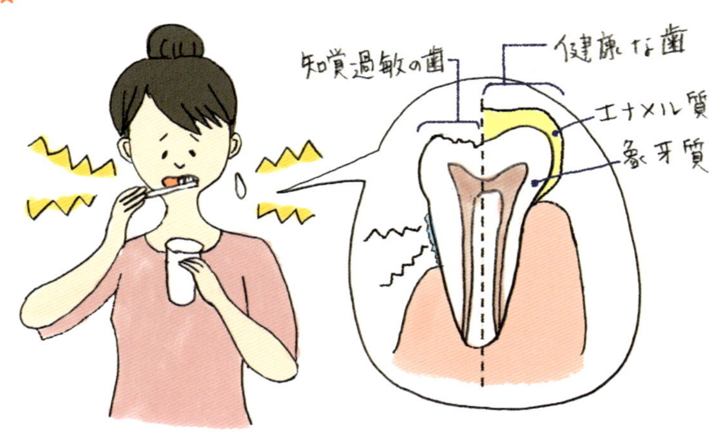

病気 知覚過敏 ちかくかびん

一瞬、キーンと歯がしみて痛い！

正式名称は「象牙質知覚過敏症」。冷たいものや酸味の強いものを口に入れると、キーンとしみて痛みます。虫歯が慢性的に痛むのに対し、知覚過敏は痛みが10秒以内に治まり、続かないのが特徴。症状が進むと歯みがき時や、温かいもの・風が当たるだけでしみるようになります。

その他の症状

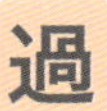
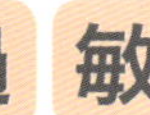

歯	歯
歯肉が下がって、歯の根元（象牙質）が見えている。	左右の3・4・5番目の歯に症状が現れやすい。

原因

歯の表面をおおうエナメル質が削れ、その下にある象牙質が露出することで起こる。象牙質が露出してもしみない場合もある。体調や唾液中のカルシウム量によって痛む度合いは変わる。

＋α

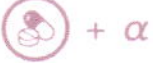

知覚過敏の場合、歯をたたいても痛みがないことが多く、たたくと痛い場合は虫歯の可能性が高い。放置すると歯髄が炎症を起こし、抜歯の必要も。

間違いやすい病気

虫歯との違いは、痛みの持続時間。また、虫歯では歯を叩いた時に痛みを感じる。冷たいものなどがしみるのは共通の症状。

DATA

発症年齢
30歳以上

発症率
3人にひとり

受診科
歯科

KEY WORD

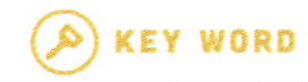

エナメル質と象牙質

エナメル質は歯の表面をおおって、刺激から歯の神経を守る。象牙質はエナメル質の下にある層。刺激が加わると痛みを感じる。

症状 歯ぐきが赤く腫れて歯をみがくたびに血が出る。

進行度 | ★☆☆

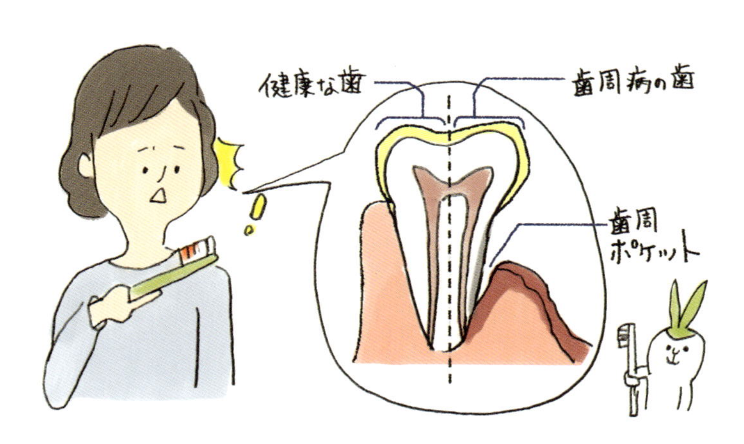

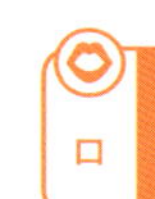

病気 歯周病 ししゅうびょう

少しの刺激でも歯ぐきから出血する

細菌感染が原因で起こる歯肉の炎症。成人の80%が歯周病にかかっているといわれます。虫歯と混同されやすいのですが、歯を溶かす虫歯菌とは異なり、歯周病菌は歯に影響を与えず、歯ぐきなどの歯を支える組織を溶かします。そのため、歯ぐきが腫れ、少しの刺激でも出血します。

その他の症状

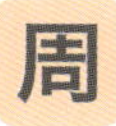

歯と歯の間のすき間（歯周ポケット）に膿（うみ）がたまる。

症状が進むと歯がぐらついて、食べものがかめなくなる。

原因

歯と歯肉の境目に付着したプラークによって、歯肉が炎症を起こす。周囲の骨が溶けることもある。基本的には歯みがきで予防できるが、歯並びやかみ合わせも発症に関連している。

＋α

進行すると歯を支える骨が溶け、歯がぐらついて抜けてしまう。この時、歯周ポケットの深さは6mm以上に達している。一度、溶けた骨は元に戻らない。

間違いやすい病気

似た症状が現れる歯肉炎は、歯周病一歩手前の状態。歯ぐきにのみ炎症が起き、治療によって健康な歯ぐきに戻る。

DATA

発症年齢
20歳以上

発症率
5人に4人

受診科
歯科

KEY WORD

プラーク 歯垢（しこう）とも呼ばれる細菌のかたまり。黄白色で歯の表面につく。1mgの中に、虫歯菌や歯周病菌など10億個の細菌がいる。

症状1 **上の奥歯2～3本を押すと痛む。**

症状2 **頬骨(ほおぼね)あたりが腫れ、鼓動(こどう)に合わせてズキズキ痛む。**

進行度 ★★★

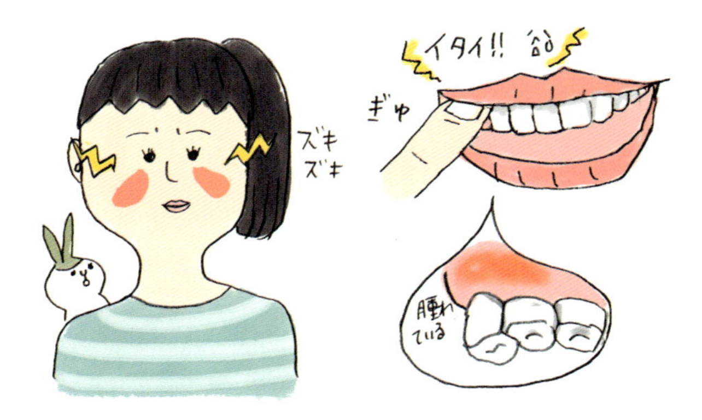

病気 歯性上顎洞炎（急性） しせいじょうがくどうえん

虫歯を放置すると菌が上顎洞に侵入する

虫歯や歯周病(ししゅうびょう)を放置すると、細菌が副鼻腔(ふくびくう)の空洞のひとつ（上顎洞）に入り込んで炎症を起こします。左右どちらかの奥歯（上側）に虫歯があって、たたくと痛む場合は要注意。歯ぐきが赤く腫れ、膿(うみ)の混ざった鼻汁が出る、目の下の部分に圧迫感や痛みを感じるなどの症状も現れます。

その他の症状

頭	鼻
症状が進むと、階段の上り下りで頭が響くように痛む。	片側の鼻から、ニオイのキツい膿の混ざった鼻水が出る。

原因

虫歯や歯周病の放置が主な原因。奥歯の根の先端が、上顎洞に近接している人に起こりやすい。近接していない人でも、虫歯の治療が原因で上顎洞に細菌が入り込んでしまうケースもある。

＋α

副鼻腔炎も上顎洞炎も炎症を起こす場所は同じ。副鼻腔炎はウイルスや細菌、上顎洞炎は虫歯菌や歯周病菌が原因。歯性の場合は歯の治療が必要になる。

間違いやすい病気

上顎洞炎と同じように上顎洞が炎症を起こす副鼻腔炎とは、症状が似ている。

副鼻腔炎 ▶ P70

DATA

発症年齢
—

発症率
—

受診科
歯科、口腔外科

KEY WORD

上顎洞(じょうがくどう) 上の奥歯の根の上部から目の下の部分にかけて、頭の骨の内部にある空洞のこと。左右対称だが、人によって形や大きさは違う。

症状1 下の顎（あご）・頬（ほほ）（目の周り）をさわるとビリッと電気が走ったように痛む。

症状2 ものをかんだ時・洗顔時に起きやすい。

進行度 | ★★☆

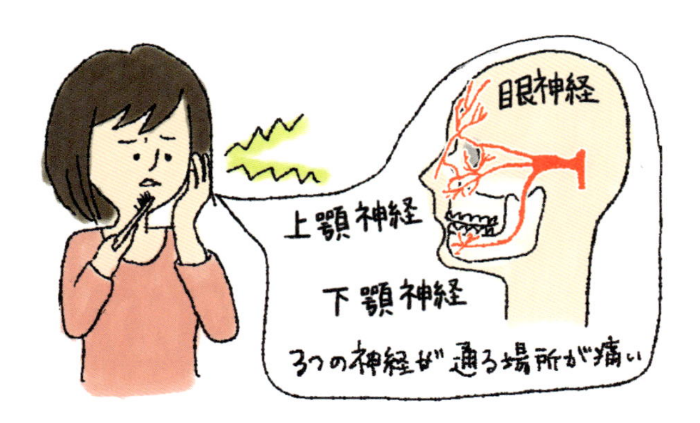

病気 三叉神経痛 さんさしんけいつう

ビリッと電気が走ったような痛み

片側の頬に、針で刺すような電撃的な痛みが走ります。これは、顔の神経をつかさどる「三叉神経」に異常が起きた状態。数秒～2分ほどで治まりますが、そのあとも食事や歯みがき、洗顔などで顔に手がふれると痛みが走ります。痛む部分をさわることで、ますます症状が強まるのも特徴。

その他の症状

頬	頭
症状が重い場合、頬の痛みがひどくて話ができなくなる。	髪や頭のうしろにふれると、頭皮がピリピリと痛む。

原因

頭全体に細かい神経を伸ばす「三叉神経」の根元に、近くの血管が接触。血管が神経を圧迫することで、脳に痛みが伝わるといわれる。ウイルス感染や脳腫瘍が原因の場合もある。

＋α

季節によって、痛みの度合いが変わるのが特徴。2月の寒い時期に、特に痛みがひどくなる人が多い。春先や秋口などの季節の変わり目も多く見られる。

間違いやすい病気

三叉神経は歯にも分布しているため、虫歯の痛みと勘違いして歯科に行く人も多い。

虫歯 ▶ P82

DATA

発症年齢
40代以上

発症率
2万人にひとり

受診科
外科 脳神経外科
内科 麻酔科

KEY WORD

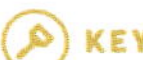
三叉神経（さんさしんけい） 顔の感覚を支配している神経。脳幹（のうかん）から出て、額・頬・顎の3方向に枝分かれして伸びている。

歯の病気・症状の見分け表

虫歯・知覚過敏・歯周病は似たような症状が出るため、見分けが難しいもの。
ですが、同じ痛みでもその原因はまったく異なります。

	虫歯（むしば） P82-83	知覚過敏（ちかくかびん） P84	歯周病（ししゅうびょう） P85
しみるもの	冷たいもの、熱いもの、甘いもの	冷たいもの、熱いもの、甘いもの、すっぱいもの	冷たいもの、熱いもの
しみる場所	虫歯菌によって歯に穴が開いた部分がしみる	歯のエナメル質が削れて、露出した部分（象牙質（ぞうげしつ））がしみる	歯ぐきが下がって露出した歯の根元がしみる
歯の痛み	たたくと響くような痛みがある。慢性的にズキズキと痛む	ふだんは痛みを感じない。冷風に当たった時・歯みがきをした時、一時的にキーンと痛む	初期は痛みがない。進行すると膿（うみ）がたまってズキズキと激しく痛む
歯の色	黄・茶・黒色（症状が進むにつれて変色する）	黄・茶色（露出した象牙質が見えている状態）	赤・黒色（赤色は歯ぐきに炎症が起きている状態。黒色はさらに炎症が進んだ状態）
歯の露出	歯のエナメル質が削れて象牙質が露出、進行すると象牙質も削られる	歯のエナメル質が削れて象牙質が露出する	歯の根元。歯ぐきが下がり、歯が長くなったように見える
口臭	ツンとする腐敗臭（食べカスなどの汚れがたまったり、歯の神経が腐ったりすることでニオイを放つ）	—	生臭い（歯周病の原因である物質・メチルメルカプタンが、不快なニオイを発する）
歯ぐき	—	—	歯肉が赤く腫れる。歯みがきをすると血が出る

喉のセルフチェック

食べ物や飲み物を口から食道へ送り込む「咽頭」と、
口から空気を取り込み気管へと送る「喉頭」。
これらの部位になんらかのトラブルが起こると、
喉の腫れ・痛みや咳などの症状が現れます。

痛み・腫れ・咳 etc

耳管咽頭口

耳と喉をつなぐ管（耳管）の開口部。耳の気圧を調整している。

★咽頭

飲食物を食道に送る通路。中咽頭では食道と気管が交差している。

★上咽頭

★中咽頭

★下咽頭

軟口蓋

食べ物を飲み込む時、鼻への通り道（後鼻孔）にフタをして、食べ物が鼻に入ってしまうのを防ぐ。

喉頭

空気を出し入れする通路。入り口には喉仏、中央には声帯ヒダが存在する。

気管

口から取り込んだ空気を、肺へと送る通り道。肺の手前で2本の気管支に分かれる。

声帯ヒダ

喉の真ん中の壁についているヒダ。ふだんは開いているが、発声したり食べ物を飲み下す時に閉まる。

喉頭蓋

喉頭の入り口をおおうフタ。食べ物が間違って気道に入らないよう、気管をふさぐ。

食道

筋肉の収縮によって、食べ物を喉から胃に送る管。逆流を防ぐ役割も持っている。

「喉に現れる症状」といっても、実際は食道や気管の他、声帯、扁桃、甲状腺など、さまざまな部位にトラブルが起きています。

喉の病気・症状の見分け表

	喉の痛み	喉の渇き	喉のつかえ	声のかすれ	咳
逆流性食道炎	炎症によって、イガイガ・チクチクとした痛みがある	—	空咳をすることで、喉に異物がつまっている感じがする	胃酸が逆流することにより、ガラガラとにごった声になる	コンコンと痰のからまない空咳が続く
食道ガン 咽頭ガン	喉にツーンとした痛みが走る（初期症状）	—	固形物（食べ物）が喉につまって閉塞感を覚える	食道近くの神経が影響を受け、かすれ声になる	特に、飲食時にむせるような咳が出る
声帯ポリープ 声帯結節	飲食時や唾を飲み込む時に、ツーンとしみるように痛む	—	喉の奥になにか異物がつまっているような感じがする	空気がもれるような、かすれ声になる	—
気管支炎	咳のしすぎによって痛みが増す。つき刺すような痛みが走る	—	かたまりのようなものがゴロッとつっかえて違和感がある	雑音が混ざったような、ザラザラとした声になる	ゴホゴホと痰がからんだような重たい咳が出る
急性扁桃炎	食べ物・唾を飲み込む時、しびれるような激しい痛みがある	—	かたまりのようなものがゴロッとつっかえて違和感がある	—	—
慢性扁桃炎	慢性的に痛みがある	つねに水分を欲しているような、カラカラの状態が続く	かたまりのようなものがゴロッとつっかえて違和感がある	—	—
急性咽頭炎	唾を飲み込む時、喉に突き刺すような鋭い痛みが走る	つねに水分を欲しているような、カラカラの状態が続く	—	—	ゴホゴホと痰がからんだような重たい咳が出る
慢性咽頭炎	食べ物・飲み物を飲み込む時、喉がジーンとしみるように痛い	つねに水分を欲しているような、カラカラの状態が続く	かたまりのようなものがゴロッとつっかえて違和感がある	—	むせるような軽い咳が出る

病気／01 逆流性食道炎

ぎゃくりゅうせいしょくどうえん

胃から食道へ胃酸(いさん)が逆流し、食道の粘膜(ねんまく)がただれます。原因は逆流を防ぐ食道下部の筋肉が機能しない、胃酸が増えすぎること。起床時に胸やけがする、口の中がすっぱく感じるなどの不快感が特徴。

DATA
発症年齢 あらゆる年齢
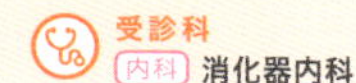
受診科 内科 消化器内科

病気／02 食道ガン 咽頭ガン

しょくどうガン いんとうガン

喉(咽頭)や食道など、消化管にできる悪性腫瘍(しゅよう)。食道ガン・咽頭ガンともに、熱いものを食べた時にツーンとしみる、喉がつっかえるなどの初期症状があります。原因はタバコやアルコールなど。

DATA
発症年齢 40歳以上

受診科 外科 消化器外科

病気／03 声帯ポリープ 声帯結節

せいたいポリープ せいたいけっせつ

声帯ポリープは、一時的に大声を出すことで声帯の粘膜に充血が起こるのが原因。声帯結節は、日頃から声をよく使う人に起こりやすく、左右の声帯にペンダコのような組織ができます。

DATA
発症年齢 あらゆる年齢
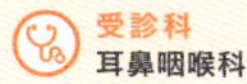
受診科 耳鼻咽喉科

病気／04 気管支炎

きかんしえん

細菌やウイルスが喉や鼻、気管支の粘膜に感染して炎症を起こします。風邪(かぜ)を引いたあとに気道が炎症を起こす急性と、痰をともなう咳が長期間続く慢性に分けられます。冬に症状が多く出るのも特徴。

DATA
発症年齢 あらゆる年齢
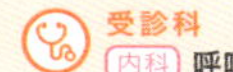
受診科 内科 呼吸器内科

病気／05 急性扁桃炎

きゅうせいへんとうえん

喉にある扁桃腺は、外部からの異物を排除するための免疫(めんえき)機能を持つ組織。この扁桃腺が、細菌に感染することで炎症を起こします。喉の痛みやつかえとともに、38度以上の発熱や寒気が生じます。

DATA
発症年齢 小児期〜30代
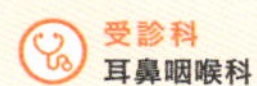
受診科 耳鼻咽喉科

病気／06 慢性扁桃炎

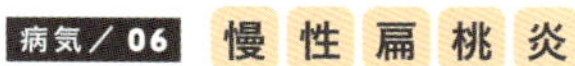

まんせいへんとうえん

急性扁桃炎を、年に3〜4回くり返す状態。扁桃腺自体の症状は軽度ですが、喉の他、皮膚や腎(じん)臓(ぞう)、関節にも障害を引き起こします。手のひらや足裏の皮膚が赤くなり、皮むけをくり返すことも。

DATA
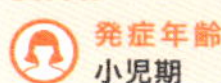
発症年齢 小児期
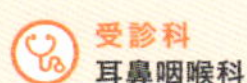
受診科 耳鼻咽喉科

病気／07 急性咽頭炎

きゅうせいいんとうえん

細菌の感染による喉(咽頭)の炎症。急激な喉の痛みの他、頭痛や発熱などをともないます。慢性咽頭炎との違いは、治るまでの期間。急性は1〜2週間ほどで治るケースが多く見られます。

DATA
発症年齢 あらゆる年齢
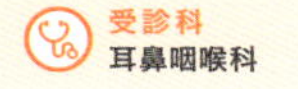
受診科 耳鼻咽喉科

病気／08 慢性咽頭炎

まんせいいんとうえん

喉(咽頭)の粘膜やリンパ組織に生じる慢性の炎症。ウイルスや細菌感染に加え、喫煙や大気汚染も発症の原因。喉の症状以外に、耳のつまりや頭痛などが起こり、長期間症状が続きます。

DATA
発症年齢 あらゆる年齢
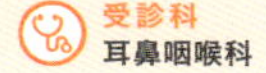
受診科 耳鼻咽喉科

症状
1 首が▽の形に腫れてかたい。

症状
2 首が太くなったように見える。

進行度 | ★★☆

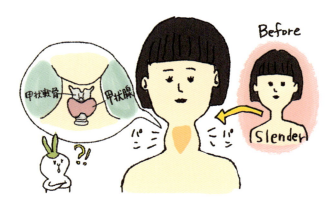

病気 橋本病・バセドウ病

はしもとびょう・バセドウびょう

免疫(めんえき)システムが壊れて自らを攻撃する

甲状軟骨(こうじょうなんこつ)(喉仏(のどぼとけ))の下にある器官・甲状腺(こうじょうせん)が炎症を起こす病気。炎症によって甲状腺の機能が低下し、ホルモンの分泌が不足するのが橋本病、逆に甲状腺の機能が高ぶってホルモンが過剰分泌するのがバセドウ病です。橋本病・バセドウ病ともに首が腫れますが、それ以外は真逆の症状が現れます。

その他の症状

橋本病	バセドウ病
ボーッとして集中力・思考力がなく、ろれつも回らない。	動悸(どうき)がして常にイライラと興奮状態になる。

原因

原因はわからないが、体の免疫システムが誤って自らの甲状腺を攻撃してしまう。橋本病とバセドウ病で、攻撃を受ける甲状腺の部位が異なる。遺伝的要素が関連しているともいわれる。

+α

甲状腺の病気は男性よりも女性に多い。橋本病は患者の9割以上、バセドウ病は8割が女性といわれ、前者は30～40代、後者は20～30代がメインとされる。

間違いやすい病気

特に橋本病は「やる気が出ない」「気分が落ち込む」といった症状から、うつ病などの精神障害と間違われやすい。

DATA

発症年齢
橋本病 20代後半～40代
バセドウ病 20～30代

発症率
橋本病 40歳以上の10%
バセドウ病 200人にひとり

受診科
内科 甲状腺内科

KEY WORD

甲状腺(こうじょうせん) 甲状軟骨(喉仏)の下、首の前側にある臓器。蝶(ちょう)が羽を広げたような形をしている。新陳代謝をうながすホルモンを分泌する。

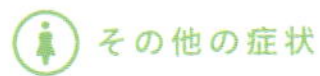

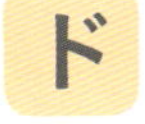
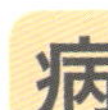
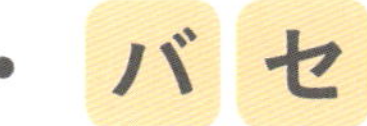
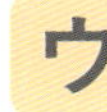

症状1 起床時、疲労感があって頭が痛く喉がカラカラになっている。

症状2 夜中、ひんぱんに目が覚める。

進行度 ★★☆

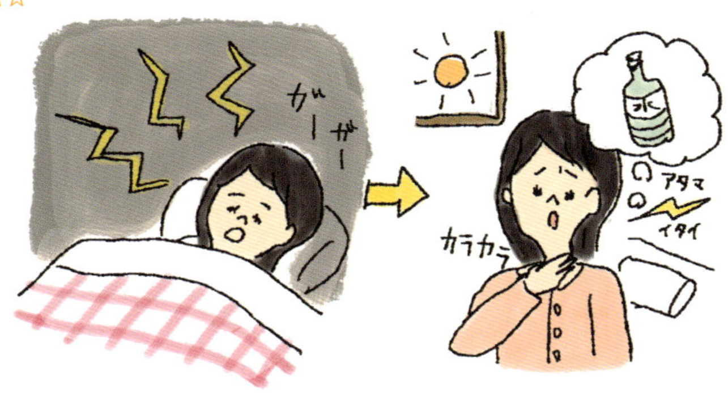

病気 睡眠時無呼吸症候群

すいみんじむこきゅうしょうこうぐん

だるさや疲労感……朝の寝起きが最悪

10秒以上、呼吸が止まる「無呼吸」が睡眠中、1時間に5回以上起こる状態。睡眠時、苦しそうなイビキをかくのが特徴。自覚症状としては、イビキをかくため起きた時に喉がカラカラに渇いている・低酸素状態が続くため夜中、ひんぱんに目が覚める・起床時に疲労感があるなど。

その他の症状

その他	頭
知らず知らずに体に負担がかかるため、大量の汗をかく。	イビキが増えると、朝起きた時に頭痛が起きやすい。

原因

リンパ節が集まる喉の器官・扁桃が大きくなる「扁桃肥大」が主な原因。また、喉の周辺に脂肪がついて気道をせばめるため、肥満も発症リスクを高める。飲酒や加齢も原因。

＋α

女性の場合、呼吸器官を刺激して発症を防ぐホルモン（プロゲステロン）の分泌が閉経とともに減る。そのため閉経後の発症率が、閉経前の3倍になるとも。

間違いやすい病気

夜中に何度も目が覚めるなど、睡眠の質が落ちるため、ストレスが原因で起きる不眠症と誤解されやすい。

DATA

発症年齢
40〜60代

発症率
成人男性の約3〜7%
成人女性の約2〜5%

受診科
耳鼻咽喉科

KEY WORD

不眠症（ふみんしょう）
寝つきが悪い・何度も目が覚めるといった睡眠障害が起こる。日本人の約5人にひとりが不眠に悩んでいるといわれる。

症状1 ゴホンゴホンという肺から出る咳(せき)が2週間以上続く。

症状2 血の混じった痰(たん)が出る。

進行度 | ★★☆

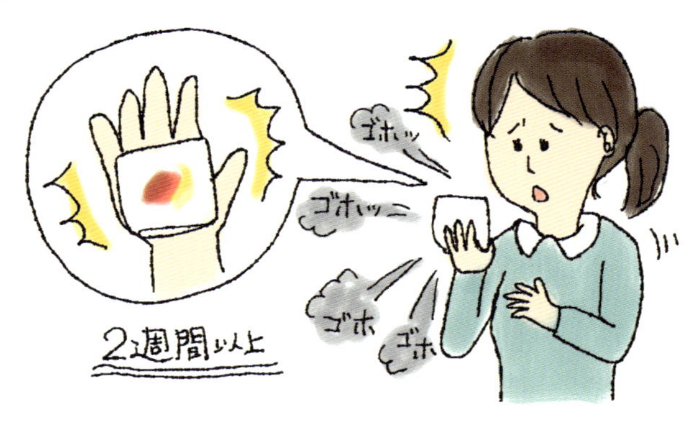

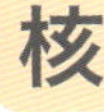

病気 肺結核

はいけっかく

結核菌によって肺が破壊する

結核菌が体内に入ることで起こる感染症。**肺の内部で炎症を引き起こします**。初期症状は、咳が長く続く・痰が出る・微熱(びねつ)が続く・体がだるいなど。**軽めの症状が多いため、気づかないうちに進行する**のが特徴。悪化すると、**肺が破壊され、血を吐いて呼吸困難になる**場合も。

その他の症状

全身	胸
咳とともに、微熱が2週間以上続いて全身がだるい。	症状が進むと、胸に痛みを感じる。

原因

結核菌保菌者の咳やくしゃみによって、飛び散った結核菌を吸い込むことで感染。結核菌は、**感染した人の体内でのみ増殖する**。**空気中の結核菌は、長時間紫外線に当たると死滅**する。

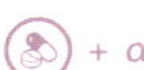

+α

過去には**音楽家のショパンや、新撰組の組長・沖田総司などが肺結核で亡くなり、「不治(ふじ)の病」とされた**。現代では、早期発見によりほとんど完治する。

間違いやすい病気

咳や発熱などの初期症状が似ていることから、風邪と間違えやすい。進行するまで気づきにくい。

風邪 ▶ P68

DATA

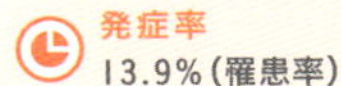

発症年齢
あらゆる年齢

発症率
13.9％（罹患率）

受診科
内科 呼吸器内科

KEY WORD

結核菌(けっかくきん)
リンパ節や腎臓、脳、骨など全身で増殖する。免疫（めんえき）機能が結核菌を封じ込めるため、感染しても発症するのは10人にひとりほど。

耳のセルフチェック

最近、増えている耳の病気といえば「突発性難聴」。
歌手を始め、有名人が発症したというニュースを
記憶している人も多いのではないでしょうか。
難聴は若い世代にも多く発症します。

難聴

伝音性難聴

感音性難聴

外耳

耳のいちばん外側。耳介と外耳道からなり、空気の振動である音を内部へと伝える。

中耳

空気で満たされた空洞。鼓室と耳管からなり、音がうまく振動するよう調整している。

内耳

聴覚をつかさどる蝸牛、平衡感覚をつかさどる三半規管と前庭からなる。

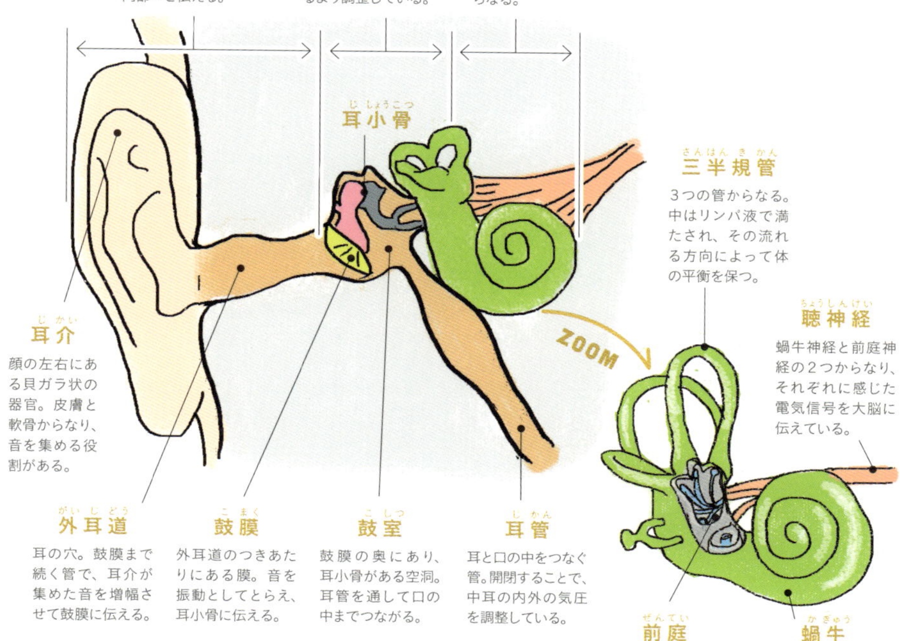

耳小骨
三半規管
3つの管からなる。中はリンパ液で満たされ、その流れる方向によって体の平衡を保つ。
ZOOM
聴神経
蝸牛神経と前庭神経の2つからなり、それぞれに感じた電気信号を大脳に伝えている。
耳介
顔の左右にある貝ガラ状の器官。皮膚と軟骨からなり、音を集める役割がある。
外耳道
耳の穴。鼓膜まで続く管で、耳介が集めた音を増幅させて鼓膜に伝える。
鼓膜
外耳道のつきあたりにある膜。音を振動としてとらえ、耳小骨に伝える。
鼓室
鼓膜の奥にあり、耳小骨がある空洞。耳管を通して口の中までつながる。
耳管
耳と口の中をつなぐ管。開閉することで、中耳の内外の気圧を調整している。
前庭
三半規管の根元にある袋。頭や体のかたむきを感知して、脳に伝える。
蝸牛
カタツムリのような渦巻き状の骨に包まれている。音の振動を電気信号に変えて、聴神経に伝える。

病気／01

症状 風邪（かぜ）を引いた数日後の朝、突然、耳がつまってズキズキと刺すように痛む。

進行度｜★★☆

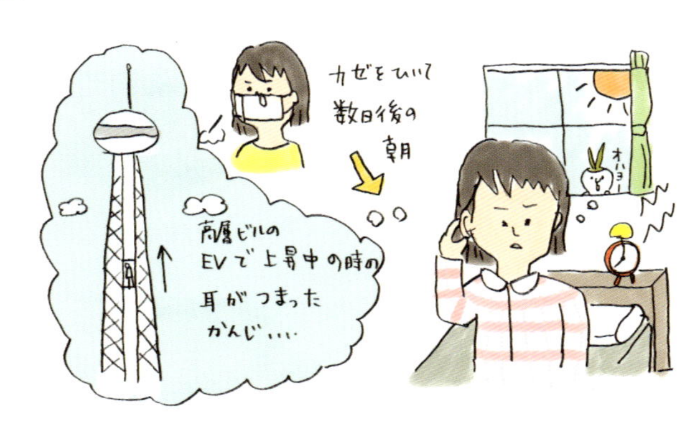

カゼをひいて
数日後の
朝
高層ビルの
EVで上昇中の時の
耳がつまった
かんじ....

病気 急性中耳炎

きゅうせいちゅうじえん

風邪のウイルスや細菌が耳に感染する

風邪を引いたあと、よく発症します。高速エレベーターに乗った時に感じるような、耳がつまった感覚を覚え、刺すような痛みが生じます。その痛みは、大人でもガマンできないほど。発症からしばらくたつと、耳から膿（うみ）が流れ出ますが、膿が出ることによって痛みはやわらぎます。

その他の症状

鼻・喉	頭
鼻水が出る、喉が痛いといった風邪と似たような症状。	慢性化すると頭痛や発熱、フワフワしためまいが起こる。

原因

ウイルスや細菌が鼻や喉（のど）を通って中耳に感染することで発症する。膿が鼓膜を圧迫するのが痛みの原因。時間とともに膿の量が増し、圧力に負けて鼓膜がやぶれると痛みが治まる。

＋α

中耳炎は子どもがかかりやすい病気だが、大人がかかった場合、子どもより重症化しやすい。理由は膿がたまるペースが早いためといわれる。

間違いやすい病気

音が聞こえにくい・耳の奥が痛むなどの症状から、突発性難聴と誤解されやすい。

突発性難聴 ▶ P98

DATA

- 発症年齢：小児以上
- 発症率：―
- 受診科：耳鼻咽喉科

KEY WORD

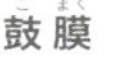

鼓膜（こまく） 外耳と中耳の境目にある薄い膜。耳かきでキズつけたり、気圧の変化でやぶれることがあるが、1週間から10日ほどで再生する。

感音性難聴

脳に音を伝える内耳に障害が起こると、発症する難聴。治療をしても、聴力の回復が困難といわれています。

病気／02

症状1 プールで泳いだあと、片方の耳が聞こえづらい。

症状2 痛みはほとんどない。

進行度 ★★★

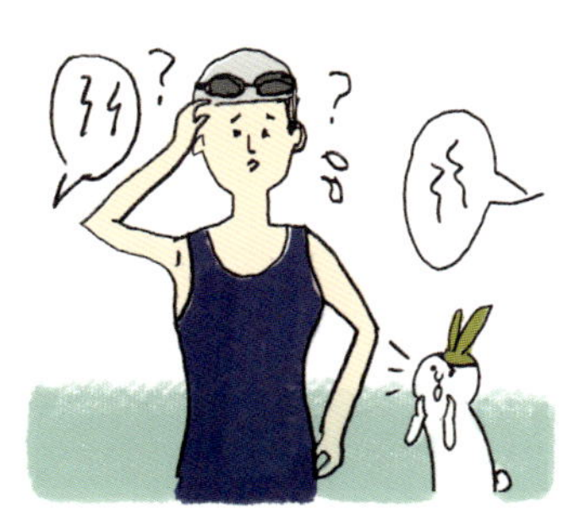

病気
耳垢栓塞
じこうせんそく

耳アカがつまって聞こえない

入浴や水泳時、耳に水が入ることで耳アカがふくらみ、耳の入り口から鼓膜までの道（外耳道）がふさがって症状が現れます。耳栓をしたような状態で聞こえづらくなりますが、少しでも耳の穴にすき間があれば音は聞こえるので自覚しづらい病気。痛みはありません。

原因

耳の入り口から鼓膜まで続く外耳道に、耳アカがつまることで発症する。耳かきのしすぎで外耳道の粘膜をキズつけ、細菌が入って炎症を起こすこともある。

DATA
- 発症年齢　あらゆる年齢
- 発症率　　—
- 受診科　　耳鼻咽喉科

病気／03

症状1 静かに座っているのに突然、グルグルと景色が回るようなめまいが起こる。

症状2 片方の耳に耳なりがする。

進行度 ★★☆

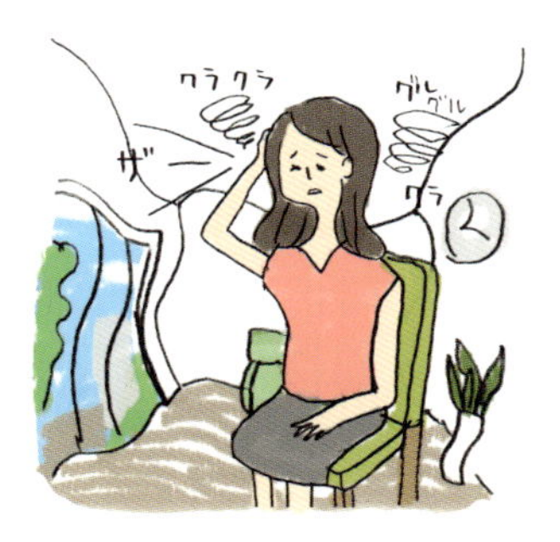

病気
メニエール病
メニエールびょう

突然、めまいがしてパニック状態になる

めまいをともなう耳の病気。動いてないのに突然、景色がグルグルと回り、立ちくらみのような状態になります。めまいと同時に、片方の耳だけに耳なりや難聴が起き、耳がつまったように感じる場合も。突然のことで、パニック状態になってしまう人もいます。

原因

リンパ液が過剰に生産されることが原因。音を伝える器官の蝸牛や、平衡感覚をつかさどる三半規管にリンパ液がたまって腫れ上がる。なぜリンパ液が増えるのかはわかっていない。

DATA
- 発症年齢　30〜40代
- 発症率　　2000人にひとり
- 受診科　　耳鼻咽喉科

耳　伝音性難聴／感音性難聴

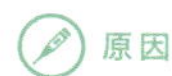

症状 朝、出勤して電話に出たら相手の声がくぐもって聞き取りにくかった。

進行度 ★★★

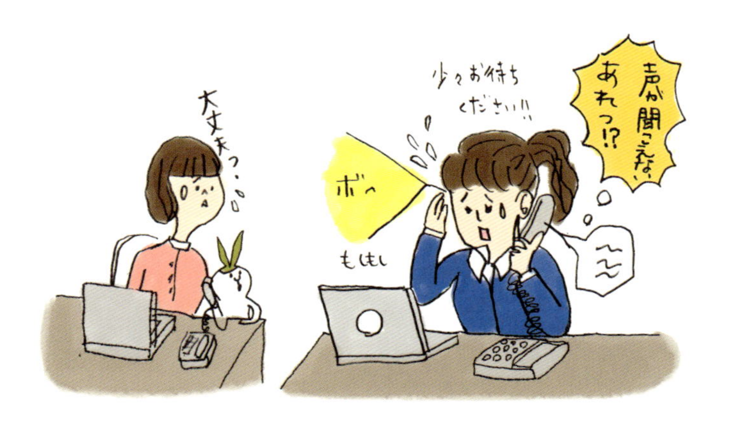
大丈夫っ…
ボヘ
もしもし
少々お待ちください!!
声が聞こえない
あれっ!?

病気 突発性難聴

とっぱつせいなんちょう

片方の耳が突然聞こえなくなる

ある日突然、片方の耳が聞こえなくなる病気。ふだんは左右両方の耳で音を聞き取っているため、難聴に気づきにくいのですが、「朝、出勤して電話を受けたら、音が聞こえなかった」ことで発覚するケースがよくあります。内耳や後迷路など、音を伝える器官に問題が起こる感音性難聴の一種。

その他の症状

胃

ひどい場合は、吐き気や嘔吐(おうと)をともなうことがある。

目

グルグルと目が回る、回転性のめまいが生じる。

原因

原因はわかっていない。なんらかのウイルスに感染したため、内耳の血の流れが悪くなったため、心的・肉体的疲労や不規則な食生活など、さまざまな原因が考えられている。

＋α

再発の可能性はほぼないが、発症から1ヵ月以上放置すると完治が難しくなる。後遺症として、耳なりやめまい、難聴症状が残る場合もある。

間違いやすい病気

突発性難聴と同じく、「ある日突然、聴力が落ちる」という症状が起こる聴神経腫瘍と間違えられやすい。

DATA

発症年齢
40〜60代

発症率
3000人にひとり

受診科
耳鼻咽喉科

KEY WORD

聴神経腫瘍
脳から出ている神経のひとつ、聴神経を取り巻く細胞から発生する腫瘍。腫瘍が聴神経を圧迫するため、聴力が低下する。

症状1 **コンサートやライブ会場で大きな音を聞いたあと、耳がつまる。**

症状2 **キーン・ピーという耳なりがする。**

進行度 | ★★★

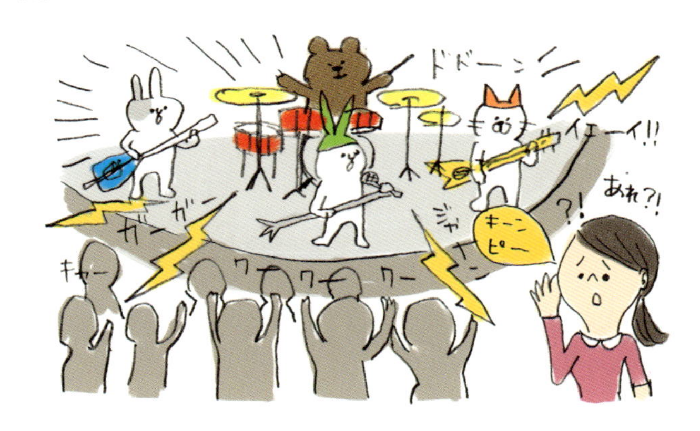

病気

急性音響性難聴

きゅうせいおんきょうせいなんちょう

大音量で耳の細胞がキズついてしまう

ライブ会場などで、大きな音を聞き続けた時に発症する難聴の一種。初期症状は、自分の声が耳の中で反響するような閉塞感（へいそくかん）。その後、耳なりや特定の音が聞きづらくなるといった難聴症状が現れます。一時的なもので自然と治りますが、慢性化すると症状が残る場合もあります。

その他の症状

耳	耳
耳づまりや耳なりは一時的。数日のうちに治まる。	耳が痛くなったり、めまいが起こったりすることはない。

原因

聴覚をつかさどる器官・蝸牛（かぎゅう）が大きな音によって衝撃を受け、蝸牛内にある有毛細胞が損傷して起こる。蝸牛が衝撃を受ける音量は、耳元で銃が暴発するぐらい（130db）といわれる。

＋α

一時的な大音量ではなくても、ヘッドホンなどで毎日、大きな音を聞き続けることで、少しずつ有毛細胞がキズつき、音響性難聴になることもある。

間違いやすい病気

工事現場で働いているなど、長期間（年単位）、大きな音を聞くことで発症する騒音性難聴とは区別される。

DATA

- **発症年齢** あらゆる年齢
- **発症率** —
- **受診科** 耳鼻咽喉科

KEY WORD

有毛細胞（ゆうもうさいぼう） 蝸牛内にある、音を感じるための細胞。耳から入る音の刺激を電気信号に置き換えて、脳に伝える役割を持つ。

症状 新幹線に乗っていてトンネルに入った時のようなゴォーッという低い音の耳なりが突然、響く。

進行度 | ★★☆

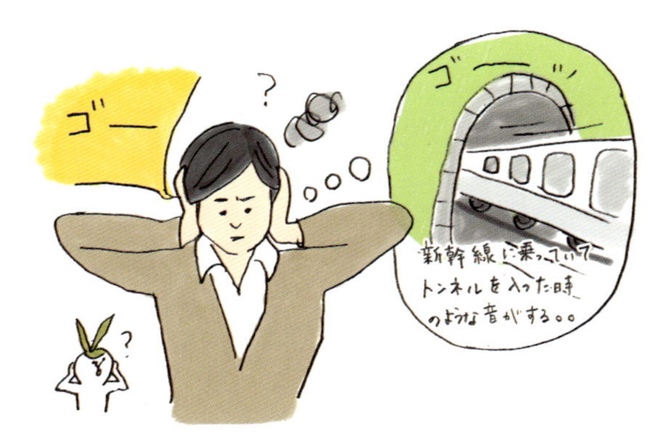
ゴー
?
ゴー
新幹線に乗っていてトンネルを入った時のような音がする。。

病気 急性低音障害型感音難聴

きゅうせいていおんしょうがいがたかんおんなんちょう

風船のようにリンパ管がふくらむ

20〜40代の若い女性に増えている難聴。突然、症状が起きて、新幹線がトンネルの中を走る時に似た「ゴォーッ」という耳なりが響きます。リンパ液の過剰分泌により、聴覚をつかさどる感覚器官・蝸牛（かぎゅう）のリンパ管が風船のようにふくらむことで起きます。低音が聞き取りづらくなる場合も。

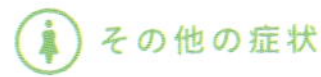

その他の症状

耳	耳
耳の中に水が入ったような、つまった感覚がする。	片方の耳だけに症状が起きやすい。

原因

蝸牛にリンパ液がたまりすぎる原因はわかっていないが、睡眠不足や心的・肉体的疲労が重なっている時に発症する場合が多い。また、一度完治しても発症をくり返す例も多くみられる。

＋α

急性低音障害型感音難聴は、突発性難聴よりも症状は軽め。「あきらかに耳が聞こえなくなった」という場合は、突発性難聴である可能性が高い。

間違いやすい病気

「突然、耳がつまって聞こえづらくなる」という共通点から、突発性難聴と診断される場合が多い。

突発性難聴 ▶ P98

DATA

- 発症年齢：20〜40代
- 発症率：—
- 受診科：耳鼻咽喉科

KEY WORD

蝸牛（かぎゅう） 中はリンパ液で満たされている。外からの振動によるリンパ液の揺れを電気信号に変えることで、脳は「音が聞こえた」と認識する。

肩のセルフチェック

肩の痛み

その肩の痛み、いつもの「肩こり」だと思っていませんか？
実は筋肉の緊張によって起こる肩コリではなく、
肩の関節が炎症を起こしていたり、
骨のゆがみで神経を圧迫しているのかも
しれません。

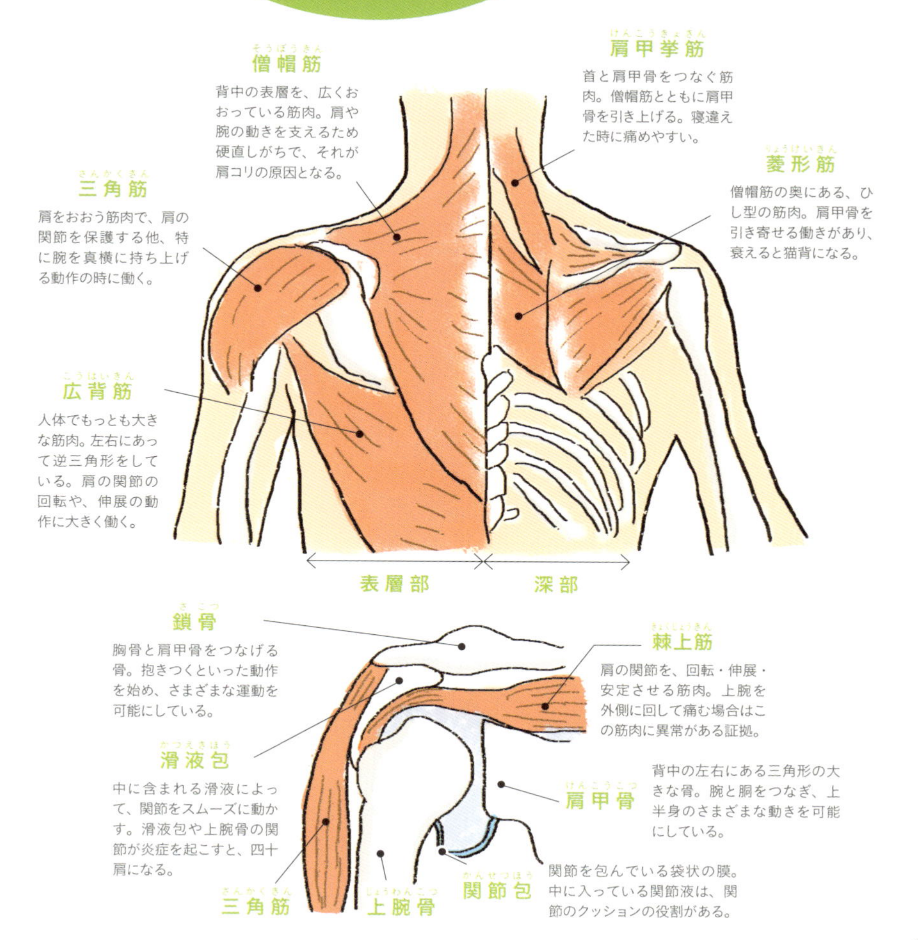

僧帽筋
背中の表層を、広くおおっている筋肉。肩や腕の動きを支えるため硬直しがちで、それが肩コリの原因となる。
肩甲挙筋
首と肩甲骨をつなぐ筋肉。僧帽筋とともに肩甲骨を引き上げる。寝違えた時に痛めやすい。
三角筋
肩をおおう筋肉で、肩の関節を保護する他、特に腕を真横に持ち上げる動作の時に働く。
菱形筋
僧帽筋の奥にある、ひし型の筋肉。肩甲骨を引き寄せる働きがあり、衰えると猫背になる。
広背筋
人体でもっとも大きな筋肉。左右にあって逆三角形をしている。肩の関節の回転や、伸展の動作に大きく働く。
表層部
深部
鎖骨
胸骨と肩甲骨をつなげる骨。抱きつくといった動作を始め、さまざまな運動を可能にしている。
棘上筋
肩の関節を、回転・伸展・安定させる筋肉。上腕を外側に回して痛む場合はこの筋肉に異常がある証拠。
滑液包
中に含まれる滑液によって、関節をスムーズに動かす。滑液包や上腕骨の関節が炎症を起こすと、四十肩になる。
肩甲骨
背中の左右にある三角形の大きな骨。腕と胴をつなぎ、上半身のさまざまな動きを可能にしている。
関節包
関節を包んでいる袋状の膜。中に入っている関節液は、関節のクッションの役割がある。
三角筋
上腕骨

肩の痛み

体のトラブルといえば、男女ともに多いのが「肩コリ」でしょう。
肩コリの原因は筋肉疲労ですが、肩の関節が痛む場合はまったく別の病気です。

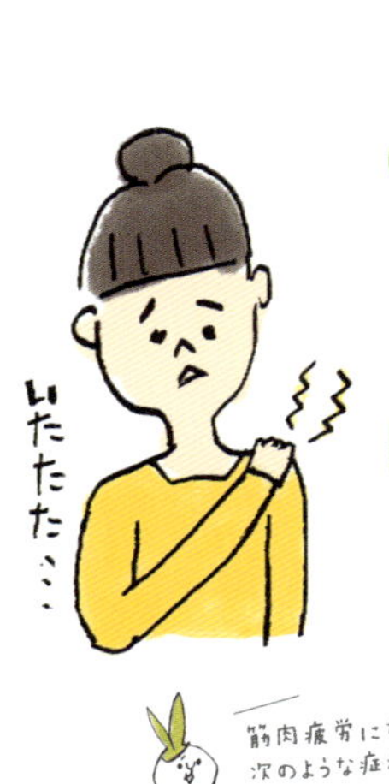

病気／01

症状 **首から肩にかけてセメントで固められたように張って痛い。**

一般的に「肩コリ」といいます。日々、重たい頭や腕を支えるだけでも、肩や首は緊張し続けています。その上、姿勢が悪いと血液の流れが悪くなり、肩の筋肉に痛みや張りが生じます。

病気

頸部筋肉疲労

けいぶきんにくひろう

DATA

- 発症年齢：あらゆる年齢
- 発症率：女性の自覚症状の中で一番多い
- 受診科：外科 整形外科

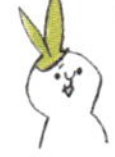

筋肉疲労に加えて、
次のような症状はありませんか？

＋

症状1 肩が痛くて腕を上下に動かせない。

症状2 肩を動かさなくても痛みが走る。

原因

関節の損傷

肩は、筋肉や腱が連結する場所。外傷や姿勢の悪さによって、その連結部分（関節）に炎症・損傷が起きると、痛みで腕が動かせません。

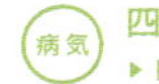
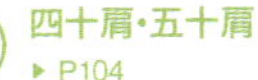

病気 四十肩・五十肩 ▸ P104

病気 関節リウマチ ▸ P105

＋

症状1 手や腕がしびれる。

症状2 何かにさわっても感触・温度を感じない。

原因

神経の損傷

腕の感覚や運動は、首の骨（頸椎）を通る神経がつかさどっています。頸椎がゆがんで神経を圧迫すると、しびれやマヒの症状が出ます。

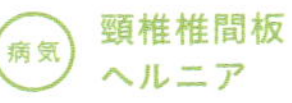

病気 頸椎椎間板ヘルニア ▸ P106

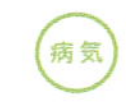
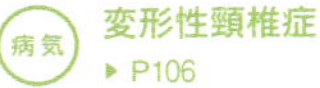

病気 変形性頸椎症 ▸ P106

＋

症状1 歯・顎（あご）も痛い。

症状2 頭痛がする。

原因

顎の関節 歯周の疾患

顎の関節やかみ合わせがズレると、顔の筋力バランスが崩れます。その崩れを補おうと姿勢がゆがむことで、一部の筋肉が緊張・疲労します。

病気 歯周病 ▸ P85

病気 顎関節症 ▸ P20

＋

症状1 マッサージをしても肩コリがラクにならない。

症状2 日を増すにつれてひどくなる。

原因

内臓の疾患

内臓に疾患があると、肩が痛むことがあります（関連痛）。その場合、いくら肩をほぐしてもラクにならず、痛みがどんどん増します。

病気 関連痛 ▸ P124

CHECK 体型によって異なる症状

症状 **だる重く、にぶい痛み。手・腕にしびれも出る。**

なで肩

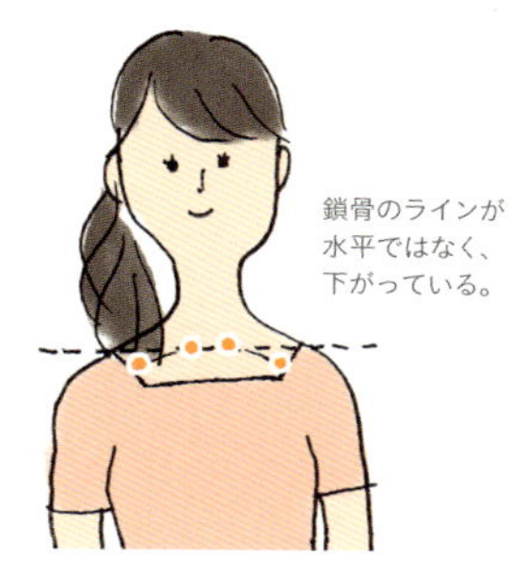

鎖骨のラインが
水平ではなく、
下がっている。

なで肩の人は、腕の重みによって肩が落ちている状態。腕を支えようとして疲労がたまり、**肩が重たく、腕も巻き込まれてしびれがち**です。

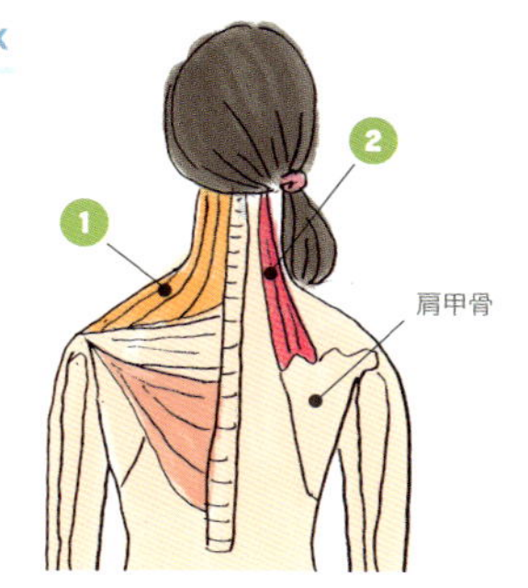

腕を支える筋肉の痛み

腕を支える筋肉❶の力が弱まると、**腕の重さに負けて筋肉が伸びます**。さらに**腕につられて下がる肩甲骨**を支えようとして、周囲の筋力❷が痛みます。

症状 **筋肉がギュッと縮(ちぢ)まったようなかたい痛み。**

いかり肩

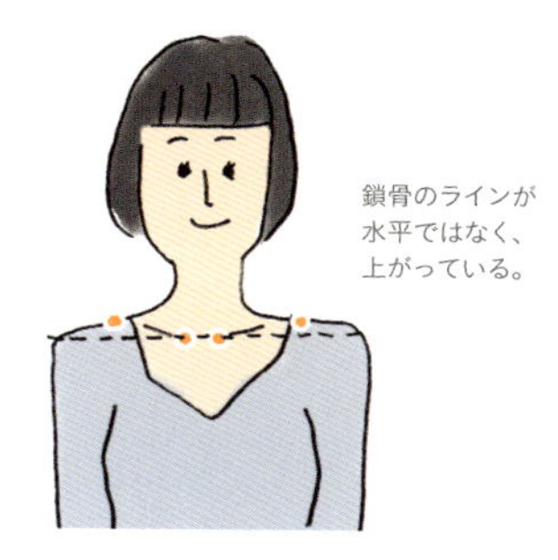

日本人女性に多いタイプ。両肩が持ち上がった形で固定し、筋肉が硬直しています。そのため、**肩がコリかたまった感じが強く、カチカチの状態**。

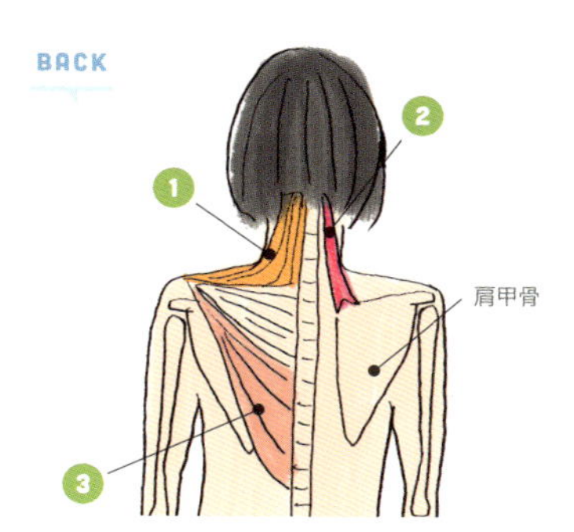

緊張している筋肉の痛み

腕を支える筋肉❶と、周囲の筋肉❷が**硬直している**状態。**下部の筋肉❸の力が弱まって肩をうまく下げられない**ことも、いかり肩になる原因です。

KEY WORD

❶僧帽筋上部線維(そうぼうきんじょうぶせんい)
首から背中にわたって広がる筋肉で、肩甲骨と鎖骨を引き上げている。重たい腕や肩を、常に支えている。

❷肩甲挙筋(けんこうきょきん)
背骨上部から鎖骨を結ぶ筋肉。背中にある骨(肩甲骨)をつり上げる。肩をすくめる動作をする時に使われる。

❸僧帽筋下部繊維(そうぼうきんかぶせんい)
僧帽筋のうち、肩の先から胸椎にかけて下方向に広がるのが下部繊維。肩や肩甲骨を下に引き下げる時に働く。

症状1
肩が痛くて腕が上がらない。

症状2
洋服を脱いだり着たりしづらく、電車のつり革に手が届かない。

進行度 | ★☆☆

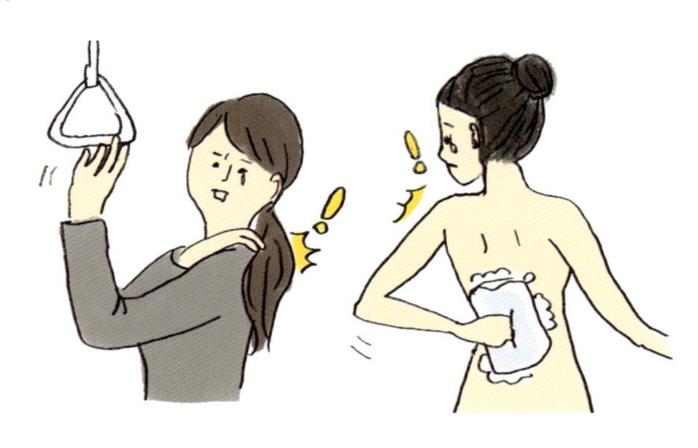

病気
四十肩・五十肩
しじゅうかた・ごじゅうかた

腕を上下水平に動かすと痛みが走る

筋肉の疲労によって起こる「肩コリ」とは違って、四十肩は肩の関節に炎症が起きます。肩から腕にかけて痛み、着替えや髪結いなど腕の上下・水平の動きをともなう動作がしづらくなります。また、肩の背中側を押しても痛くありませんが、肩の胸側を押すと痛みが出るのも特徴です。

その他の症状

肩	肩
症状がひどい場合は、安静にしていても肩が激しく痛む。	さらにひどい場合、夜寝ている時に痛みが走り目が覚める。

原因

肩関節の周辺で起こる炎症が原因。年齢とともに、関節を作る骨や軟骨(なんこつ)、靭帯(じんたい)などが弱くなり、動きが悪くなるために起こるといわれる。詳しいメカニズムはまだわかっていない。

+α

「四十肩」と「五十肩」に、症状の違いはない。40代後半から50代にかけて発症することが多いため、その病名がついている。正式名称は「肩関節周囲炎」。

間違いやすい病気

肩コリと間違いやすい。痛みが慢性的にあるのが肩コリ、動かすことで痛んだり痛みが強くなったりするのが四十肩・五十肩。

DATA

発症年齢
40代以上

発症率
—

受診科
外科 整形外科

KEY WORD

肩関節(かたかんせつ)
筋肉と骨を結ぶ腱板（けんばん）や、骨と骨を結ぶ靭帯に炎症が起こることによって四十肩・五十肩になる。

症状 1 起床時、肩・手足の関節が痛い。

症状 2 肩・手足など複数の関節が左右対称に腫れて痛む。

進行度 | ★★☆

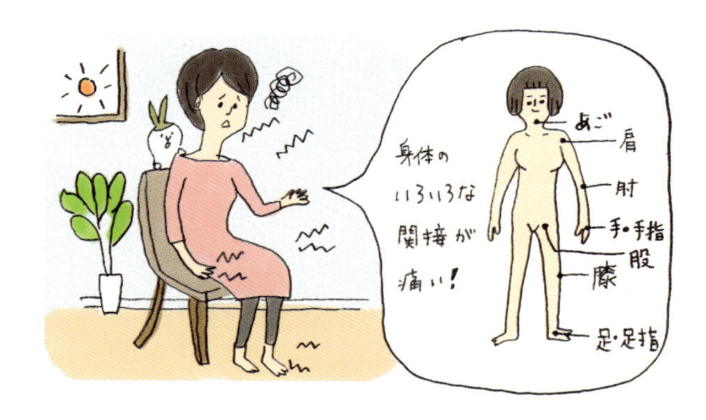

病気 関節リウマチ

かんせつリウマチ

起床時、30分以内に関節が痛み出す

炎症を起こした関節の骨や軟骨が破壊する病気。放っておくと、関節が変形するおそれも。肩や手足の関節に起こりやすく、左右対称に腫れや激しい痛みが生じます。朝、起きた時や昼寝後などの起床時に1時間以上、肩や腕の痛みが続くのも特徴。関節を動かさなくても痛みが走ります。

その他の症状

手指	全身
関節が腫れて細かな作業ができない。ものをつかみにくい。	微熱があってだるい。疲労感もある。

原因

体の免疫（めんえき）システムの異常によって発症。本来、外部からの異物を攻撃するはずの免疫が、誤って自分自身の細胞を攻撃してしまう。男女比1：4と、女性が発症するケースが多い。

＋α

起きてから30分以内に症状が出ることが多い。また、手の指の第2関節に出るのが典型例。寝起きに手のこわばりを感じた場合は要注意（詳細はP139）。

間違いやすい病気

変形性関節症（へバーデン結節）は、手の指先側の関節が左右対称に赤く腫れて痛み、関節リウマチとその症状が似ている。

DATA

発症年齢
30～50代

発症率
—

受診科
外科 整形外科
内科 リウマチ・膠原病内科

KEY WORD

腫れと痛み 痛風（つうふう）などの代謝疾患によっても関節が腫れて痛むが、関節リウマチの場合は腫れている部分がやわらかい。

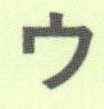

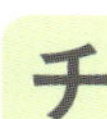

症状1 肩や首の痛み・しびれが長く続き、特に長時間、同じ姿勢で作業すると痛む。

症状2 痛みで細かな手作業ができない。

進行度｜★★★

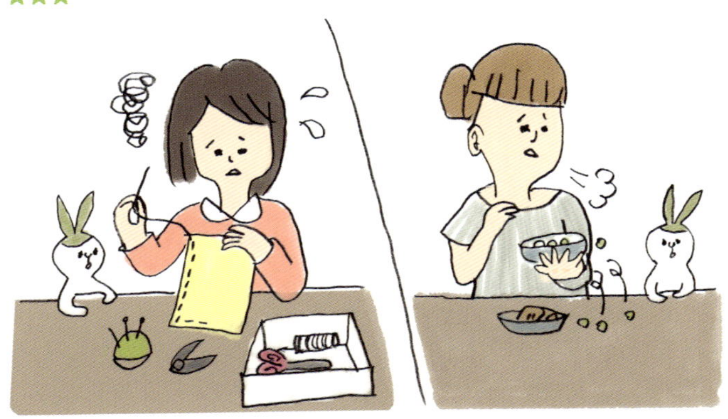

病気 変形性頸椎症

へんけいせいけいついしょう

首と肩の痛みで手作業がままならない

首の骨（頸椎）が変形してしまう病気。初期症状として、肩コリや首・肩周辺に痛みを感じます。症状の進行にともなって、痛みが慢性化。さらに進むと、ボタンをとめる・お箸（はし）を使うといった細かな作業が難しくなります。また、長い時間、同じ姿勢で作業をしていると悪化するという特徴も。

その他の症状

頭	胃
症状が進むと、痛みによる緊張状態から頭痛が起こる。	激しい痛みによって、吐き気や嘔吐（おうと）を引き起こす。

原因

加齢によって頸椎が変形し、周囲の神経が圧迫されることで発症する。30代から、そのような症状がだんだん見られるようになる。姿勢の悪さや、スポーツなどが引き金になることも。

＋α

頸椎の老化を進める原因として首ならしも危険。長時間の作業で首がこってポキポキとならすのは、ほぐれたように感じるが、実は頸椎には負担になっている。

間違いやすい病気

しびれや肩コリは更年期障害と似ているため、痛みをガマンしてしまうケースがある。

更年期障害 ▶ P195

DATA

発症年齢
40〜50代

発症率
—

受診科
外科 整形外科

KEY WORD

頸椎（けいつい） 背骨のうち、首にある7つの骨を頸椎と呼ぶ。骨同士は椎間板などで連結し、複雑な首の動きを可能にしている。

腰のセルフチェック

腰の痛み

「腰痛」と聞くと、加齢による病気と思うかもしれません。
ですが、中腰で長時間の作業をしたり、ムリな姿勢を
続けたりすると、20〜30代のうちから
発症するケースも多いのです。

頸椎

背骨の中で一番、頭側にある7つの骨。重い頭を支えて、前後左右に首を動かす働きをする。

胸椎

12個の骨で、肋骨・胸骨とともに肺や心臓を保護している。体をねじる働きもする。

腰椎

腰部にある5つの骨。腰椎や、その間にある椎間板が変形・損傷することで、腰の痛みが発生する。

仙骨

骨盤の中央で、脊椎を下から支えている土台の骨。ここがゆがむと全身に影響をもたらす。

尾骨

仙骨の下方にある。尻尾の骨が退化したもので、姿勢を安定させる役割を持っている。

脊椎

背骨といわれる部分で、中には神経が通っている。頭蓋骨の真下に続き、通常は24個の骨からなる。直立二足歩行を可能にしている。

椎間板

脊椎を構成する1つひとつの骨の間にある軟骨。衝撃をやわらげるクッションの役割を持つ。

ZOOM

骨盤

上半身と下半身をつなぎ、生殖器や内臓を守っている。歩行時は足からの衝撃を吸収し、座る時は坐骨を支点にして全身を支える。

腰椎

★腸骨

★寛骨

腸骨、恥骨、坐骨を合わせて寛骨という。

大腿骨

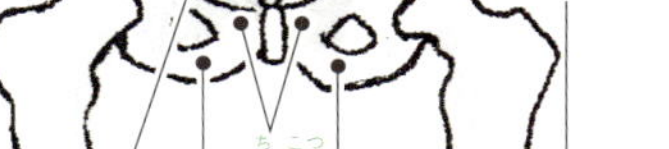

★恥骨

★坐骨

座った時に体幹を支える骨。腰から足にかけて伸びる坐骨神経が圧迫されると、下肢に痛み・しびれが出る。

仙骨

骨盤の中央にあり、体の土台となる骨。「仙人の骨」「神聖な骨」という意味を持つ。

腰の痛み

どのような動きをした時に腰が痛むのかによって、考えられる病気も変わります。
ただし急性腰痛症（ぎっくり腰）の場合は、どのような動きをしても痛みます。

病気／01

前にかがんだ時、腰が痛い。

進行度 | ★★★

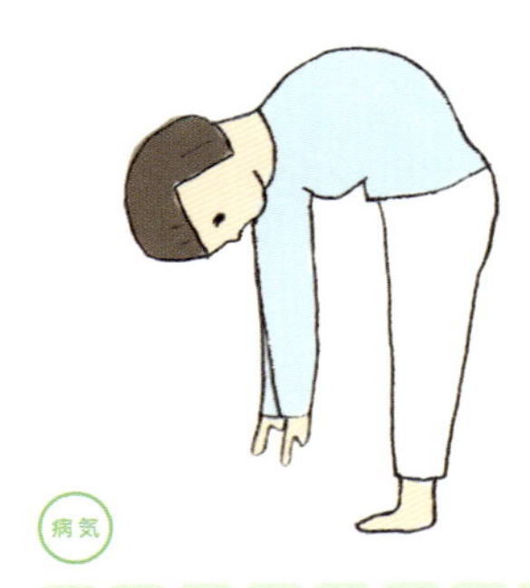

病気

腰椎椎間板ヘルニア

ようついついかんばんヘルニア

▸ P111

腰にある軟骨（椎間板）が傷つき、その一部が飛び出して神経を圧迫する病気。突然、腰が痛みますが、腰を前に曲げると、椎間板にさらに強い圧力がかかるため、症状が悪化します。

病気／02

うしろに反った時、腰が痛い。

進行度 | ★★★

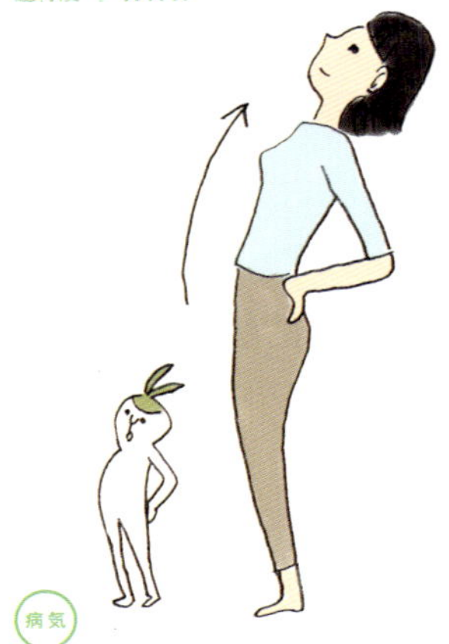

病気

変形性腰椎症

へんけいせいようついしょう

▸ P112

腰の骨が変形することで、神経が圧迫されて痛みが生じます。特に体をうしろに反らせた時、神経と周囲の組織の距離が近くなって痛みが強くなります。前かがみになると、やわらぎます。

上半身の重みと腰の負担

常に上半身を支え、姿勢のバランスを取っている腰。ただ立っているだけでも相当の負担が腰にかかり、痛みを生じやすい場所です。

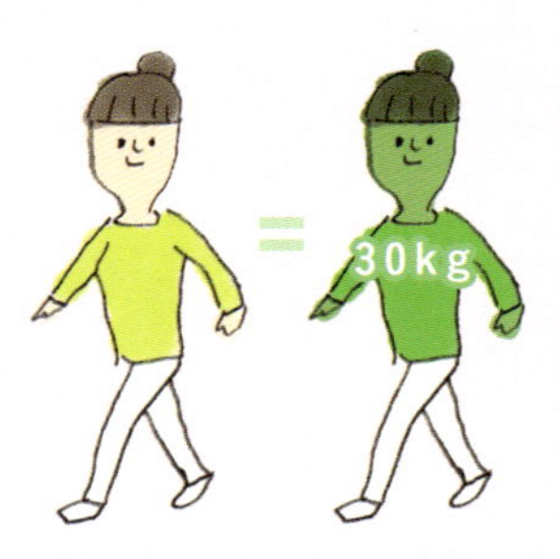

体重50kgの人の場合、30kgほどの上半身の重みが腰にかかっているといわれます。

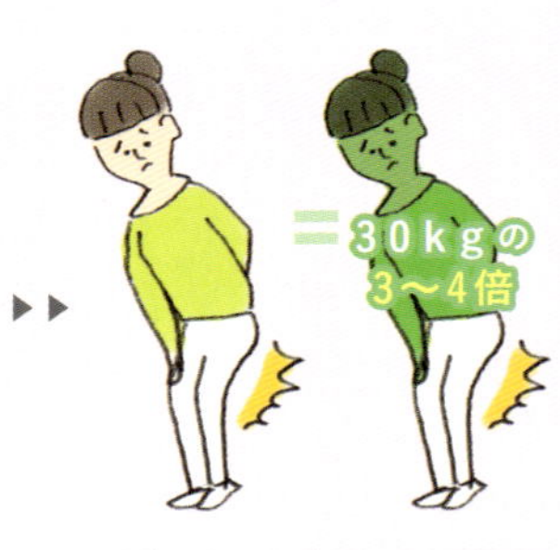

運動をすると、さらに3〜4倍の力が腰に加わり、脚（特に膝）も痛みが生じやすくなります。

病気／03

症状 立ち上がったり歩き出すと痛い。

進行度 ★★★

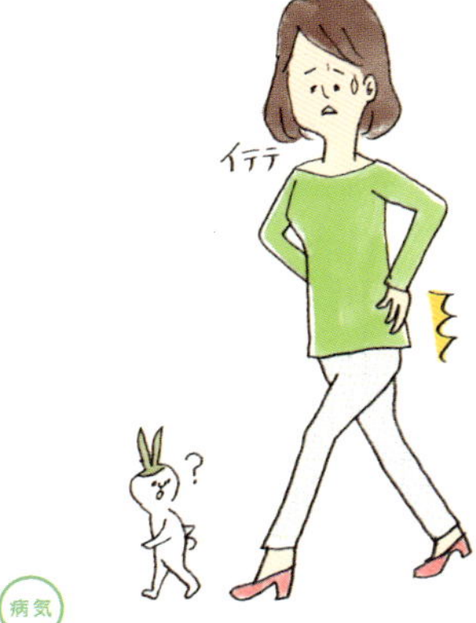

病気

変形性腰椎症

へんけいせいようついしょう

▶ P112

立ち上がりや歩き出しの時、変形した腰の骨や損傷した組織に一層の負荷がかかり、強く痛むことが多くなります。また、立っている時よりも、座っている時のほうが腰への負担は大きいといいます。

病気／04

症状1 安静にしても痛い。
症状2 日がたつにつれて痛い。

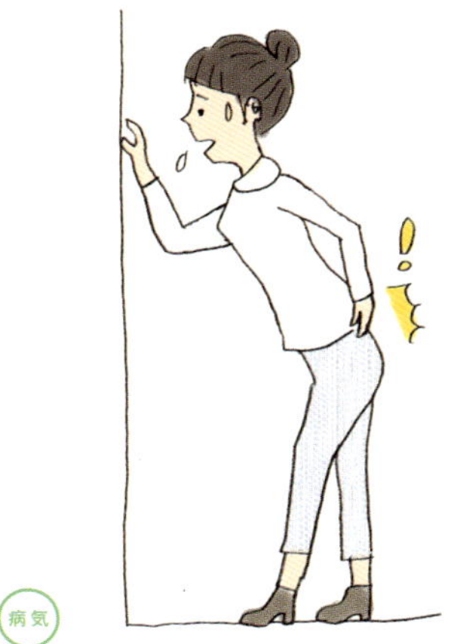

病気

内臓の疾患

▶ P124

痛みのもとが腰の筋肉や神経ではないため、どんな動きをしても、安静にしても痛み方は変わりません。また、内臓疾患の悪化とともに症状も増すため、日がたつほど腰の痛みも増します。

さまざまな姿勢と腰の負担

立った時を100として、腰への負担度を%で示したグラフ。デスクワークで前かがみになるのは腰への負担が大きいことがわかります。

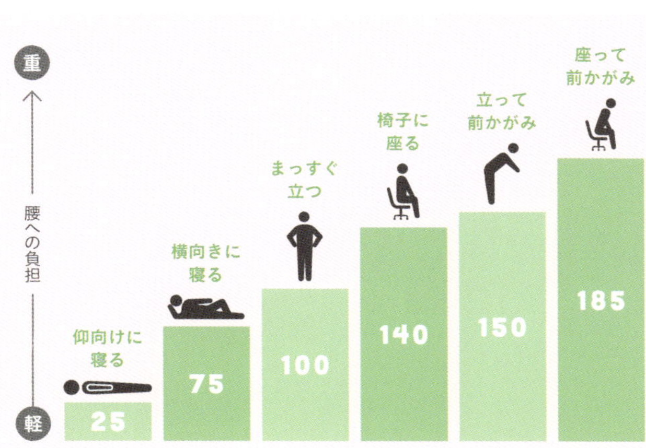

症状 重いものを持った時、腰にビキッと電流が走ったような激痛が走って、3日ほど痛みが続く。

進行度 | ★★★

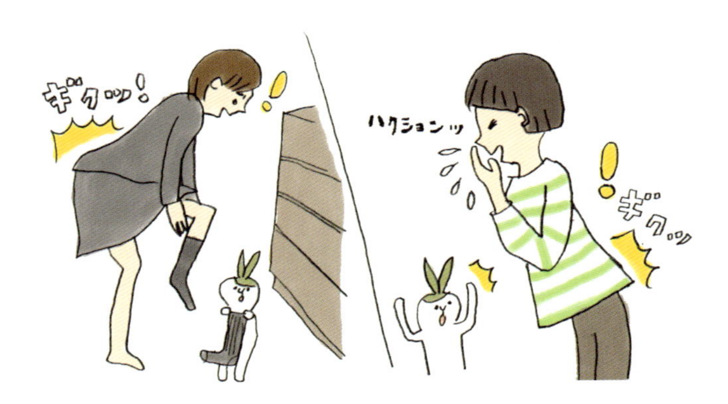

病気 急性腰痛症

きゅうせいようつうしょう

多くの人がぎっくり腰予備軍！

「ぎっくり腰」という呼び方が一般的。荷物を持ち上げる、なにげなく振り向くといった腰をひねる動作をきっかけに発症し、腰が急激に（ギクッと）痛みます。咳（せき）やくしゃみをした時の衝動で起こることも。症状が重くなると、立つことさえ困難になります。足のしびれや痛みはありません。

その他の症状

腰	腰
前兆として、腰が重たい・だるいなどの症状がある。	体が冷えた時、長時間同じ姿勢を続けた時にも起きる。

原因

腰の骨を支えている筋肉や椎（つい）間板（かんばん）などが損傷することで生じる。日常的に腰に負荷がかかっている人や、体調不良の時・疲労時に起こりやすい。

＋α

ぎっくり腰は突然なるのではなく、自覚のないまま少しずつ進行している。筋肉に疲労がたまっていたり、脊椎（せきつい）の骨がだんだん変形したりする状態で、なにかの衝動をきっかけに発症する。

間違いやすい病気

骨がもろくなる骨粗しょう症や消化器疾患など、ぎっくり腰と同じように突然、腰が痛む病気はたくさんある。

DATA

発症年齢
30代以上

発症率
—

受診科
外科 整形外科

KEY WORD

衝動（しょうどう） 靴下をはこうとしてかがんだ時、イスから立とうとした時など、なにげない行動が、ぎっくり腰発症の引き金になることがある。

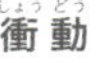

症状1 腰から足にかけて（下肢）痛み・しびれが広がる。

症状2 片方の足に力が入らず動きにくい。

進行度 ★★★

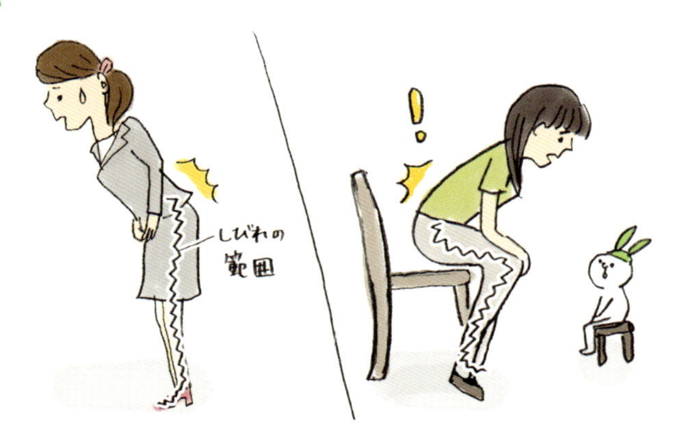

病気 腰椎椎間板ヘルニア

ようついついかんばんヘルニア

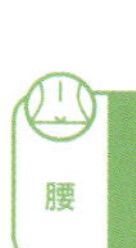

ぎっくり腰より重症 下半身がしびれる

ヘルニアは「飛び出す」という意味。腰の軟骨（椎間板）がキズつき、その一部が飛び出ることで起こります。痛める前日、中腰の姿勢で長時間の作業をした場合に発症しがち。下肢（片方）のしびれ、足に力が入らない（筋力低下）、さわった感じがにぶいなどの症状がよく見られます。

DATA

発症年齢	30〜40代
発症率	—
受診科	外科 整形外科

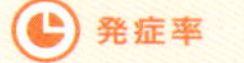

原因

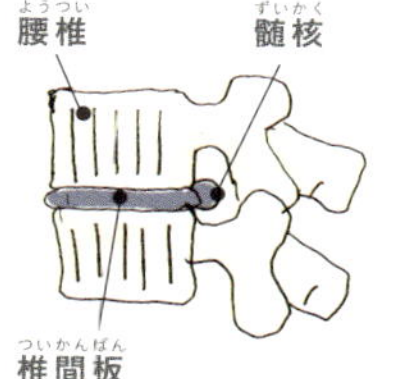

腰への負荷によって椎間板が損傷するだけでなく、本来、椎間板の内部にあるべき軟骨の組織（髄核）がはみ出し、周りの神経を圧迫することで、痛みやしびれが起こる。

＋α

急性腰痛症と比べて、痛む期間が長い、腰だけでなく下半身全体（片方の脚）にも痛みが出る、痛みに加えてマヒやしびれもあるといった特徴がある。腰椎椎間板ヘルニアのほうが重症。

間違いやすい病気

かがんだり、振り向いたりといった、腰に負担がかかる動きをすると突然、腰に激痛が走るという症状から、急性腰痛症と間違われやすい。

急性腰痛症 ▶ P110

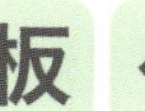
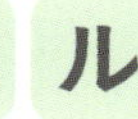
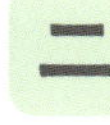

その他の症状

腰	朝、起きて顔を洗った時やあくびをした時に痛む。
尻	尾てい骨あたりが痛い。

症状 立ち上がる時など動作の始めに腰に強い痛みが走って下半身全体がしびれ、動くとだんだんラクになる。

進行度 | ★★★

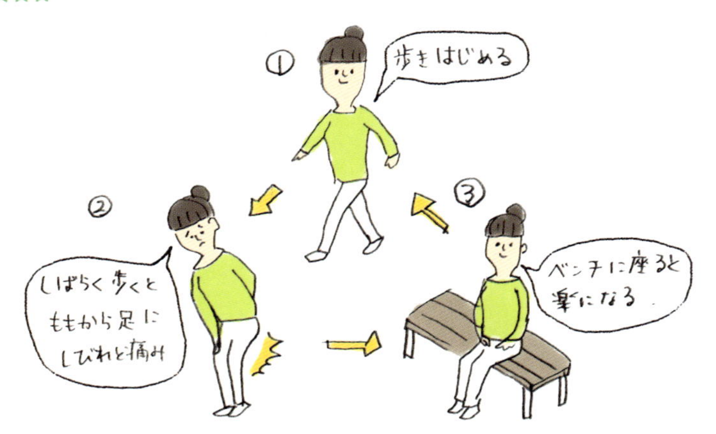
①
歩きはじめる
②
しばらく歩くと
ももから足に
しびれと痛み
③
ベンチに座ると
楽になる

病気 変形性腰椎症（脊椎症）

へんけいせいようついしょう（せきついしょう）

動き出しに激痛 神経を圧迫する

腰の骨（腰椎）や、その間にある軟骨（椎間板）の変型によって発症。寝返りを打つ時や立ち上がる時に腰がしびれて、にぶい痛みが走ります。動き出しに強い痛みを感じても、そのまま動き続けることで次第に症状がやわらぐのが特徴。症状は腰だけでなく、尻や脚など下半身全体に現れます。

DATA

- 発症年齢　40代以上
- 発症率　—
- 受診科　外科 整形外科

原因

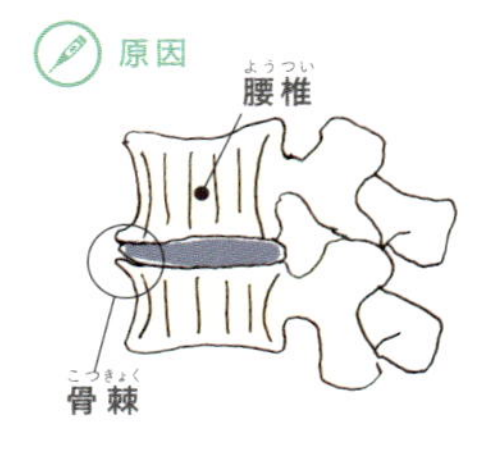

加齢によって椎間板の弾力がなくなってつぶれたり、腰椎にトゲのような突起ができて（骨棘）、神経を圧迫することで痛む。変形による不安定な状態に対応しようとして、周囲の関節部にも負担がかかる。

＋α

痛みやしびれは腰のみならず、尻や脚など下半身全体に現れ、痛む場所を特定できないのが特徴。冷えをともなう場合も。また、変形性腰椎症が起きていても、自覚がないこともある。

間違いやすい病気

血行不良による腰痛に症状が似ている。ともに、体を温めることで改善する。変形性腰椎症は、安静にしすぎると筋肉が衰え、症状がひどくなる場合がある。

KEY WORD

加齢　椎間板や筋肉の柔軟性は、加齢とともに失われる。痛みを避けた姿勢を続けることで、腰が曲がってしまうことも多い。

胃・腸・胸のセルフチェック

胸やお腹になんらかの症状が出るのは、心臓や肺、胃腸などの内臓が悲鳴を上げている証拠。症状が出る場所やトラブルの内容によっては命の危険がある怖い病気もあります。

胃・腸の痛み

胸の痛み

尿の異常

便の異常

肛門の異常

肺
呼吸をつかさどる器官。酸素を体内に取り入れ（吸気）、二酸化炭素を体外に出す（呼気）。

咽頭

甲状腺

心臓
全身にきれいな血液を送り出し、汚れた血液を回収して肺に送るポンプの役割がある。

肝臓
栄養をエネルギーに変える、ブドウ糖をたくわえるなど500以上の働きをする。肝臓が不調でも自覚しづらいため、「沈黙の臓器」と呼ばれる。

気管

動脈

静脈

横隔膜
胸と腹部を分ける薄いドーム状の筋肉。縮むと肺が空気を吸い込み、ゆるむと出す。

胆のう
食べ物の脂肪分を消化する汁（胆汁）をたくわえる場所。食べ物が体内に入ると、十二指腸に胆汁を送り、消化を助ける。

膵臓
消化液やホルモンを分泌する臓器。胃のうしろにあるため、病気があっても見つけにくい。

脾臓
血液中に侵入した細菌や異物に対抗する「リンパ球」を作り出したり、血液の成分をたくわえたりする。

胃
摂取した食物を一時的にたくわえる袋。胃酸によって消化したあと、十二指腸へ送り出す。

十二指腸
胃から送られてきた食べ物を、さらに消化して小腸へ送る。

小腸
大腸とつながる、長さ6mほどの筋肉の管。曲がりくねっている。

大腸
肛門の手前にある消化管の一部。大腸に入った内容物から水分と塩分を吸収し、残りを肛門へ運ぶ。

盲腸
大腸の一部。先っぽから虫垂が飛び出している。虫垂は炎症を起こしやすく、虫垂炎がひどくなると摘出する手術が必要になる。

虫垂

膀胱
尿を一時的にためて、ある程度の量になると外へ排出する。400～500mlほどの貯蔵が可能。

病気／01

症状 急に、胃がキリキリと痛み出して腹痛と下痢(げり)をくり返す。

進行度 | ★★☆

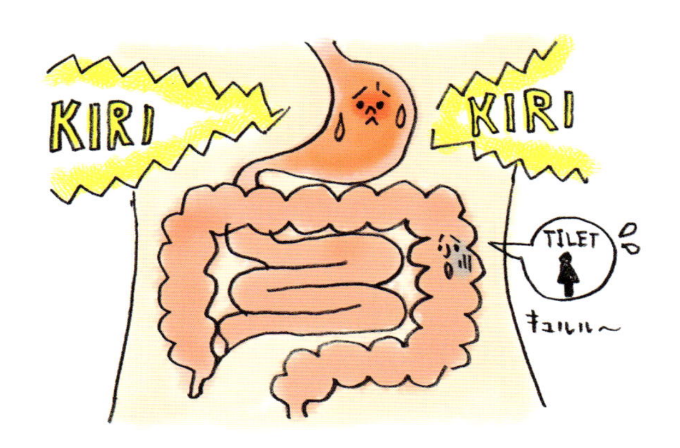

病気 急性胃腸炎

きゅうせいいちょうえん

ノロウイルスやO-157の可能性も

ウイルスや細菌に感染する「感染性胃腸炎」と、心的疲労が原因で起こる「神経性胃腸炎」があります。感染性胃腸炎は急激に激しい腹痛や下痢、嘔吐(おうと)などの症状が現れる一方、神経性胃腸炎は心的疲労や暴飲暴食による胃腸の疲労が引き金となり、胃がキリキリと痛み出して悪化します。

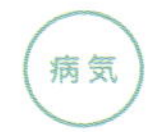

その他の症状

全身	その他
下痢によって、唇が乾燥するなどの脱水症状が起こる。	人によっては、40度近い高熱が出る場合もある。

原因

感染性胃腸炎は、食べ物などを介して細菌やウイルスが体内に入ることで発症する。ウイルス性ではノロウイルス、細菌性ではO-157などが有名。細菌性はウイルス性よりも重症化しやすい。

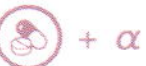

＋α

心的疲労や暴飲暴食といった胃腸への負担に関して、まったく覚えがないのに、急激に腹痛や吐き気などの症状が出た場合は感染性胃腸炎の可能性が高い。

間違いやすい病気

実際、感染性胃腸炎か神経性胃腸炎か、症状から見分けるのは難しく、病院へ行っても特定できないことが多い。

DATA

- 発症年齢：あらゆる年齢
- 発症率：—
- 受診科：内科 消化器内科

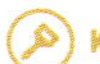

KEY WORD

ノロウイルス ウイルス性食中毒を引き起こす生物。11～1月の冬の時期に流行する。食中毒の総発生数の40％がノロウイルスによるもの。

症状
1 睡眠中や早朝などの空腹時
上腹部・みぞおちににぶい痛みを感じる。

症状
2 食事を摂ると、痛みは治まる。

進行度 | ★★☆

病気 十二指腸潰瘍

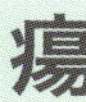

じゅうにしちょうかいよう

ピロリ菌に負けて十二指腸がただれる

「十二指腸」とは胃と小腸をつなぐ消化管、「潰瘍」とはただれのこと。つまり、胃酸によって十二指腸の粘膜(ねんまく)がキズつき、ただれる病気です。上腹部や胃、みぞおちに、継続的ににぶい痛みを感じます。特に、空腹時に症状が悪化することが多く、ものを食べると痛みが軽減するのが特徴です。

その他の症状

胃・腸	便
食欲不振や胸やけ、吐き気、腹部の張りを感じる。	潰瘍から出血がある場合、黒い泥のような便が出ることも。

原因

胃酸の分泌が高くなり、十二指腸の粘膜を傷つけることで発症。これまではストレスが主な原因とされてきたが、近年、ピロリ菌の感染が発症に深く関わっていることがわかっている。

＋α

十二指腸潰瘍と似ている病気に胃潰瘍がある。潰瘍ができる場所が異なるが（胃または十二指腸）、症状や原因は似ている。両方を合わせて消化性潰瘍という。

間違いやすい病気

胃潰瘍は食後に痛むことが多く、かかりやすい年齢層は40～60代。患者が若年の場合は十二指腸潰瘍の場合が多い。

DATA

発症年齢
30～40代

発症率
―

受診科
内科 消化器内科

KEY WORD

ピロリ菌(きん)
胃の中に生息する細菌。子どもの頃に口から体内に入り、そのまま持続感染するといわれる。酵素（こうそ）を作って胃や腸の粘膜を直接キズつけ、潰瘍や胃ガンを引き起こすといわれる。

症状 食事を始めてすぐお腹がいっぱいになったように感じてそれ以上、食べられなくなる。

進行度 | ★★☆

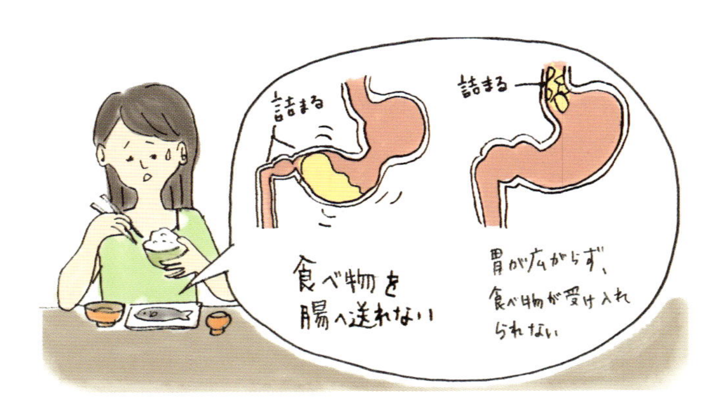

病気 機能性ディスペプシア

きのうせいディスペプシア

近年、認定された病気 4人にひとりが発症する

胃の中にある食べ物を、十二指腸へ送り出せなくなる病気。主な症状は、すぐお腹がいっぱいになる早期満腹感、食後のもたれ感など。症状は慢性的に続きますが、検査を行っても異常が見つからない場合がほとんど。命にかかわる病気ではありませんが、日々わずらわしい思いをします。

その他の症状

胸

人によっては、吐き気や嘔吐（おうと）をともなう。

胸

みぞおちが焼けるような感覚がして、げっぷがよく出る。

原因

近年、新しく認定されるようになった病気。心的・肉体的疲労を引き金に自律神経のバランスが崩れ、胃の働きが悪くなることで起こる。以前は、慢性胃炎や神経性胃炎と診断されていた。

＋α

「ストレスで胃が痛くなるなんて気が弱い」「気の持ちようで治る」といわれることも多かったが、胃の運動が低下するのはれっきとした病気である。

間違いやすい病気

似た症状から胃潰瘍や十二指腸潰瘍と疑われることがあるが、機能性ディスペプシアの場合、潰瘍などの異常はない。

DATA

発症年齢
30〜50代

発症率
4人にひとり

受診科
内科 消化器内科

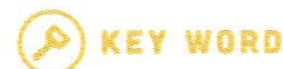

KEY WORD

十二指腸（じゅうにしちょう）
名前の由来は指12本を横に並べた長さだが、実際は25cmほどある。胃で消化された食べ物に胆汁などの消化液を混ぜ、腸に送る。

症状 ①
食事をするたびに数時間、胸やけが続く。

症状 ②
食後関係なくげっぷがよく出る。

進行度 | ★★☆

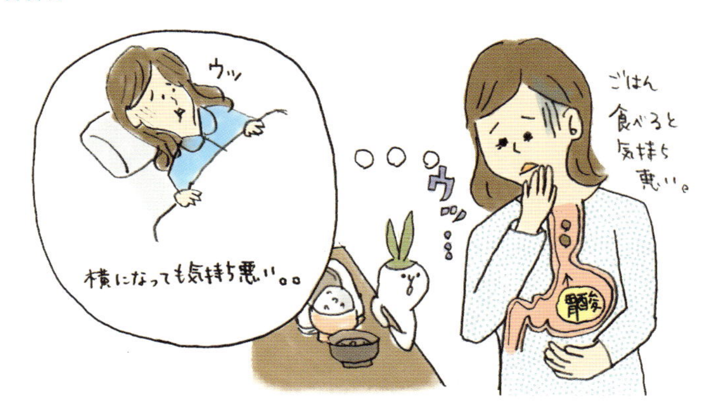
ウッ
横になっても気持ち悪い。。
ごはん
食べると
気持ち
悪い。
ウップ…
胃酸

病気
逆流性食道炎
ぎゃくりゅうせいしょくどうえん

胃と食道の間の筋肉がゆるんで胃酸が逆流する

胃酸の逆流によって、食道の粘膜が炎症を起こしている状態。食後に胸焼けがする、ひんぱんにげっぷが出る、甘ずっぱいものがこみ上げる、喉がつまったような感覚が代表的な症状。1つひとつは生活に支障をきたす症状ではありませんが、放置すると食道ガンの危険性が高まります。

その他の症状

声	口
喉がつまって声がかすれたり、高い声が出なくなる。	口臭がキツくなる傾向がある。

原因

食道と胃のつなぎ目にある筋肉（下部食道括約筋）の機能が低下して、胃から食道へ胃酸が逆流してしまう。酸の強い胃酸によって食道が刺激を受け、炎症を引き起こす。

＋α

肥満体質や喫煙、猫背が影響する他、子宮で胃が圧迫される妊娠中の女性や、食道の筋力が低下した高齢者、脂っこいものが好きな人が発症しやすい。

間違いやすい病気

食べすぎや飲みすぎによる一時的な胃もたれと考えてしまうことが多い。食事のたびに毎回、胃もたれする場合は要注意。

DATA

発症年齢
あらゆる年齢

発症率
—

受診科
内科 消化器内科

KEY WORD

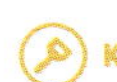

下部食道括約筋（かぶしょくどうかつやくきん）
ふだんは胃の内容物の逆流を防ぐため閉じているが、食べ物を飲み込む時だけゆるみ、胃に落ちやすくしている。

症状
❶ みぞおち周辺がズキズキと痛み出し時間がたつと、痛みが右下へ移動する。

症状
❷ 発熱や吐き気も一緒に起こる。

進行度 | ★★☆

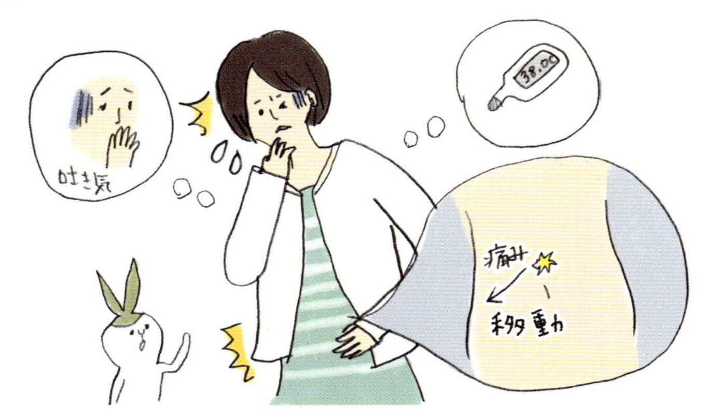

病気
虫垂炎
ちゅうすいえん

発症から24時間以内ただちに治療を

「盲腸(もうちょう)」とも呼ばれる病気で、大腸から突き出た虫垂(ちゅうすい)という器官に炎症が起きます。初期段階では、みぞおちが痛みますが、時間の経過とともに痛みが下部へ移動し、最後は右下腹部が痛みます。痛みが強くなった段階で自然に治ることはなく、抗生剤で治療をするか、手術で切除を行います。

その他の症状

その他	その他
腹痛に合わせて、吐き気や嘔吐(おうと)も起こる。	37～38度の発熱をともなうことがある。

原因

原因のひとつは、虫垂に大腸菌などの細菌やウイルスが侵入すること。その他、便が石のようにかたくなって虫垂につまる、心的・肉体的疲労、暴飲暴食、便秘によって発症するとも。

+α

時間が進むとともに悪化するため、早期発見が重要。治療の目安は24時間以内。それ以降になると虫垂組織が壊死(えし)して、腹膜炎(ふくまくえん)を引き起こすこともある。

間違いやすい病気

似た症状の病気が多い。そのひとつが急性胃腸炎。下痢がある場合は胃腸炎の可能性が高い。

急性胃腸炎 ▶ P114

DATA

発症年齢
10～40代

発症率
15人にひとり

受診科
内科 消化器内科

KEY WORD

虫垂(ちゅうすい) 大腸の一部・盲腸からぶら下がる、小指ほどの器官。無用の器官といわれたが、近年、免疫に関係する役割を持つことがわかっている。

症状 電車の中・試験中・商談中など トイレに行けない状況の時に限って 突然、激しい腹痛に襲われる。

進行度 ★★★

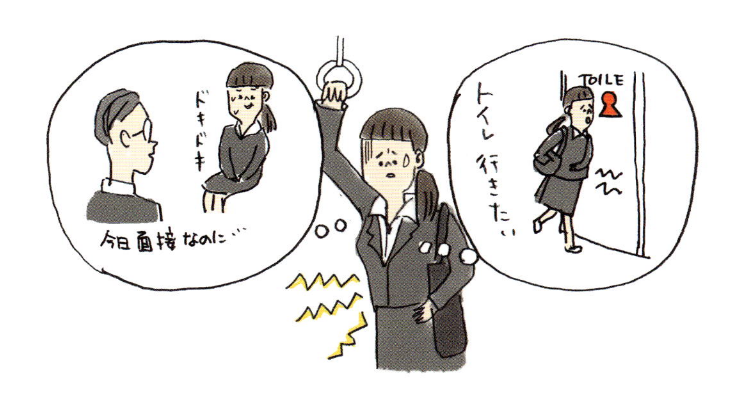
ドキドキ
今日面接なのに…
トイレ行きたい
TOILE

病気 過敏性腸症候群

かびんせいちょうしょうこうぐん

不安や緊張がダイレクトに腸に響く

朝、通勤の電車の中で、急にお腹(なか)が痛くなって駅のトイレに駆け込んだという経験はありませんか。それは、自律神経の乱れによって起こる過敏性腸症候群です。症状は下痢タイプと便秘タイプに分けられ、交互にくり返す場合も。お腹にガスがたまりやすくなるという人もよくいます。

その他の症状

頭	便
自律神経の乱れから、頭痛を併発する場合もある。	下痢タイプの場合は一度、便を出すと症状がやわらぐ。

原因

脳と腸は自律神経でつながっている。脳が精神的圧迫を受けると、自律神経を介してストレスが胃腸に伝えられる。すると、腸が正常に働かなくなり、便通異常が発生するというしくみ。

＋α

「今、お腹が痛くなると困る」という時に限って症状が出やすい。これは「下痢になったらどうしよう」という不安や緊張感が、症状を悪化させるため。

間違いやすい病気

便通異常や腹痛などは、大腸ポリープや大腸ガンにも共通する症状で、見落とされがち。

大腸ガン ▶ P129

DATA

発症年齢
10〜40代

発症率
10人にひとり

受診科
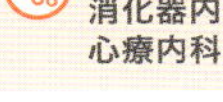
消化器内科
心療内科

KEY WORD

自律神経(じりつしんけい) 腸を動かす、血液を流すなど自分の意思では動かせない体の機能をコントロールする。交感神経と副交感神経の2種類ある。

病気／07

症状1 **坂道や階段を駆け上がった時、ギューッと締めつけられるように胸が痛む。**

症状2 **胸の痛みは5〜10分ほどで治まる。**

進行度 | ★★☆

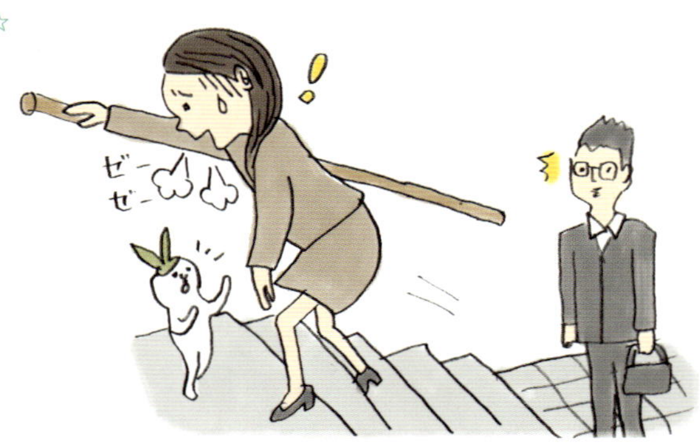

病気

労作性狭心症

ろうさくせいきょうしんしょう

血流が悪くなり胸が締めつけられる

心臓を取り巻く動脈(冠動脈)の幅がせまくなり、血流がとどこおる病気。坂道を上った時など、体を動かした時に症状が現れます。押さえつけられるような胸の痛み、息苦しさをともなう発作が起こりますが、安静にすると5〜10分で治まるのが特徴。精神的に興奮した時にも起こります。

その他の症状

胸	全身
食後や寒冷時、胸の締めつけや痛みが悪化することが多い。	胸の痛みとともに、肩や歯など広範囲に痛みが広がる。

原因

体を動かすと、筋肉がより多くの酸素を必要とする。そこで、心臓が活発に働いて血流をよくし、酸素を運ぼうとする。ところが、冠動脈がせまくなっていると血流がとどこおる。

+α

冠動脈の約75%がふさがると、狭心症の症状が現れる。さらに、完全につまった状態を心筋梗塞という。動脈硬化によって冠動脈は狭くなる。

心筋梗塞 ▶ P122

間違いやすい病気

肋骨に沿って胸の痛みを感じる肋間神経痛は、間違えやすい病気のひとつ。狭心症と同様、息苦しさも感じる。

DATA

発症年齢
50代以上

発症率
—

受診科
内科 循環器内科

KEY WORD

動脈硬化 心臓から送り出される血液を全身に運ぶ動脈が、加齢によってかたくなること。血管の中がせまくなり、血流がとどこおる。

症状
① 睡眠中などの安静にしている時、胸が締めつけられるように痛む。

症状
② 胸の痛みは5～15分ほどで治まる。

進行度 ★★☆

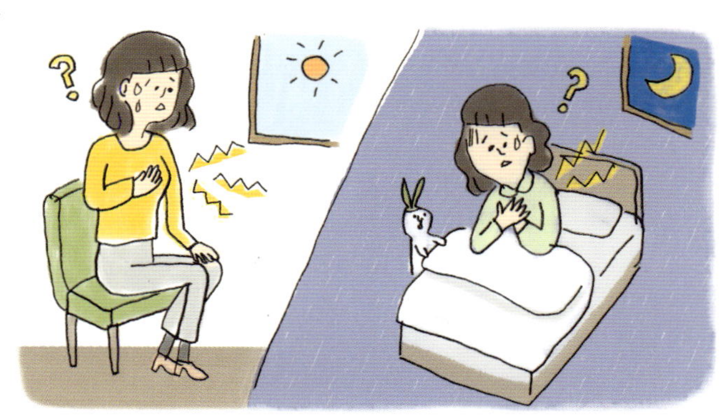

病気
安静時狭心症
あんせいじきょうしんしょう

突然、心臓の動脈がけいれんを起こす

睡眠中など体を動かさず安静にしている時に、締めつけられるような胸の痛みを感じ、圧迫感や息苦しさをともないます。激しい痛みが突然、現れるのではなく、痛みが次第に強くなるのが特徴。左腕や左肩、みぞおちなどに、圧迫感のある痛み（放散痛）を感じることもあります。

その他の症状

胸	喉・顎・歯
胸は痛くないのに、放散痛だけ起こる場合もある。	喉（のど）から顎（あご）、歯にかけて痛みを感じる。

原因

心臓を取り巻く冠動脈（かんどうみゃく）がけいれんを起こして細くなり、血流がとどこおる。すると、心臓の筋肉（心筋（しんきん））が酸素不足になり、引きしぼられるような胸（心臓周辺）の痛みが発生する。

＋α

交感神経の緊張により血管が収縮しやすい、明け方から午前中にかけて発症することが多い。また、睡眠中や寒冷時、飲酒した時にも症状が起きやすい。

間違いやすい病気

狭心症は、発作のタイミングや頻度、発作の原因となる冠動脈の状態などによって、他にも細かく分類されている。

DATA

発症年齢
50代以上

発症率
―

受診科
内科 循環器内科

KEY WORD

放散痛（ほうさんつう）
その病気とは直接、関係のなさそうな部位に痛みが生じること。異なる部位の痛みだと脳が勘違いをして発生するといわれる。

症状
① 突然、胸をキリで刺されたような強烈な痛みが走って30分以上続く。

症状
② 冷(ひ)や汗(あせ)が出て、吐き気も起こる。

進行度 | ★★★

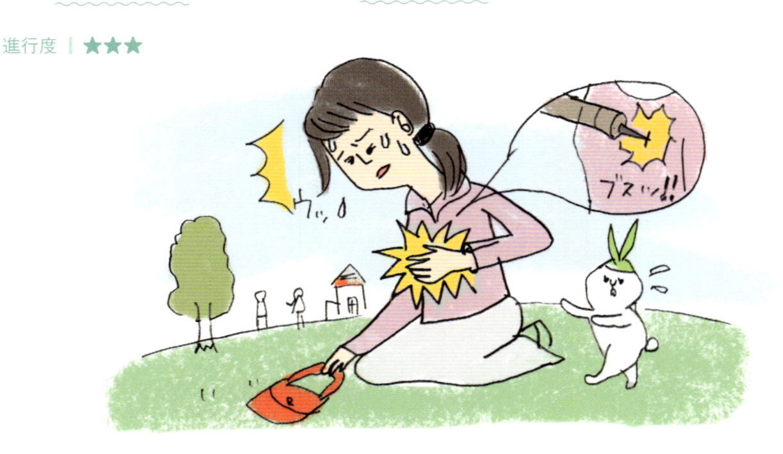

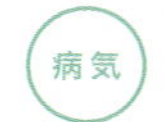

心筋梗塞

しんきんこうそく

血管がつまって心臓に血が流れない

心臓の筋肉(心筋)に流れる血液量が減ってしまう狭心症(きょうしんしょう)(P120～121)より重度で、**血液が完全に流れなくなる**。胸が痛むだけでなく、呼吸困難や吐き気、冷や汗も起こり、**30分以上、症状が続きます**。発症後すぐ、心筋が壊死(えし)して**数時間以内に約3割が死亡する**、とても危険な状態。

その他の症状

胸	全身
前ぶれとして、胸が締めつけられるような圧迫感がある。	背中や喉(のど)、顎(あご)、歯が痛む(放散痛)。

原因

動脈硬化によって心筋に血液が流れにくくなる**狭心症を経て、血管が完全につまることで発症**。加齢や食生活が主な原因。狭心症の症状が出ないまま心筋梗塞が起こる場合もある。

＋α

寒冷時、特に冬の朝に発作が起きやすい。理由は寒さによって血管が収縮し、血液が通りづらくなるため。**朝は血圧や心拍数が上がりやすい**ことも原因。

間違いやすい病気

発作が数分で治まる狭心症を経て、発症するケースが多いため誤解しやすい。**心筋梗塞の場合は、症状が30分以上続く**。

DATA

発症年齢
40～80代

発症率
—

受診科
内科 循環器内科

KEY WORD

壊死(えし) 体の一部の組織や細胞が死んでしまうこと。原因は、酸素や栄養が不足する、細菌やウイルスに感染することなど。

症状❶ 胸の痛み・激しい咳・38度以上の熱が1週間以上、続く。

症状❷ ネットリした黄・緑色の痰が出る。

進行度｜★★☆

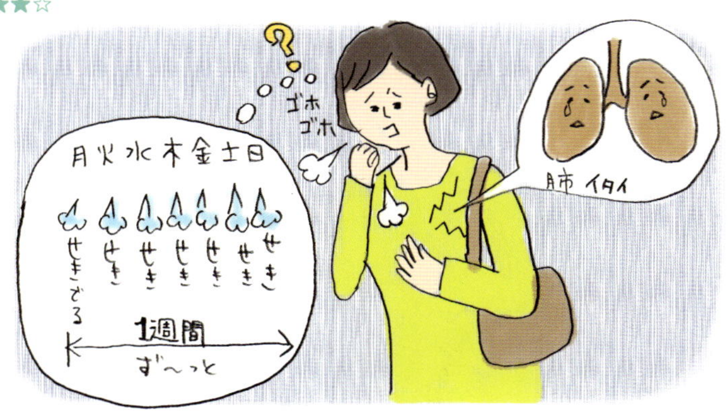

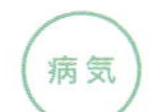

病気 肺炎

はいえん

1週間以上続いたら風邪ではなく肺炎

肺の組織が細菌やウイルスなどの病原体に感染することで、炎症が起きます。病原体の種類によって症状は異なりますが、多くの場合、胸の痛みや激しい咳、38度を超える高熱が1週間以上、続きます。また、粘着性の高い黄色や緑色の痰が出たら、体内で炎症が起こっている証拠です。

その他の症状

顔・唇	咳
悪化すると血液中の酸素が不足して顔や唇が紫色になる。	肺の奥から咳が出て、片方の肺が痛い。

原因

通常、体内に入った細菌やウイルスは、免疫によって排除される。しかし、加齢や病後、心的疲労によって免疫力が低下すると、排除しきれなかった病原体が肺に侵入する。

＋α

風邪か肺炎かの見きわめは難しい。通常、38度以上の熱が1週間続くようなら肺炎を疑ってよい。ただし高齢の方の場合、熱が出ないこともある。

間違いやすい病気

咳・発熱・痰など、風邪の症状と似ているが、それぞれの症状は風邪よりも重い。

風邪 ▶ P68

DATA

発症年齢
あらゆる年齢

発症率
—

受診科
内科 呼吸器内科

KEY WORD

肺（はい） 体内に取り込んだ酸素と、体内にある二酸化炭素を交換する器官。ここに炎症が起こると、咳や息苦しさを覚える。

痛む場所で見分ける内臓の病気

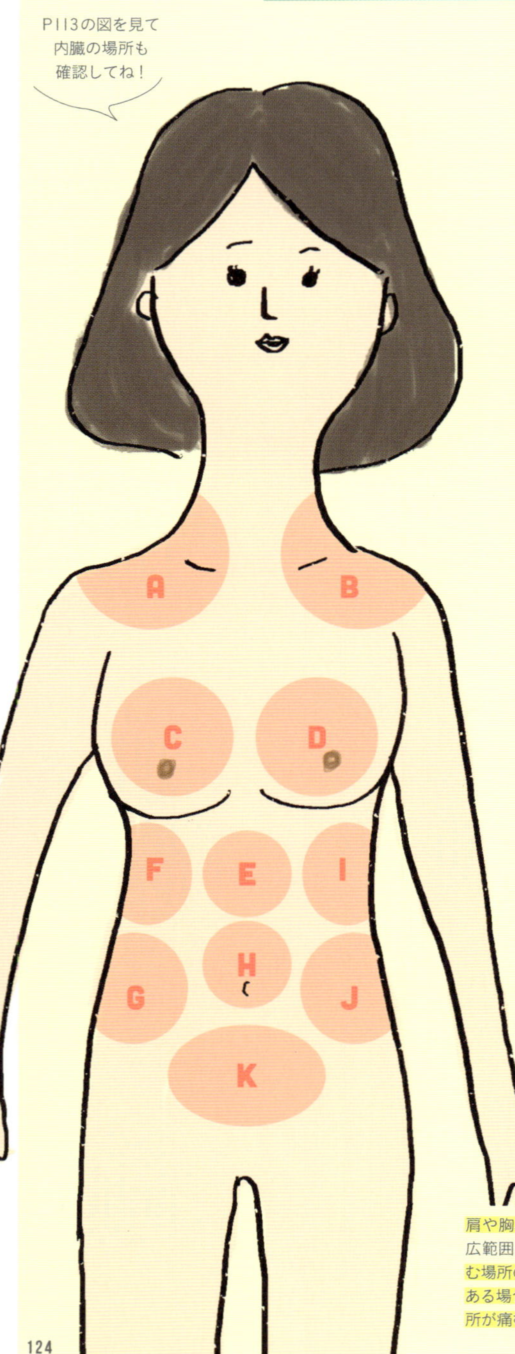

B D E

心臓の病気

左胸には重要な臓器が集まる。心臓の病気によってズキズキと痛む場合も。

病気 狭心症 ▶P120-121
心筋梗塞 ▶P122

A C F

胆のうの病気

胆管などに胆石がつまることで、右胸にズキズキと激しい痛みが生じる。

病気 胆石症
胆のう炎

A C F

肝臓の病気

肝臓が右上腹部にあることから、右側に突き刺すような痛みが走る。

病気 アルコール性肝炎
肝硬変

D

血管の病気

大動脈は心臓の左心房から出ている太い血管。左胸がズキズキと痛む。

病気 大動脈瘤

C D

肺の病気

長引く咳によって胸にギュッとしめつけられるような痛みが走る。

病気 胸膜炎
肺炎 ▶P123

E H

胃腸の病気

みぞおち・へそ部は胃腸がある場所。痛みを感じる神経が集まっている。

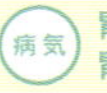

胃炎
胃潰瘍
十二指腸潰瘍
▶P115

E G

盲腸の病気

最初はみぞおち周辺が痛むが、虫垂のある右下腹部に痛みが移動する。

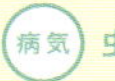

虫垂炎 ▶P118

E I

膵臓の病気

みぞおちから左の脇腹（上部）が痛む。背中の左側にも痛みが広がる。

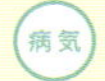

膵炎
膵臓ガン

J

大腸の病気

左下にあるS状結腸の便・ガスの蓄積によりキリキリとした痛みが走る。

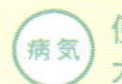

便秘
大腸ガン ▶P129

K

子宮・卵巣の病気

下腹部にある子宮・卵巣のトラブルにより、えぐられるような痛みが出る。

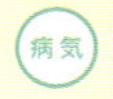

卵管炎 ▶P203
卵巣炎 ▶P203
子宮内膜症
▶P200

K

膀胱の病気

膀胱が急激に縮まることで、ズシリと圧迫されるような痛みが出る。

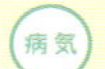

膀胱炎 ▶P126

肩や胸、みぞおち、腹部、下腹部と広範囲にわたって症状が出ます。痛む場所の近くにある内臓にトラブルがある場合が多いのですが、離れた場所が痛むことも。

N S

胆のうの病気

右側にある大胸筋は胆のうと神経がつながっている。鋭い痛みが現れる。

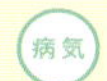

胆石症
胆のう炎

L

肺の病気

肺の疾患によって咳込むと、肺の裏側である背中に痛みとコリが出る。

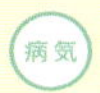

肺炎 ▶ P123
肺結核 ▶ P94
気管支炎 ▶ P91

N P

肝臓の病気

右側の大胸筋と肝臓が神経でつながっているため、右肩がこって痛い。

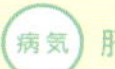

肝炎

M

心臓の病気

心臓の痛みを伝える神経が左肩を通っている。ズシリと重い痛みが出る。

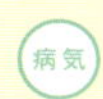

狭心症 ▶ P120-121
心筋梗塞 ▶ P122

L Q

血管の病気

大動脈瘤の場合、左胸の他に脊柱に沿って痛みが出ることも多い。

大動脈瘤

Q

胃腸の病気

へその周辺とともに背中側も痛む。十二指腸潰瘍は空腹時に症状が出る。

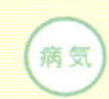

十二指腸潰瘍
▶ P115

S U

盲腸の病気

右下腹部にある盲腸の先端（虫垂）が細菌に感染。ガマンできない痛み。

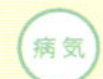

虫垂炎 ▶ P118

O

膵臓の病気

膵炎の場合、食事をすると痛みが強まることが多く、広範囲が痛む。

膵炎
膵臓ガン

R S

腎臓の病気

腎臓に疾患がある場合は腰痛が現れる。大腰筋と腎臓は神経でつながる。

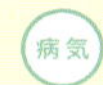

腎盂腎炎
腎結石

R S

尿路の病気

突然、激痛が走ったり、痛みが消えたりといった症状をくり返すことも。

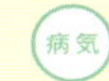

尿路結石症
▶ P127

V

大腸の病気

腸管全体に異常が生じることで、ねじられるような痛みに苦しむ。

大腸ポリープ
大腸ガン ▶ P129

V

子宮・卵巣の病気

腹部だけでなく、腰にも痛みが出る。不正出血をともなう場合が多い。

卵管炎 ▶ P203
子宮内膜症
▶ P200

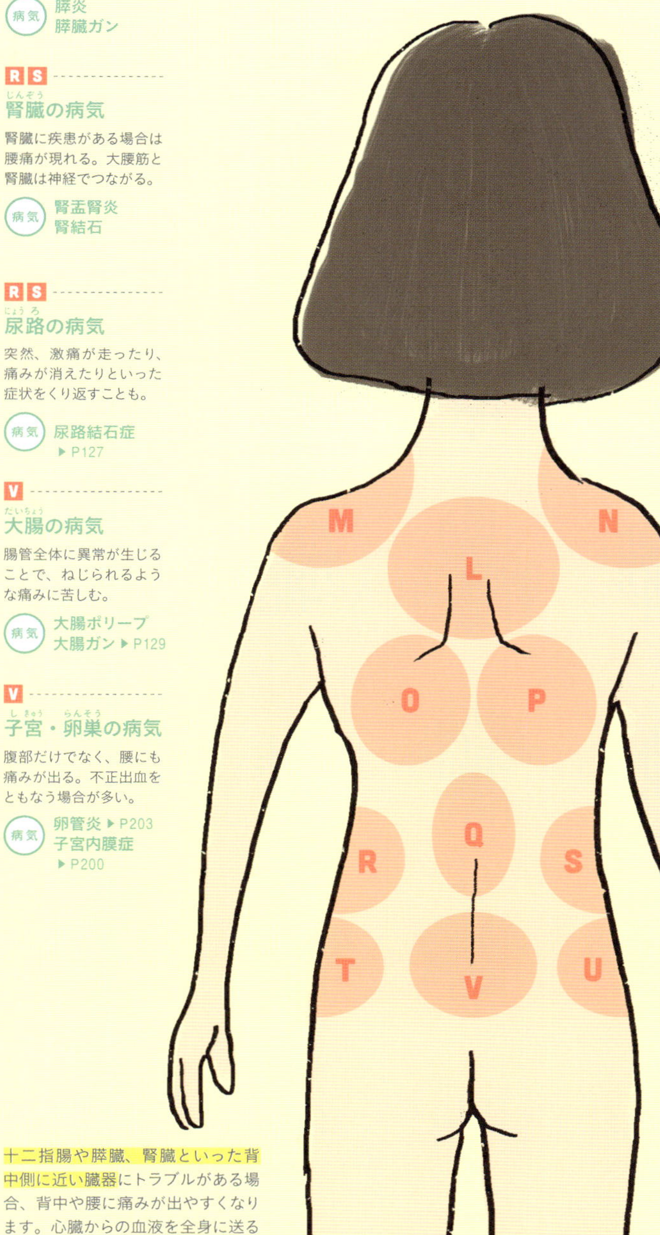

十二指腸や膵臓、腎臓といった背中側に近い臓器にトラブルがある場合、背中や腰に痛みが出やすくなります。心臓からの血液を全身に送る**大動脈も背中側を通っています**。

病気／11

症状 1 **排尿の終わりに下腹部がしぼられるように痛い。**

症状 2 **血尿が出る。**

進行度 | ★★☆

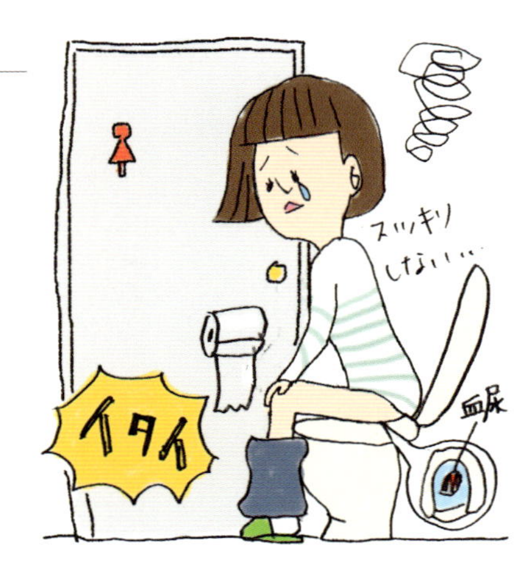

病気 膀胱炎 ぼうこうえん

細菌が逆行して膀胱に侵入する

尿をためる臓器・膀胱の中が、大腸菌などの細菌感染によって炎症を起こします。尿道が男性よりも短い女性は菌が膀胱に入って感染しやすいため、女性に多い病気といわれます。排尿の終わりに下腹部に痛みが生じたり、炎症によって膀胱の粘膜がただれると尿に血が混ざります。

原因

トイレを必要以上にガマンすることで、膀胱の中で細菌が繁殖することや、不衛生な状態での性交渉・汚染されたウォシュレットの使用などによって細菌が感染するのが主な原因。

DATA

発症年齢
20～40代

発症率
女性の5人にひとり

受診科
内科、婦人科、泌尿器科

その他の症状

尿 | 排尿後もまだ、出しきれていないように感じる（残尿感）。

尿 | 排尿しても、すぐにまたトイレに行きたくなる（頻尿）。

CHECK 尿の色

淡い黄色

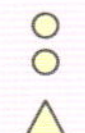

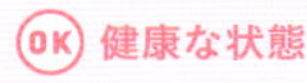

通常、尿が淡い黄色をしているのは、食べ物を消化する胆汁（たんじゅう）の色素が原因。水分を多く摂った時はほとんど無色透明、大量に汗をかいた時や寝起きは濃い褐（かっ）色（しょく）に近い黄色の尿になります。

無色透明

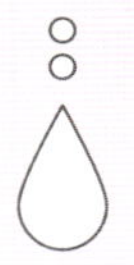

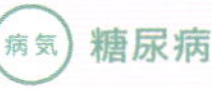

無色透明の尿が一時的であれば水分の摂りすぎですが、1日中、何日も続くようなら注意。糖尿病は喉の渇きから、水分を大量に摂って尿の量が多くなります。すると、尿の色素が薄くなって無色透明になります。

黄褐色～茶色

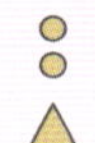

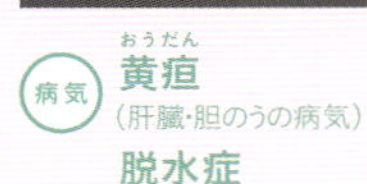

肝機能の異常によって、肝臓で作られる色素が尿の中に出た状態が考えられます（黄疸）。また、熱が出ている時や寝起きならともかく、自覚がないのに尿の色が濃い時は要注意。脱水症状の可能性があります。

病気／12

症状1 **尿の量や回数があきらかに多い。**

症状2 **尿から甘いニオイがして泡立っている。**

進行度 ｜ ★★☆

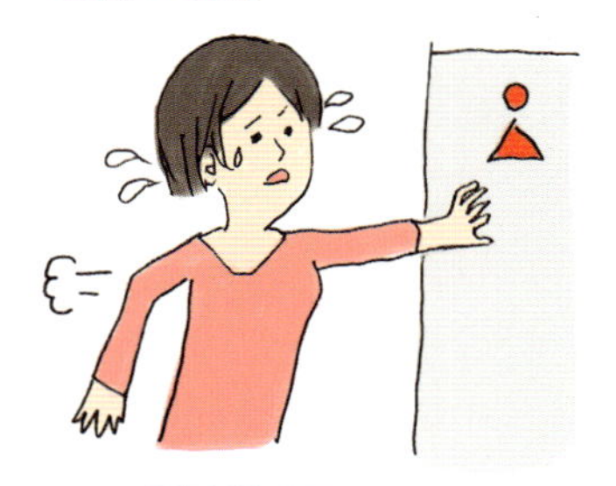

病気 糖尿病
とうにょうびょう

糖尿病になると血糖値が高くなって、喉（のど）が渇きがち。すると水分をたくさん摂るため、尿の量が増えます。また、尿の中に糖が排泄され、尿から甘いニオイがしたり、尿の粘り気が高くなって泡立つようになります。

その他の症状

尿	尿
粘り気のある尿が付着したトイレの便器がベタつく。	尿が泡立ち、時間がたっても泡がなかなか消えない。

病気／13

症状1 **薄い血尿が出る。**

症状2 **夜間や早朝に突然、背中・腹部に激痛が走る。**

進行度 ｜ ★☆☆～★★★

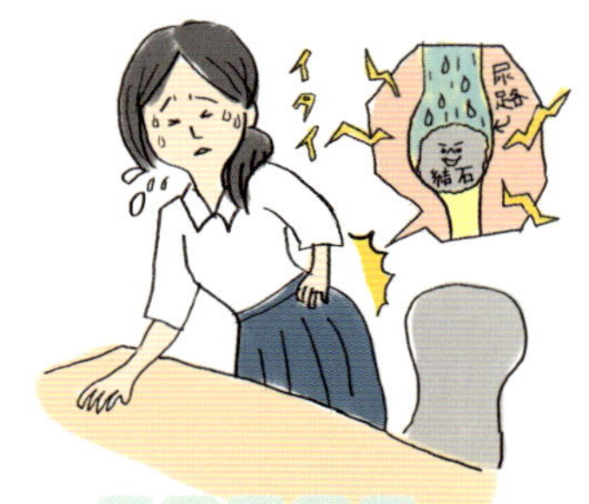

病気 尿路結石症
にょうろけっせきしょう

「結石」は、体にとって不要になった物質が固まったもの。結石が尿路につまると、粘膜（ねんまく）をキズつけて血尿が出ます。血尿の色が薄いため気づかない場合も多く、やがて「七転八倒の苦しみ」ともいわれる激痛に襲われます。

その他の症状

尿	背・腹
細菌や白血球が混ざって、ボンヤリとにごった尿が出る。	同じ姿勢を保てないほどの激痛が、2～3時間続く。

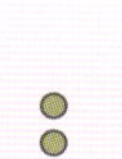
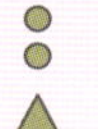
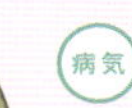

白・にごった黄色

病気 **尿路の病気 性感染症**

尿路が炎症を起こすだけでなく、化膿（かのう）しているかもしれません。膿が尿に混ざって白くなることがあります。女性の場合は淋菌感染症やクラミジア感染症などの性感染症の可能性も。

性感染症 ▶ P210-211

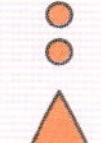

赤色

病気 **尿路の病気**

尿が排出されるまでの尿路（腎臓や膀胱、尿道）に炎症が起き、出血している可能性大。膀胱炎や腎炎、尿道炎の場合は、下腹部に痛みをともなうことが多いのですが、痛みがない場合は膀胱ガン・腎ガンのおそれも。

WARNING
血尿が出るタイミングは？

- **尿の始めだけ**……膀胱の中にある尿はきれいな証拠。膀胱より下の尿道などに原因があります。
- **尿の終わりだけ**……膀胱炎の可能性大。排尿の最後に膀胱がギュッと縮（ちぢ）まって血が出ます。
- **ずっと**……膀胱の中の尿に、すでに血が混ざっている状態が考えられます。膀胱より上の臓器（腎臓や尿管、膀胱）に異常あり。

便の異常

便が大腸を通過する時間が長いと、水分が吸収されてカチカチの状態に。
腸内環境の良し悪しは、便の色・形・状態に現れます。

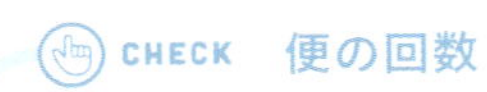

CHECK 便の回数

◎ OK

1日に3回〜3日に1回、便が出る。

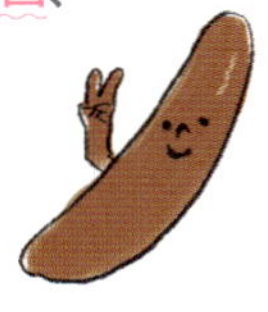

バナナ状の便がスルリと出て、肛門をペーパーでふかなくてもいいぐらいキレがいい状態。黄色がかった褐色をしています。

WARNING

週2回以下の状態が3ヵ月以上、続く。

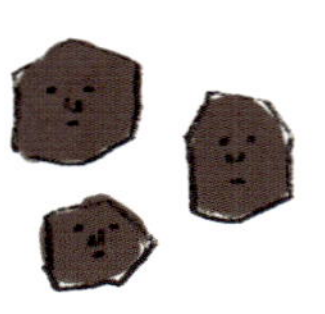

体に悪い菌（悪玉菌）が腸内に増えてしまった状態（便秘）。便とガスが充満して腸が圧迫し、腹部が張って痛みます。

CHECK 便の形・状態

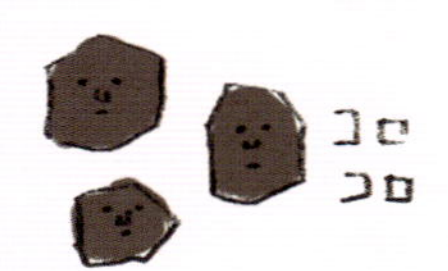

コロコロ状

※水分60％以下

水分が少ないため、ウサギのフンのようにコロコロしています。食べ物が腸内にとどまる時間が長くて、水分が吸収されすぎるのが原因。

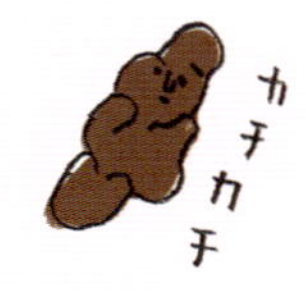

カチカチ状

※水分60〜65％

水分が少なく、カチカチの状態。コロコロ状と同じく、排便時にいきまないと出てきません。ムリすると肛門が切れて痔になることも。

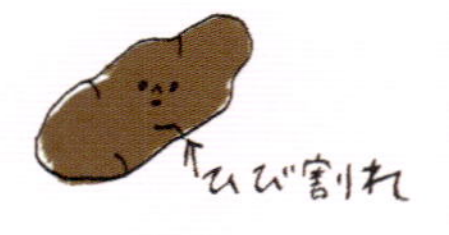

ややカチカチ状

※水分65〜70％

便秘というほどではなく、定期的な排便もありますが、少々、力を入れなければ出すのが難しいほどのかたさ。表面にヒビが入っています。

CHECK 便の色

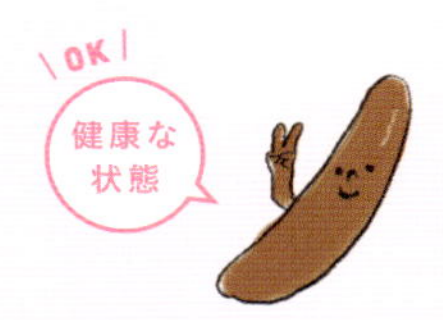

黄・茶色

黄・茶色は健康な便。ただし、黄色でも泥水状の便が続くようであれば、腸内にトラブルが起きている証拠です。黄・茶色でバナナ状の便が理想的です。

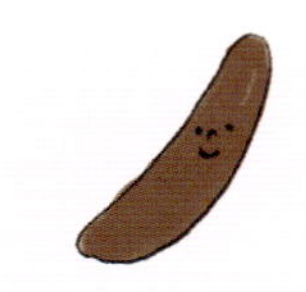

茶褐色

便秘によって腸内に便が長い期間とどまっていると、茶色を超えて黒に近い茶褐色に。病気ではありませんが、腸内環境がよくないサインといえるでしょう。

病気／15

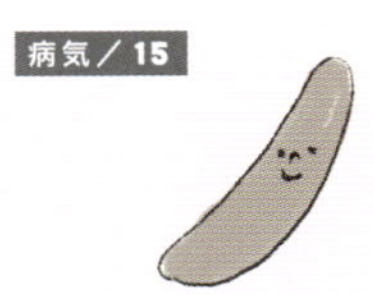

白・灰色

便の色のもととなる胆汁（食べ物を消化する汁）が不足して起こる異常。胆汁を作る肝臓の機能にトラブルがあります。

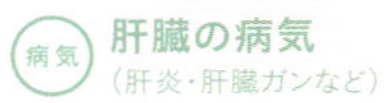

病気 肝臓の病気
（肝炎・肝臓ガンなど）

病気／14

症状1 **血が混ざった血便が出る。**

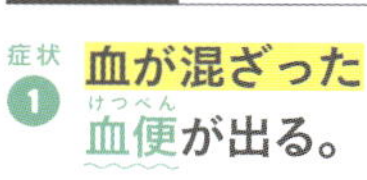

症状2 **鉛筆のように細い便が続く。**

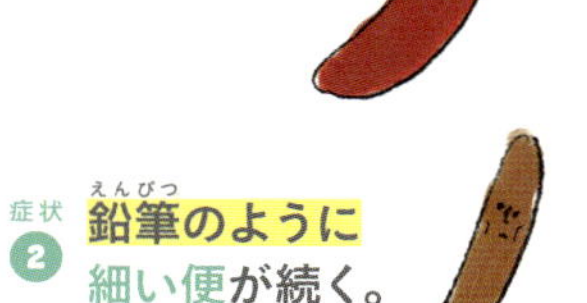

進行度 ★★★

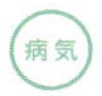

病気

大腸ガン

だいちょうガン

大腸（直腸または結腸）の粘膜に発生するガン。腸内にできたガンから出血することによって、便に血が混ざります。また、腸管の内部がせまくなってしまうため、便がとても細くなります。

原因

飲酒や肥満などの生活習慣、赤肉中心の食生活などが挙げられる。遺伝的要因も大きいため、直系家族に患者がいる場合は注意。

DATA

発症年齢 40代以上

発症率 600人にひとり

受診科 内科 消化器内科

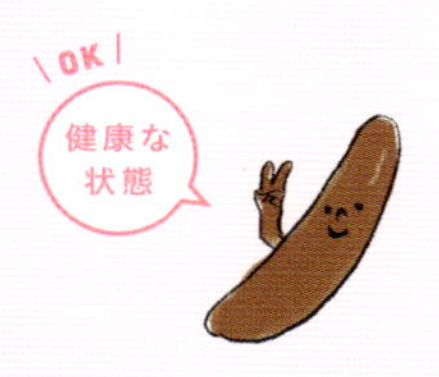

バナナ状

※水分70〜80％

ベストな状態。半練り状で表面がなめらかなので、ムリして力を入れなくてもスルッと出ます。ヘビのようなトグロ状の形になることも。

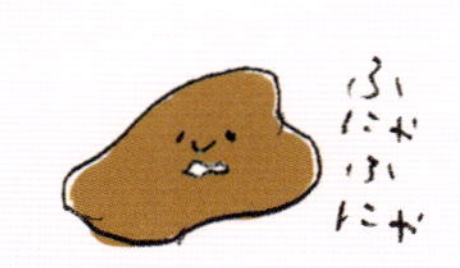

ペースト状

※水分80〜90％

排便時に抵抗感なくサーッと出ます。水に流そうとすると水流で便器内に広がるくらい、やわらかい状態。消化不良を起こしている可能性も。

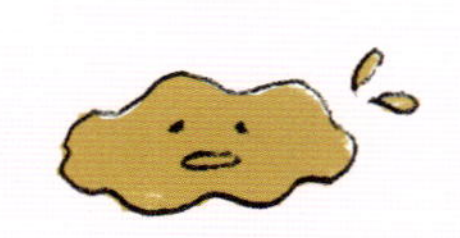

泥水状

※水分90％以上

下痢の状態。食べ物を十分に消化できていません。ただし3日以上、この状態が続く場合は、腸炎や食中毒の疑いがあります。

病気／16

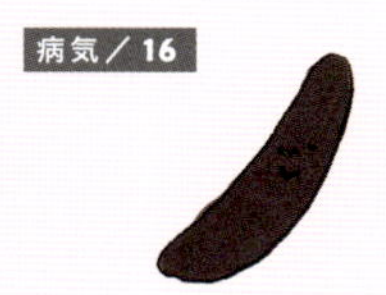

黒色

タール便と呼ばれるもの。食道や胃、十二指腸といった上部の消化管から生じた出血が、酸と混ざることによって黒ずんだ状態に。

病気 **胃腸の病気**（胃潰瘍、十二指腸潰瘍など）

病気／17

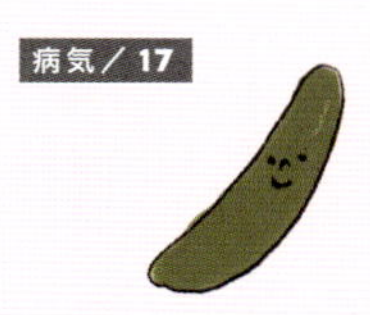

緑色

炎症や食中毒によって腸が弱まると、胆汁の色素成分（ビリルビン）が通常より多く残って酸化・変色します。酸化便ともいわれます。

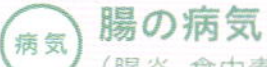

病気 **腸の病気**（腸炎、食中毒など）

病気／18

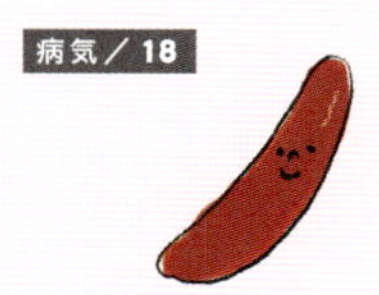

赤色

便に血がつく時はイボ痔やキレ痔ですが、便そのものが赤い場合は大腸ポリープや大腸ガン、さらに水状の場合は食中毒や大腸炎が疑われます。

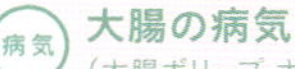

病気 **大腸の病気**（大腸ポリープ、大腸ガンなど）

肛門(こうもん)の異常

肛門のトラブルとして、一番多いのが「痔」でしょう。
成人の3人にひとりは痔持ちともいわれ、虫歯の次に多い病気です。

病気／19

症状 1 排便時、血がポタポタ垂れたりシューッとほとばしる。

症状 2 肛門の痛みはない。

進行度 | ★★★

病気 **イボ痔**（内痔核）
イボじ（ないじかく）

肛門の内側にできるイボ状の腫れ。便秘やいきみによって静脈(じょうみゃく)が圧迫され、とどこおることで発生。知覚神経が通らないため痛みはありませんが、排便時に大量の血が出ることも。

病気／20

症状 血豆のようなものが肛門にできて、とても痛い。

進行度 | ★★★

病気 **イボ痔**（外痔核）
イボじ（がいじかく）

肛門の外側に炎症が起き、血のかたまりができます。肛門の外側の皮膚には知覚神経が通っているため、激しい痛みを感じます。さわると、コリコリしたかたい感じがします。

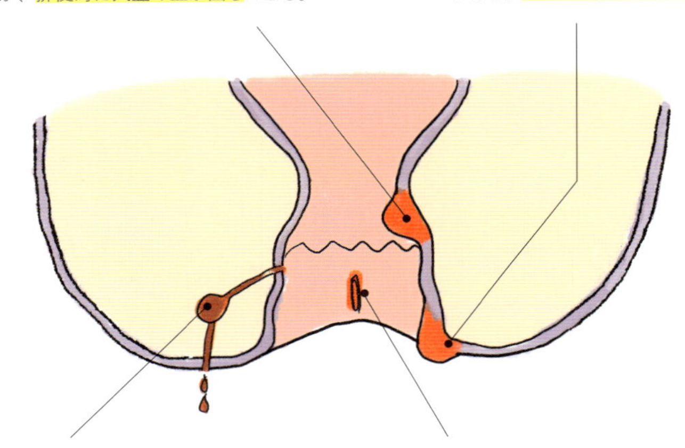

病気／21

症状 1 肛門の周りが腫れてズキズキ痛む。

症状 2 おしりから膿(うみ)が出る。

進行度 | ★★★

病気 **アナ痔**（痔ろう）
アナじ（じろう）

下痢(げり)などによって肛門の組織に細菌が侵入し、化膿(かのう)して膿がたまった状態。これをくり返すと、直腸と肛門外の皮膚をつなぐトンネルができてしまい、そこから膿が出てきます。

病気／22

症状 1 排便時に肛門がピリッと痛み、排便後もしばらく痛む。

症状 2 トイレットペーパーに鮮血(せんけつ)が少しつく。

進行度 | ★★★

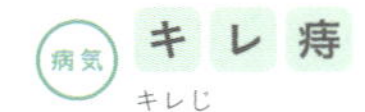

病気 **キレ痔**
キレじ

肛門の出口付近の皮膚が切れている状態。出血量は多くありませんが、排便時や排便後にピリッとした痛みがあります。かたい便の通過や下痢の勢いによって切れるのが原因です。

手・足のセルフチェック

血液は全身をめぐっていますが、体の末端である手足の血管はとても繊細。そのため、血流が悪くなって栄養や熱、酸素が行き届かなくなると、体の中でも特に手足にさまざまな症状が現れます。

むくみ

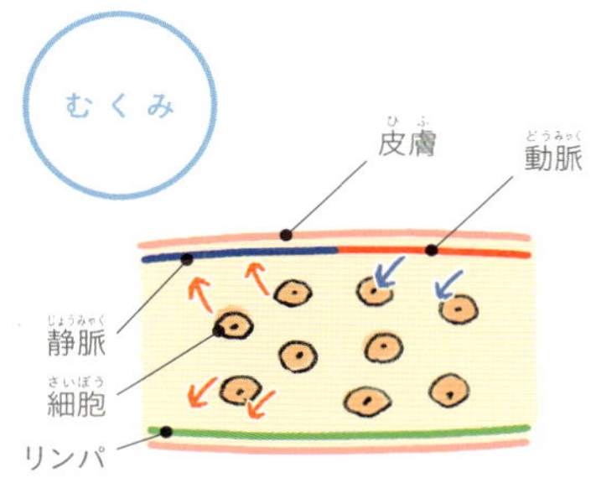

血液（動脈）は栄養を運び、その栄養は細胞に届けられます。逆に、細胞は老廃物を血液（静脈）に戻すという交換がされています。

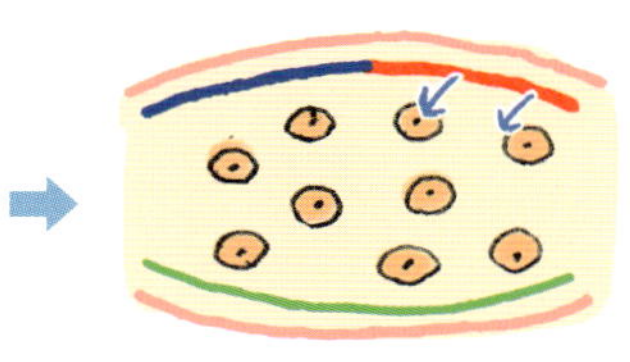

血液と細胞のやり取りの中で、血管からの供給量が多くなり、栄養を含んだ水分が皮膚の中にあふれ出た状態をむくみといいます。

冷え

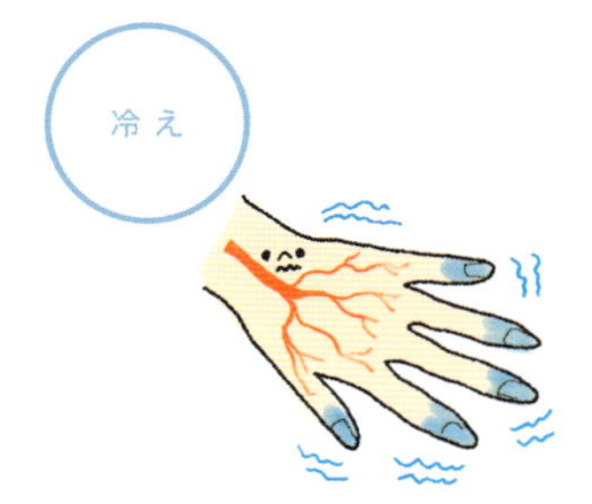

血液は熱を運びます。血流が悪くなると、手足まで血がめぐらず冷えてしまいます。熱を作り出す力が弱まるのも原因。冷え症が重度の場合は、逆にほてることも。

しびれ

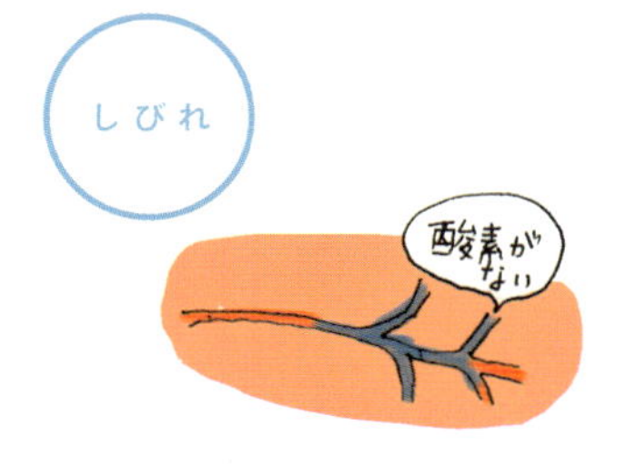

血液は酸素を運びます。筋肉が緊張することによって血管が圧迫されると、血流が悪くなます。すると酸素が神経に行き届かず、しびれやマヒが発生します。

その手足の冷え、いつもの冷え性と思って見逃しがちですが実は、ホルモンの分泌や体の免疫機能のトラブルが原因かもしれません。

CHECK 冷え性のタイプ

症状 体は温かいが、手足の先が冷たい。温めても効果なし。

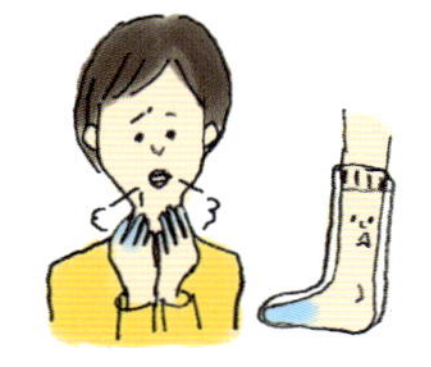

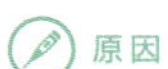

タイプ 手足末端型冷え性（てあしまったんがたひえしょう）

体はポカポカしているのに、手足の先や体の表面が冷え、その部位を温めても改善しません。手足が冷たくて寝つけないという人も。

原因

ダイエットや運動不足によって、熱を作り出す力が弱まるのが原因。熱が逃げないよう、熱の出入り口である血管が細くなって手足の先が冷える。

症状 手足は温かいが、身体の内が冷える。厚着をしても寒い。

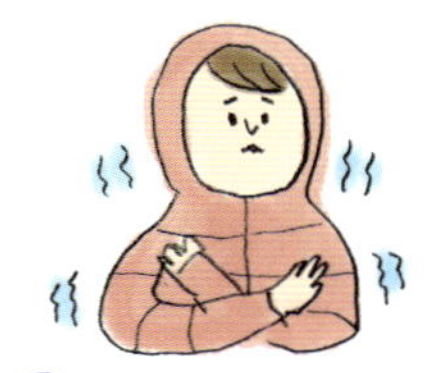

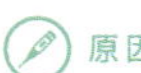

タイプ 内蔵型冷え性（ないぞうがたひえしょう）

「隠れ冷え性」といわれるタイプ。手足は温かいのに、腸などの内臓が冷えています。いくら厚着をしても寒さを感じるという特徴も。

原因

体を冷やす食事、エアコンで体が冷えることで自律神経が乱れ、熱を運ぶ血液が内臓にまで回らず冷える。体が冷えた時にお腹にガスがたまりやすい。

症状 暑がりで汗をかくのに下半身は冷える。

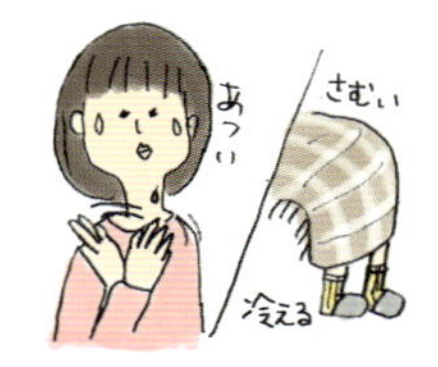

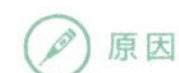

タイプ 下半身型冷え性（かはんしんがたひえしょう）

下半身は冷たいにもかかわらず、上半身は汗やほてりを感じる「冷えのぼせ」の状態。冷え性の中では、もっとも多いタイプです。

原因

加齢やデスクワークによって、下半身の筋肉が緊張するのが原因。上半身は血流がいいのに、下半身は筋肉のコリによって血行が悪くなり冷えてしまう。

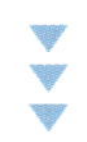

CHECK 隠れ冷え性

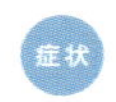

症状 起床時、お腹（なか）をさわると脇（わき）の下と比べて冷たい。

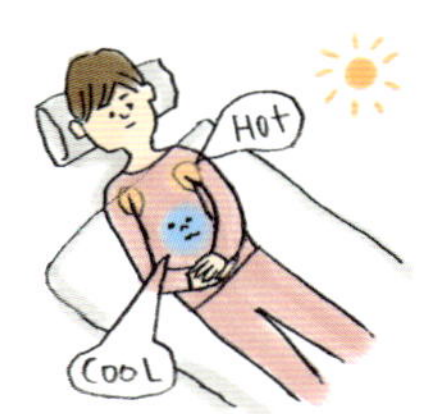

隠れ冷え性の場合、特に腸の体温が下がります。朝、起きた時、おへその周りをさわって、脇の下と比べて温度が低く感じたら、腸の温度が低い証拠です。

症状 就寝時、手足がほてってなかなか寝つけない。

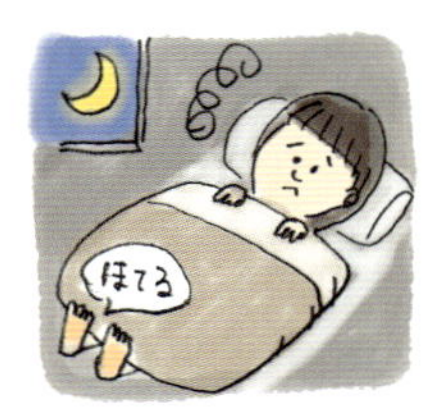

夜、寝る時、冬でも足を布団の外に出しておきたいほど温かく感じるのも、隠れ冷え性のサイン。内臓まで血液が回らず、手足にたまっている状態です。

病気／01

症状 冷たい空気や水にさわった時、指先が白くなる。

進行度 ｜ ★☆☆

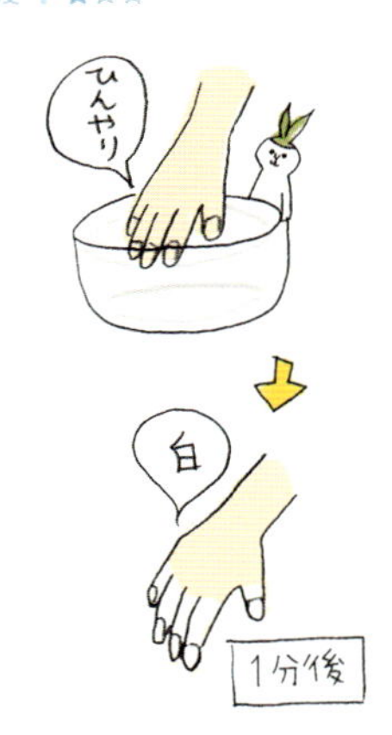

病気 膠原病
こうげんびょう

寒さや冷たさに異常に反応してしまう

免疫(めんえき)機能が壊れ、誤って自分の体を攻撃してしまう病気。関節リウマチや強(きょう)皮症(ひしょう)、シェーグレン症候群などがあります。初期症状が「レイノー現象」。冷たいものをさわって1分ほどすると、指の先が白くなる現象です。寒い朝や洗面時に気づくことが多いようです。

原因

通常、寒いと指先の血管は収縮するが、免疫機能の異常によって寒冷の刺激を受けやすくなると、わずかな寒さでもすぐに血流が悪くなり、皮膚の色が変化してしまう。

DATA

発症年齢　20～40代

発症率　—

受診科　 内科 免疫内科、リウマチ・膠原病内科

病気／02

症状1 夏でも暑さを感じにくく汗もかかない。
症状2 夏でも手足が冷たい。

進行度 ｜ ★★☆

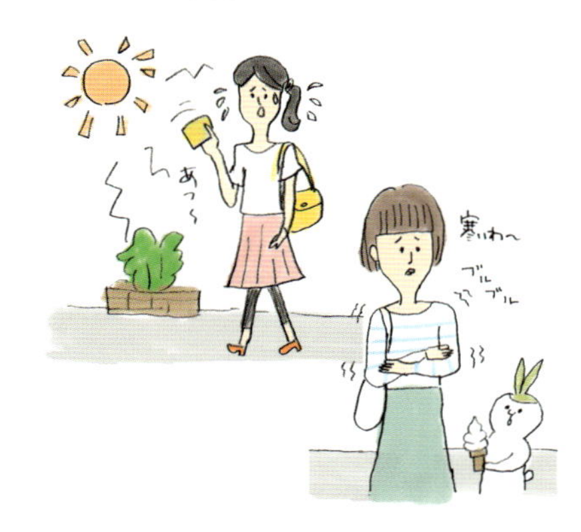

病気 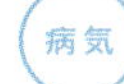 橋本病
はしもとびょう

代謝が落ちて夏でも体が冷える

首の下にある甲状腺(こうじょうせん)に炎症が起きる病気。甲状腺の機能が低下すると、体温の調節がコントロールできなくなったり、熱が出なくなったりします。すると、寒さに弱くなる一方、暑さを感じにくくなって汗もかかなくなります。冬よりも夏の時期に寒く感じることも。

原因

甲状腺は、代謝をつかさどる甲状腺ホルモンを分泌している場所。甲状腺ホルモンが不足することで代謝が落ち、血流が悪くなって冷えや寒さを感じる。

DATA

発症年齢　20代後半～40代

発症率　40歳以上の10%

受診科　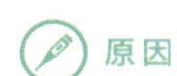 内科 甲状腺内科

一般的なむくみは、体液(血液やリンパ液)が体の一部にかたよって発生するもの。
一方、病的なむくみは体液の総量が増えたり、血管がとどこおることで生じます。

CHECK むくみのタイプ(病的)

症状

全身または足、左右対称にむくみが出る。

進行度 ★★★

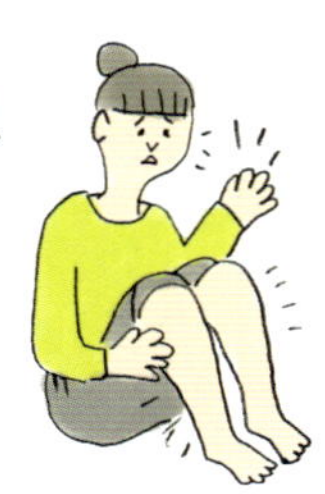

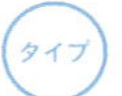

全身性浮腫

ぜんしんせいふしゅ

全身または両足が、同じようにむくむ場合。内臓疾患によって体液の総量が増えていることが考えられます。全身の場合は、3リットル以上(血液と同じぐらいの量)もの体液がたまることも。

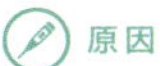

原因

心臓・肝臓の機能が低下し、体内に水やナトリウムがたまることが原因。また、腎臓の機能が低下すると、体内の水分のバランスがうまく調整できなくなる。

病気

心臓……心筋症、心筋梗塞 ▶ P122
肝臓……肝硬変、アルコール性肝炎
腎臓……腎不全、急性腎炎

症状

体の一部、左右非対称にむくみが出る。

進行度 ★★★

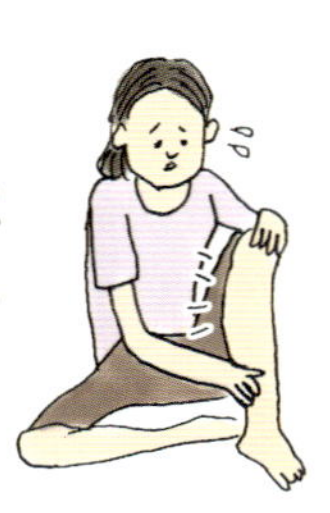

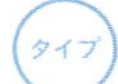

局所性浮腫

きょくしょせいふしゅ

体の一部に、むくみが現れます。片方のふくらはぎだけむくむ場合、両足がむくんでいるけれど左右で大きさが異なる場合など、左右非対称に症状が現れるのが特徴です。

原因

静脈(じょうみゃく)やリンパの流れが妨げられたり、感染症やアレルギーによって体の一部に炎症が起きることで生じる。左右の太さが2～3cm以上違う場合は注意。

病気

深部静脈血栓症 ▶ P135
下肢静脈瘤 ▶ P135
リンパ性浮腫

CHECK 危険なむくみの見分け方

足のむこうずねを手の親指の腹で10秒、押す。

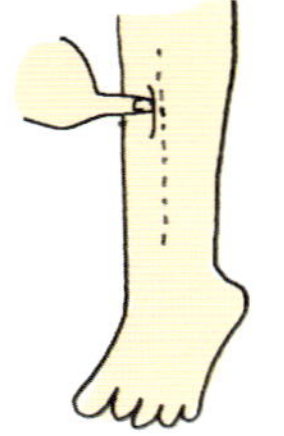

▶▶▶

指のあとが10秒以内に消えない。

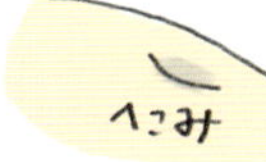

むくんでいる状態だと、外からの圧力が加わった時、細胞間にあふれている体液が血管に戻って本来の高さ＝へこみになります。ところが、手を放して10秒たってもへこみが消えない場合は、病的なむくみの可能性があります。

病気／03

症状 1 突然、片足がむくむ。

症状 2 両足の差が1cm以上ある。

進行度 ★★★

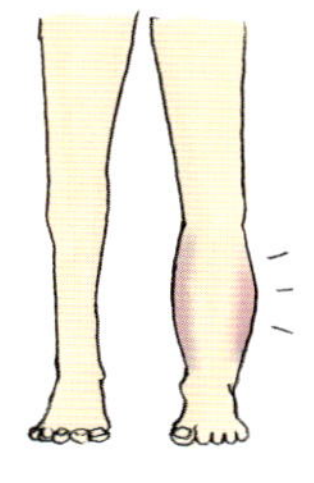

深部静脈血栓症
しんぶじょうみゃくけっせんしょう

手足の静脈に血のかたまりができ、血流が悪くなります。血液がとどこおっている側の手・足首が赤紫色に腫れ上がって痛みます。

原因

長時間、足の筋肉を使わないことが原因。下半身が圧迫され続けると、血液の流れが悪くなり、血のかたまりが生じる。

+α

静脈にできた血のかたまりが血液に乗って流れ、肺の細い動脈（どうみゃく）につまると「エコノミークラス症候群」になる。その場合、胸痛や呼吸困難を引き起こし、ひどい場合は失神したり即死することもある。

DATA
- 発症年齢　あらゆる年齢
- 発症率　8600人にひとり
- 受診科　内科　循環器内科

病気／04

症状 足の内側の血管がコブ上にボコボコ浮き出る。

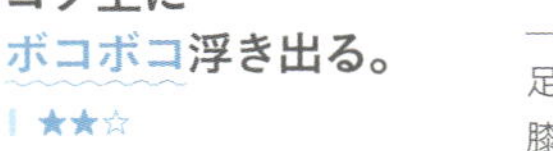

進行度 ★★☆

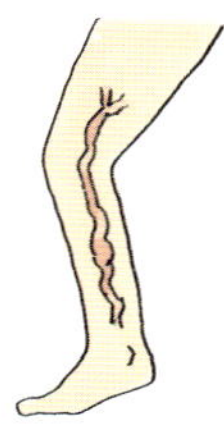

下肢静脈瘤
かしじょうみゃくりゅう

足のつけ根から内くるぶし、膝の裏側からかかとにかけて走っている静脈の弁（べん）が壊れ、血液が逆流する病気。血管がボコボコ浮き出ます。

原因

遺伝、妊娠・出産時のホルモン分泌による影響、長時間におよぶ立ち仕事、肥満など、さまざまな原因が挙げられる。

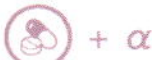

弁は血液の逆流を防ぐ働きをする。足元から心臓に向かって流れている静脈の弁が壊れると、逆流して足に血液がたまってしまう。足がつる・だる重い・足にできた湿疹（しっしん）が治らないなどの症状も出る。

DATA
- 発症年齢　40代以上
- 発症率　10人にひとり
- 受診科　外科　血管外科

病気／05

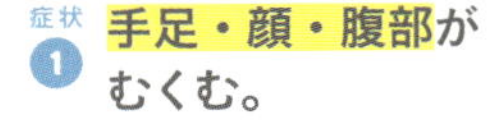

症状 1 手足・顔・腹部がむくむ。

症状 2 朝と夜の体重の差が1.5kg以上ある。

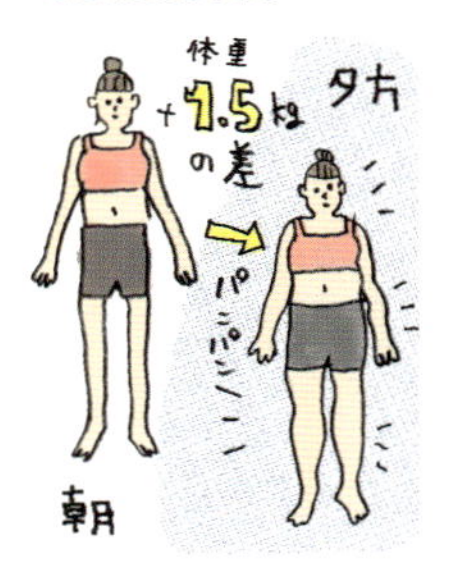

特発性浮腫
とっぱつせいふしゅ

突然、手足や顔面、全身がむくみ長期間におよびます。特に午後、むくみがひどくなり、朝から夜にかけて体重が1.5kg以上増えるのが特徴。

原因

「特発性」とは原因不明ということ。食事制限やダイエット、心的疲労などが考えられているが、原因はわかっていない。

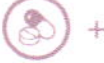

20～50代の女性に多く、特に長時間のデスクワークや立ち仕事をする人がかかりやすい。気温が上昇すると症状が悪化し、頭痛や体のだるさをともなうことも。いくつかの病気を併発していることが多い。

DATA
- 発症年齢　20～50代の女性
-  発症率　―
- 受診科　内科　総合内科

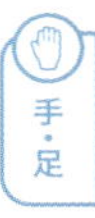

症状1 特に親指と人差し指の指先がふくらむ。

症状2 爪が丸く、分厚くなって指におおいかぶさっている。

進行度 | ★★☆

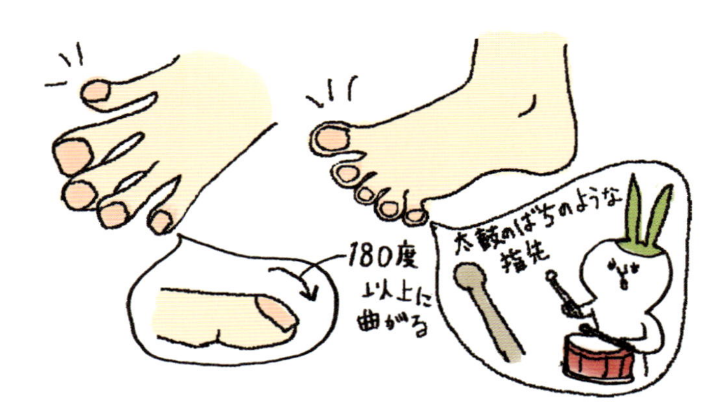

病気 ばち状指

ばちじょうゆび

内臓の疾患によって指先が丸くふくらむ

手足の指先が丸く分厚くなって、太鼓のバチのような形になります。第2関節から爪先までの、指の背面の角度が180度を超え、爪も大きく丸くなります。肺ガン・間質性肺炎など肺の疾患や、チアノーゼを引き起こす心臓の疾患にかかっている時に、よく見られます。

その他の症状

爪

爪が灰色や紫色に変色する。

爪

左右の端が手のひら側に曲がって、指におおいかぶさる。

原因

肺の疾患との関係はあきらかではないが、肺ガン細胞から出る増殖因子が血液を通って指先に運ばれ、ばち状に変化させると考えられる。自覚症状がとぼしい肺ガンの早期発見に役立つ。

＋α

症状は親指から人差し指の順番で進む。原因となる病気の進行によって、他の指でも同様の症状が起こる。手指または足指に起こり、痛みはない。

間違いやすい病気

肺や心臓の疾患以外に、消化器にトラブルがある場合もばち状指が起こる。自分で原因を特定するのは難しい。

DATA

発症年齢
—

発症率
—

受診科
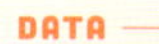
内科 血液内科、呼吸器内科

KEY WORD

チアノーゼ 唇や皮膚、粘膜が青紫色になる状態。一般的に、血液中の酸素濃度が低下することが原因といわれる。

爪を構成する主な成分は、髪の毛と同じケラチン（硬タンパク質）。1日に約0.1～1.6mmずつ伸びているといわれます。

OK 健康な状態

症状 **薄いピンク色で表面はなめらか。**

健康な場合は、爪の下の皮膚に通っている毛細血管が透けて見え、薄いピンク色をしています。貧血ぎみの時は白っぽく見え、ネイルの色によって爪が黄ばんでしまうことも。

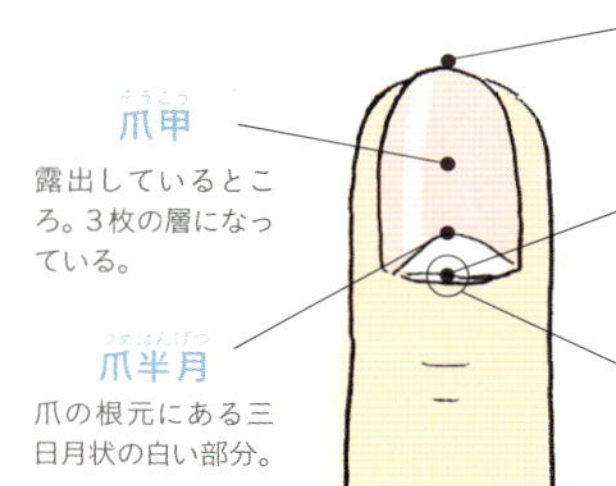

爪甲
露出しているところ。3枚の層になっている。
爪半月
爪の根元にある三日月状の白い部分。
爪先
指の皮膚から離れている部分。
爪上皮
爪と根元をつなぎ異物の侵入を防ぐ。
爪母基
角質化した爪を作り出している。

爪甲に白い斑点がある。

原因 **点状爪甲白斑**

爪のすき間に空気が入ることによって生じ、先端に移動して消えます。健康な状態の爪にも見られます。

爪甲が黄白色ににごって半分ほどはがれる。

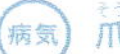

病気 **爪甲剥離症**

カンジダ（カビの一種）の感染や外傷によって発症。爪先から徐々に変色し、爪甲がはがれます。

爪甲に黒いシミができている。

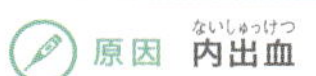

原因 **内出血**

外傷によって、爪の内側の皮膚が出血を起こしている状態。血の色というより黒いシミに見えます。

爪甲に黒いラインが走っている。

病気 **悪性黒色腫**

色素（メラニン）の細胞やホクロが悪性化した皮膚ガン。血豆と違って時間がたっても消えません。

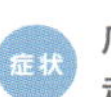

爪甲に縦の白いスジが走っている。

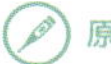

原因 **栄養不足**

爪まで栄養が行き届いていない状態。あまりに白いスジが目立つ場合は、動脈硬化のおそれも。

爪甲の色が真っ赤。

病気 **多血症**

血液中の赤血球が異常に増え、爪の下の皮膚の赤さが透けて見えます。脳血栓や心筋梗塞の可能性も。

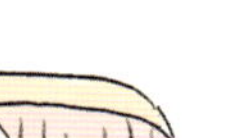

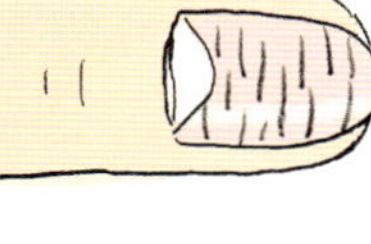

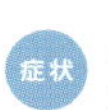

爪甲に横のスジが走っている。

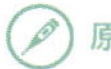

原因 **栄養不足**

体調がよくないサイン。大病をしたあとに起こりやすい症状です。不規則な生活が続いている場合も。

爪が薄くスプーン状に反り返る。

病気 **鉄欠乏性貧血**

鉄分が不足すると、爪の強度が弱くなって反り返ったり、爪の色が白くなります。女性に多い症状。

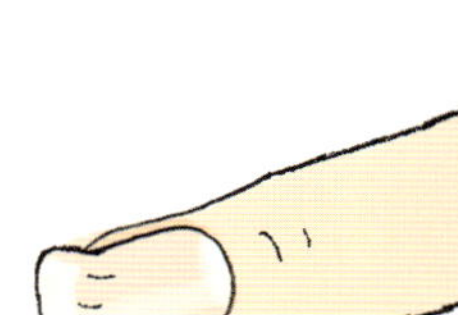

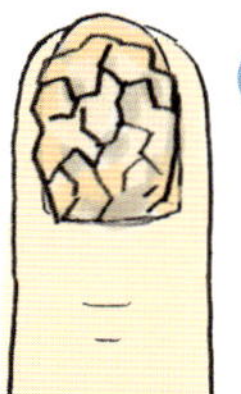

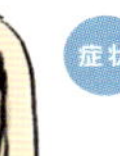

爪甲が黄白色。ヒビが入って爪先が厚い。

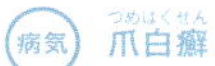

病気 **爪白癬**

水虫が爪に感染したもの。爪には神経がないため、痛み・かゆみはありませんが、足の爪の場合は進行すると歩行が困難になります。

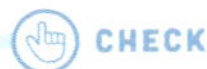

手足がマヒしてしびれり、けいれんを起こしたりする原因はさまざま。なかでも、症状が似ている脳梗塞と熱中症は見分けが重要です。

 CHECK

◎ OK

症状 1 長時間、同じ姿勢を続けると手足がしびれる。

症状 2 ラクな姿勢になってマッサージをすると治まる。

進行度 | ★★☆

例えば長時間、正座をした時、下半身が圧迫されて血流が悪くなります。すると、血液が運んでいる酸素が神経に行きわたらず、しびれが起きます。ラクな姿勢になると血流がもとに戻るため、しびれは改善します。

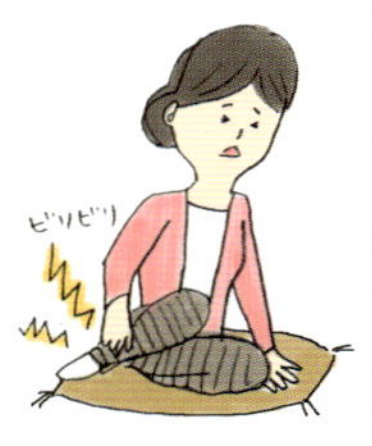

WARNING

症状 1 突然、しびれてマッサージをしても治まらない。

症状 2 10分以上しびれが続く。

進行度 | ★★☆

ムリな姿勢をしたワケでもないのに突然、しびれたり、マッサージをしてもラクにならず10分以上続く場合は、血流の流れ以外の原因が考えられます。しびれの裏に潜む病気は100種類以上あるともいいます。

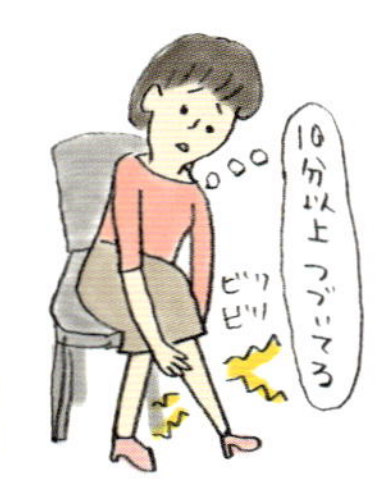

病気／07

症状

目を覚ますと電気が走ったように両手の指がピリピリしびれる。

進行度 | ★★★

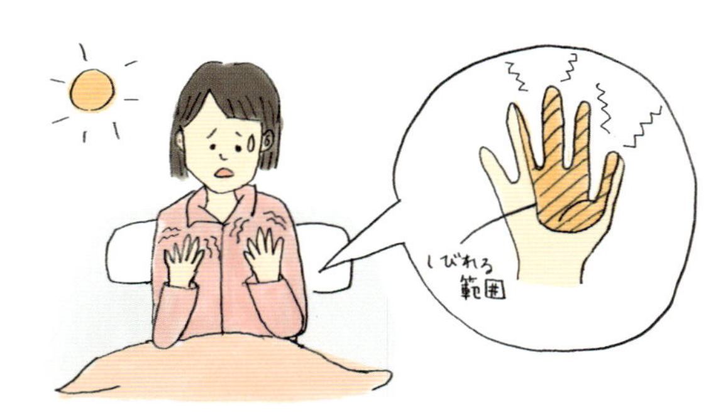

病気 手根管症候群
しゅこんかんしょうこうぐん

手がしびれてOKサインもできない

手首のトンネル（手根管）の中を通っている神経が、圧迫された状態。朝、目を覚ますと両手にしびれや痛みがあり、指を曲げ伸ばししてほぐすとラクになります。始めは人差し指と中指がしびれ、ひどくなると親指から薬指の半分まで広い範囲が痛み、OKサインもできなくなります。

原因

ハッキリした原因はわからず、突発的に症状が現れる。ただし、手首に大きな負荷がかかる仕事をしている人、妊娠や出産期、更年期のむくみに悩まされる女性に多いという特徴も。

DATA

- 発症年齢：妊娠・出産期、更年期の女性
- 発症率：30〜50人にひとり
- 発症率：外科 整形外科

その他の症状

- 手｜お箸を持つと落としたり、細かな手作業ができない。

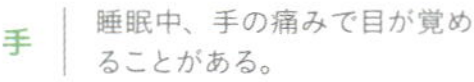

- 手｜睡眠中、手の痛みで目が覚めることがある。

症状
1

朝、
1時間以上
手がこわばる。

進行度 | ★☆☆

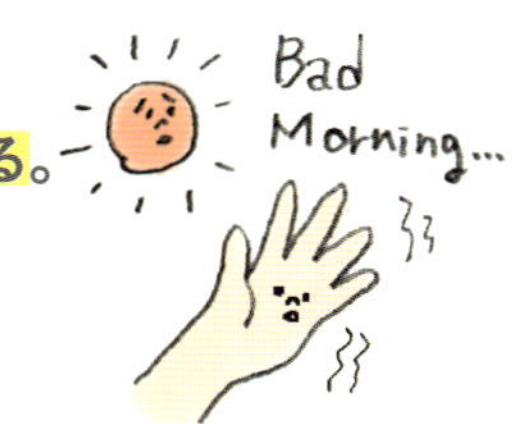

症状
2

手と足指の
第2・3関節が
腫れる。

進行度 | ★☆☆

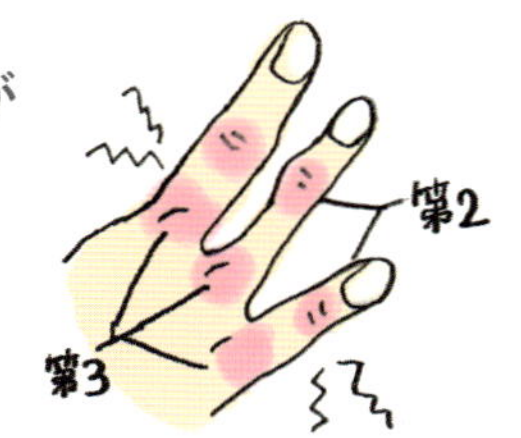

症状

左右対称に
関節が
しびれる。

進行度 | ★☆☆

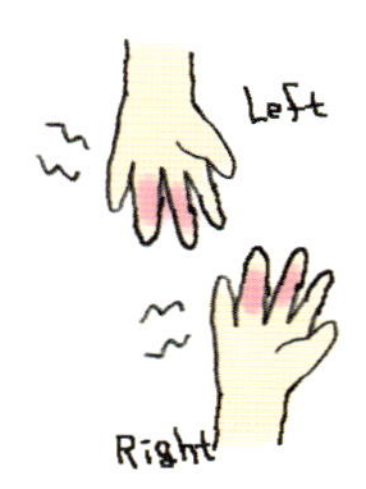

症状
4

3ヵ所以上の
関節が
同時に腫れる。

進行度 | ★☆☆

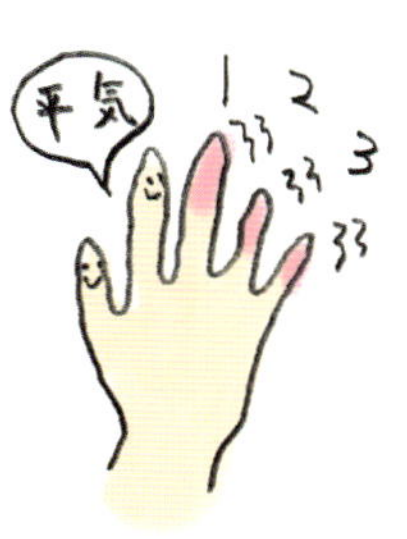

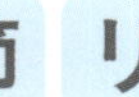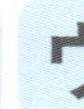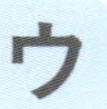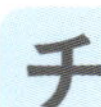

病気 関節リウマチ

かんせつリウマチ

最初は手足から 最後には全身へ

関節に炎症が起きます。始めは手足の指の第2・3関節が腫れるといった症状が出ますが、**次第に膝（ひざ）、肘（ひじ）、肩などの大きな関節に痛みが広がり、最後には関節が破壊・変形します**。朝、寝起きに手がこわばるなど、上記の**4つの初期症状がそろえば、関節リウマチの疑いがあります**。

その他の症状

手足	長時間、イスに座ったり昼寝をしたあとも、こわばりがある。
全身	微熱があって全身がだるい。疲労感もある。
全身	数週間〜数ヵ月の時間をかけて症状が重たくなる。

原因

ウイルス感染などをきっかけに、**免疫（めんえき）が自分自身の組織を異物と勘違いして攻撃する**ことで、関節の滑膜に炎症が起こる。過労や喫煙、出産をきっかけに発症することもある。

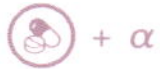

＋α

症状は天候に左右され、**雨の日や寒い日は痛みが強くなりやすい**。夏でも**エアコン（冷房）の風が直接、関節部分に当たる**ことで関節痛が強まる。

間違いやすい病気

加齢によって関節の軟骨（なんこつ）がすり減って神経を圧迫し、腫れを生じる変形性関節症と似ているため間違いやすい。

DATA

発症年齢
30〜50代

発症率
—

受診科
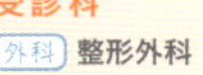
外科 整形外科
内科 リウマチ・膠原病内科

KEY WORD

滑膜（かつまく）　関節を包む膜。骨同士の摩擦を減らす活液を分泌して、関節の動きをなめらかにする。炎症によって滑膜が異常増殖する。

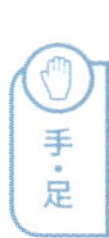

症状1 片方の手足に手袋をはめているようなにぶい感覚のしびれが起こる。

症状2 顔半分（口の周り）もマヒする。

進行度 | ★★☆

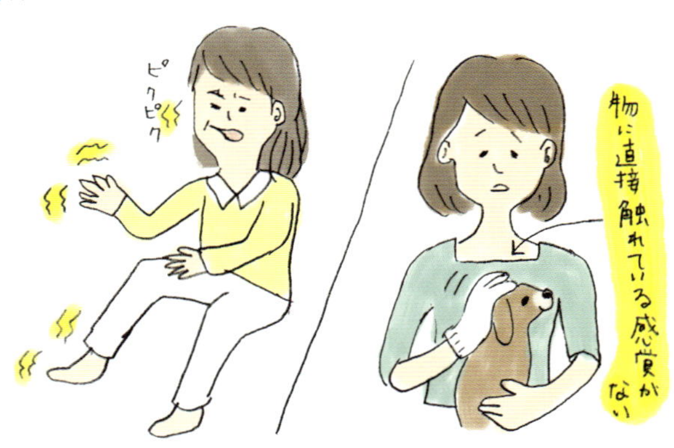

病気 脳梗塞・脳出血

のうこうそく・のうしゅっけつ

脳の中の血管に異常事態が発生する

脳梗塞と脳出血は、どちらも脳の細胞が損傷するため症状が似ています。代表的な初期症状が、突然、片方の手足にしびれを感じたり、力が入らなくなること。しびれの場合、薄い手袋越しにさわっているような感覚が特徴です。症状が進むと、口を中心とした顔半分にもマヒが起こります。

その他の症状

口	目
口の動きが悪く、ろれつが回らない。片方の口角が下がる。	突然、ものが二重・三重になって見えるようになる。

原因

脳梗塞は血管がつまって脳に酸素が行き届かなくなり、細胞が死ぬことで発症。脳出血は脳の中の動脈（どうみゃく）がやぶれることで発症する。どちらも、加齢や生活習慣が影響する。

＋α

片方だけにしびれやマヒが起こる理由は、脳が左右の体を別々に神経支配しているため。脳の一部が損傷したら、それに対応する体の一部に症状が現れる。

間違いやすい病気

脳梗塞は、脱水症状になって血流がとどこおりやすい夏に起こることが多く、熱中症によるしびれと間違いやすい。

DATA

発症年齢
60代以上

発症率
—

受診科
外科 脳神経外科

KEY WORD

脳の神経支配 右脳は、左半身の運動指令と感覚、創造的な発想に関わる。左脳は、右半身の運動指令と感覚、思考や論理をつかさどる。

症状 1
突然、手足の筋肉が左右対称にけいれんを起こして痛む。

症状 2
手足の筋肉がこむら返りする。

進行度｜★☆☆

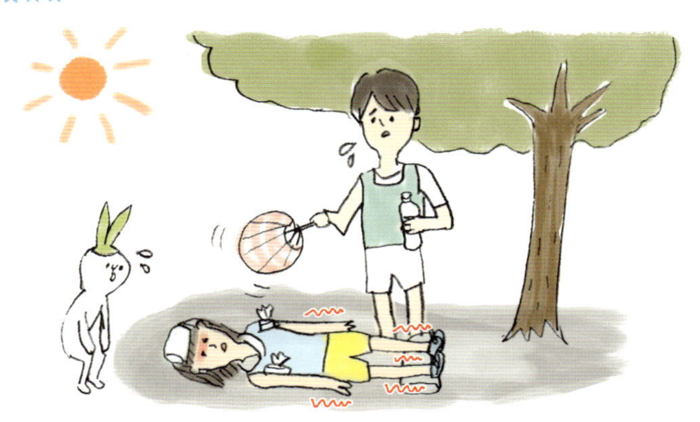

病気
熱中症（熱けいれん）
ねっちゅうしょう（ねつけいれん）

筋肉を使いすぎてマヒしている状態

熱中症の初期段階となる熱けいれんでは、手足の筋肉のけいれんや痛み（筋肉痛）、筋肉がつる症状（こむら返り）が現れます。同時に大量の汗をかいてめまいがする、顔面が蒼白（そうはく）になる、脈がドキドキする、一時的に失神するなどの症状も。処置をすれば、数分から数時間で回復します。

DATA
- 発症年齢：あらゆる年齢
- 受診科：内科 総合内科
- 発症率：—

原因
猛暑の中で激しく動くと大量の汗をかき、体内の塩分が不足する。すると、血液中の塩分の濃度が薄くなって筋肉が収縮。手足のけいれんや筋肉痛、筋肉の硬直などが起こる。

＋α
熱中症では、水分補給として水を飲むことが多いが、熱けいれんの場合は不足した塩分をおぎなうため、食塩水やスポーツドリンクを飲むほうがよい。

間違いやすい病気
暑い日に症状が現れやすい脳梗塞と間違いやすい。脳梗塞は、左右どちらか片方の手足に異常が出る。両手を真横（水平）に伸ばして、どちらかが落ちるようなら、脳梗塞の疑いあり。

脳梗塞にだけ現れる症状
顔	顔の半分（口の周り）だけが、しびれてゆがむ。
手足	左右どちらかの手足が、しびれている。
口	ろれつが回らず、言葉がうまく出てこない。

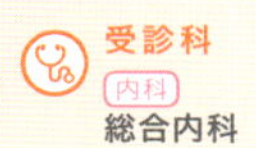

KEY WORD
熱けいれん 運動や労働によって酷使した筋肉が、激しく収縮している状態。左右対称に発生することが多い。

症状1 就寝中や明け方などの安静時に手足のしびれ・こむら返りが起こる。

症状2 両足の同じ場所がジンジンしびれる。

進行度 | ★★☆

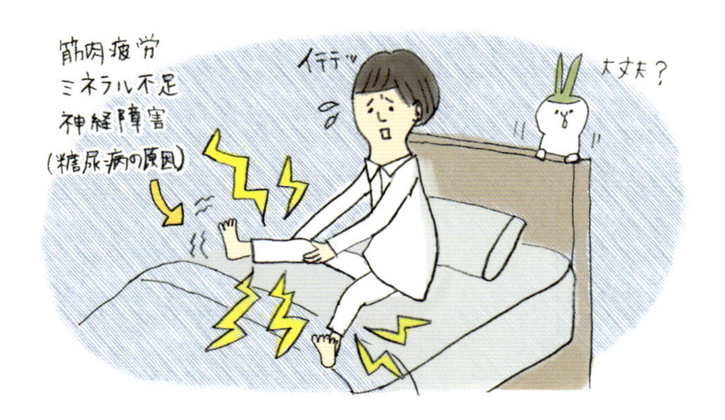

病気 糖尿病

とうにょうびょう

神経の末端である足に症状が出やすい

糖尿病患者の35%に「こむら返り」の症状が現れるといい、これは神経の障害が関係しています。糖尿病によって血糖値が高い状態が続くと、感覚神経や運動神経が乱れ、筋肉が委縮(いしゅく)してしまうのです(こむら返り)。この症状は筋肉を休めている夜間や安静時に発生しやすいという特徴も。

その他の症状

足	足
足の裏に、紙が貼りついているように感覚がにぶい。	まっすぐ立てず、目をつぶるとその場で足踏みができない。

原因

症状が足に現れやすいのは脳から一番、遠いため。神経に障害が起きると最初に足や手の先から症状が現れ、体の中心に向かって広がる。両方の足の同じ部分に、しびれが起きることが多い。

+α

こむら返りとは、痛みをともなうけいれんのこと。「こむら(腓)」はふくらはぎを意味し、ふくらはぎがつることが多い。糖尿病の場合、くり返し起こる。

間違いやすい病気

こむら返りが起きる病気として、高血圧症と動脈硬化症がある。この2つと糖尿病を合わせて三大生活習慣病といわれる。

DATA

発症年齢
40～50代

発症率
11人にひとり

受診科
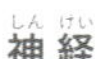 内科 糖尿病内科

KEY WORD

神経(しんけい) 神経はじょうぶな骨によって守られながら、脳と脊髄を中心に末端(手足の先)へと広がり、全身をめぐっている。

肌のセルフチェック

肌のトラブルは、主に紫外線のダメージや加齢、乾燥が原因で起こりますが、なかにはホルモンの影響によるものも。メラノサイトと呼ばれる色素細胞も、大きくかかわっています。

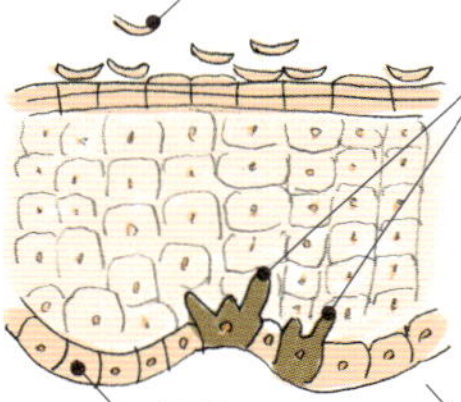

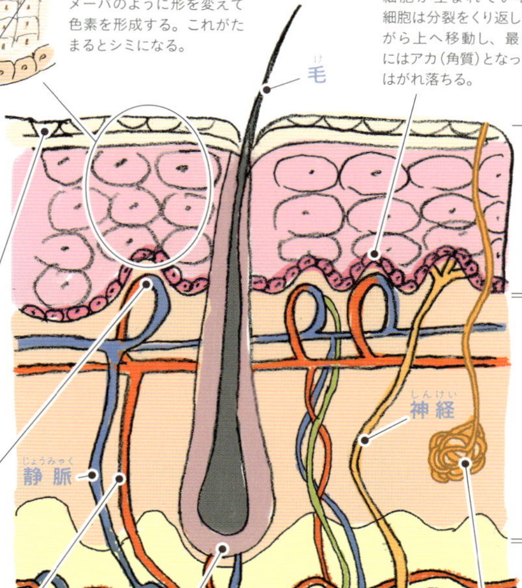

古い角質

細胞

細胞は基底層に存在する。姿や形を変えて肌の表面まで上がり、不要な角質として定期的にはがれ落ちる。

色素細胞（メラノサイト）

基底層に存在する。紫外線によって刺激を受けるとアメーバのように形を変えて色素を形成する。これがたまるとシミになる。

基底層

基底層では常に新しい細胞が生まれている。細胞は分裂をくり返しながら上へ移動し、最後にはアカ（角質）となってはがれ落ちる。

毛

角質層

表皮のもっとも外側にある層。角質はすでに死んだ表皮の細胞のことで、タンパク質でできている。

毛細血管

動脈と静脈をつなぐ細い血管。動脈は栄養や酸素を運び、静脈は二酸化炭素を運んでいる。

静脈

動脈

神経

表皮

3層構造になっている皮膚の一番外側。上から角質層、顆粒層、有棘層、基底層で構成される。

真皮

コラーゲンと線維で構成され、皮膚の弾力を保っている。線維が古くなると、シワができる。

皮下組織

皮膚の一番内側の層。下には骨や筋肉がある。脂肪細胞と線維からなり、血管や神経が走っている。

毛包

毛根をおおう組織。底には毛のもとになる細胞が集まる。色素細胞も毛包にあり、毛に色をつけている。

リンパ管

体内で不要になった老廃物を回収して運ぶ、リンパが流れている。血管の間に入り込んでいる。

汗腺

汗を分泌する腺。腺体の部分は真皮に存在する。発汗によって体温を調整している。

CHECK 肌のタイプ(顔)

◎ OK

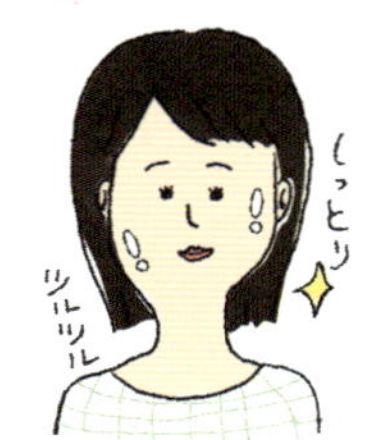

症状1 肌がしっとり、弾力がある。

症状2 Tゾーンは やや脂っぽい。

メイク
Tゾーン以外、化粧崩れは少ない。

水分	皮脂
多い	普通 少ない

普通肌 ふつうはだ

皮脂・水分ともに量のバランスがよく弾力があって、しっとりとみずみずしい肌をしています。Tゾーン、特に脂がたまりやすい鼻の周辺は化粧が崩れやすいのですが、問題ありません。

症状1 肌全体がカサつき つっ張る。

症状2 頬・こめかみに 白い粉がふく。

症状3 目・口元に 小ジワができる。

メイク
下地をつけても化粧のりが悪い。

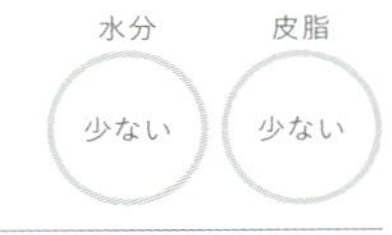

乾燥肌 かんそうはだ

皮脂も水分も少なく、カサカサしてツヤがない肌。頬やこめかみをさわると粉がふきます。これは、紫外線によって皮膚がダメージを受け、皮膚の表面の細胞がはがれたものです。

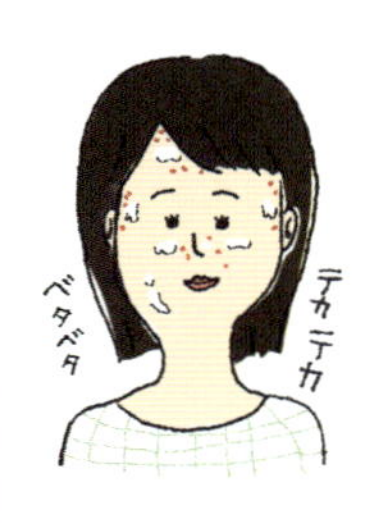

症状1 肌全体がベタつき 脂っぽい。

症状2 脂分によって テカテカと光る。

症状3 ニキビが できやすい。

メイク
化粧崩れをしやすい。

水分	皮脂
多い	多い

脂性肌 しせいはだ

皮脂も水分も多く、頬や鼻、口、おでこなど顔全体がテカッて見えます。キメが粗く、毛穴も開きぎみ。そのため肌が汚れやすく、ニキビや小鼻のブツブツが多く見られます。

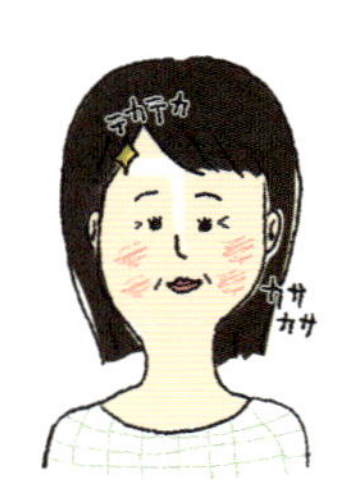

症状1 Uゾーンは乾燥し Tゾーンは脂っぽい。

症状2 ニキビが できやすい。

症状3 目・口元に 小ジワができる。

メイク
洗顔後、Uゾーンがつっ張る。

水分	皮脂
少ない	部分的に多い

混合肌 こんごうはだ

部分によって肌質が異なり、Tゾーンはテカテカするのに頬は乾燥します。目・口元は乾燥し、小ジワができやすい状態。見分けが難しく、本人が混合肌だと気づいていないことも。

病気／01

症状 1 皮膚に赤いブツブツができてかゆい。

症状 2 数日〜1週間以上続く。冬に症状が出やすい。

進行度 ★★★

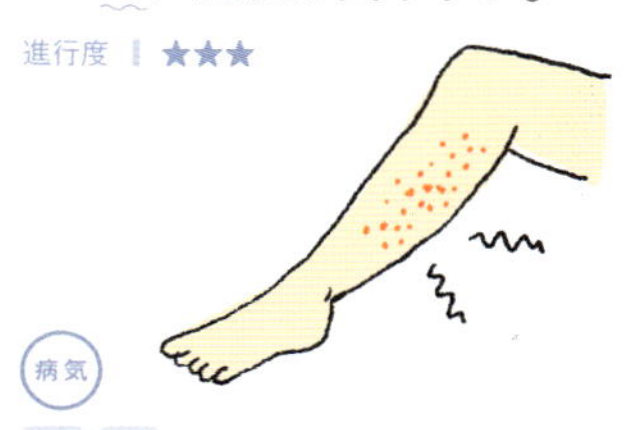

病気

湿疹 しっしん

皮膚科外来患者の約７割を占め、皮膚に赤いブツブツの炎症ができて、カサつきやかゆみをともないます。急性の場合は水ぶくれができることも。湿度が低くなる秋〜冬に症状が強く出ます。

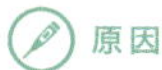

原因

汗や洗剤、紫外線や細菌・ウイルス、金属アクセサリーなど、原因はさまざま。刺激物によって皮膚が炎症反応を起こす。

DATA

発症年齢	乳児〜
発症率	—
受診科	皮膚科

病気／02

症状 1 皮膚に赤いふくらみができてかゆい。

症状 2 ふくらみは移動しながら数時間〜数日で消える。

進行度 ★★★

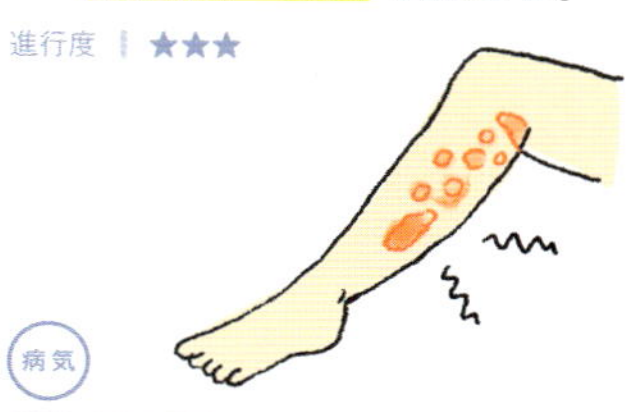

病気

蕁麻疹 じんましん

皮膚の一部に突然、かゆみのある赤いふくらみができます。数時間〜数日ほどでふくらみが移動したり、新たに発生したりするのが特徴。ふくらみは円形やまだら模様など、さまざまです。

原因

多い原因が、乳製品や肉や魚、甲殻・貝類、野菜、果物など、摂取した食べ物が原因で起こるアレルギー反応。生ものも多い。

DATA

発症年齢	20〜40代
発症率	5人にひとり
受診科	皮膚科

Tゾーンと Uゾーン

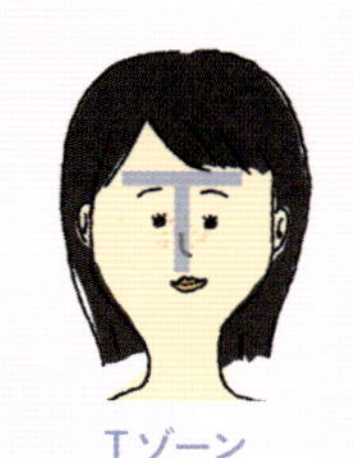

Tゾーン

おでこと鼻をむすんだライン。乾燥しやすい場所ですが、鼻の周りは皮脂がたまりがち。

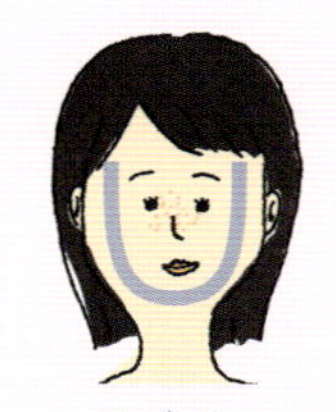

Uゾーン

頬から顎をグルリと囲んだライン。ニキビができやすい場所。特にこめかみと顎は要注意。

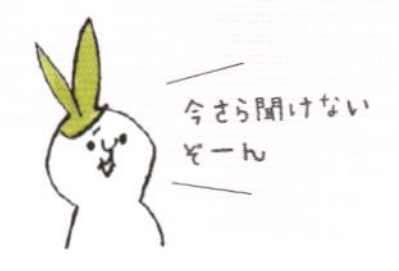

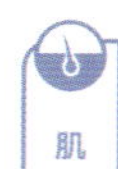

症状1 かかとの皮膚が石のようにかたくカチカチになっている。

症状2 ヒビ割れして痛み・出血があり、白い粉がふく。

進行度 ★★★

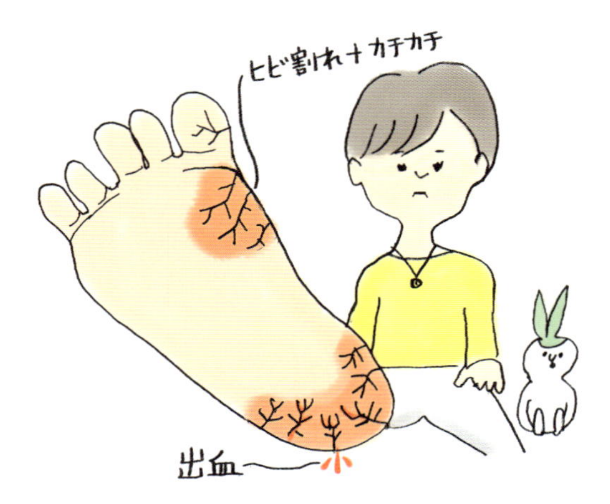

病気 角化症 かくかしょう

刺激から守るため皮膚が分厚くなる

皮膚（表皮）の一番外側にある角質層が厚くなり、特にかかとの皮膚がカチカチにかたくなります。これは、角質内の脂質や保湿因子が不足し、細胞に水分が行きわたっていない状態。厚くなった部分は乾燥が進み、ひどい場合はヒビが入って痛み・出血をともなうこともあります。

その他の症状

手・足	足
刺激を受けやすい肘や膝の皮膚もかたくなりやすい。	ひどい場合は歩行が困難になるほどの痛みをともなう。

原因

外の刺激から皮膚を守るため、角質が分厚くなる。刺激になるのは、足を圧迫する靴での長時間歩行（物理的圧迫）や紫外線など。特に体重がかかる、かかとは刺激を受けやすい。

＋α

皮膚の一部が厚く盛り上がる「たこ」や、皮膚に食い込むように皮が厚くなる「うおのめ」ができることも。痛みをともなうほどの大きさになったら注意。

間違いやすい病気

単なる乾燥肌と放置されることが多い。また、白癬菌（はくせんきん）に感染することで角化症になることも。

水虫 ▶ P147

DATA

- 発症年齢：30代以上
- 発症率：—
- 受診科：皮膚科

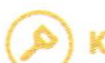

KEY WORD

たことうおのめ　たことうおのめは、歩行時のバランスが悪く、一点に体重がかたよるなどの慢性的な圧迫により起こることが多い。

症状1 足指の間（特に中指と薬指の間）がかゆく、皮がむけて赤くジュクジュクにただれる。

症状2 土踏まず（つちふまず）や側面に2〜3mmの水ぶくれができる。

進行度 ★★★

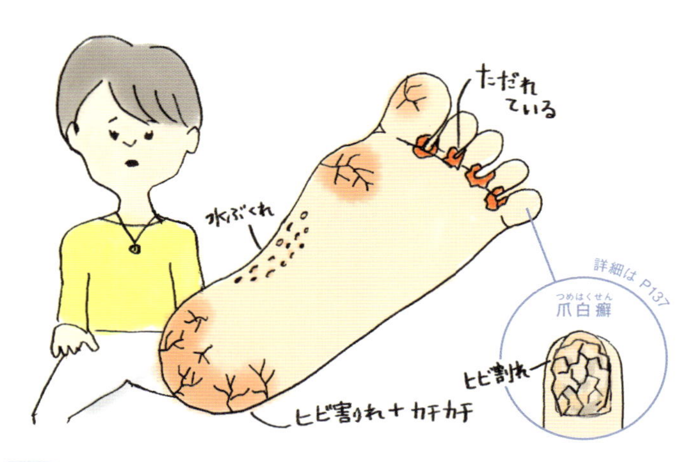

病気 水虫 みずむし

クサくなるのは水虫の菌が原因ではない

水虫はカビの一種である白癬菌が感染し、皮膚の角質層に寄生（きせい）して起こる皮膚病。9割近くが足に発生します。初期症状は、皮膚の血管や神経が刺激されて起こるかゆみ。皮がむけると赤くただれたり、白くブヨブヨになったりします。足の裏や側面に、小さな水ぶくれができることも。

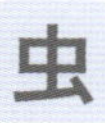

その他の症状

手・足	手・足
爪が黄・白色ににごって厚くなり、ヒビが入る（爪白癬）。	かかとの皮膚が乾燥して、厚くかたくなる（角化症）。

原因

水虫は他人からも移るが、白癬菌が付着してすぐに感染することはない。不衛生な状態で洗い流されず、高温多湿の環境下になると増殖する。一日中、靴をはいている人は要注意。

＋α

水虫になると足がクサいといわれるが、実際は白癬菌の侵入に便乗して角質層に入り込んだブドウ球菌などの細菌類が原因。細菌類が腐敗性物質を作り出す。

間違いやすい病気

汗疱（かんぽう）やカンジダ症などの病気は水虫と同様、いずれもかゆみや水ぶくれの症状をともなうため判断が難しい。

DATA

- 発症年齢 20〜30代
- 発症率 3人にひとり
- 受診科 皮膚科

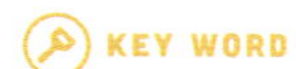

KEY WORD

9割近くが足 手足の他、頭部に感染して脱毛したり、体の皮膚に感染すると赤く盛り上がって（1cm以下）炎症を起こす。

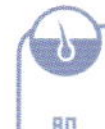

シワ

30代になると、特に顔や首にできるシワは気になってくるものです。
表情やたるみによって定着し、深く刻まれたシワは消えることがありません。

CHECK シワができる場所

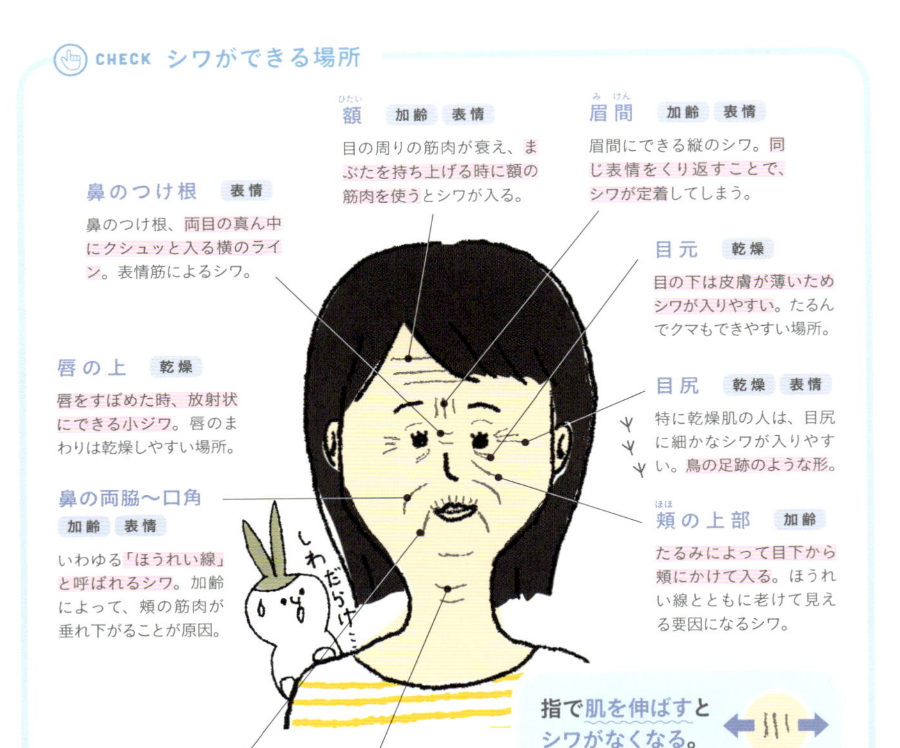

額（ひたい） 加齢 表情
目の周りの筋肉が衰え、まぶたを持ち上げる時に額の筋肉を使うとシワが入る。
眉間（みけん） 加齢 表情
眉間にできる縦のシワ。同じ表情をくり返すことで、シワが定着してしまう。
鼻のつけ根 表情
鼻のつけ根、両目の真ん中にクシュッと入る横のライン。表情筋によるシワ。
目元 乾燥
目の下は皮膚が薄いためシワが入りやすい。たるんでクマもできやすい場所。
唇の上 乾燥
唇をすぼめた時、放射状にできる小ジワ。唇のまわりは乾燥しやすい場所。
目尻 乾燥 表情
特に乾燥肌の人は、目尻に細かなシワが入りやすい。鳥の足跡のような形。
鼻の両脇〜口角 加齢 表情
いわゆる「ほうれい線」と呼ばれるシワ。加齢によって、頬の筋肉が垂れ下がることが原因。
頬の上部（ほほ） 加齢
たるみによって目下から頬にかけて入る。ほうれい線とともに老けて見える要因になるシワ。
しわだらけ…
口角の下 加齢
唇の脇から顎（あご）にかけて入る。たるみが原因で、口を動かすと目立つ。
首 加齢
皮膚が薄く、たるんでシワが入りやすい部分。30代からシワが消えなくなる。

指で肌を伸ばすとシワがなくなる。

タイプ 表皮のシワ

逆に、伸ばしても消えない場合は真皮におよぶ深いシワ。そうなると、いくら肌をケアしてもシワはなかなか消えません。

シワは3段階ある

乾燥→表情→加齢 30代でシワが定着

シワは20代から現れます。最初は乾燥によってできる表皮の小ジワ。30代になると、表情を作った時にできるシワが定着し、さらにたるみによって表皮の下にある真皮にシワが刻まれます。

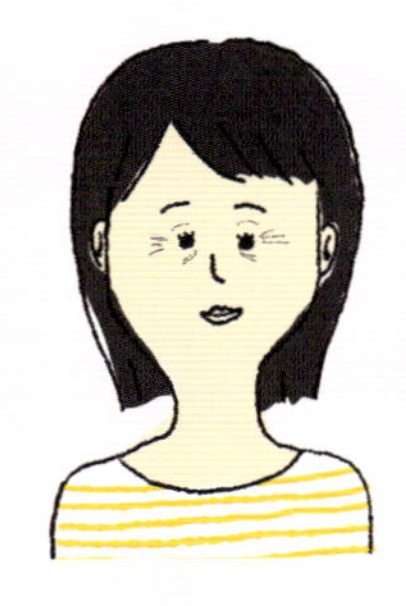

症状 **肌が乾燥して細かなシワが入る。**

進行度 ★☆☆

タイプ 乾燥ジワ

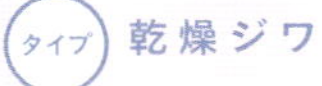

皮膚の一番外側（表皮）にある角質層が乾燥すると、水分が不足してしぼんでしまいます。その余った部分が寄ってできるのが小ジワ。水分を補給すれば、目立たなくなります。

病気／05

症状 まぶたが重たく、目を見開くとおでこや眉間にシワが寄る。

進行度 ★★★

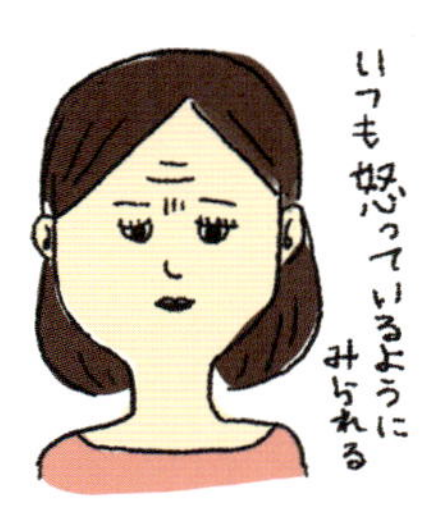
いつも怒っているように
みられる

眼瞼下垂症 がんけんかすいしょう

目の周りにある眼輪筋の下には、まぶたを開ける筋肉（眼瞼挙筋）があります。この筋肉が弱くなって、目が開きにくい状態。代わりに額の筋肉（前頭筋）を使ってまぶたを開けるため、額や眉間にシワが入ります。

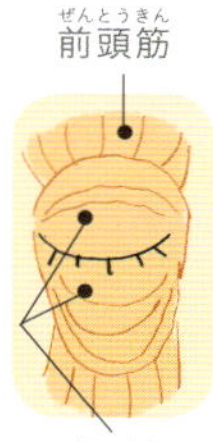

DATA

発症年齢	あらゆる年齢
発症率	—
受診科	眼科

病気／06

症状 ストローを加えた時、鼻と口の間にシワがたくさんできる。

進行度 ★★★

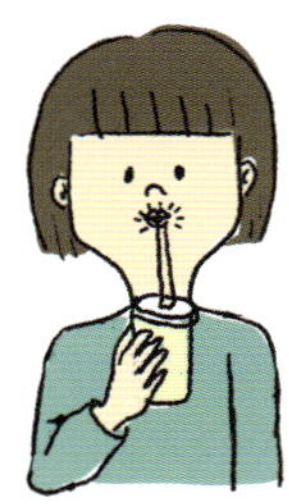
老けてみえる…

病気

強皮症 きょうひしょう

皮膚や内臓がかたくなる病気。かたくなると乾燥し、口をすぼめた時にたくさんシワができます。加齢によって唇の上部に小シワはできますが、30〜40代でできる場合は強皮症の疑いあり。

原因

強皮症は膠原病の一種。免疫機能が壊れ、間違って自分の体を攻撃してしまう。皮膚や内臓の硬直は全身に現れる。

DATA

発症年齢	20〜50代
発症率	6500人にひとり
受診科	内科 リウマチ・膠原病内科、免疫内科

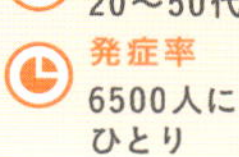

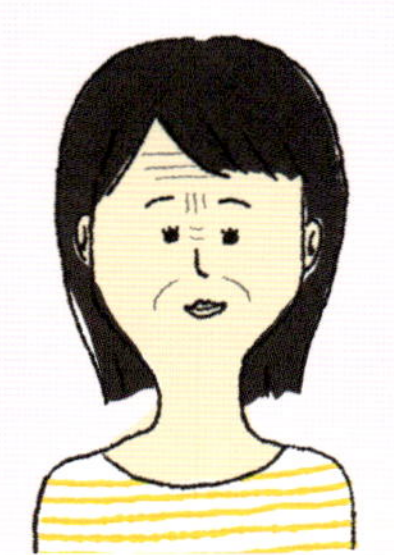

症状 笑ったり怒ったり表情を作るとシワが入る。

進行度 ★★☆

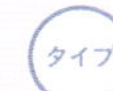

タイプ 表情ジワ

表情を作る時、顔の筋肉（表情筋）にそってシワができます。30代になると、肌の弾力がなくなって表情ジワが戻らなくなり、そのまま定着します。ほうれい腺もそのひとつ。

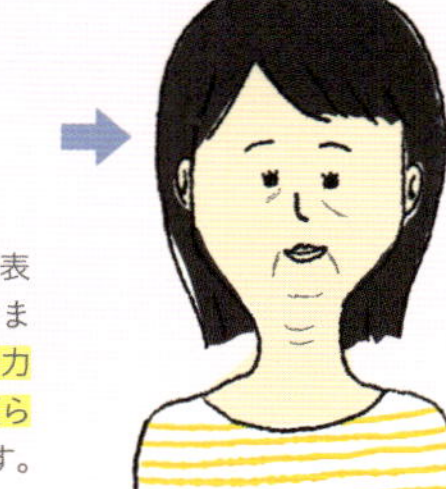

症状 肌がたるんで、深いシワができる。

進行度 ★★★

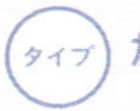

タイプ 加齢ジワ

表皮の下にある真皮にまでシワがおよんだ状態。加齢によって真皮を構成するコラーゲンや繊維がもろくなり、たるみが生じます。すると、たるみが深いシワとなって刻まれます。

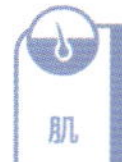

ホクロ

良性腫瘍の一種であるホクロと、皮膚ガンの一種であるメラノーマ。
メラノーマは進行が速いため、初期段階での見分けが重要です。

◎ OK ホクロ

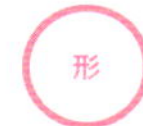

**左右対称で
きれいな円型。**

左右対称の形になっているのが特徴。ふくらんでいることもありますが、円形または楕円形をしています。

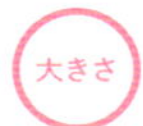

**小さいものが多い。
大きくても7mm以下。**

ホクロの成長は、大きくても直径7mm以内でとどまります。大きくても幼少期からあるものであれば心配いりません。

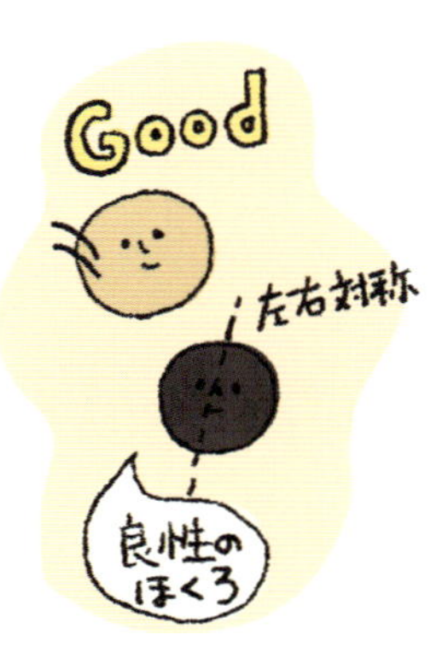

色素細胞（メラノサイト）が皮膚の一部に集中してできるもの。良性のホクロが突然、悪性になることはありません。

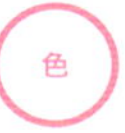

**色にムラがない。
境界がハッキリしている。**

色素（メラニン）が含まれているため、茶・黒色をしています。全体的に色が均一で、肌色との境界は明確です。

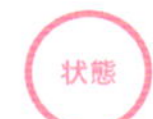

**毛が生えることもある。
かゆみはない。**

色素細胞が活性化することで、毛が生える場合も。悪性の腫瘍は周りの細胞を壊して増殖するので毛は生えません。

WARNING メラノーマ

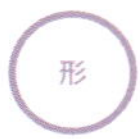

**左右非対称で
形がバラバラ。**

悪性の細胞があちこちに増殖するため、対称性がなくいびつな形をしています。表面はデコボコしています。

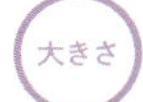

**6mm以上の大きさ。
2〜3ヵ月の間に
急激に大きくなる。**

6mm以上の大きさや、大人になってから急激に大きくなった場合は注意。悪性の細胞は早いスピードで増殖します。

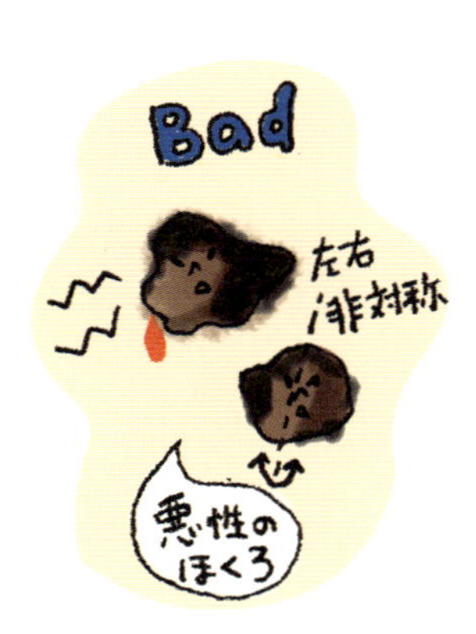

良性のホクロとの見分けが難しいものは、皮膚ガンの一種である「悪性黒色腫」。メラノーマともいいます。

**茶・黒色の濃淡がある。
周りがにじんでいる。**

色がシミ出して、肌色との境界がハッキリしていません。盛り上がっている部分は濃いなどの濃淡もあります。

**痛み・かゆみがある。
出血することもある。**

症状が進行すると、表面に傷ができて痛みや出血があります。ただし、初期の段階では症状がありません。

症状
❶ 足の裏にいびつな形のホクロがある。

症状
❷ 2〜3ヵ月で急激に大きくなる。

進行度｜★★★

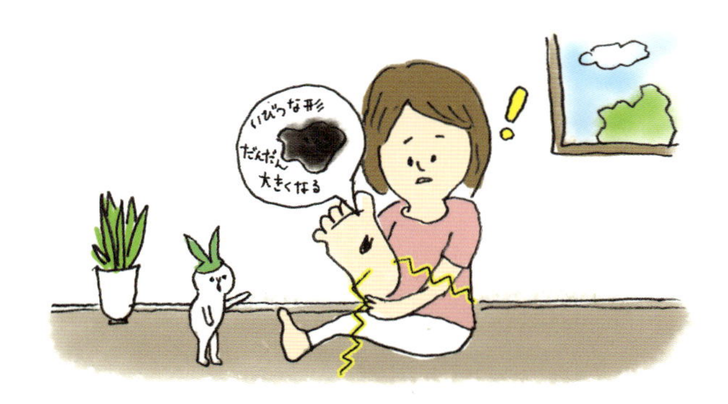

病気
悪性黒色腫（皮膚ガン）

あくせいこくしょくしゅ（ひふガン）

足の裏だから自分では気づきにくい

皮膚の表面（表皮）にできる、皮膚ガンの一種。最初はホクロのような見た目で痛みがないため、見逃しがち。放置している間に悪性の細胞が増殖して大きくなり、気づいたら全身に転移していたという例も少なくありません。特に刺激を受けやすい足の裏や、手のひらにできやすいとも。

その他の症状

手足｜初期症状では、痛みやかゆみをほとんど感じない。

原因

色素細胞（メラノサイト）が悪性化することで発生。色素（メラニン）の含有量が少ない白人の発生率が高い。紫外線が主な要因とされるが、外部からの刺激も大きく関係している。

＋α

足の裏・手のひらの他、爪の下部にもできやすい。爪に黒い縦の筋が複数、入っている場合は注意。日本人の約50%は手足と爪にできるといわれる。

間違いやすい病気

良性のホクロだと思っていたら、実は皮膚ガンだったという例も多い。大きさや色から見分けられる（P150）。

DATA

発症年齢
40〜50代

発症率
5万〜10万人にひとり

受診科
皮膚科

KEY WORD

痛み　症状が進むと痛みを感じるが、その段階ではリンパ・血管を通じて骨や神経にまでガンが転移している可能性が高い。

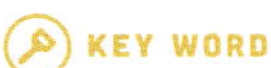

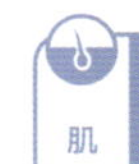

紫外線を浴びるとメラニンという色素が生成され、紫外線から細胞を守ります。
紫外線を浴びすぎたり、加齢によってメラニンがたまるとシミになります。

場所	頬骨(ほおぼね)の高い部分やこめかみにできやすい。
形・大きさ	円形。数mm～2cm。
色	薄茶色。紫外線を浴びて濃くなる。
状態	表面は盛り上がらず平坦になっている。

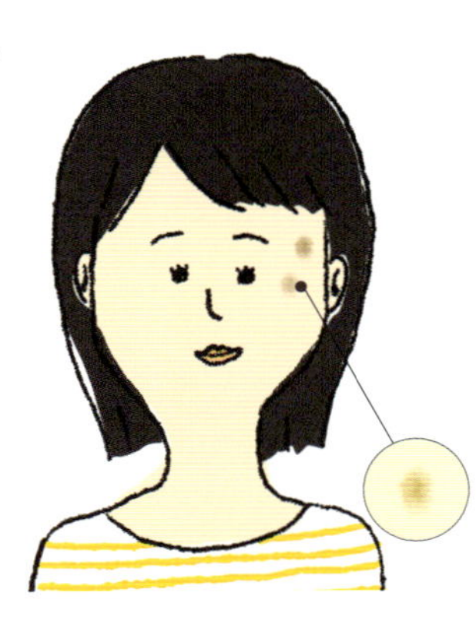

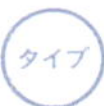

タイプ

老人性色素斑

ろうじんせいしきそはん

一番多いタイプ。顔のこめかみ周辺の他、腕や手の甲もできやすい場所。色白の人や、外で過ごす時間が長い人は20代後半から現れます。

原因

今まで浴びてきた紫外線のダメージによるもの。過剰に生成された色素(メラニン)が原因。

場所	頬・鼻の周りを中心に散らばっている。
形	まばらで不規則。
大きさ	米粒ほど。
色	淡い褐色。紫外線を浴びて濃くなる。
状態	平坦で肌にシミついている。

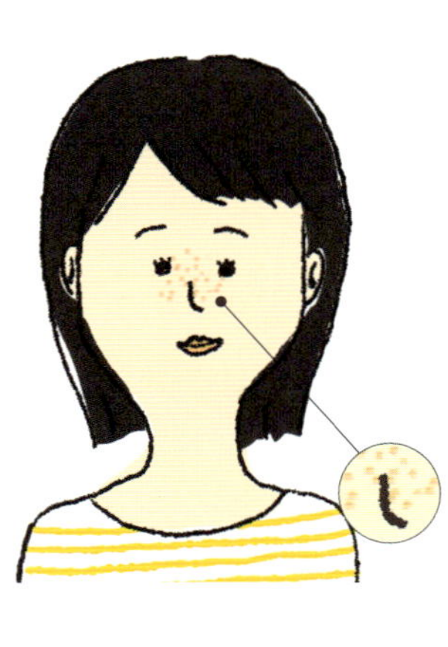

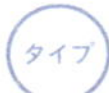

タイプ

雀卵斑

じゃくらんはん

いわゆる、そばかす。茶色い斑点が鼻や頬に散らばります。年齢を重ねるにつれて薄くなり、春から夏にかけて濃くなるのも特徴。

原因

遺伝的な要因が大きい。そもそもの原因は、色素(メラニン)が過剰に生成されること。

3種類の日焼けタイプ

日焼け後の肌をチェックする

紫外線を浴びた時、肌の細胞がダメージを受けやすい人、シミができやすい人がいます。色素(メラニン)の生成によって細胞は守られますが、過剰に作られるとシミになります。

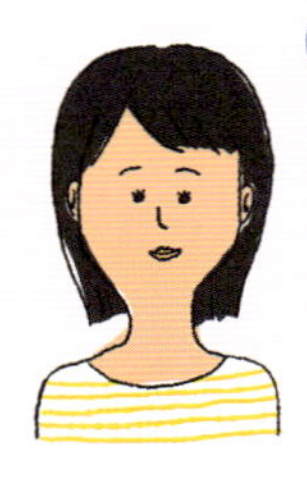

症状 **すぐ赤くなる。黒くならない。**

肌が赤くピリピリ痛むのは、紫外線UVA波による影響。生まれつき色素(メラニン)の生成能力が低いため、真皮にまでUVA波が届き、細胞がダメージを受けやすいタイプです。

場所	目尻・こめかみ・頬。
形・大きさ	円形・楕円形。 数mm～3cm。 盛り上がっている。
色	茶・黒色。
状態	表面がザラつく。 年々、大きくなって かゆみも出てくる。

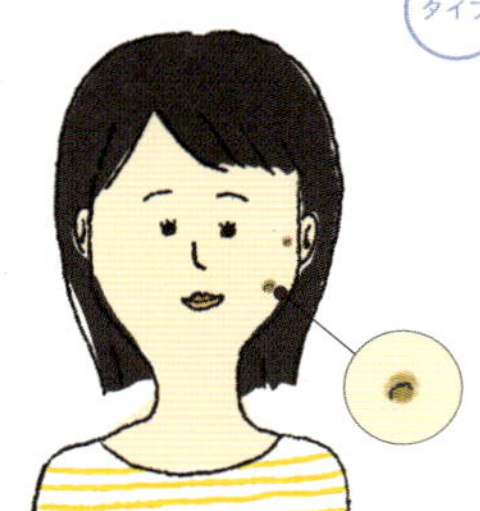

タイプ

脂漏性角化症

しろうせいかくかしょう

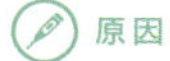

ホクロのように盛り上がり、さわるとザラつくのが特徴。加齢にともなって手の甲などにできる茶色いシミも、このタイプです。

原因

もともと存在したシミの部分の角質が分厚くなって盛り上がるのが原因。

場所	ニキビ・外傷の跡。
形・大きさ	ニキビ・外傷の形に よってさまざま。
色	茶色。半年～2年で 色が薄くなる。
状態	肌にシミついている。 くすみのようなもの。

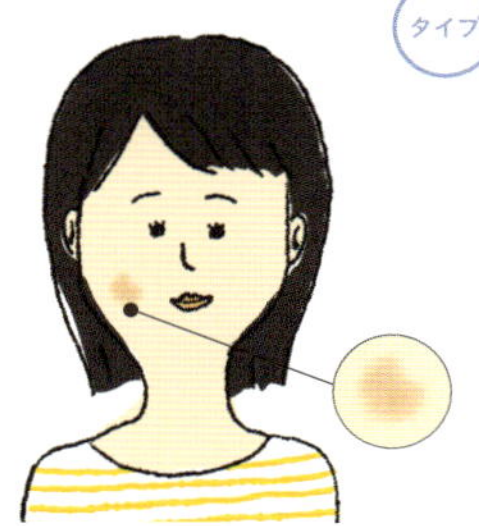

タイプ

炎症性色素沈着

えんしょうせいしきそちんちゃく

やけどやニキビなどの傷跡にできるシミ。特にニキビをつぶした場所にできやすく、下着がこすれやすい部分にもよく生じます。

原因

原因は傷跡が炎症を起こし、その刺激によって色素が大量に生成されること。

場所	両側の頬骨あたり。 目の周辺はできない。
形・大きさ	コの字形。範囲は広い。
色	淡い褐色。
状態	左右対称にできる。

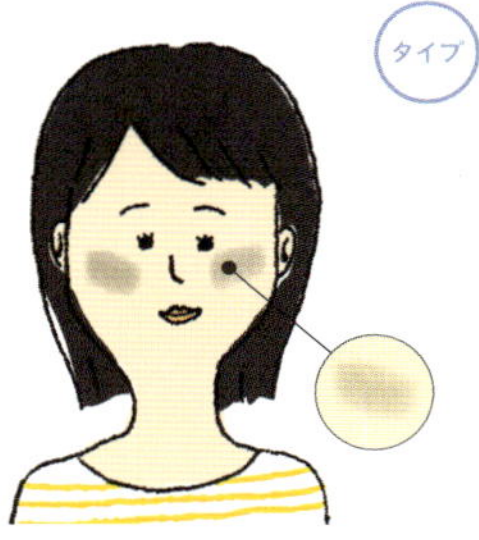

タイプ

肝斑

かんぱん

頬骨からこめかみにむかって、左右対称にコの字形にできます。シミの濃淡は均一ですが、境界がハッキリしていません。

原因

女性ホルモンの崩れ。20代後半～40代の女性、特に出産後に多い。

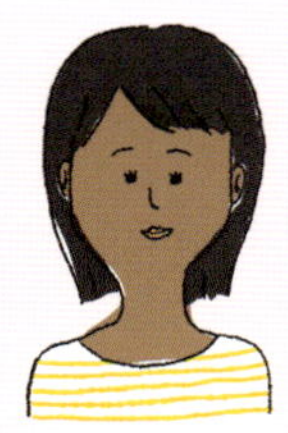

症状

赤くならず、すぐ黒くなる。

シミができやすいタイプ。色素(メラニン)の生成能力が高いため細胞を守る力は強いのですが、そのぶんメラニンが沈着しがち。紫外線ではなく、生まれつきシミができやすい人です。

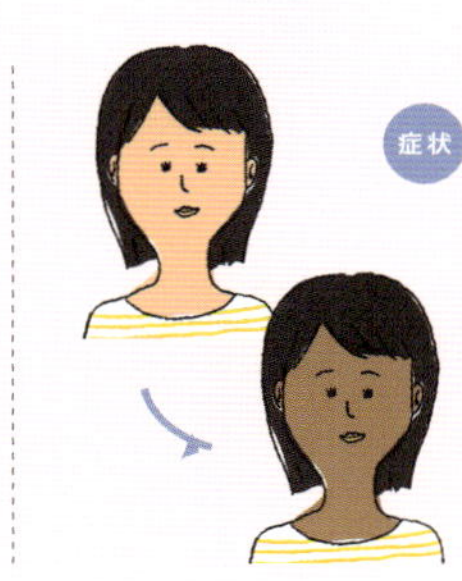

症状

赤くなってから数日後、黒くなる。

日本人の6割以上がこのタイプ。すぐ黒くなる人ほどではありませんが、シミができやすく、始めに赤くなって起こる炎症が刺激となり、メラニンの生成をうながす場合も。

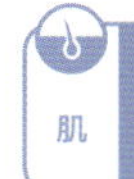

ニキビ

額や口の周り、顎のラインはニキビができやすい場所。
青紫色に腫れ上がる最終段階まで症状が進むと、跡が残ったりシミになります。

CHECK

ニキビ前

症状 1 見た目に異常はない。毛穴がつまっている。

※痛みはない

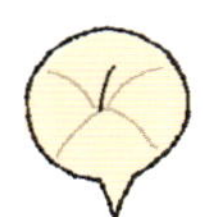

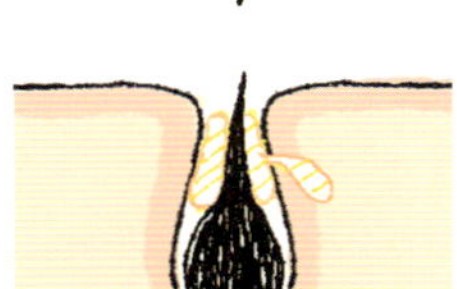

ニキビの前段階

ニキビができる前段階として、まずは古い角質や、落とし切れなかったメイクがたまって毛穴がふさがります。

白ニキビ

症状 2 1～3mmで白い吹き出物ができる。

※痛みはない

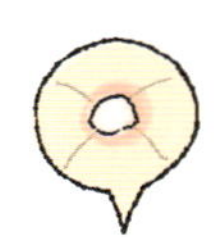

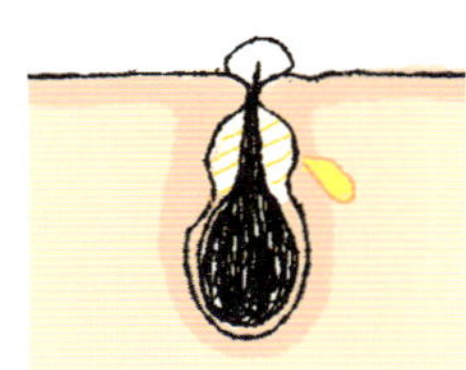

菌が増殖中

毛穴がふさがると、中に皮脂がたまって盛り上がります。この時、ニキビの原因となる菌（アクネ菌）が増殖します。

黒ニキビ

症状 3 毛穴の汚れのように黒くブツッとしている。

※痛みはない

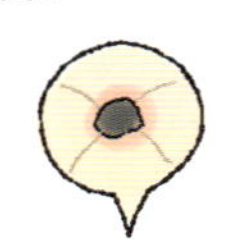

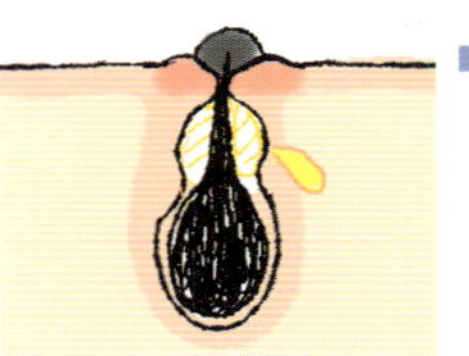

ニキビ悪化の兆し

黒くブツッとした吹き出物。白ニキビに汚れが混ざったり、毛穴から顔を出した皮脂が空気にふれて酸化した状態です。

赤ニキビ

症状 4 炎症を起こして赤く腫れる。

※痛みがある

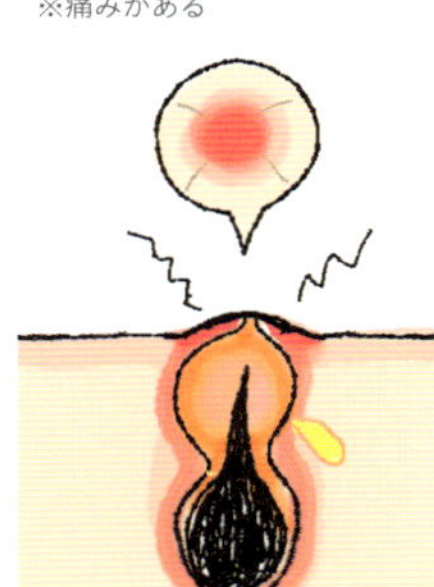

菌と戦闘開始！

増殖したアクネ菌が炎症を起こしている状態。痛みやかゆみもあります。中では、白血球が菌と闘っています。

黄色ニキビ

症状 5 黄色の膿ができ周りが赤く腫れる。

※痛みがある

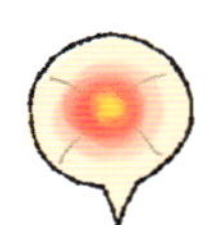

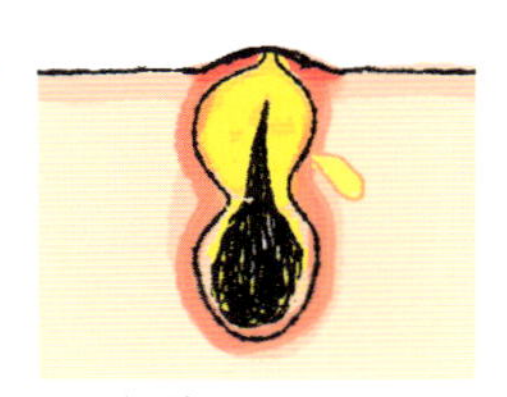

化膿（かのう）を起こす

黄色い膿は、アクネ菌と闘った白血球の亡骸。皮膚炎を起こす菌も繁殖し、炎症が毛穴の周辺まで広がります。

紫ニキビ

症状 6 青紫色にかたく腫れ上がる。

※痛みがある

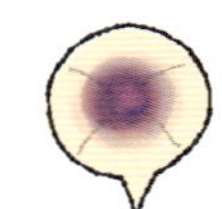

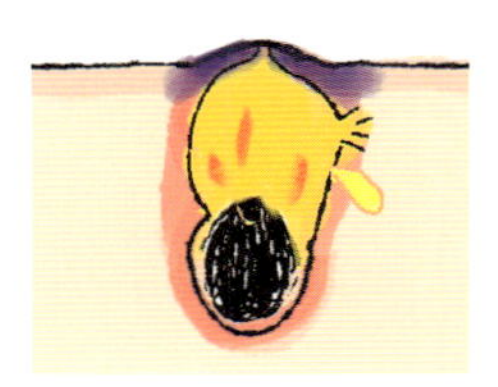

ニキビの最終段階

内部は血と膿が混ざってたまっています。皮膚表面が青紫色に腫れ上がって、さわるとかたくゴリゴリしています。

症状1 頬（ほほ）や顎（あご）にかけてニキビができる。

症状2 ヒゲが生える・声が低くなるなど男性のような症状が出る。

進行度 ★★★

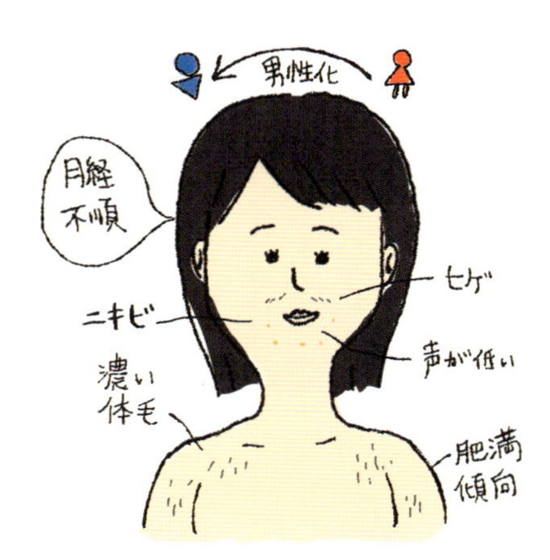

病気 多のう胞性卵巣症候群（PCOS）

たのうほうせいらんそうしょうこうぐん

女性の20人にひとり男性化現象が現れる

排卵がうまく行われず、不妊の原因にもなる病気。月経が来ない・月経の間隔が長いといった月経不順があります。また、血液中の男性ホルモンの量が異常に増えるため、ニキビや吹き出物ができる、すね毛・濃いヒゲが生える、声が低くなるといった男性化現象が現れるのも特徴。

DATA

発症年齢	20～40代
発症率	20人にひとり
受診科	婦人科

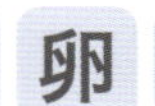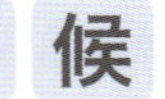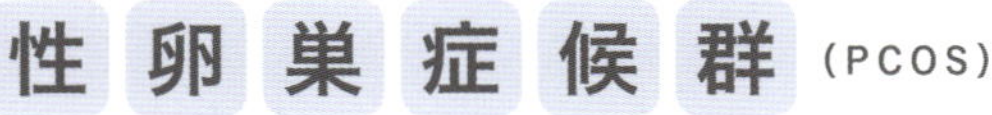

原因

ホルモンの分泌異常によって排卵が起こらず、卵巣の中に未熟な卵胞（卵子を含んだ細胞の集まり）がたくさんたまってしまう。また、卵胞の中で男性ホルモンが作られるため、血液中の男性ホルモンが増える。

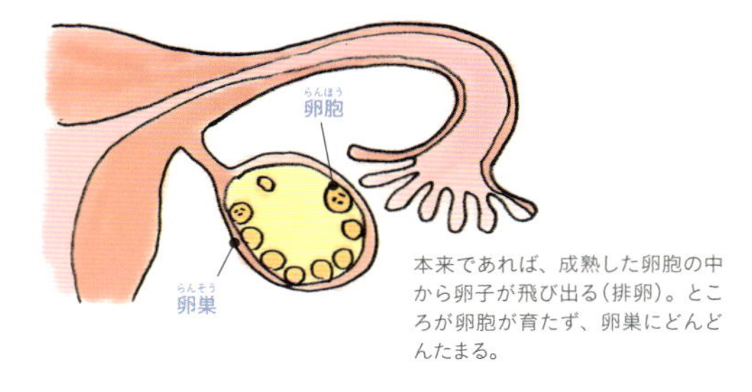

本来であれば、成熟した卵胞の中から卵子が飛び出る（排卵）。ところが卵胞が育たず、卵巣にどんどんたまる。

KEY WORD

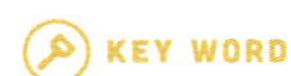

男性（だんせい）ホルモン 男性ホルモンは皮脂の分泌をうながしたり、角質を厚くする作用（角化異常）があり、ニキビの原因にもなる。

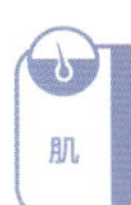

リンパ節(せつ)の腫れ

酸素や栄養を運んだり、老廃物を回収するリンパ液。
そのリンパ液が流れる細い管(リンパ管)が集まっている場所がリンパ節です。

症状 1
リンパ節が腫れて痛い。

症状 2
**弾力があって
さわるとグリグリ動く。**

症状 3
2〜3日で症状は治まる。

耳の下

耳なりがしたり、耳の聞こえが悪くなる(難聴/なんちょう)こともある。

病気
中耳炎 ▶ P96
内&外耳炎
虫歯 ▶ P82

首の周り

肩・首のコリや、顔のたるみ・むくみを引き起こすこともある。

病気
虫歯 ▶ P82　風邪 ▶ P68
扁桃炎 ▶ P91
バセドウ病 ▶ P92 他

鎖骨

顔・腕がむくむ、肩がこるなど体調不良が全身に現れやすい。

病気
胃ガンの転移
肺ガンの転移

脇の下

喉(のど)・肺に近いためウイルスが入った時に免疫(めんえき)機能が働き、腫れやすい。

病気
風邪 ▶ P68
乳ガンの転移 ▶ P167

腹部

腰の周りが太くなり、子宮・卵巣や腸の病気を引き起こしやすい。

足のつけ根

腹部や腰、足など下半身を流れるリンパ液は、足のつけ根にあるリンパ節に集まる。泌尿器の感染症や性感染症にかかると腫れやすい。

病気
尿道炎 膀胱炎 ▶ P126
淋菌感染症 ▶ P209
梅毒 ▶ P209

膝の裏

外反母趾(がいはんぼし)や浮き指、骨盤のゆがみなどの影響で、膝裏が腫れることがある。

リンパ節が腫れやすい場所

リンパ節は全身に約800個あるといわれ、体の中心部や頭・手足の節目に存在しています。リンパ節が腫れるのは、外から侵入した病原菌とリンパ液が闘っているため。

リンパ液の働き

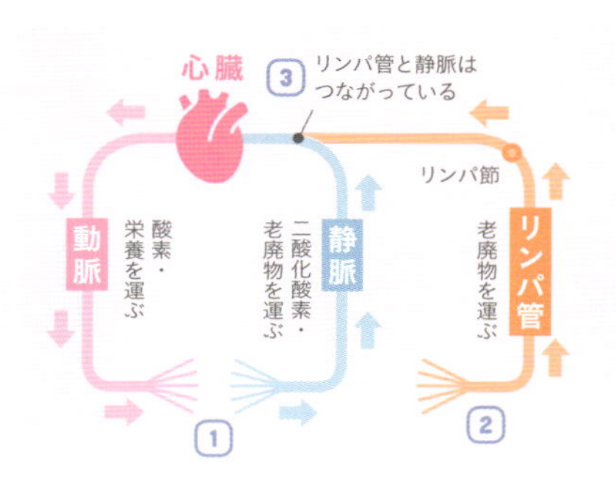

1 血管の動脈は酸素や栄養を、静脈は二酸化酸素や老廃物を運んでいる。

2 静脈で取り込まれず、あふれたぶんの二酸化酸素や老廃物をリンパ液が代わりに運ぶ。

3 リンパ節でキレイになった液体(間質液)を、リンパ管から静脈に戻す。

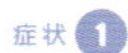

症状1
リンパ節がかたく腫れ、さわっても動かない。

症状2
1cm以上の大きさで痛くない。

症状3
腫れの数が短期間で増加する。

症状4
1週間以上たっても腫れが引かない。

進行度 ★★★

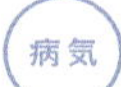

悪性リンパ腫 あくせいリンパしゅ

ガン化したリンパ球が全身をめぐって広がる

悪性リンパ腫は、リンパ球がガン化したもの。悪性のリンパ球が無制限に増殖することで、リンパ節がコブ状に腫れます。首や脇の下、足のつけ根など表面に近いリンパ節が腫れやすく、数週間〜数ヵ月の間に増大することも。通常は痛みを感じませんが、進行すると腫れが全身に広がり、発熱や体重の減少、大量の寝汗をかくなど体の全体に症状が出ます。

原因

ハッキリはわかっていないが、ウイルスやヘリコバクター・ピロリ菌などの細菌感染、遺伝的な要素が考えられている。また、悪性腫瘍がリンパ節に転移して起こる場合もある。

+α

全身に現れる症状は、具体的に37度前後の微熱が続く、ダイエットをしていないのに半年で5kg減る、毎晩着替えが必要になるほどの寝汗をかくなど。

間違いやすい病気

風邪ウイルスなどの感染によるリンパ節炎、リンパ管がとどこおることで起こるリンパ浮腫などと症状が似ている。

DATA

- 発症年齢：あらゆる年齢
- 発症率：年間に1万人弱
- 受診科：内科 血液内科

リンパ液が原因で起こるむくみ

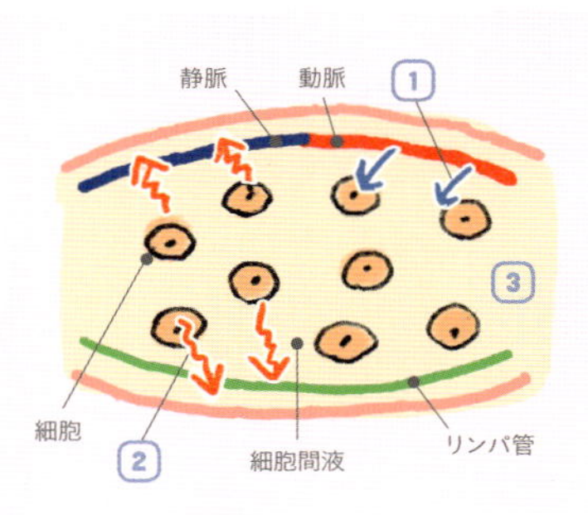

1. 血管（動脈）からあふれ出た水分が、細胞と細胞の間にたまる（細胞間液）。
2. リンパ液は細胞間液を回収して、再び血管（静脈）に戻す働きがある。
3. リンパ液の流れが悪くなると、細胞間液がたまってむくみを起こす（リンパ浮腫）。

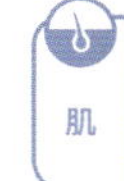

おとな女子が特に
気をつけたい

乳房・女性器
セルフチェック

乳房、子宮や卵巣、外性器。
女性特有の病気はたくさんあります。

乳ガンや乳腺症といった
乳房の病気の進行を防ぐには、
ふだんからのセルフチェックが
非常に大切です。

また、子宮・卵巣の病気は
自覚症状のないものがたくさんあります。
月経不順や不正出血が見られたら
放置するのではなく、病気の可能性を
疑うようにしましょう。

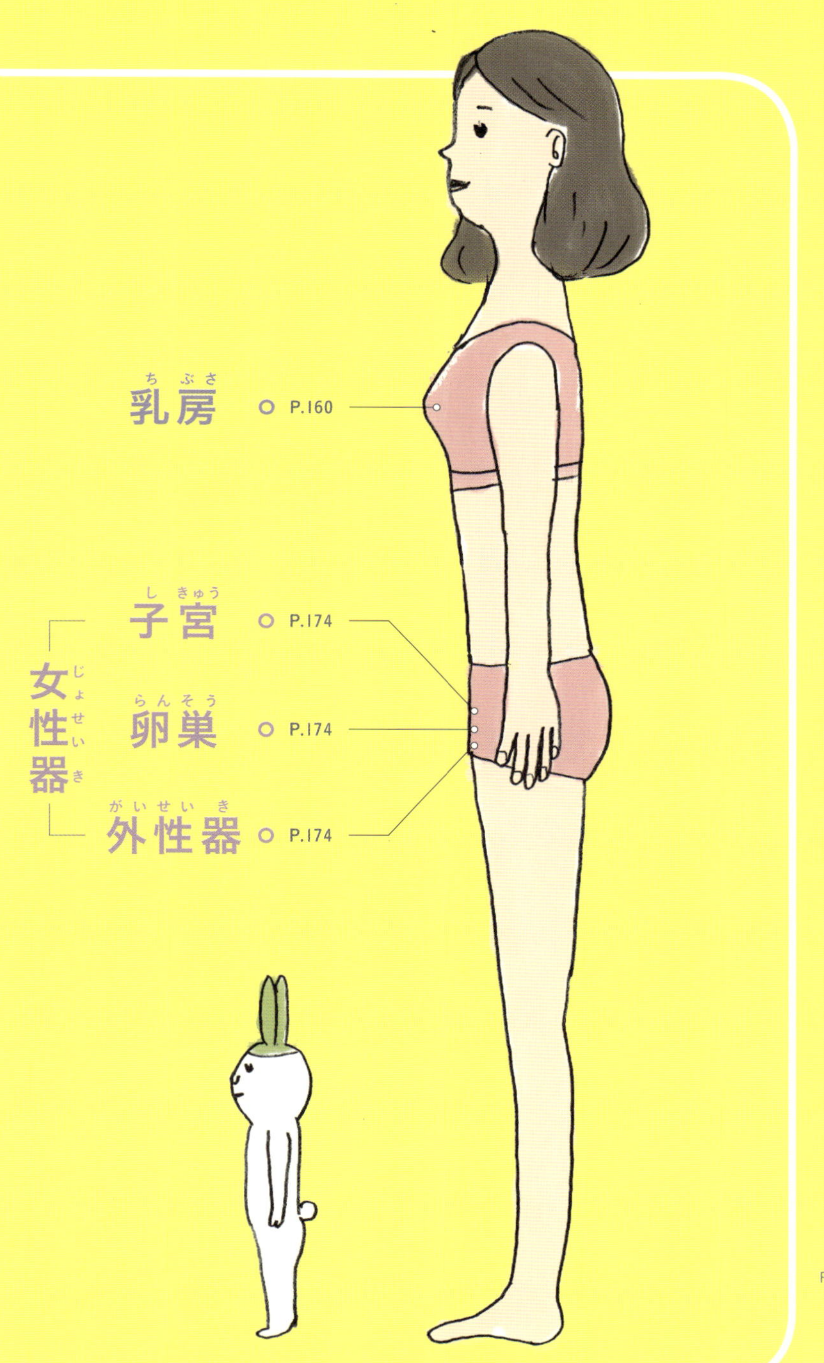

P.160 乳房
P.174 女性器

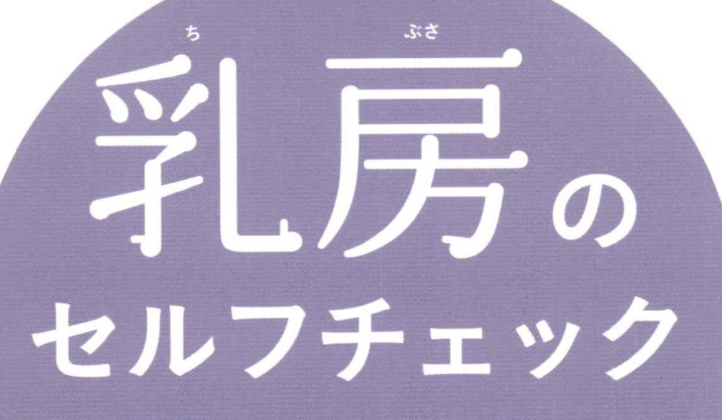

乳房のセルフチェック

90%が脂肪、10%が乳腺組織で構成される乳房。
たくさんの脂肪が、母乳を作り出す乳腺組織を守っています。
乳腺組織には乳腺葉や乳管などがあり、
ガン細胞はこれらの部位から発生します。

腋窩リンパ節

リンパ節は体内の老廃物を運んできたリンパ液を浄化する部位。全身に分布し、脇の下のくぼみ（腋窩）や胸骨の近くにもある。乳ガンはこのリンパ節に転移し、全身に広がる。

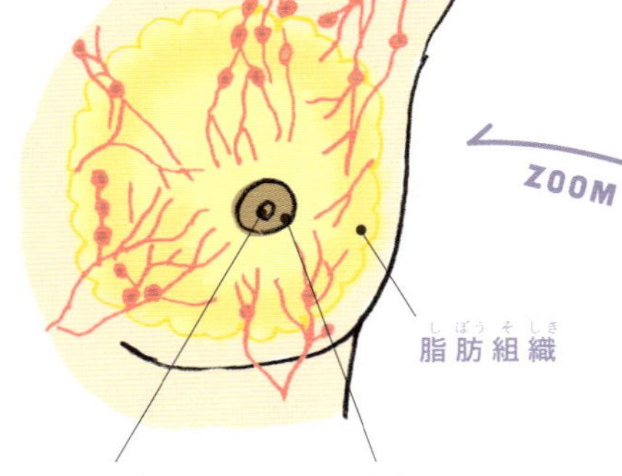

脂肪組織

乳頭

母乳の出口。15～20ヵ所前後ある乳管開口部から、シャワーのように母乳が出てくる。

乳輪

乳頭の周りの部分。色素（メラニン）が沈着して、桃・茶・黒色をしている。

乳房の異常

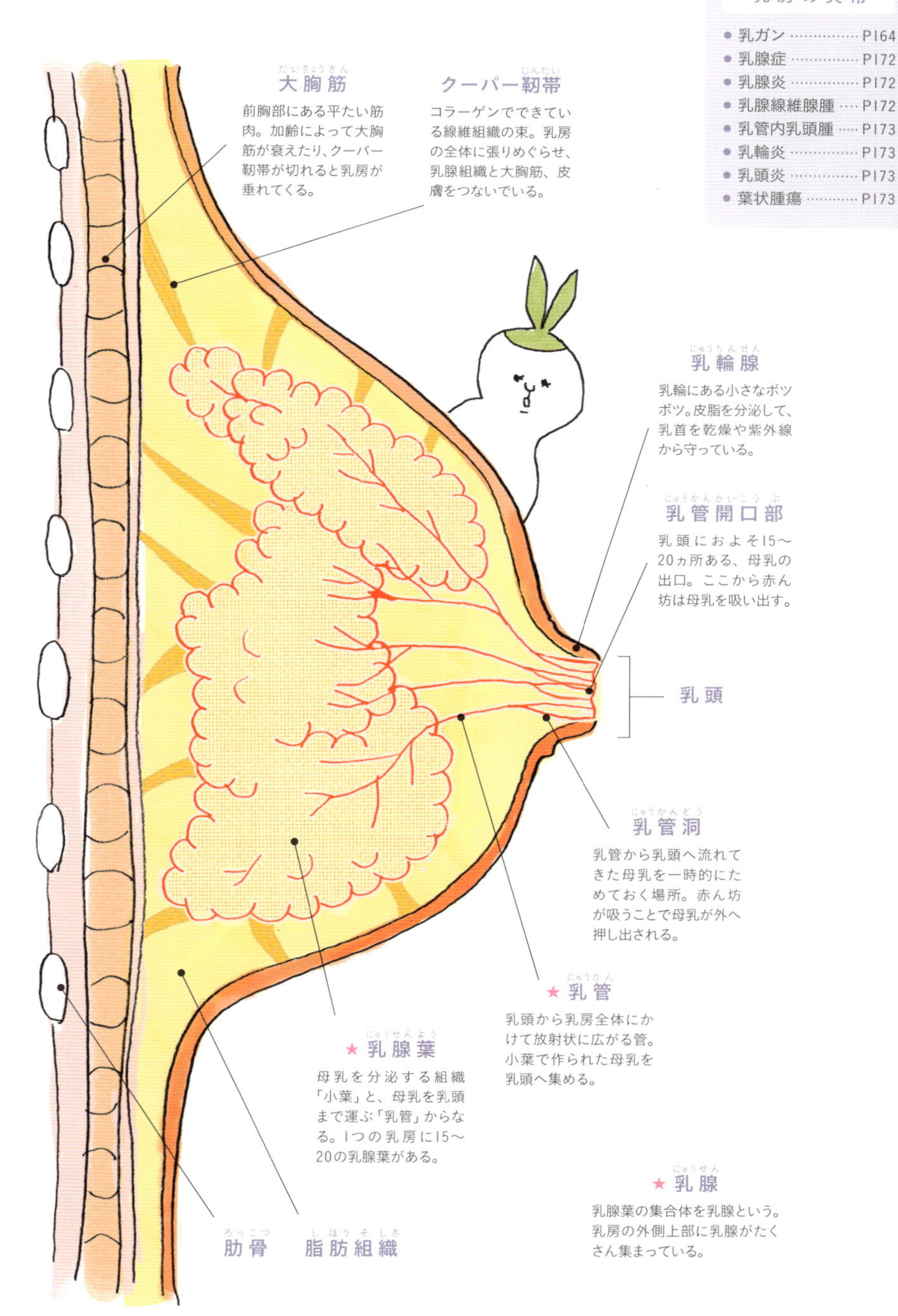

大胸筋
前胸部にある平たい筋肉。加齢によって大胸筋が衰えたり、クーパー靭帯が切れると乳房が垂れてくる。
クーパー靭帯
コラーゲンでできている線維組織の束。乳房の全体に張りめぐらせ、乳腺組織と大胸筋、皮膚をつないでいる。
乳輪腺
乳輪にある小さなボツボツ。皮脂を分泌して、乳首を乾燥や紫外線から守っている。
乳管開口部
乳頭におよそ15～20ヵ所ある、母乳の出口。ここから赤ん坊は母乳を吸い出す。
乳頭
乳管洞
乳管から乳頭へ流れてきた母乳を一時的にためておく場所。赤ん坊が吸うことで母乳が外へ押し出される。
★乳管
乳頭から乳房全体にかけて放射状に広がる管。小葉で作られた母乳を乳頭へ集める。
★乳腺葉
母乳を分泌する組織「小葉」と、母乳を乳頭まで運ぶ「乳管」からなる。1つの乳房に15～20の乳腺葉がある。
★乳腺
乳腺葉の集合体を乳腺という。乳房の外側上部に乳腺がたくさん集まっている。
肋骨
脂肪組織

CHECK

乳房の形・大きさセルフチェック

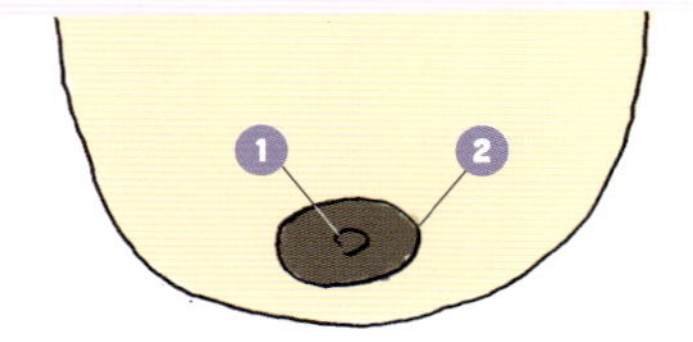

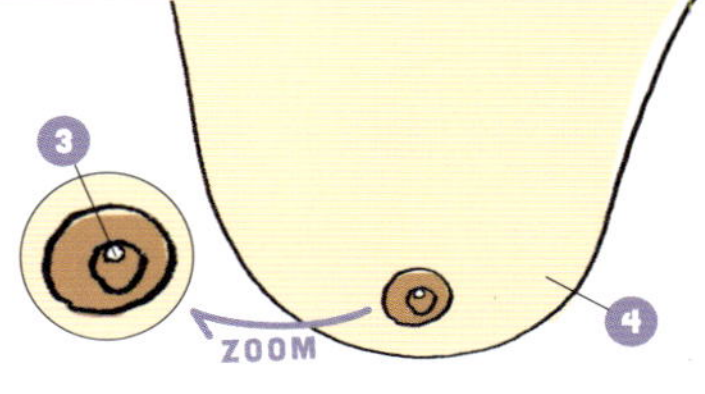

症状 1 乳頭・乳輪の色が黒ずんでいる。

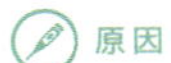

原因

色素（メラニン）が沈着することで自然と黒ずみます。デリケートな部分ほど黒ずみ、特にやわらかな先端部分の乳頭・乳輪は刺激を受け、色素沈着しやすい状態。

症状 2 乳輪が大きい。

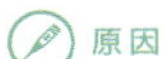

原因

かきむしる・下着がこすれることによる刺激、ホルモンバランスの乱れによって黒ずむ（色素沈着）とともに、乳輪のサイズが大きくなることもあります。

症状 3 白くて小さなかたまりが乳頭にできている。

原因

乳頭内に発生する乳頭部腺腫（良性の腫瘍）の可能性があります。乳房に問題がない場合は、皮膚のトラブルかもしれません。いずれも、専門機関で検査を受けましょう。

症状 4 胸が垂れてきた。

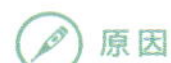

原因

乳腺組織を支えるクーパー靭帯が加齢によって伸びたり、大胸筋が衰えたりすると胸が垂れます。クーパー靭帯は一度、伸びてしまうと元に戻りません。

乳頭の形

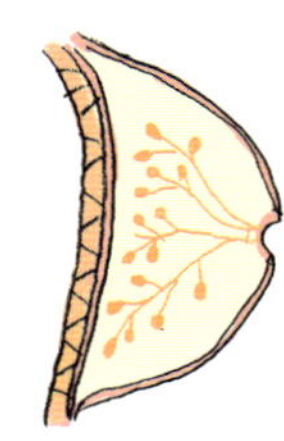

症状 9 乳頭が内側にへこんでいる。

陥没乳頭と呼ばれ、乳頭がへこんでいます。乳腺と乳管の発達がアンバランスなことが原因。ただし、乳ガンの症状として、乳頭がシコリに引き込まれて陥没することもあります。

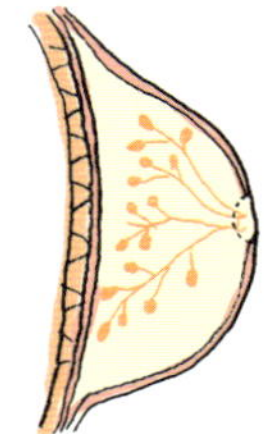

症状 10 乳頭部が短く乳頭全体が平ら。

乳首が平らで、乳輪と乳頭が同じ高さになっている状態。扁平乳頭といいます。アカや分泌物がたまって不衛生な状態になりやすく、乳腺が炎症を起こしがちです（乳腺炎）。

時期による変化

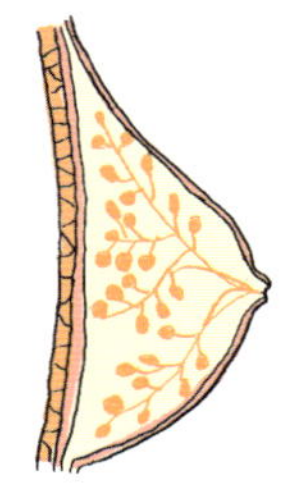

症状 11 生理前になると乳房が張る。

月経前は女性ホルモンの一種、黄体ホルモン（プロゲステロン）の分泌が活発になります。その影響を受けると乳腺葉がふくらんで充血するため、乳房が張っているように感じます。

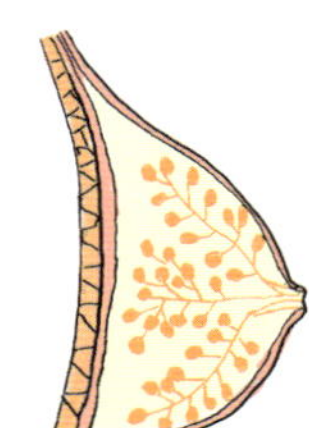

症状 12 妊娠中に乳房がふくらむ。

妊娠すると、ホルモンの作用によって乳管と乳腺葉が増えて乳腺組織が発達し、母乳を作り出す準備が整えられます。そのため、乳房がふくらんだように感じます。

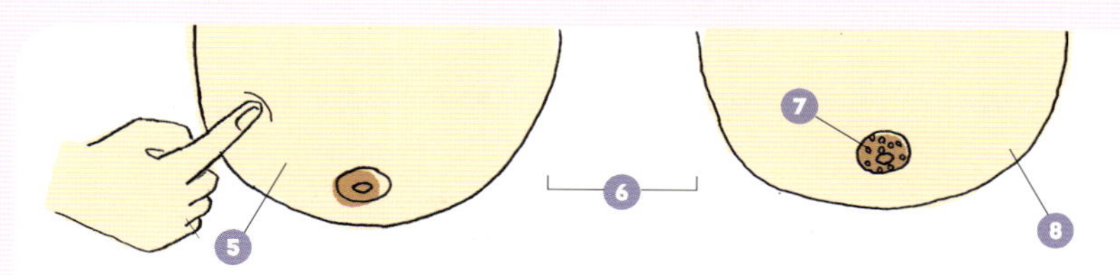

症状 5
左右の胸の大きさが異なる。

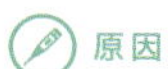
原因

左右どちらかの筋肉だけ使うことや、姿勢の悪さが原因。乳腺の発達・脂肪のつき方でサイズが異なる場合も。ただし急に異なる場合は乳ガンの疑いがあります。

症状 6
左右の胸が離れている。

原因

胸が垂れる場合と同じく、クーパー靭帯が伸びることが原因。加齢の他、ホルモンバランスの乱れや姿勢の悪さ、ブラジャーが合っていないことも関係しています。

症状 7
乳頭が荒れている。

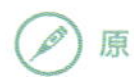
原因

乳頭は皮膚が薄く、敏感な場所。かきむしったり下着のこすれによる刺激が原因で、ただれることがあります。月経前のホルモンの働きによって、かゆくなる場合も。

症状 8
胸があまりに小さい。

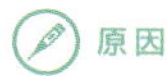
原因

「乳房（胸囲）÷身長」の数字が0.50〜0.53であれば、標準の大きさ。思春期を過ぎても大きくならず、片方だけ極端に小さい・無月経の症状もある場合は検査が必要。

年齢による変化

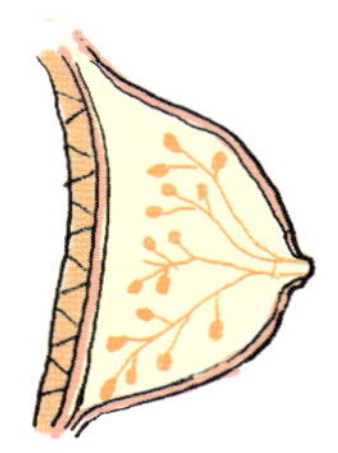

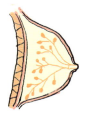

症状 13
成熟期（18〜45歳）に乳房がふくらむ。

女性ホルモンの分泌が始まり、乳腺組織が発達すると、それを守るため脂肪が周りを取り囲むように増えます。そのため、丸みのあるふっくらとした乳房が形成されます。

症状 14
更年期（45歳〜）に乳房がしぼむ。

加齢にともなって女性ホルモンの分泌量が減少し、乳頭葉が縮みます。すると乳房全体もサイズダウン。さらにクーパー靭帯が伸びて乳房が垂れてしまいます。

乳房の気になる疑問

Q 胸を圧迫したらガン細胞が拡散する？

マンモグラフィ（P168）では胸を圧迫して検査するため、ガン細胞の拡散を気にする方も多いのですが、実際、検診で圧迫する程度でガン細胞は拡散しません。

Q 胸が大きいと乳ガンになりやすい？

胸の大きさと乳ガンの発症率は関係ありません。ただし胸が大きいということは、脂肪が多いということ。セルフチェックした時、異変に気づきにくい場合はあります。

乳房の異常として、最初に思い浮かぶのは乳ガンではないでしょうか。今は11人にひとりの女性が発症しますが、早期発見できれば約90％の人が回復します。

病気／01

症状 1 乳房にシコリができている。
布(ぬの)の上から梅干しの種をさわった感じがする。

症状 2 指で押しても動かず、境界があいまい。

進行度 | ★★☆

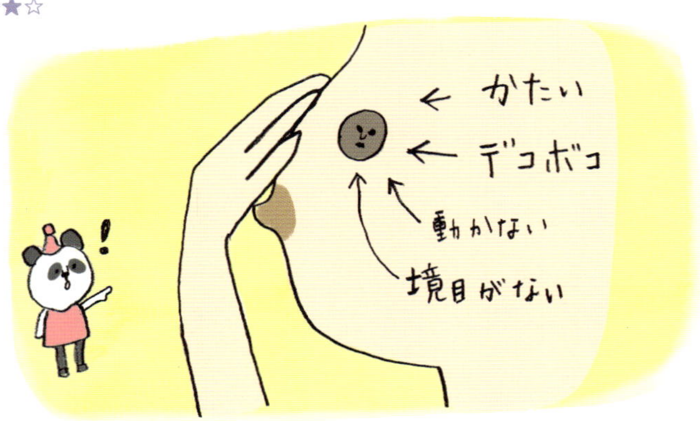

病気 乳ガン

にゅうガン

発見の80〜90%は乳房にあるシコリ

乳管(にゅうかん)や小葉(しょうよう)などの乳腺組織から発生する、悪性の腫瘍(しゅよう)。手でさわってわかるほどのシコリができますが、その時はすでに2cm以上の大きさになっている場合も。乳頭より上部、脇(わき)に近い部分にできやすく、石のようにかたくて表面がデコボコしています。押しても痛みは、ほとんどありません。

DATA

発症年齢	30代後半〜40代
発症率	11人にひとり
受診科	婦人科、乳腺科

原因

女性ホルモンの一種、卵胞ホルモン（エストロゲン）の分泌が多くなりすぎることが原因。その他、遺伝的な要素や動物性脂肪を多く摂取することも原因。

間違いやすい病気

シコリがあっても、そのうち90%は良性の腫瘍。悪性とは違って形や皮膚との境界がハッキリしてコリコリし、押すと逃げるようにズレることが多い。

その他の症状

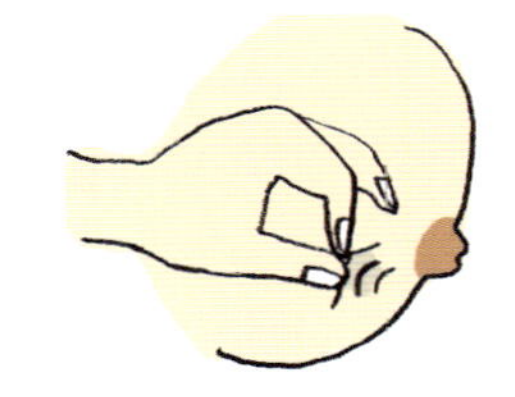

シコリをつまむと、その上の皮膚がくぼんでエクボのようになることがある。これを「エクボ現象」といい、乳ガンが進行して皮膚の近くにまで達した場合に起きやすい。

KEY WORD

卵胞(らんほう)ホルモン 妊娠中は卵胞ホルモンの分泌が抑えられるため、出産経験がない・少ない女性ほど、乳ガンの発症リスクが高い。

WARNING
こんな症状にも注意！

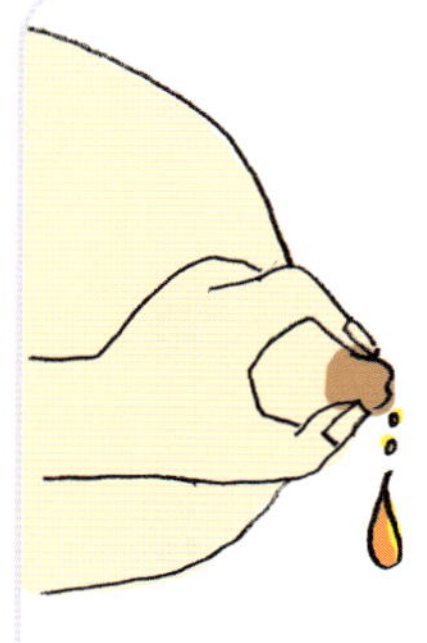

症状 1

乳頭から白色・透明の分泌液が出る。

乳頭をつまんで押すと、乳管口から透明や白色の分泌物が出ます。ホルモンが乱れたり、シコリを作らない非浸潤性ガン（P167）の場合は出血することも。

症状 2

乳頭がヘコんだり、かたよっている。

ガンに引っ張られて乳頭がヘコむことがあります。乳頭は乳輪の中央にあって、少し下を向くのが通常ですが、その向きがかたよっている場合も注意。

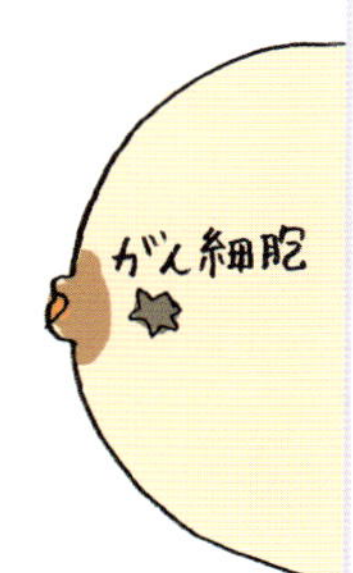

症状 3

乳房の皮膚がヘコんでいる。

乳ガンが皮膚にまで広がった状態。始めは腕を上げた時に見られ、やがて腕を下ろした時でも確認できます。シコリをつままなくても、自然に皮膚がヘコむこともあります。

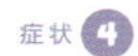

症状 4

乳房が腫れて、オレンジの皮のように毛穴がブツブツ目立つ。

腫瘍によって皮膚の下にあるリンパ管がふさがると、リンパ液がたまって皮膚が盛り上がることも。毛穴はヘコむのでブツブツになり、肌は黄色くなります。

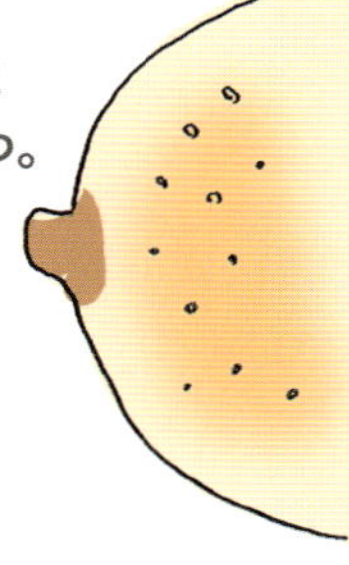

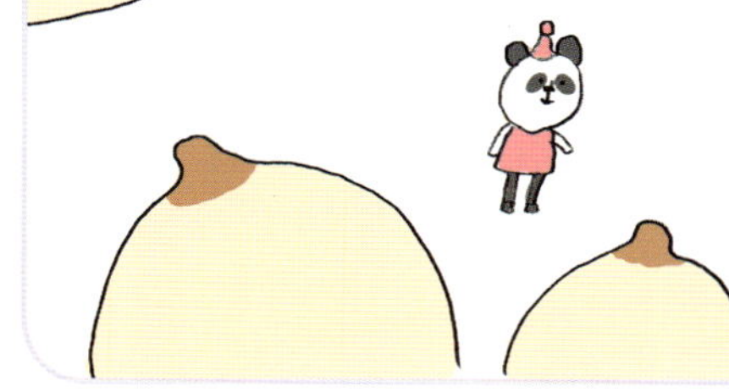

症状 5

左右の乳房の大きさが極端に異なる。

最近になって、左右の乳房の大きさが異なる場合は注意。腕を上げてバンザイすると差がわかります。また、腫瘍によって血管がふさがり、充血すると赤みをおびます。

乳がんになりやすい人

CHECK 30歳以上で出産の経験がない。

乳ガン発症の原因は、卵胞ホルモン（エストロゲン）の過剰分泌。妊娠中は卵胞ホルモンの分泌量が減り、その間は影響を受けずに済む。

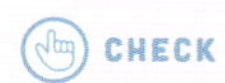

CHECK 初経が10歳以下、閉経が55歳以上。

月経はエストロゲンの作用によって起こる。つまり月経の期間が長いほど、エストロゲンに影響を受ける期間も長いということに。

CHECK 初産が35歳以降。

35歳以下で出産経験がある人と比べると、乳ガンの発症リスクが高まる。エストロゲンの影響を受けてきた期間が長いことが原因。

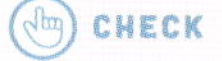

CHECK 乳ガンにかかった人が母・姉妹にいる。

乳ガンの5～10%は遺伝的要因によるものといわれる。近親者に乳ガンにかかった人がいる場合、その発症リスクは2倍以上とも。

乳ガンが一番できやすいのは外側の上部

もっとも乳ガンができやすい場所は、乳頭の上から脇の下にかけた外側上部（53%）。ついで、内側の上部（19%）、外側の下部（14%）です。乳ガンは、母乳を作って運ぶ乳腺（にゅうせん）から発生しますが、乳腺の半数近くが外側の上部に集まるといわれます。

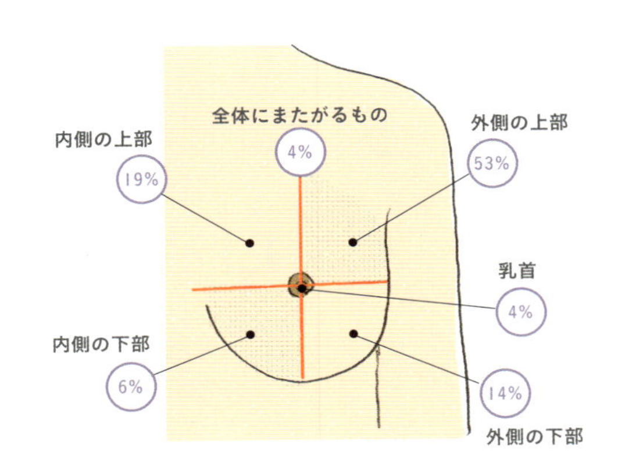

乳ガンの90%は乳管（にゅうかん）で発症する

乳腺とは、母乳を作る「小葉（しょうよう）」と、母乳を乳頭まで運ぶ「乳管」で構成された乳腺葉（にゅうせんよう）の集まり。乳ガンの90%以上は乳管（上皮細胞）、約5%は小葉から発生するといわれます。治療をしないと乳管の外にまでガンが広がり、他の部位に転移します。

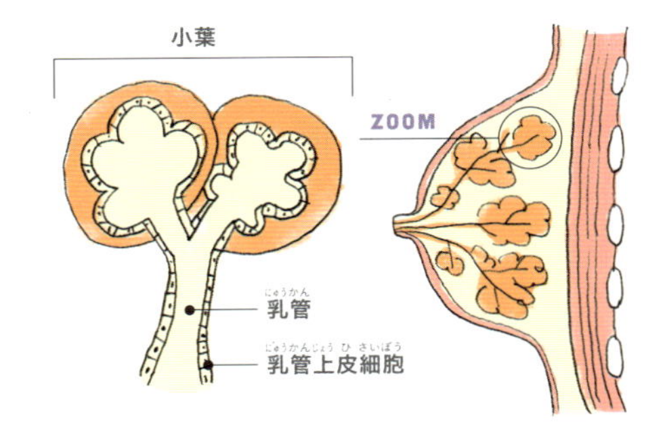

DATA.1

女性のガン発症率 1位は「乳ガン」

乳ガンは、女性がかかるガンの中でもっとも多い病気。部位別ガン発症率（2016年予測）は、乳房が21%、子宮は卵巣と合わせて9%となっている。

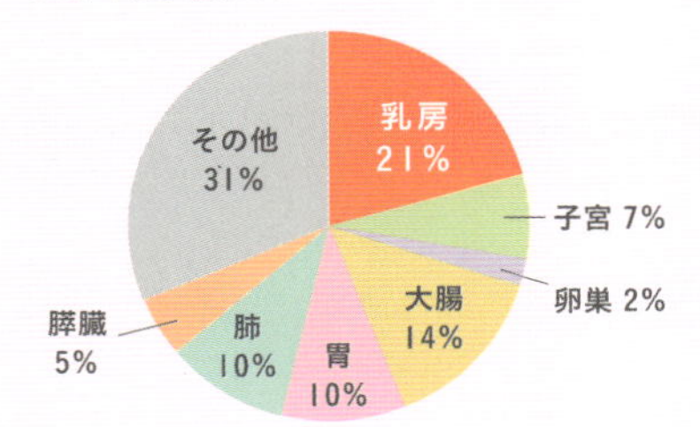

出典：国立がん研究センターがん情報サービス「がん登録・統計」がん罹患数予測（2016年）

DATA.2

11人にひとりの女性が乳ガンになる

乳ガンは罹患者数・死亡者数ともに、年々増え続けている。2016年の予測では、罹患者数は9万人、死亡者数は1万4千人におよび、今後も上昇が予想される。

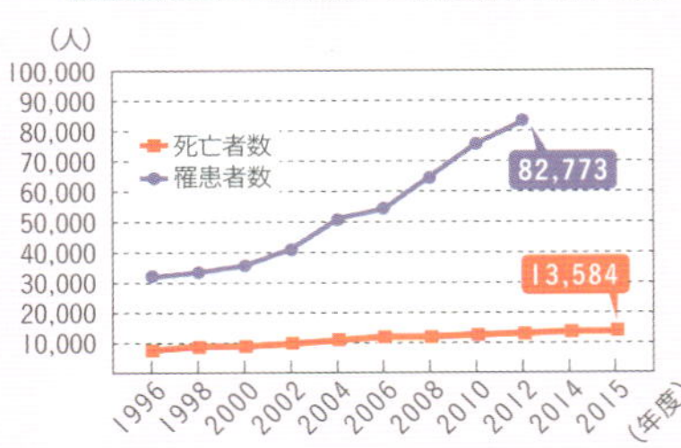

国立がん研究センターがん情報サービス「がん登録・統計」がん罹患者数・死亡者数データ、罹患者数・死亡者数予測（2016年）

乳ガンが発症するしくみ

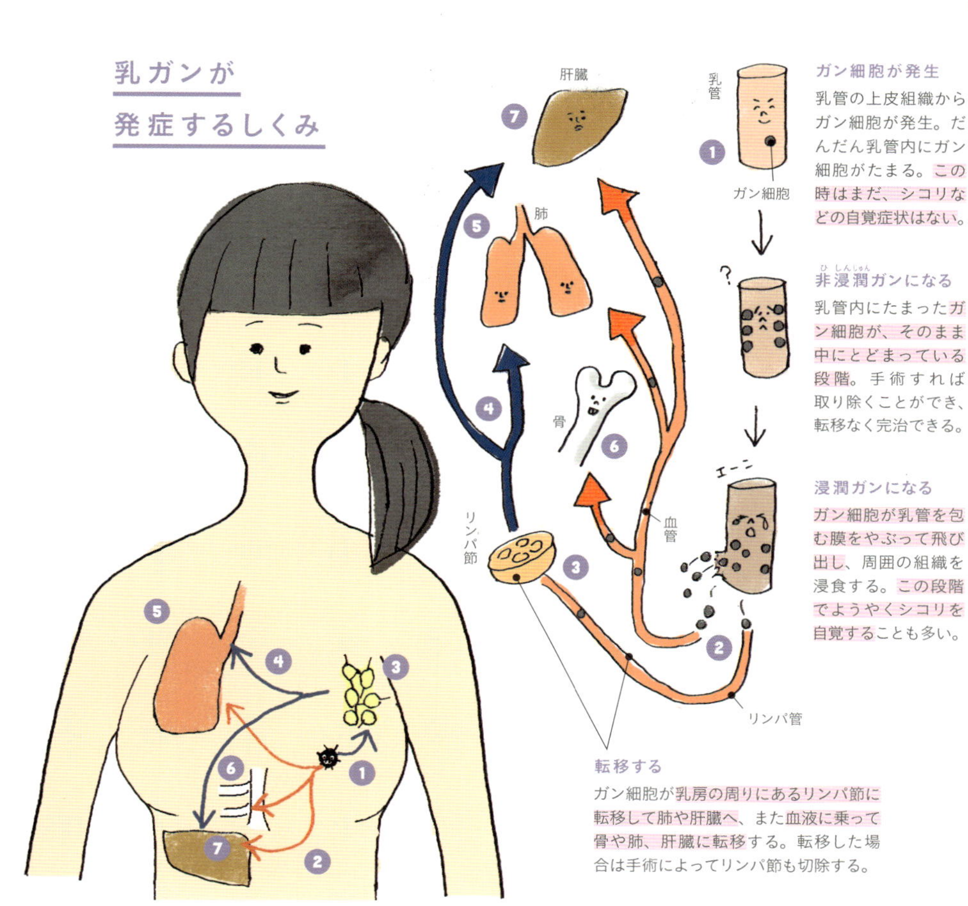

ガン細胞が発生

乳管の上皮組織からガン細胞が発生。だんだん乳管内にガン細胞がたまる。この時はまだ、シコリなどの自覚症状はない。

非浸潤(ひしんじゅん)ガンになる

乳管内にたまったガン細胞が、そのまま中にとどまっている段階。手術すれば取り除くことができ、転移なく完治できる。

浸潤ガンになる

ガン細胞が乳管を包む膜をやぶって飛び出し、周囲の組織を浸食する。この段階でようやくシコリを自覚することも多い。

転移する

ガン細胞が乳房の周りにあるリンパ節に転移して肺や肝臓へ、また血液に乗って骨や肺、肝臓に転移する。転移した場合は手術によってリンパ節も切除する。

DATA.3

乳ガンは30代から急増 40代後半でピークに

胃ガンや大腸ガン、肺ガンの罹患率は年齢が高くなるとともに増えるが、乳ガンは20代から徐々に増え、30代から急増。40代後半にピークをむかえている。

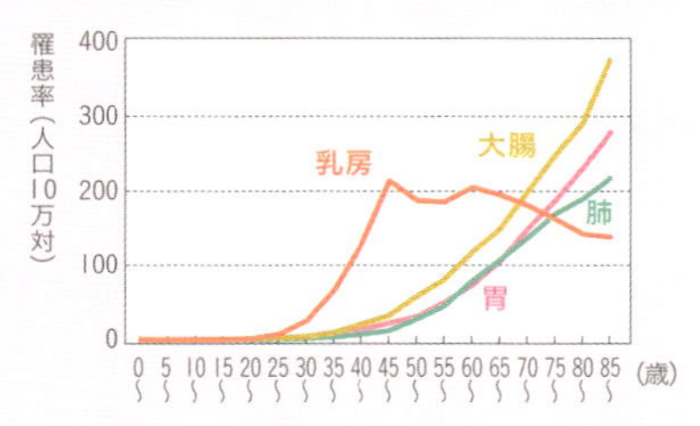

国立がん研究センターがん情報サービス
「がん登録・統計」がん罹患率データ(2012年)

DATA.4

乳ガン細胞は大きくなるほど進行速度が速くなる

乳ガン細胞は、10〜20年という長い年月をかけて1cmの大きさになるが、その後は急激のスピードで成長・増殖する。そのため、早期発見が重要になる。

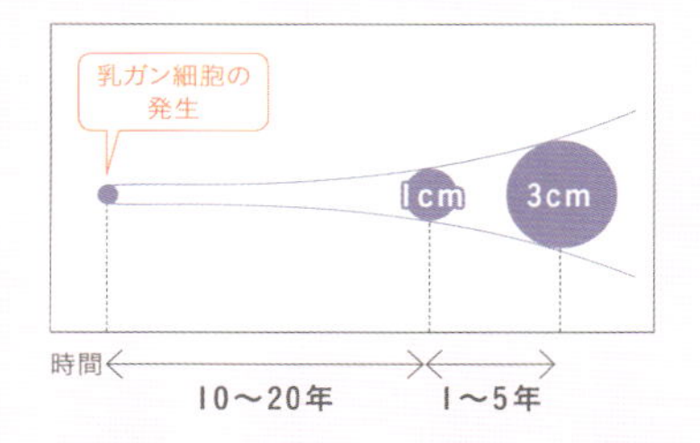

3種類の「乳ガン検診」で早期発見する

視触診

医師が視てさわることで、セルフチェックでは見逃しやすい変化を確認。視診は乳房の変形・変色、触診はシコリの有無を判定します。

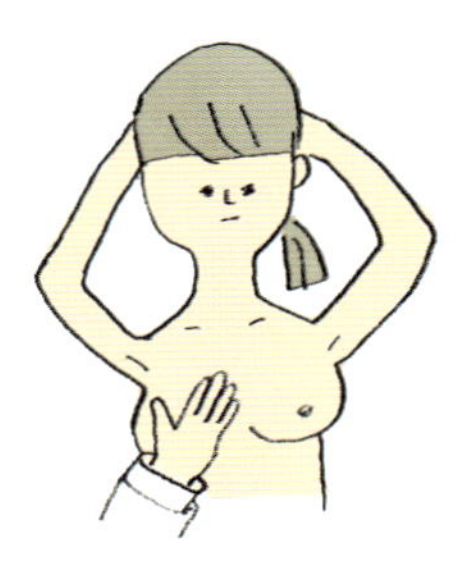

Q 何がわかる？

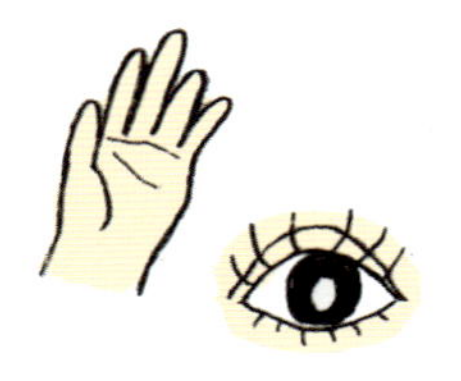

医師が視てさわることで、特に他の検診では見逃しやすい脇の下、乳頭の直下が確認できる。

Q 難点は？

シコリなど乳房の異変を発見した場合、具体的な大きさや状態までは確認できない。

Q 痛い？

医師が乳房を視てさわるだけなので、痛みはない。

Q 妊娠中でもＯＫ？

特別な専門器具は使用しないので、妊娠中でも問題ない。

マンモグラフィ

乳房専用のレントゲン検診。少ない放射線の量で乳ガンを検出します。透明な板で乳房を上下からはさんで撮影し、画像診断します。

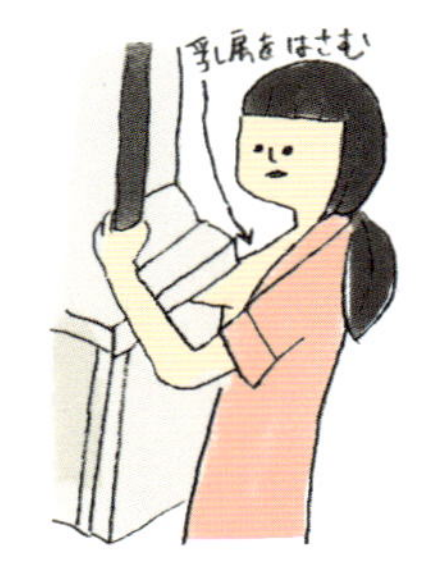

Q 何がわかる？

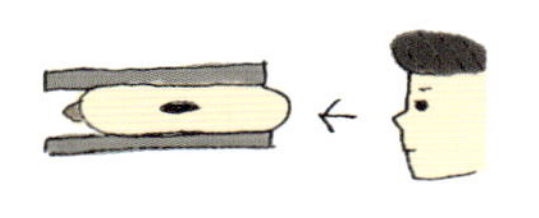

ガンになる可能性の高い、小さな石灰化（カルシウムが沈着したもの）を発見できる。

Q 難点は？

画像にはシコリだけでなく乳腺も白く映し出される。そのため、シコリが乳腺にまぎれて見つかりづらい。

Q 痛い？

乳房をはさむ時に痛みを感じる。乳房が張っていない月経後1週間の時に行うと痛みは少ない。

Q 妊娠中でもＯＫ？

放射線の量はとても少ないが、妊娠の可能性がある場合は、念のため医師に相談を。

超音波検診

臓器に超音波を当てる検診。乳房にジェルを塗って、その上から機械を当てて検査します。X腺によるひばくの心配はありません。

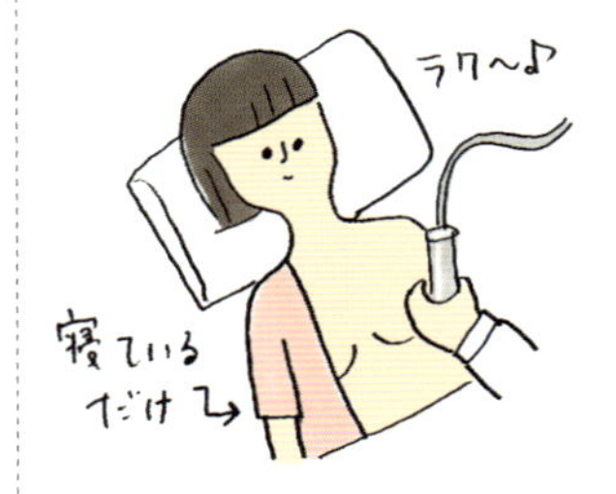

Q 何がわかる？

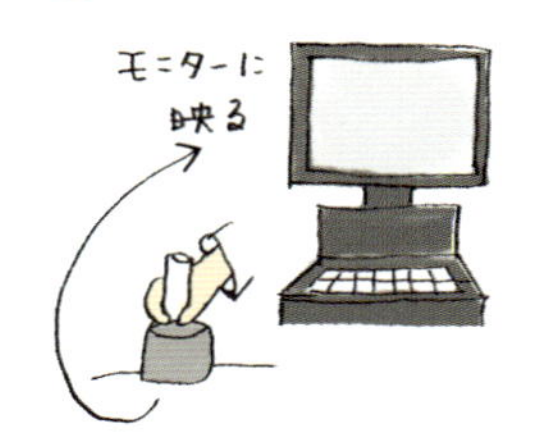

画像では乳腺は白く、シコリは黒く映し出されるため、特に乳腺が発達した若い女性のシコリの発見に向いている。

Q 難点は？

マンモグラフィで発見できる石灰化が、超音波検診では見つけることができない。

Q 痛い？

肌にジェルを塗って機械を当てるだけなので、痛みはない。ジェルはふき取ればOK。

Q 妊娠中でもＯＫ？

ひばくの心配はないため、妊娠中の女性でも問題ない。

自分に合った方法で検診を受ける

個人検診

自分で施設や内容を選んで受診する検診。保険適用外のため費用はかかりますが、そのぶん自由度が高いという利点があります。

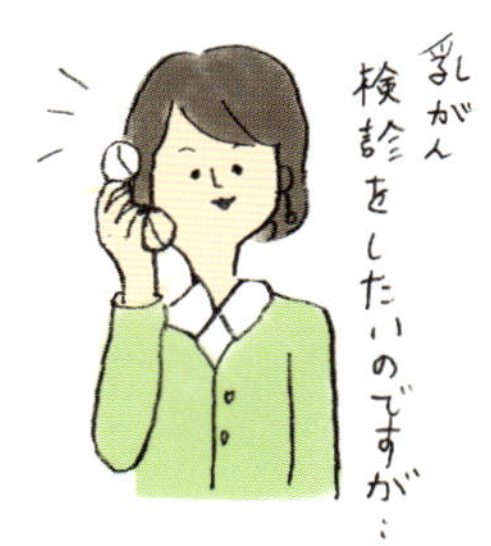
乳がん検診をしたいのですが…

Q 受けられる検査は？

視触診、マンモグラフィ、超音波検診のいずれも可能。受けたい検診を組み合わせる。

Q 受けられる頻度・年齢は？

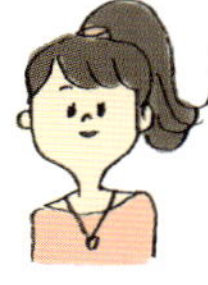
20・30代はまずはセルフチェック

医師と相談の上で頻度を決定する。何歳でも受診可能。

Q どこで受診できる？

施設の規模や雰囲気など、自分で検診施設を選択できる。

Q 費用は？

健康保険が使えないため、全額自己負担。施設によって金額が異なるため、事前に確認を。

Q 情報の入手方法は？

検診を実施している施設をホームページなどで調べ、受診希望の施設に直接、問い合わせる。

職場健診

自分または配偶者の勤務先の健康保険組合、事業所（会社）が実施している検診。決まった時期に行われることが多いようです。

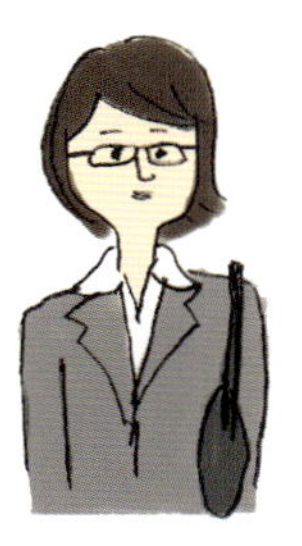

Q 受けられる検査は？

健康保険組合または事業所によって選択肢は異なる。

Q 受けられる頻度・年齢は？

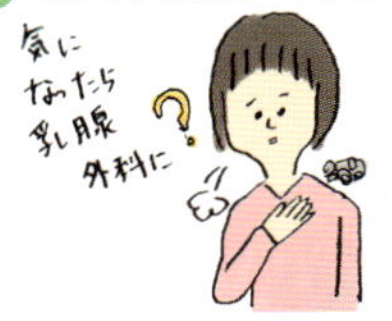
気になったら乳腺外科に

健康保険組合または、事業所によって異なる。

Q どこで受診できる？

健康保険組合または、事業所が指定する病院・施設。

Q 費用は？

費用の一部を補助してくれるため、低価格になることが多い。

Q 情報の入手方法は？

健康保険組合または事業所のホームページ・広報紙を確認、または窓口に問い合わせる。

住民健診

市区町村の自治体が、その住民を対象に行っている検診。期間や人数に制限があることが多く、事前に確認が必要です。

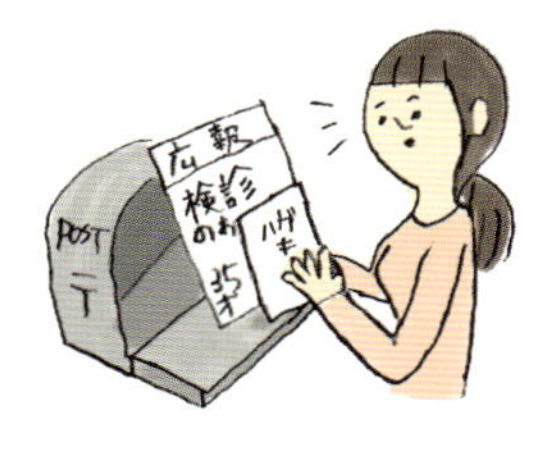
POST
広報
検診のお知らせ
ハガキ

Q 受けられる検査は？

多くの場合、視触診とマンモグラフィを実施している。

Q 受けられる頻度・年齢は？

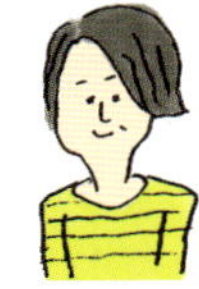
40代は定期検診を！

2年に1回。40代以上の女性が対象になることが多い。

Q どこで受診できる？

市区町村または、自治体が指定する病院・施設。

Q 費用は？

費用の一部を補助してくれるため、低価格になることが多い（無料〜3000円前後）。

Q 情報の入手方法は？

市区町村または自治体のホームページ・広報紙を確認。40代以上の方には直接、検診の案内が届く場合もある。

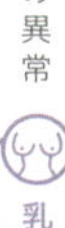
乳房

乳ガンと診断されたら？

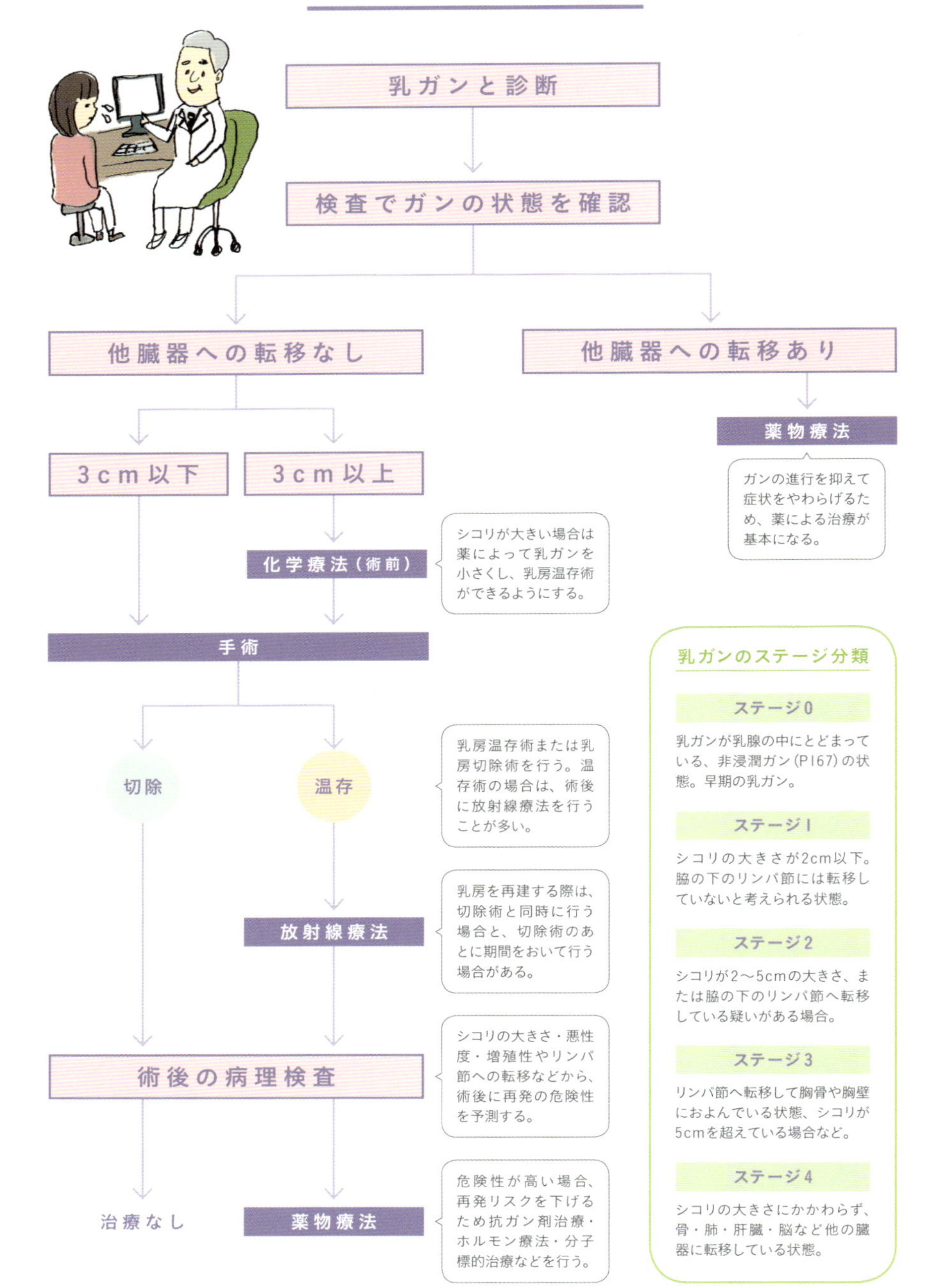

出典：日本乳癌学会編『患者さんのための乳がん診療ガイドライン2016年度版』p53、金原出版　改変

手術治療

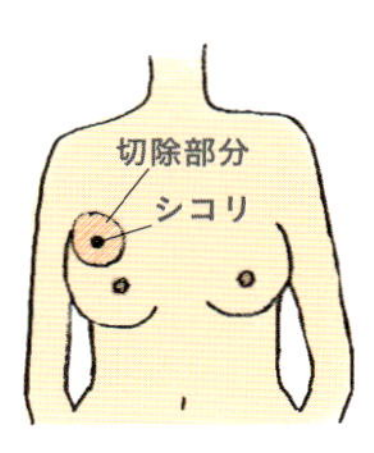

乳房温存術

ガンと、その周りだけを切り取る温存術。乳頭・乳輪が残るため、乳房が大きく変形してしまうことはありません。

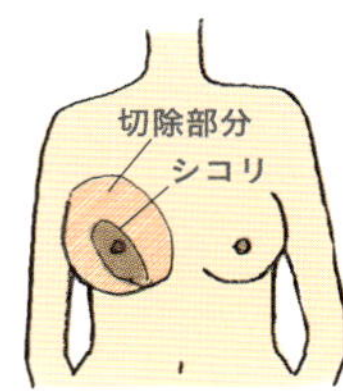

乳房切除術

ガンが広がっている場合は乳房をすべて切り取ります。ただし、薬物治療でガンを小さくしてから温存術を行うことが多いようです。

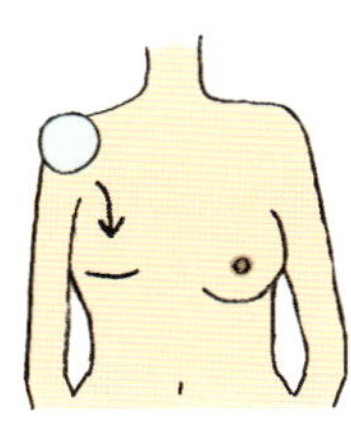

乳房再建術

手術によって失ったり変形した乳房を、形成外科によって作り直します。体の一部を胸に移植する方法、人工乳房を用いる方法があります。

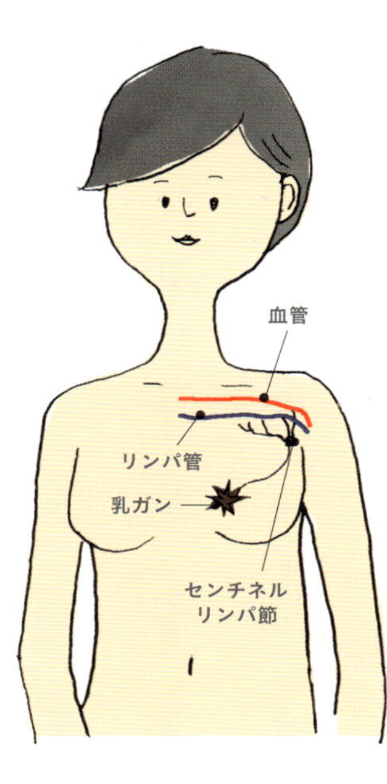

＋α 手術治療とともに行う

±センチネルリンパ節生検

乳ガン細胞が転移した場合、最初にたどり着くリンパ節が「センチネルリンパ節」。まずはここを摘出し、転移の有無を調べます。

＋α 転移している場合

±腋窩リンパ郭清

転移のリスクを防ぐため、脇の下のリンパをすべて取り去ります。ただし最近では、あきらかに大きな転移がある場合以外は避けられます。

薬物療法

抗ガン剤治療

手術前にガンを小さくする、手術後に残ったガン細胞を死滅するために実施。正常な細胞も傷つけ、脱毛や吐き気などの副作用が出ます。

ホルモン療法

乳ガンを増殖させる女性ホルモン（エストロゲン）の働きを抑えるため、ホルモン剤を投与します。長期間の治療が必要になります。

分子標的治療

ガン細胞を増殖させる異常な物質（分子）を標的にして、ねらい撃ちする方法。正常な細胞をキズつけないようにガンを治療します。

放射線療法

乳房温存術と同時に行うことが多く、退院後に外来で実施します。高いエネルギーの放射線を当てて、取り残したガン細胞を攻撃・死滅させることで、再発と転移を防ぎます。再発のリスクが高い場合は、切除術後に行われることもあります。

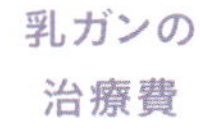

乳ガンの治療費

- **手術（温存）**
  ※センチネルリンパ節生検あり、入院7日間
  約75万円（23万円）
- **手術（切除）**
  ※腋窩リンパ節郭清あり、入院14日間
  約100万円（30万円）
- **放射線療法**
  ※温存手術後、25回照射の場合
  約47〜70万円（14〜21万円）
- **化学療法（抗ガン剤治療）**
  ※身長160cm、体重50kgの場合
  約13〜68万円（4〜20万円）
- **ホルモン療法**
  ※投与期間2〜10年
  約12〜47万円（3.5〜14万円）
- **分子標的治療**
  ※体重50kgの場合
  約216万円（65万円）

費用はおおまかな目安。必要に応じて別途、必要になります。公的保険が適用され、実際の負担額は3割ほど（カッコ内の金額）。後日、一部が払い戻しされる「高額療養費制度」も利用できます。

出典：日本乳癌学会編『患者さんのための乳がん診療ガイドライン2016年度版』p71-73、金原出版　改変

乳房の病気・見分け表

	シコリ	分泌物
乳ガン ▶P164	かたくて、表面がデコボコしたシコリができる。痛みはない	透明・乳白色、血の混ざった分泌物が出る
乳腺症	さまざまな形で、やわらかく弾力のあるシコリができる。月経前に痛く、大きくなることもある	透明・乳白色の分泌物が出る
乳腺炎	弾力性があり、さわるとコロコロ動くシコリができる。授乳中に痛みが起こる	茶褐色・黄色の分泌物が出る
乳腺線維腺腫	2cmほどのビー玉状で、コロコロよく動くシコリができる。表面はツルッとして弾力がある。痛みはない	—
乳管内乳頭腫	乳管内にシコリができるが、自覚症状はない	血の混ざった分泌物、または黄色がかった分泌物が出る
乳輪炎・乳頭炎	—	分泌物が出る場合もある
葉状腫瘍	かたく、楕円形で周囲との境界がハッキリしたシコリができる。数ヵ月でどんどん大きくなる	—
高プロラクチン血症 ▶P193	—	乳白色の分泌物が出る

病気／02

乳腺症

にゅうせんしょう

女性ホルモン（エストロゲン）の過剰分泌によって起こる、乳腺の病気。代表的な症状が、乳房のシコリ（良性）。片側または両側に、いくつかできることも。エストロゲンの分泌量が多くなる月経直前に症状がよく現れます。

発症しやすい人

- 30〜40代

病気／03

乳腺炎

にゅうせんえん

特に、初産の女性によく見られる急性の炎症。出産後、乳腺内で母乳がたくさん作られますが、うまく放出できず、乳腺に母乳がたまってしまいます。すると乳房が炎症を起こし、赤く腫れて熱を持ち、痛みをともないます。

発症しやすい人

- 授乳期の人

病気／04

乳腺線維腺腫

にゅうせんせんいせんしゅ

乳房内の線維組織と乳腺が増殖し、シコリ（良性）が作られます。シコリは乳房の中でコロコロとよく動き、1個だけの時もあれば、複数できることも。思春期に多く、発情ホルモンとも呼ばれるエストロゲンが発症の原因です。

発症しやすい人

- 思春期〜30代

腫れ	肌トラブル	その他
乳頭がただれたように赤く腫れる。乳房が腫れることもある	乳房の皮膚が引きつれてヘコむ。肌が荒れ、毛穴がブツブツする	初期の自覚症状はシコリと分泌物。肌トラブルが起こる場合は、進行していることが多い
乳腺がかたく腫れ、痛みを感じる	乳房の皮膚がただれたり、腫れたりすることもある	シコリは複数できることも多い
乳房が赤く腫れて痛い。熱を持っている	乳房の皮膚が赤くなったり、厚くなったりする	ひどい場合は、頭痛や発熱、関節痛が起こる
—	—	まれに、両側の乳房に発症することがある
—	—	乳腺症と一緒に起こることが多い
乳輪や乳頭が腫れたり、ただれてかゆくなる	乳房や乳輪がカサカサになる	両側の乳房に症状が出やすい
—	乳房の皮膚が充血したように赤くなることがある	シコリが大きくなるにつれ、乳房が変形する
—	ホルモンバランスの乱れでニキビができやすくなる	片頭痛、吐き気などが起こる

病気／05

乳管内乳頭腫

にゅうかんないにゅうとうしゅ

母乳の通り道となる乳管の内側にシコリ（良性）ができます。主な自覚症状は、乳頭からの分泌物。その量は、下着を汚す程度から母乳のように出るほどなど、さまざま。将来的に、乳ガンを発症するリスクが高まるといわれます。

発症しやすい人

- 40〜50代で出産経験のない人

病気／06

乳輪炎・乳頭炎

にゅうりんえん＆にゅうとうえん

乳輪や乳頭を保護し、乾燥を防いでいる皮脂。その分泌が減ることで、湿疹（しっしん）やかゆみが生じます。無意識にかくことで悪化するケースが多く、かきキズから細菌に感染し、化膿（かのう）することも。両側の乳房に症状がよく現れます。

発症しやすい人

- 乾燥肌、陥没乳頭（P162）の人

病気／07

葉状腫瘍

ようじょうしゅよう

シコリが分葉状に、急速に大きくなるのが特徴。わずか数ヵ月で10cm以上になることもあり、乳房の形や大きさが、あきらかに変わるのが見てわかります。良性と悪性がありますが、どちらの場合も手術による摘出が必要です。

発症しやすい人

- 30〜50代

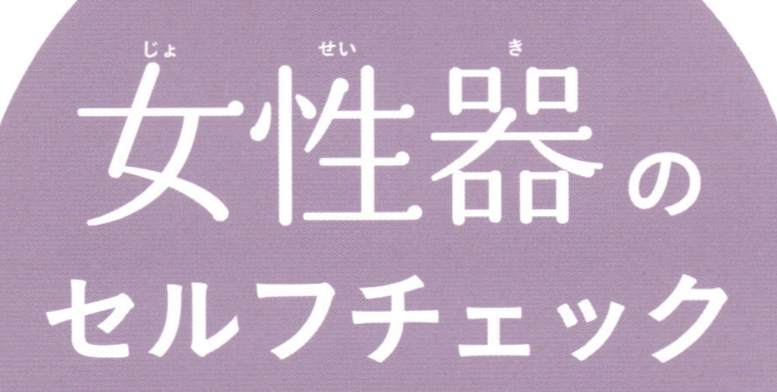

女性器のセルフチェック

月経・妊娠・出産を経験する女性の性器は、とても複雑な作りになっています。月経不順や女性ホルモンのバランスの乱れは子宮・卵巣・外性器がそれぞれに関連し合って起こるトラブルです。

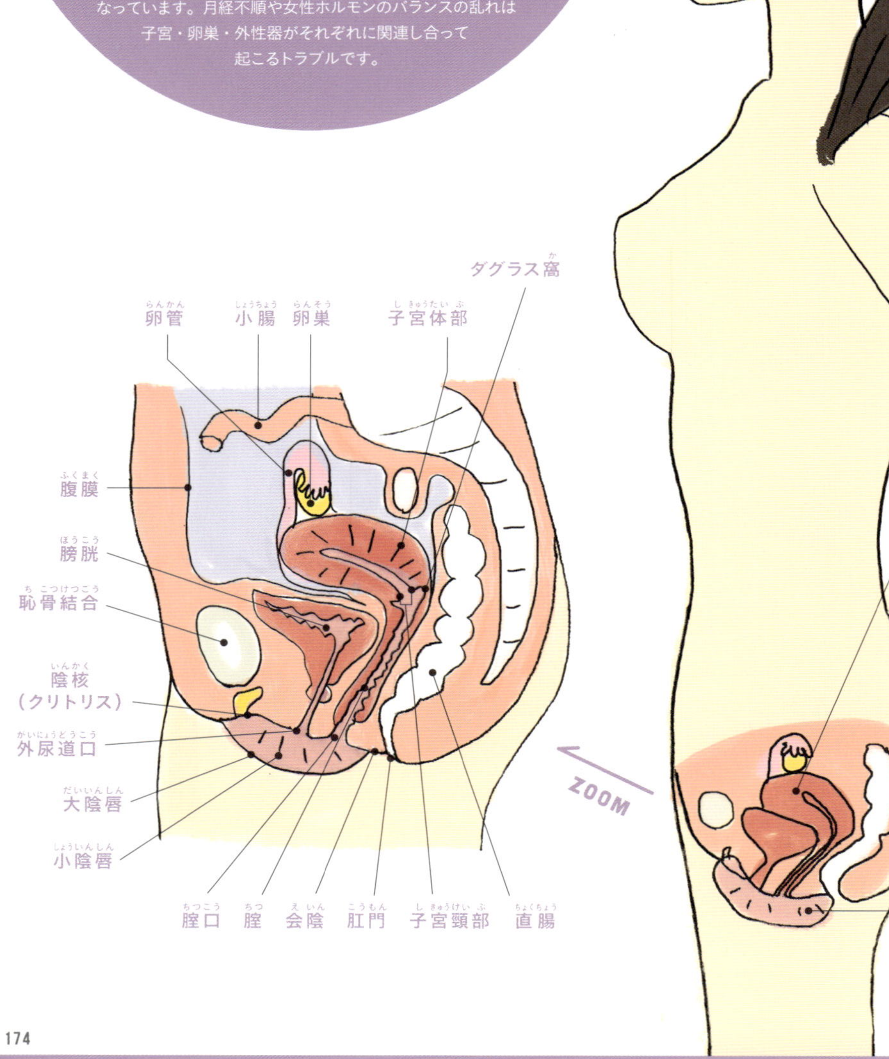

内性器

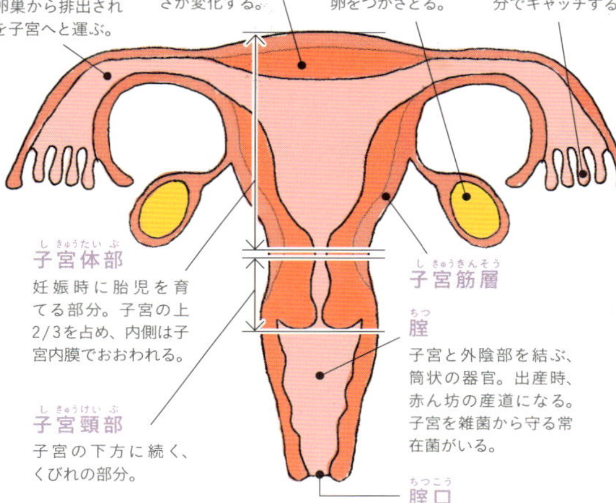

卵管
左右に伸びる10～15cmの管。卵巣から排出された卵子を子宮へと運ぶ。

子宮内膜
子宮体部の内側をおおう粘膜。受精卵が着床する場所になる。時間とともに厚さが変化する。

卵巣
子宮の両脇につながっている親指ほどの器官。女性ホルモンの分泌や排卵をつかさどる。

卵管采
卵管の先端部分。卵巣から出てきた卵子をイソギンチャクのような部分でキャッチする。

子宮体部
妊娠時に胎児を育てる部分。子宮の上2/3を占め、内側は子宮内膜でおおわれる。

子宮筋層

子宮頸部
子宮の下方に続く、くびれの部分。

腟
子宮と外陰部を結ぶ、筒状の器官。出産時、赤ん坊の産道になる。子宮を雑菌から守る常在菌がいる。

腟口

外性器（外陰）

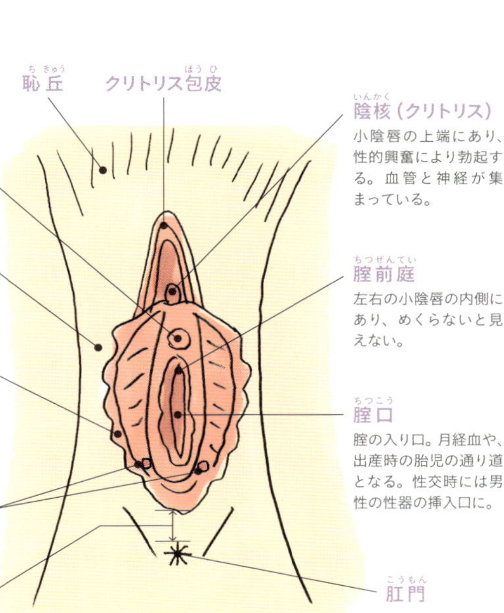

恥丘

クリトリス包皮

陰核（クリトリス）
小陰唇の上端にあり、性的興奮により勃起する。血管と神経が集まっている。

外尿道口

大陰唇
小陰唇を囲んで生殖器や尿道口を守る、やわらかい皮膚。

腟前庭
左右の小陰唇の内側にあり、めくらないと見えない。

小陰唇
大陰唇の内側にあり、同じく生殖器や尿道口を保護するヒダ。

腟口
腟の入り口。月経血や、出産時の胎児の通り道となる。性交時には男性の性器の挿入口に。

バルトリン腺
腟口の左右にある分泌腺。性的興奮を得ると、分泌液を出して男性の性器を挿入しやすくする。

会陰

肛門

月経の異常

子宮・卵巣の異常

外性器の異常

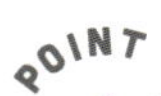

ホルモンは女性のカラダを支配する

視床下部

脳の下部にあり、血液中にあるホルモンの量をコントロールする場所。下垂体に性腺刺激ホルモンを分泌するよう指令を出す。

下垂体

視床下部からの指令を受け、2種類の性腺刺激ホルモンを分泌して卵巣を刺激する。

卵胞刺激ホルモン

卵巣に届くと卵胞を成熟させ、卵胞ホルモン(エストロゲン)の分泌をうながす。

黄体化ホルモン

成熟した卵胞を刺激して排卵をうながす。排卵後、卵胞を黄体に変えるよう働く。

卵巣

性腺刺激ホルモンによる刺激を受けると、2種類の女性ホルモンを分泌する。

卵胞ホルモン(エストロゲン)

働き

発達した卵胞から分泌、子宮内膜を厚くする。体温を下げる。

分泌

月経の終わり頃から排卵前にかけて多くなる(卵胞期)。過剰に分泌すると、さまざまな病気をもたらす。

黄体ホルモン(プロゲステロン)

働き

排卵後に卵巣で作られ、子宮内膜を厚くする。体温を上げる。

分泌

排卵後から次の月経までの期間に多くなる(黄体期)。妊娠しない場合は排卵の約14日後に分泌が減る。

子宮内膜

ホルモンの刺激を受けて膜が厚くなり、受精卵の着床を助ける。妊娠しないと出血しながら、はがれ落ちる(月経)。

POINT
月経が起こるまでのサイクル

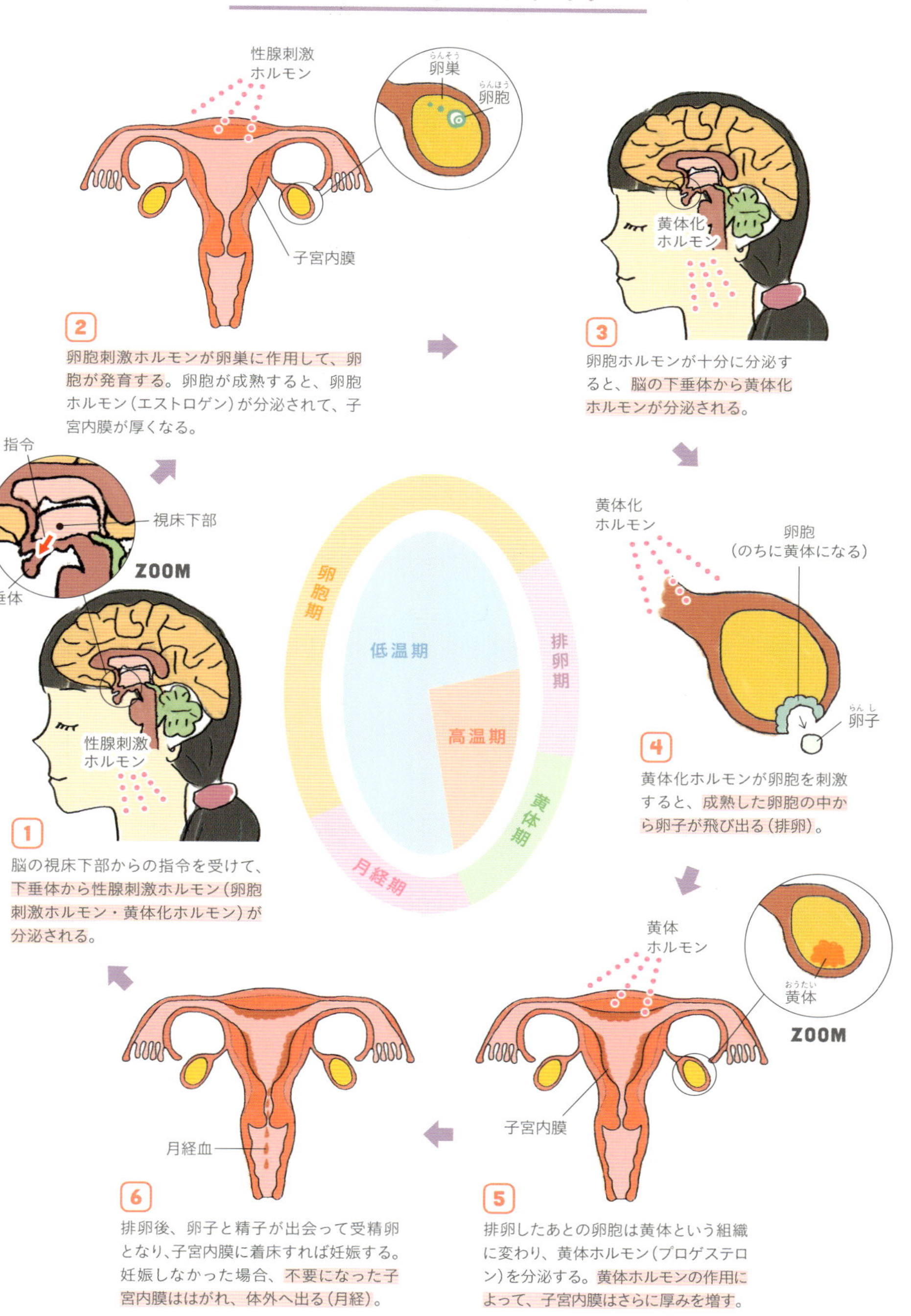

性腺刺激
ホルモン
卵巣
卵胞
子宮内膜
2
卵胞刺激ホルモンが卵巣に作用して、卵胞が発育する。卵胞が成熟すると、卵胞ホルモン（エストロゲン）が分泌されて、子宮内膜が厚くなる。
黄体化
ホルモン
3
卵胞ホルモンが十分に分泌すると、脳の下垂体から黄体化ホルモンが分泌される。
指令
視床下部
ZOOM
下垂体
性腺刺激
ホルモン
1
脳の視床下部からの指令を受けて、下垂体から性腺刺激ホルモン（卵胞刺激ホルモン・黄体化ホルモン）が分泌される。
卵胞期
低温期
排卵期
高温期
黄体期
月経期
黄体化
ホルモン
卵胞
（のちに黄体になる）
卵子
4
黄体化ホルモンが卵胞を刺激すると、成熟した卵胞の中から卵子が飛び出る（排卵）。
黄体
ホルモン
黄体
ZOOM
子宮内膜
月経血
6
排卵後、卵子と精子が出会って受精卵となり、子宮内膜に着床すれば妊娠する。妊娠しなかった場合、不要になった子宮内膜ははがれ、体外へ出る（月経）。
5
排卵したあとの卵胞は黄体という組織に変わり、黄体ホルモン（プロゲステロン）を分泌する。黄体ホルモンの作用によって、子宮内膜はさらに厚みを増す。

POINT

女性のカラダは28日周期をくり返す

	説明	月経期（1日〜5日）	卵胞期（6日〜12日）
月経周期	月経が始まった日から、次の月経が始まる前日までが1つの周期。平均的な期間は28日だが、25〜38日であれば正常の範囲。	子宮、卵巣	卵胞、卵巣 卵胞刺激ホルモンの刺激を受けて、卵巣の中で卵胞が発育する
下垂体から分泌するホルモン	2種類の性腺刺激ホルモン（卵胞刺激ホルモン・黄体化ホルモン）。卵巣に刺激を与える。	黄体化ホルモン、卵胞刺激ホルモン	卵胞刺激ホルモンが卵巣に刺激を与える
卵巣から分泌するホルモン	卵胞ホルモンと黄体ホルモン。性腺刺激ホルモンからの刺激を受け、卵巣から分泌する。	卵胞ホルモン（エストロゲン）、黄体ホルモン（プロゲステロン）	発育した卵胞から卵胞ホルモンが分泌する
基礎体温 ▸P180	月経期から排卵が起こるまでは低温期、排卵後は高温期の2層に分かれている。	月経中は、黄体ホルモンの分泌が減ることで体温が低くなる 低温期	低温期
おりものの状態 ▸P188	粘液や腟の分泌液などが混ざったもの。腟のうるおいを保って、菌の増殖を防いでいる。		月経直後はおりものの量が少なく、サラッとしている。排卵に向けて量が増える
体の状態	ホルモンの分泌量や体温の影響で、体調は大きく変化する。		1ヵ月の中で一番、安定している時期。代謝が上がり、アクティブになる
心の状態	体調の変化とともに、心の状態も時期によって異なる。		心が穏やかになり、やる気と集中力が上がる
肌の状態	肌の調子は、卵胞ホルモン（エストロゲン）の分泌量に左右される。		一番、肌の調子がよくなる時期。肌の張りやうるおいも出て絶好調
体重	ホルモン分泌による体温・代謝の変化に応じて体重も増減する。		やせやすい時期 やせやすく、ダイエットの結果も出やすい
妊娠	排卵のタイミングを把握しておくことで、妊娠の可能性は高まる。		妊娠可能な時期

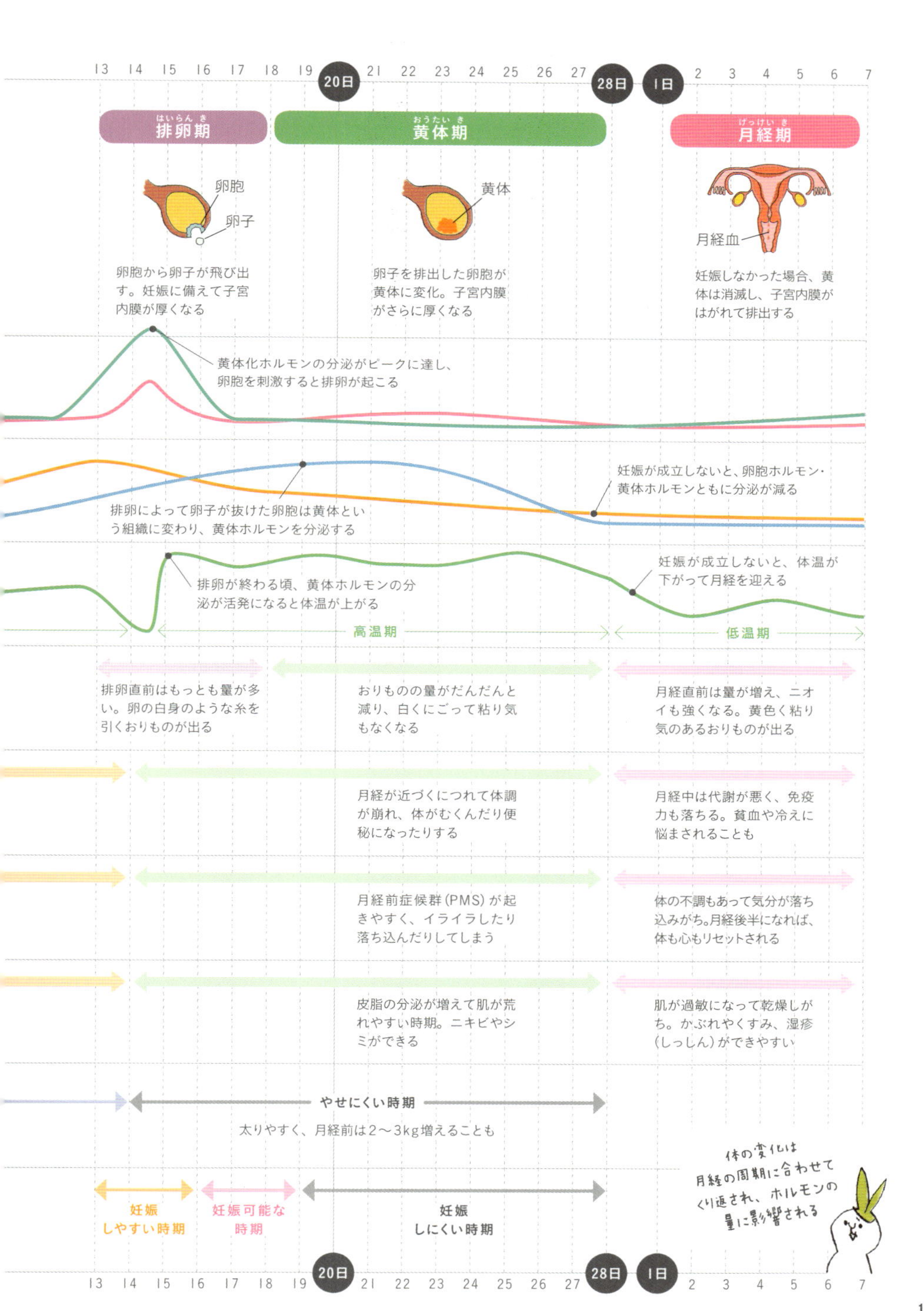
13 14 15 16 17 18 19 20日 21 22 23 24 25 26 27 28日 1日 2 3 4 5 6 7
排卵期
黄体期
月経期
卵胞
卵子
黄体
月経血
卵胞から卵子が飛び出す。妊娠に備えて子宮内膜が厚くなる
卵子を排出した卵胞が黄体に変化。子宮内膜がさらに厚くなる
妊娠しなかった場合、黄体は消滅し、子宮内膜がはがれて排出する
黄体化ホルモンの分泌がピークに達し、卵胞を刺激すると排卵が起こる
妊娠が成立しないと、卵胞ホルモン・黄体ホルモンともに分泌が減る
排卵によって卵子が抜けた卵胞は黄体という組織に変わり、黄体ホルモンを分泌する
妊娠が成立しないと、体温が下がって月経を迎える
排卵が終わる頃、黄体ホルモンの分泌が活発になると体温が上がる
高温期
低温期
排卵直前はもっとも量が多い。卵の白身のような糸を引くおりものが出る
おりものの量がだんだんと減り、白くにごって粘り気もなくなる
月経直前は量が増え、ニオイも強くなる。黄色く粘り気のあるおりものが出る
月経が近づくにつれて体調が崩れ、体がむくんだり便秘になったりする
月経中は代謝が悪く、免疫力も落ちる。貧血や冷えに悩まされることも
月経前症候群(PMS)が起きやすく、イライラしたり落ち込んだりしてしまう
体の不調もあって気分が落ち込みがち。月経後半になれば、体も心もリセットされる
皮脂の分泌が増えて肌が荒れやすい時期。ニキビやシミができる
肌が過敏になって乾燥しがち。かぶれやくすみ、湿疹(しっしん)ができやすい
やせにくい時期
太りやすく、月経前は2〜3kg増えることも
妊娠しやすい時期
妊娠可能な時期
妊娠しにくい時期
体の変化は月経の周期に合わせてくり返され、ホルモンの量に影響される

CHECK 体温のセルフチェック

CHECK 体温の計り方

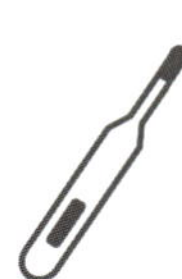

枕元に体温計を置き、毎朝起きたらそのまま、口にくわえて測定しましょう。測定には0.3〜0.5度の変化もわかる婦人体温計がおすすめです。

❶ 朝、起きた時に計る

毎朝、同じ時間に測定するのが理想ですが、起床時間がズレた場合も測っておくこと。

❷ 寝たままの姿勢で計る

検温中に起き上がったり動き回ったりすると、正確な基礎体温を測ることができません。

❸ 体温計は舌裏に当てる

中央のすじ(舌小帯)

当てる位置

舌裏の奥にある、中央のすじの左右どちらかに体温計を当てます。舌上で計ると0.04〜0.10度の差が出てしまいます。

「次の生理がいつ来るか」がわかる

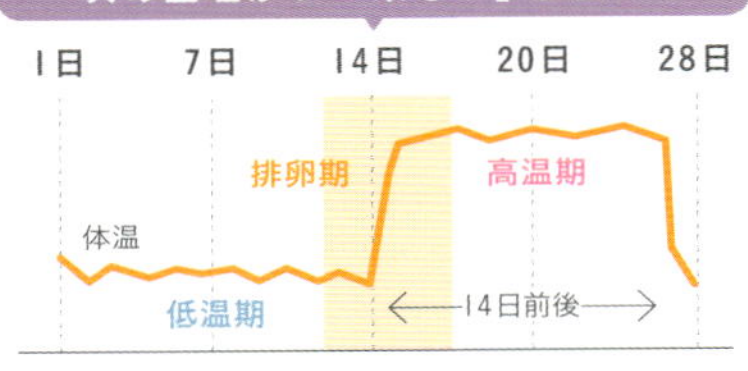

低温期・高温期とも、だいたい14日間。月経開始日から低温期に入り、排卵後に高温期に変わります。つまり、排卵直後から数えて約14日後に月経が来ると考えられます。

「体調がよい・悪い時期」がわかる

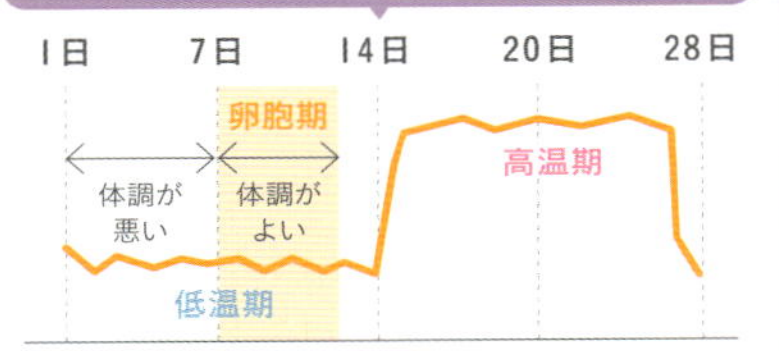

月経後の卵胞期は、28日周期の中でもっとも体調がよく、体も心も安定している時期。月経に近づくにつれて体調が崩れ、月経時には代謝や免疫力も落ちてしまいます。

「排卵しているかどうか」がわかる

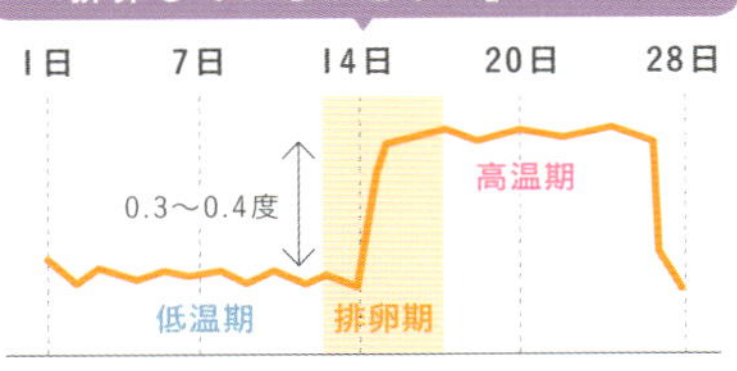

低温期から高温期に移行する頃が、排卵の時期。1〜2日の間で0.3〜0.4度の体温差が出ます。体温差がなく、低温期と高温期の2層に分かれない場合は、無排卵状態になっている可能性があります。

「妊娠しやすい時期」がわかる

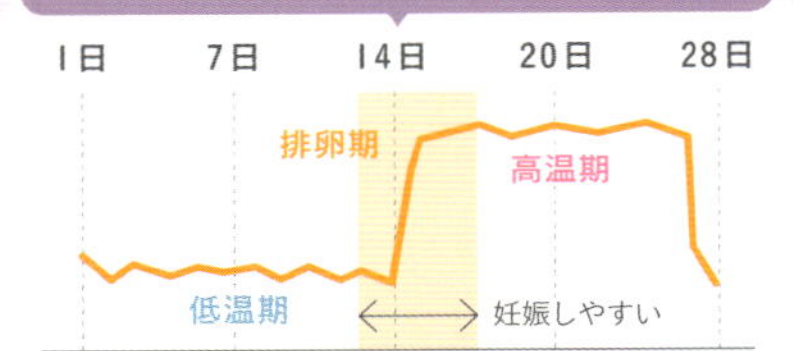

排卵日の前後は、もっとも妊娠しやすい時期。ただし、月経周期の乱れや体調の崩れ、または卵巣機能にトラブルがある場合は排卵日がズレてしまうこともあります。

「妊娠したかどうか」がわかる

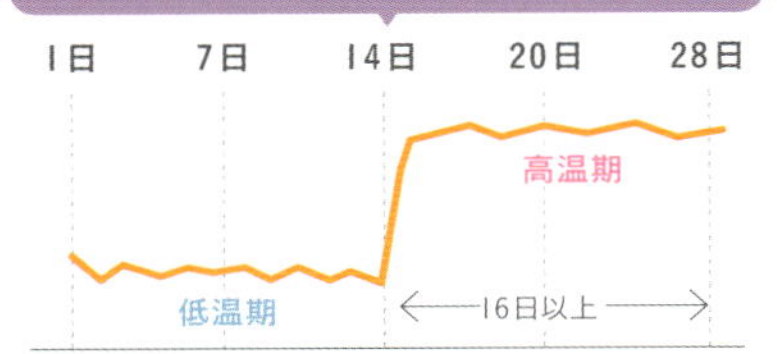

妊娠した場合、黄体ホルモン(プロゲステロン)の働きによって高温期が16日以上続きます。さらに高温期が21日以上続いたり、月経がない場合は、妊娠の可能性がより高まります。

「更年期障害かどうか」がわかる

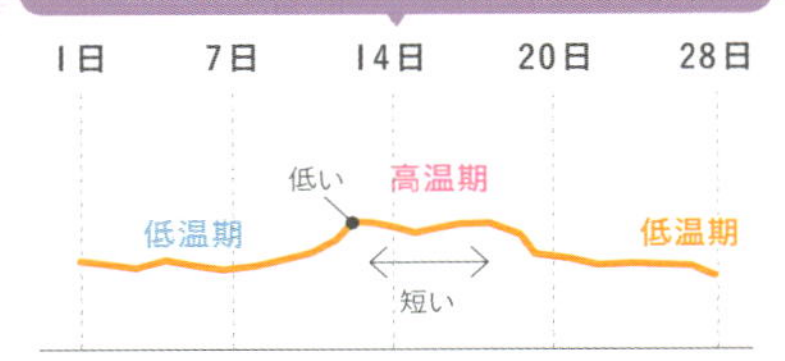

更年期が近づくと月経周期が短くなり、低温期の期間が短くなります。さらに更年期に入ると、上図のように高温期と低温期の温度差がなくなり、低温期がずっと続くようになります。

基礎体温表のつけ方

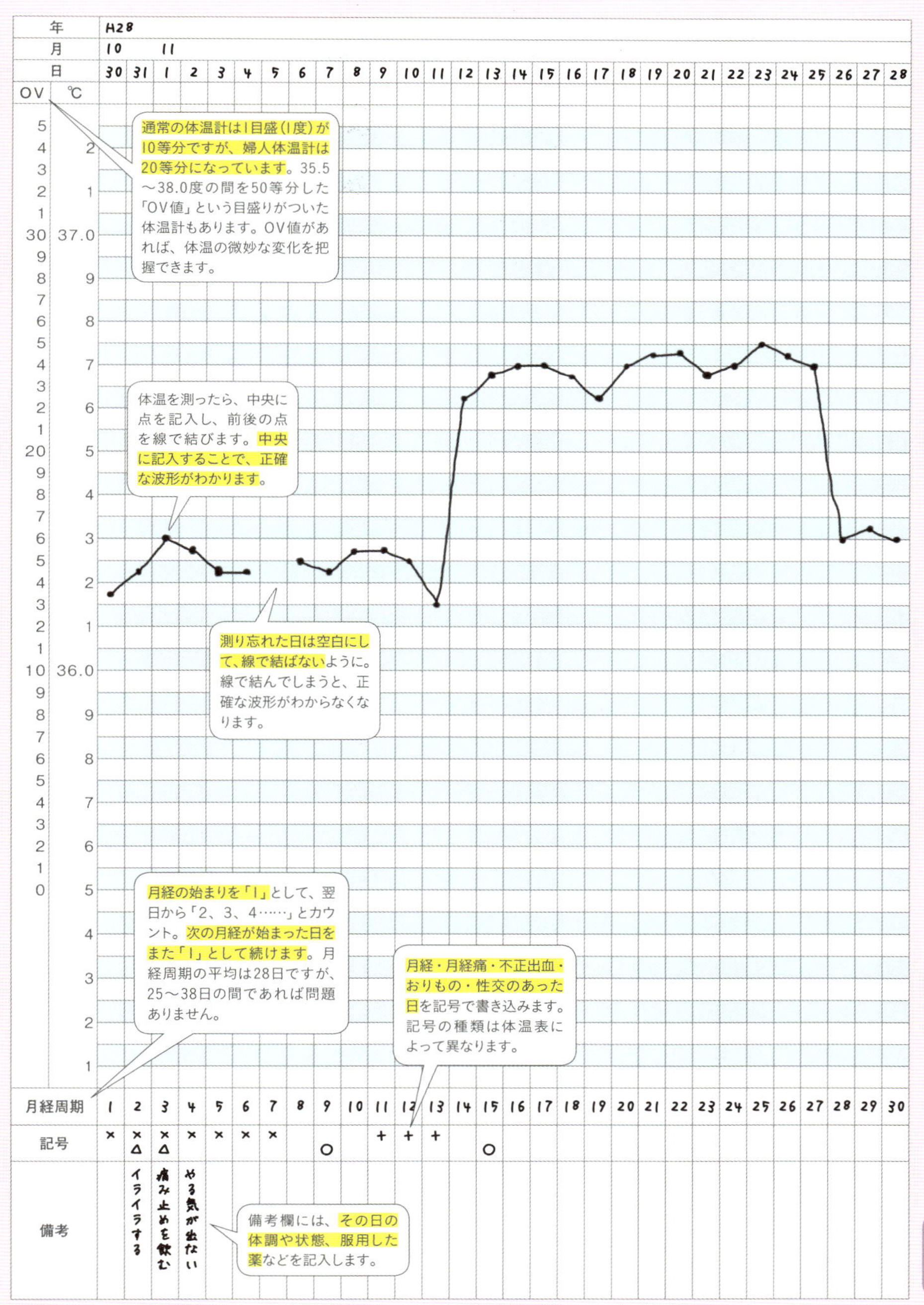

記号：月経×　月経痛△　不正出血▲　性交○　おりもの＋　おりものの量：少し＋、普通＋＋、多い＋＋＋

◎ OK 正常な体温

❶ 高温期が**14日前後、続く**。

❷ 低温期と高温期の**2層に分かれている**。
※0.3～0.5度の差がある

❸ 低温期から高温期へ**すみやかに移行**する。
※1～2日で移行する

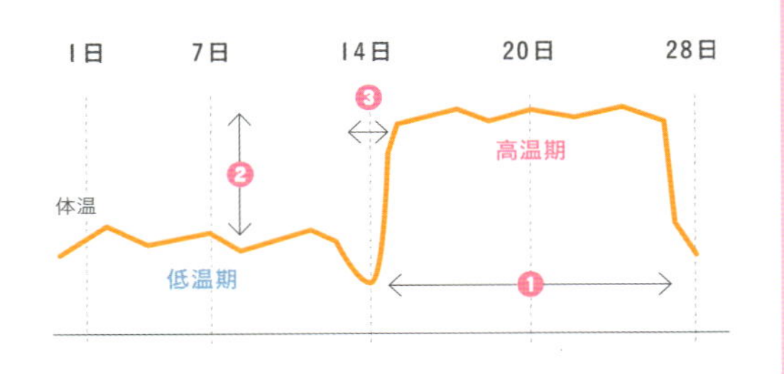

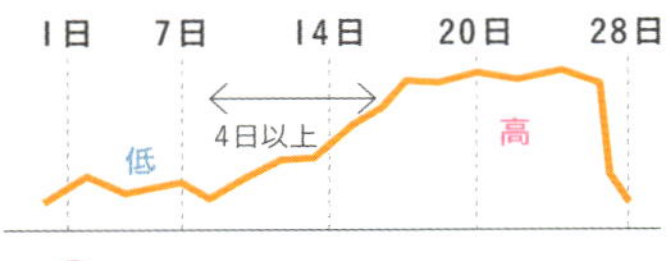

症状❶

高温期への移行が4日以上かかる。階段状に上昇し、スムーズではない。

病気
卵巣機能低下症 ▸P192
黄体機能不全 ▸P192
高プロラクチン血症 ▸P193

移行に4日以上かかる場合は、体の冷えや血行不良によって体温を上昇させる力が弱まっていることが考えられます。その他、**排卵障害やプロラクチンの過剰分泌、おりものの量が少ない時は卵胞の成長が不十分**である可能性も。

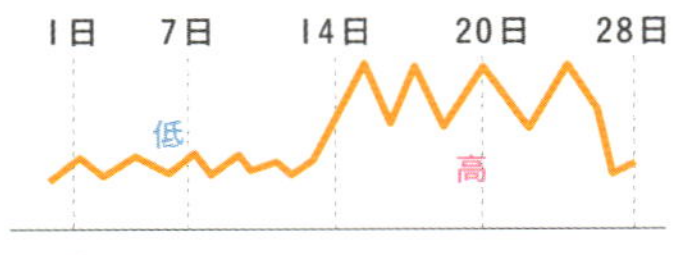

症状❷

2層に分かれているが波動が激しく、ガタガタの状態。

病気
月経前症候群 ▸P190
高プロラクチン血症 ▸P193

体温の上下が激しい状態。**心的疲労がたまっている時、睡眠不足が続いている時**に見られがち。**この場合、月経前の不調が強く現れる**ことが多いようです。プロラクチンというホルモンが過剰に分泌している可能性も考えられます。

WARNING! 無排卵

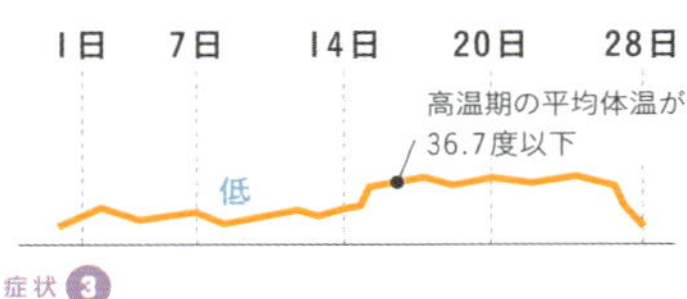

症状❸

低温期と高温期に分かれていない。温度差が0.3度以下。

病気
卵巣機能低下症 ▸P192
無排卵周期症 ▸P192
多のう胞性卵巣症候群 ▸P193
高プロラクチン血症 ▸P193

卵巣機能の低下などによって、**排卵が起きていない**可能性があります。**体温を上げる黄体ホルモンが十分に分泌されていません。妊娠するために必要な子宮内膜の状態が保持できていない**ことも考えられます。

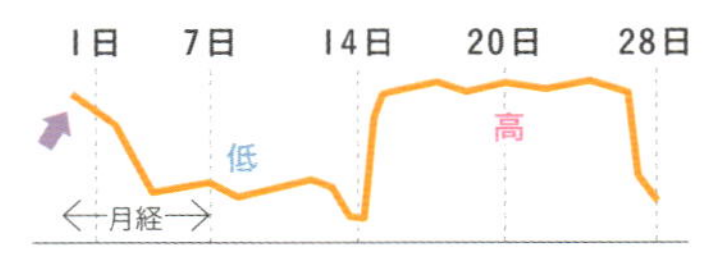

症状❹

生理中に一時、体温が跳ね上がる。

病気
卵巣機能低下症 ▸P192
黄体機能不全 ▸P192
子宮内膜症 ▸P200

血流が悪いことが考えられます。月経血の排出がとどこおり、卵胞の発育や排卵、黄体機能にも悪影響をおよぼします。加えて、**月経血に血のかたまりが2日以上続いて混ざる場合は、子宮内膜症にかかっている可能性**も。

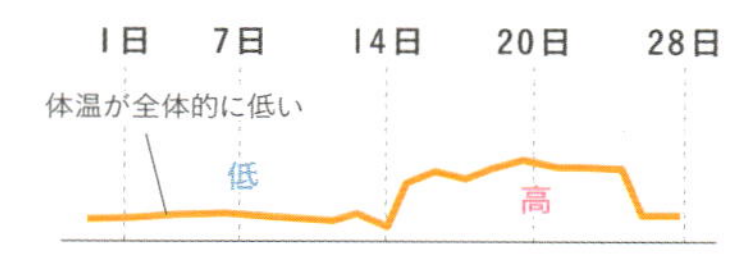

症状 5

低温期と高温期に分かれているが全体的に体温が低い。

原因 低体温体質

高温期における理想的な体温は、36.7〜37.0度といわれます。それを下回っていても、低温期との温度差が0.3度ある場合は問題ありません。ただし、平均体温が35度台やそれ以下の人は血行が悪く、基礎代謝も低いことが考えられます。

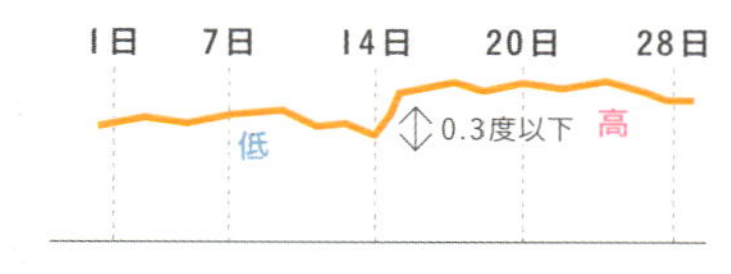

症状 6

低温期になっても体温が下がらない。高温期との差が0.3度以下。

原因 卵胞ホルモンの分泌が少ない

一般的な低温期の体温は36.2〜36.4度。ところが低温期が高く、高温期との差が0.3度ない場合は注意。体温を下げる働きを持つ卵胞ホルモンの分泌が少ない状態で、卵胞が育ちにくく不妊の原因になる場合もあります。

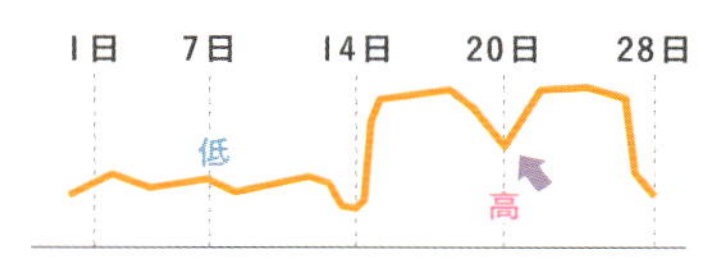

症状 7

高温期が不安定で途中で体温が下がる。

病気 黄体機能不全 ▸ P192

黄体ホルモンの分泌が少ない可能性があります。黄体ホルモンは子宮内膜を厚くして妊娠しやすい体を作ります。つまり、分泌量が少ないと妊娠しにくい状態に。排卵前に卵胞が成長できていないことも考えられます。

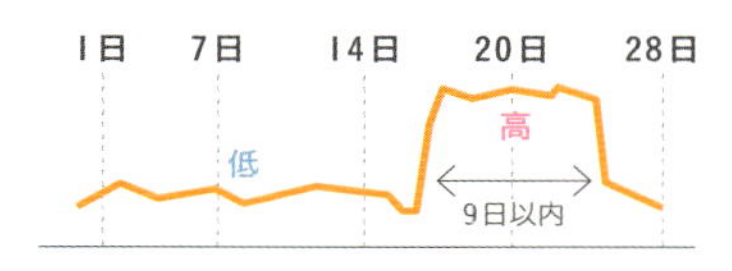

症状 8

高温期が9日以内で短い。

病気 黄体機能不全 ▸ P192

排卵後に分泌される黄体ホルモンは体温を上げる作用があり、排卵後に高温期が訪れます。その高温期が短いということは、つまり黄体ホルモンの分泌量が減っているということ。月経も予定より早く起こります。

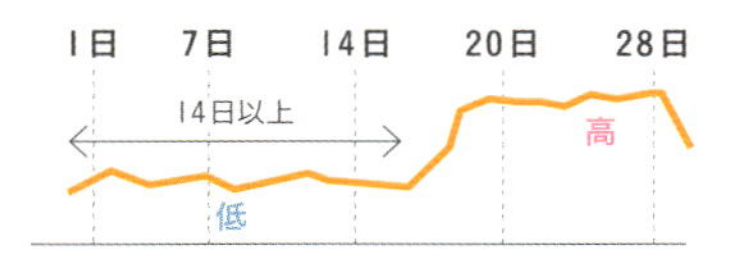

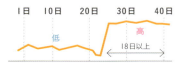

症状 9

低温期が長く、14日以上続く。

原因 低体温体質

低温期が多少長くても、高温期が14日続くなら問題ありません。ただし体の冷えが原因で子宮の機能が低下している可能性も。年齢を重ねると低温期が長くなる場合もあり、その際は月経全体の周期も長くなります。

症状 10

妊娠していないのに、高温期が18日以上続く。

原因 黄体依存症

妊娠していないのに高温期が長引く状態を黄体依存症といいます。黄体ホルモンの寿命は12〜16日間ですが、その寿命が長い状態。黄体依存症は病気と認識されていませんが、高温期が長くなることで月経も遅れます。

※黄体ホルモン＝プロゲステロン。プロラクチンは、卵胞ホルモン（エストロゲン）の分泌をうながすホルモンのこと

CHECK 月経のセルフチェック

月経の周期

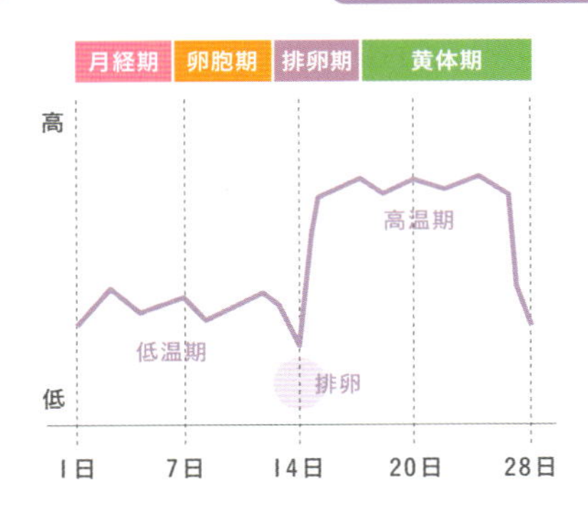

◎ OK 正常な月経

平均28日 ※25〜38日の間であれば正常

月経の周期は、約28日間が平均。そのうち体温が低い期間と高い期間が、それぞれ14日間ずつあります。人によって、ホルモンが分泌する期間に違いがあるため、25〜38日間までは正常といわれます。

WARNING! 無排卵

症状 **周期が短すぎる** 24日以内

※1ヵ月に2回、生理がある

頻発月経 ひんぱつげっけい

月経周期が24日以内の場合、黄体ホルモンの分泌が減って黄体期が短いこと、卵巣機能が低下して排卵が起きないことが考えられます。

病気
卵巣機能低下症 ▶ P192
無排卵周期症 ▶ P192
黄体機能不全 ▶ P192

WARNING! 無排卵

症状 **周期が長すぎる** 39日以上

※年に数回しか生理がない

稀発月経 きはつげっけい

次の月経までに、39日以上かかる場合。排卵がない場合、無月経になるおそれも。周期が長くても排卵があれば問題ありません。排卵の有無は体温を測って確認できます（P180）。

病気
卵巣機能低下症 ▶ P192
無排卵周期症 ▶ P192
多のう胞性卵巣症候群 ▶ P193

月経の日数

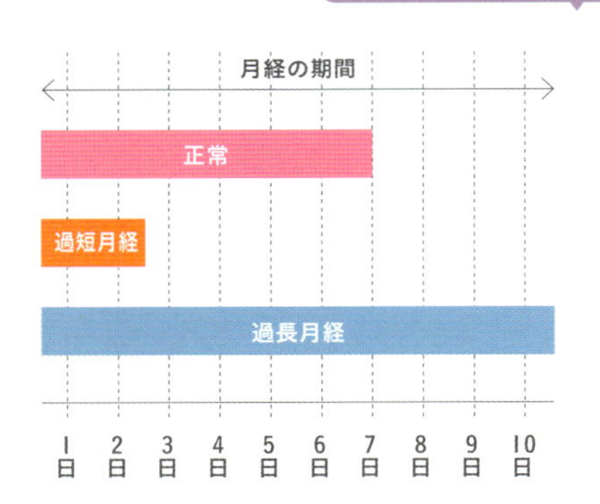

◎ OK 正常な日数

3〜7日

月経の期間も個人差があり、3〜7日間であれば正常です。ただし、月経の量も合わせて確認すること（P185）。例えば8日以上続く場合でも、月経の期間全体を通して出血量が多くなければ問題ありません。

症状 **日数が短すぎる** 2日以内

過短月経 かたんげっけい

ホルモン分泌の異常以外に、甲状腺（こうじょうせん）の病気も考えられます。喉の下にある甲状腺から分泌されるホルモンは、卵胞の成長をうながす作用があります。ここにトラブルがあると、過短月経になることも。

病気
黄体機能不全 ▶ P192
橋本病・バセドウ病 ▶ P92 他

WARNING! 無排卵

症状 **日数が長すぎる** 8日以上

過長月経 かちょうげっけい

多いのが、ホルモン分泌の異常によって無排卵周期症になっていること。その他、月経血にレバー状のかたまりが混ざったり、月経痛をともなう場合は子宮に問題がある可能性も。

病気
卵巣機能低下症 ▶ P192
無排卵周期症 ▶ P192
子宮ガン ▶ P196 子宮筋腫 ▶ P201
子宮ポリープ ▶ P203 子宮内膜炎 ▶ P203

月経の量

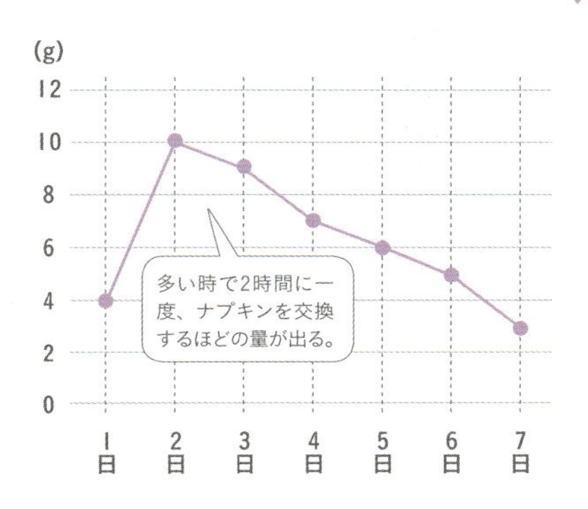

◎ OK 正常な量

20～140g

月経の成分は、血液の他にも子宮頸管(けいかん)の粘液(ねんまく)などを含んでいます。月経の2日目までに、血液の8割は排出されるとも。そのため、月経の量や色は時間の経過とともに変化します。

WARNING! 無排卵

症状 **量が少なすぎる** 20g以下

※生理2～3日目でも1日中、ナプキンを替えなくていいほど少ない

過少月経 かしょうげっけい

考えられるのは、子宮の発育不全や子宮内膜の委縮などの子宮の異常。その他、卵巣の働きが悪くなってホルモンの分泌が減ることによる黄体機能不全、無排卵の可能性もあります。

病気 卵巣機能低下症 ▶P192
無排卵周期症 ▶P192
黄体機能不全 ▶P192

症状 **量が多すぎる** 140g以上

※ナプキンを1時間で何度も替えるほど多い

過多月経 かたげっけい

子宮内膜が子宮以外の場所にできる、子宮の筋肉がコブのように腫れる、子宮内膜にポリープができるといった子宮のトラブルが考えられます。ホルモンの分泌過剰の可能性も。

病気 子宮ガン ▶P196
子宮内膜症 ▶P200 子宮筋腫 ▶P201
子宮ポリープ ▶P203

月経の色・質

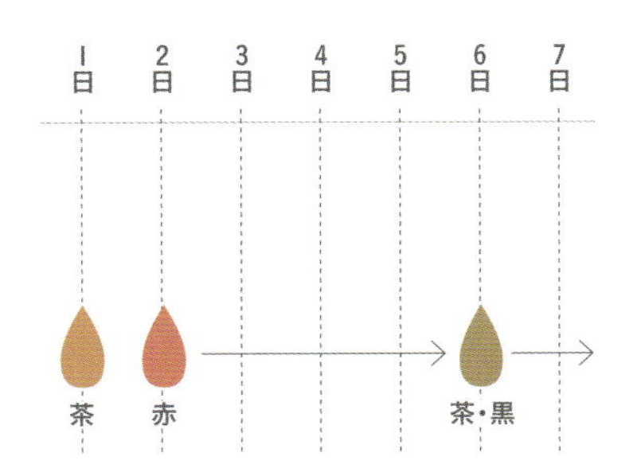

◎ OK 正常な色・質

くすんだ赤色・少し粘り気がある

月経の色は時間の経過によって変わります。開始直後は、前回の月経時に残っていた分が酸化して、茶色い血が出ます。月経期間中はくすんだ赤色に、終わり頃には再び茶色になります。

症状 **サラサラとした薄いピンク色**

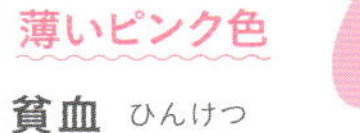

原因 **貧血** ひんけつ

通常より月経の色が薄く、ピンク色や朱色をしている場合は、貧血によって鉄分が不足している可能性があります。その際は、水のようにサラサラしている場合もよく見られます。

症状 **茶褐色(ちゃかっしょく)でドロドロしたかたまり**

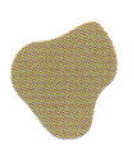

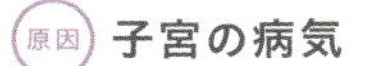

原因 **子宮の病気**

茶褐色・黒色になるのは血液が酸化したことによりますが、月経以外の日に出る場合・出血量が多い(かたまりが2日以上続く)場合は、子宮内部の組織がキズついている可能性も。

病気 子宮ガン ▶P196 卵巣ガン ▶P198
子宮内膜症 ▶P200 子宮筋腫 ▶P201

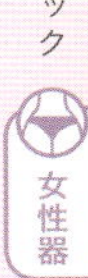

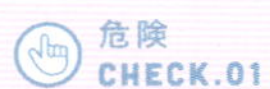

CHECK

不正出血のセルフチェック

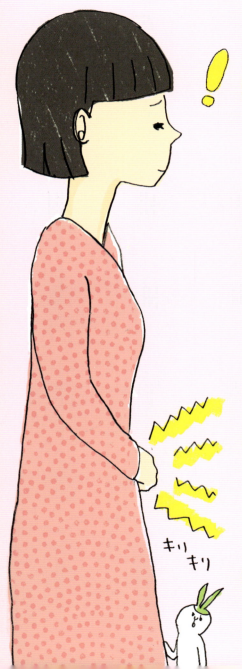

危険 CHECK.01

茶褐色(ちゃかっしょく)のおりものが出る。

血が混ざって茶褐色のおりものが出ることがあります。月経期間であれば問題ありませんが、月経以外の場合は子宮ガン、子宮頸管ポリープの可能性も。

危険 CHECK.02

性交後に出血する。

子宮頸部・子宮腟部にポリープやガンなどのトラブルがある場合、性交の刺激を受け、性交後に出血する場合があります。これを接触出血ともいいます。

危険 CHECK.03

下腹部が痛む。

不正出血とともに下腹部が痛む場合も子宮・卵巣に問題あり。その場合、月経時にも下腹部が痛みます。不正出血をくり返し、月経のたびに痛みが増します。

危険 CHECK.04

閉経(へいけい)前後に不正出血がある。

更年期の閉経前後になると、月経が不規則になるため、不正出血との区別がわかりにくくなります。不規則な出血が続く場合は、子宮体ガンの可能性も。

月経の期間以外に出血がある（＝不正出血）場合、病気の可能性も考えられます。

CHART

不正出血がある

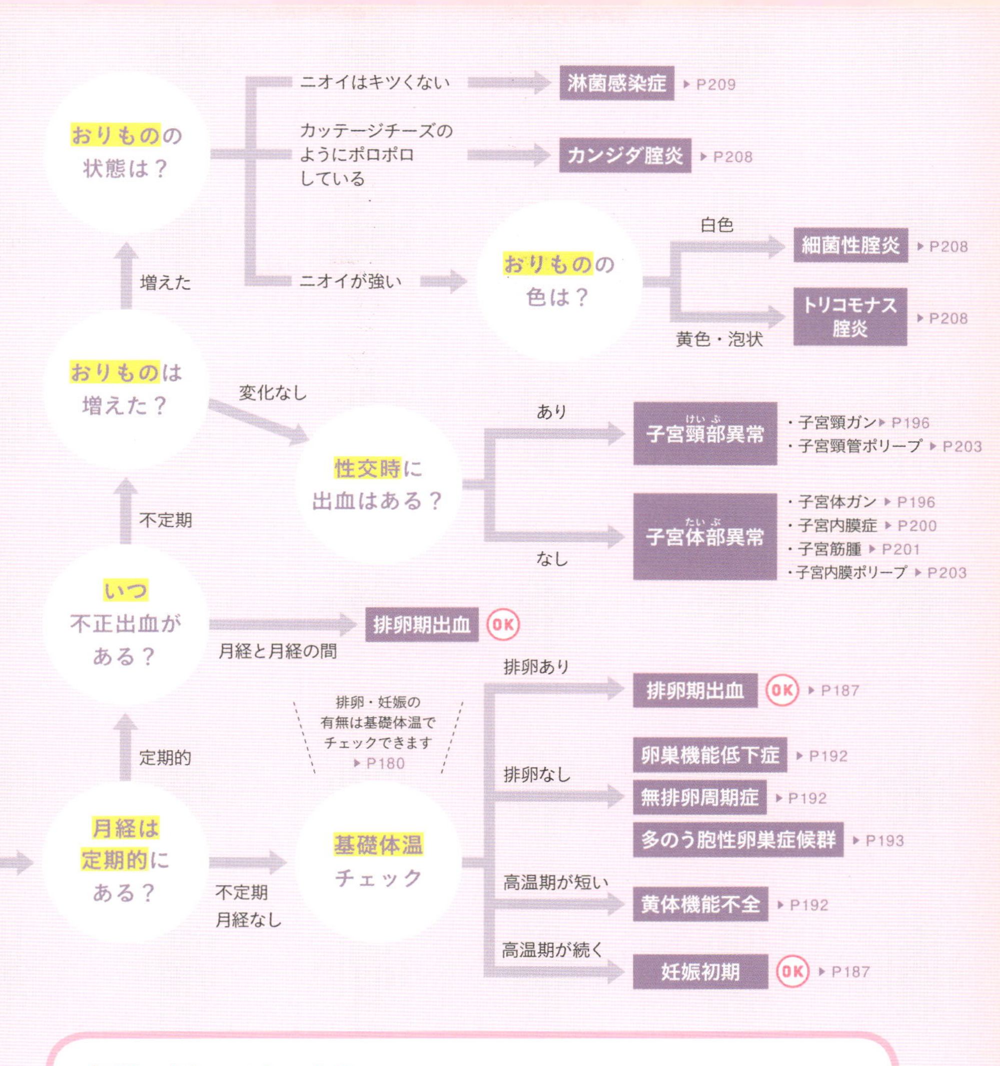

◎OK 病気ではない出血

1 排卵期出血

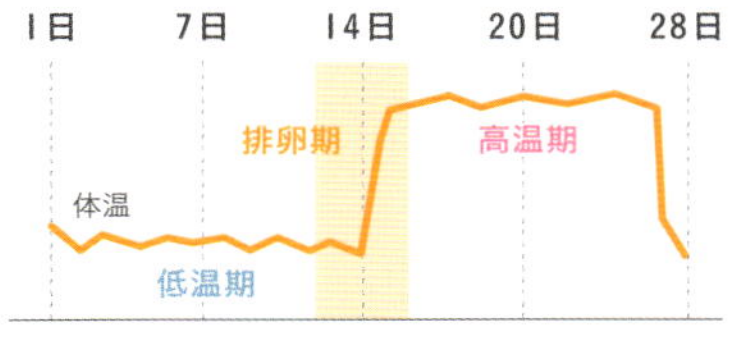

ちょうど低温期から高温期に変わる排卵の時期に、少量の出血が起こる場合もあります。これは、卵胞ホルモン（エストロゲン）の分泌低下によって発生するもの。ただし、月経と同じぐらいの出血量の場合は別の原因が隠れている可能性も。

2 妊娠初期

妊娠して間もない場合、本来なら月経がくる予定の日に近くなると、少し出血することがあります。その場合、下腹部に痛みなどはありません。逆に痛みがある場合は要注意。切迫流産のおそれがあります。

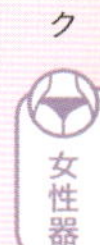

CHECK

おりもののセルフチェック

おりものの3つの役割

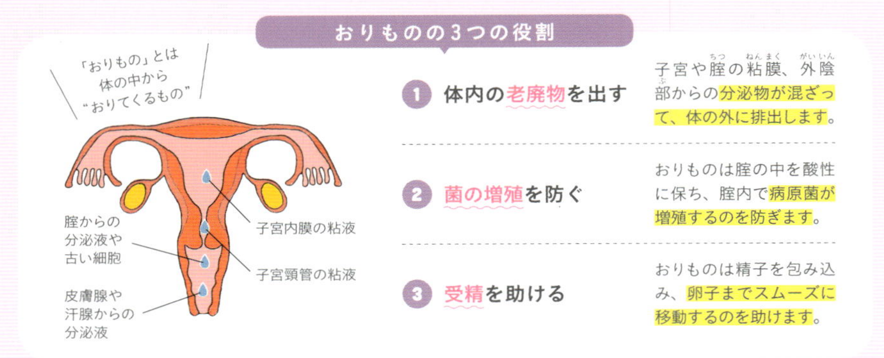

1 体内の老廃物を出す

子宮や腟の粘膜、外陰部からの分泌物が混ざって、体の外に排出します。

2 菌の増殖を防ぐ

おりものは腟の中を酸性に保ち、腟内で病原菌が増殖するのを防ぎます。

3 受精を助ける

おりものは精子を包み込み、卵子までスムーズに移動するのを助けます。

月経周期に合わせた変化

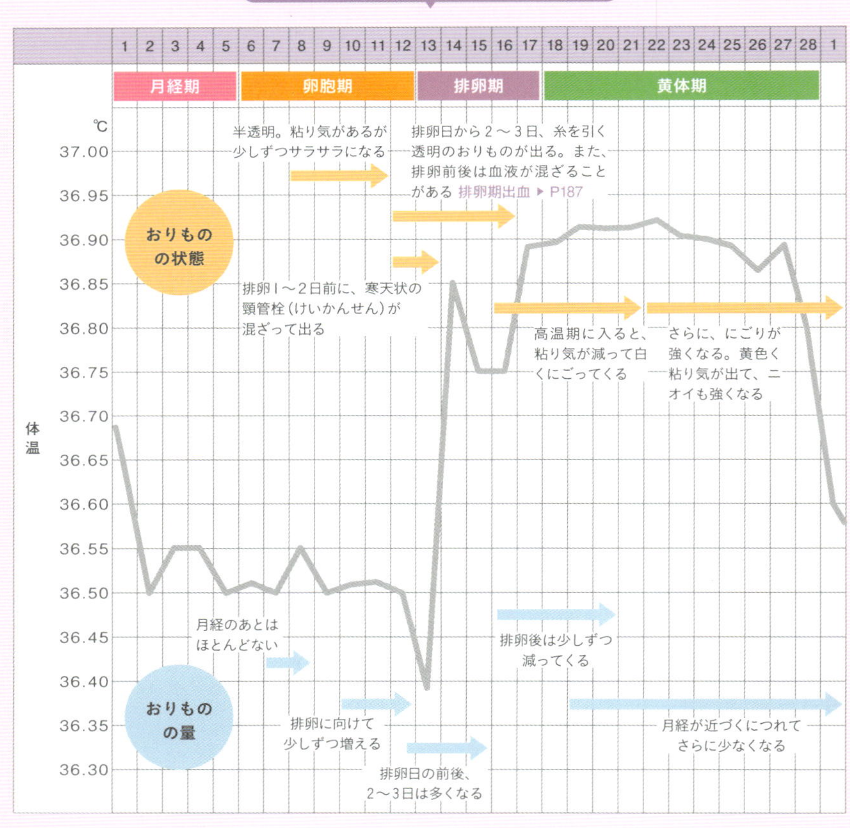

おりもので見分ける女性器の病気

	色	状態	ニオイ	量
問題なし ※排卵期出血など ▶P187	赤褐色 茶褐色	排卵の前後、ドロッとして血の混ざったかたまりが出る	ニオイが強い	—
問題なし ※頸管栓（けいかんせん）	白く にごっている	排卵2日前ぐらいに、寒天状でぬめりのあるおりものが出る	—	—
子宮頸ガン ▶P196 子宮頸管ポリープ ▶P203	赤褐色 茶褐色	特に性交時、血液が混ざったおりものが出る	ニオイが強い 場合もある	—
子宮体ガン ▶P196	赤褐色 茶褐色	おりものに血液が混ざっている	—	—
子宮頸管炎 ▶P203 クラミジア感染症 ▶P209	透明・黄色	水っぽく流れるようなおりものが出て、だんだん黄色くなる	—	多い場合もある
細菌性腟炎 ▶P208	灰色	サラサラと水っぽい	魚が腐ったようなツンとしたニオイがする	多い
トリコモナス腟炎 ▶P208	黄・緑色	泡立ってヨーグルトのようなおりものが出る	ニオイが強い	多い
カンジダ腟炎 ▶P208	白く にごっている	最初はクリーム状、症状が進むとカッテージチーズのようなポロポロした状態になる	—	多い
淋菌感染症 ▶P209	膿が混ざったようなくすんだ黄色	鼻水のように ドロッとしている	悪臭がある	多い

月経不順や不正出血は、婦人科疾患に共通して見られる症状。
一度や二度の不正出血だからといって、見逃してはいけません。

病気／01

症状1 毎月、生理の1週間くらい前になると体調が悪くなってイライラしてしまう。

症状2 生理開始とともに症状が軽減・改善する。

進行度 ★★☆

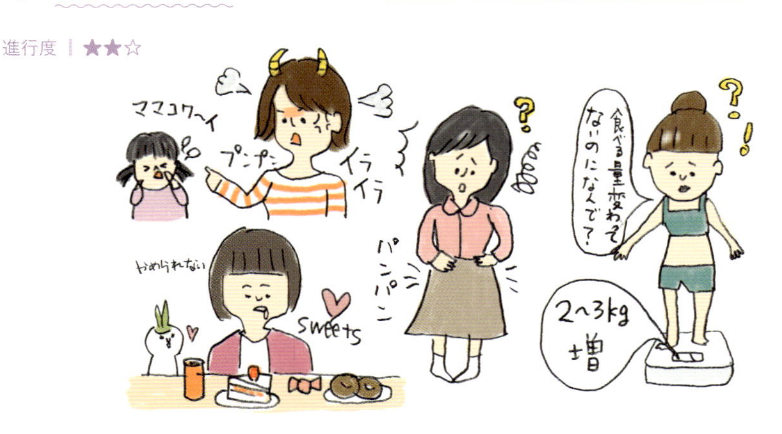
ママコワ～イ
プンプン
イライラ
食べる量変わってないのになんで？
やめられない
sweets
パンパン
2～3kg増

病気 月経前症候群（PMS）

げっけいまえしょうこうぐん

ホルモンの急激な分泌を脳が処理しきれない

月経開始の1週間ほど前になると、体と心にさまざまな変化が出ます。下腹部が張って洋服のウエストがキツくなる、食べる量は増えていないのに体重が2～3kg増える、無性に甘いものを食べたくなるといった症状が現れることも。年齢を重ねるごとに症状が強くなるのも特徴です。

その他の症状

乳房	心
乳房が張って、痛みもある。	ささいなことで怒ったり泣いたり、気分の上下が激しい。

原因

月経周期により変化する黄体ホルモン（プロゲステロン）の分泌量に、脳が対処しきれないために起こる。几帳面な人、完璧主義の人がなりやすいことから、性格が発症に影響するとも。

＋α

体重が増えるのは、出血による栄養不足をおぎなうため細胞に水分・塩分をたくわえ、脂肪の代謝を遅らせるため。これも黄体ホルモンの働きによるもの。

間違いやすい病気

PMSの症状のうち、精神的な症状が強い場合を月経前不快気分障害と呼ぶ。海外では、うつ病のひとつと考えられている。

DATA

発症年齢
20～40代

発症率
月経のある女性の20～50％

受診科
婦人科、産婦人科

KEY WORD

黄体ホルモン 月経の2週間前から分泌量が急激に増す。受精卵が着床しやすいよう子宮内膜を厚くし、体温を上げる作用がある。

病気／02

症状1 生理が始まって1〜2日目、立っていられないほど下腹部が痛む。

症状2 痛み止めが効かず、寝込むほどひどい。

進行度 ★★★

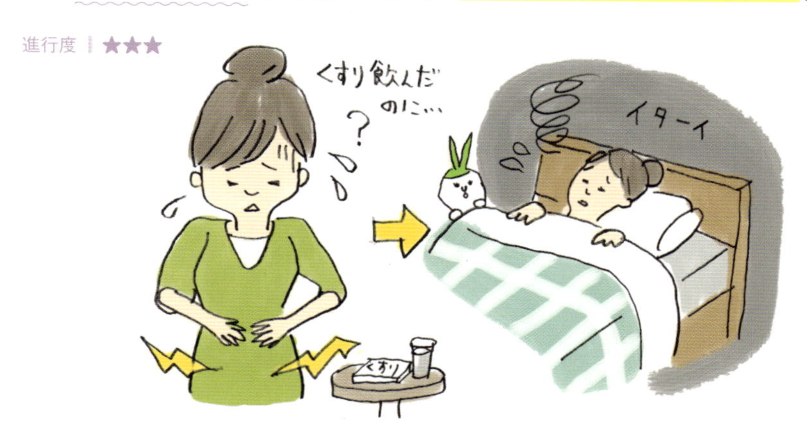

病気 月経困難症

げっけいこんなんしょう

子宮が強く収縮してひどい痛みが走る

仕事や学業などの社会生活が困難になるほど、月経痛がひどいものを指します。もっとも多い症状は下腹部痛ですが、腰痛や吐き気、貧血、発熱などをともない、4日以上続く場合も。月経困難症は、原因となる病気がない機能性タイプと、原因となる病気がある器質性タイプに分けられます。

その他の症状

頭	心
人によっては頭痛やめまいを引き起こすこともある。	あまりの痛みやつらさで、精神的に不安定になる。

原因

機能性タイプは、月経時に分泌され、痛みのもとになる物質（プロスタグランジン）が原因。器質性タイプは、子宮内膜症や子宮筋腫などの病気が原因。

子宮内膜症 ▶ P200 子宮筋腫 ▶ P201

＋α

月経困難症のほとんどは、機能性タイプ。プロスタグランジンが過剰に分泌されると、子宮がより強く収縮するため、下腹部に鋭い痛みが生じる。

間違いやすい病気

月経時の症状の重さは数値などで表すことができない。そのため、一般的な月経痛との線引きが難しい。

DATA

発症年齢
10〜30代

発症率
—

受診科
婦人科、産婦人科

KEY WORD

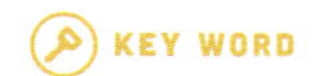

プロスタグランジン
月経時に子宮内膜から分泌される生理活性物質。子宮を収縮させ、不要になった粘膜を血液とともに体外へ押し出す働きがある。

病気／03

症状1 生理が1ヵ月以上ない、月に2回あるなどバラバラ。

症状2 出血量が少なく、8日以上ダラダラ続く。

進行度 ★★☆

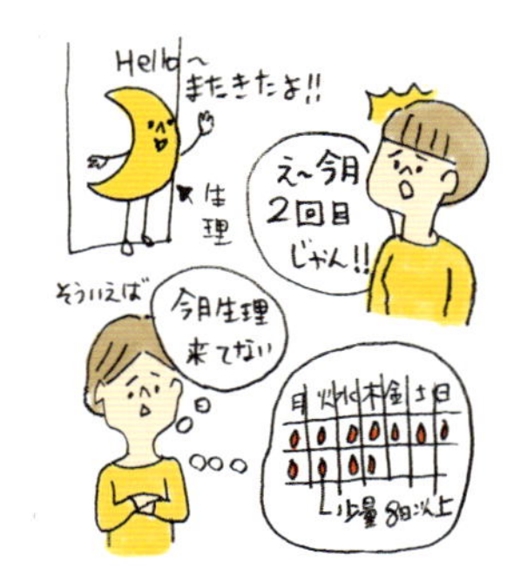

Hello〜 またきたよ!!
生理
え〜今月 2回目 じゃん!!
そういえば
今月生理 来てない
月 火 水 木 金 土 日
少量 8日以上

病気 **卵巣機能低下症**
らんそうきのうていかしょう

病気 **無排卵周期症**
むはいらんせいしゅうきしょう

無排卵になると妊娠ができなくなる

ともに、生理不順を引き起こします。卵巣機能低下症の症状は、出血が1週間以上続く、月経周期が長期間にわたるなど。悪化すると無排卵になる可能性があります。無排卵周期症は、月経があっても排卵しない状態。頻発月経や稀発月経（P184）の症状が現れます。

原因

どちらもホルモンバランスの乱れが原因。多のう胞性卵巣症候群や高プロラクチン血症が原因で起こる場合もある。

多のう胞性卵巣症候群 ▶ P193
高プロラクチン血症 ▶ P193

DATA

発症年齢	10〜40代
発症率	—
受診科	婦人科、産婦人科

病気／04

症状1 生理痛が前より軽く出血量も減った。

症状2 生理予定日の2週間前に出血する。

進行度 ★★☆

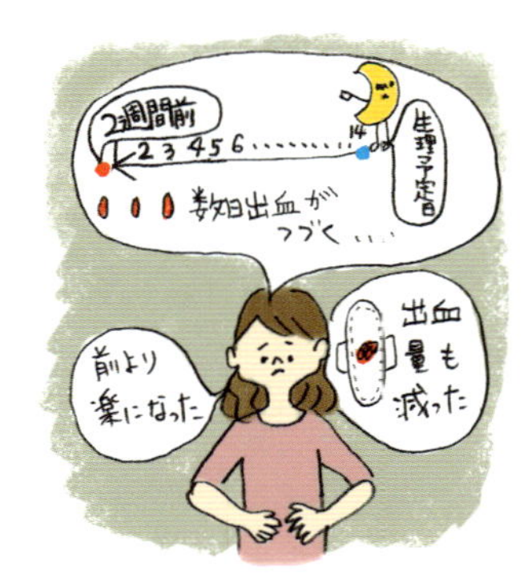

2週間前
2 3 4 5 6 …… 14
生理予定日
数日出血が つづく…
前より 楽になった
出血 量も 減った

病気 **黄体機能不全**
おうたいきのうふぜん

月経時の不快症状がラクになったワケではない

妊娠を助ける働きを持つ黄体ホルモン（プロゲステロン）の分泌量が、不安定になる病気。生理予定日の2週間ほど前に出血し、少量の出血がダラダラ続くことも。通常なら月経前（黄体期）に起こる、乳房の張りや体のほてりなどの症状もなくなります。

原因

黄体ホルモンの分泌量は、卵巣内にある黄体の機能に左右される。黄体が機能不全を起こす原因はわかっていないが、心的疲労や喫煙が発症に関わることもある。

DATA

発症年齢	10〜40代
発症率	—
受診科	婦人科、産婦人科

病気／05

症状 1 **生理が抜けたり39日以上あくことが多い。**

症状 2 **胸・鼻の下の毛が濃い。顔や背中のニキビが増えた。**

進行度 ★★★

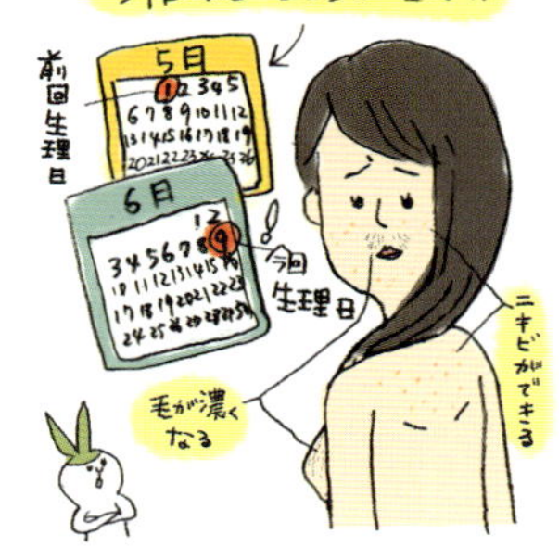

39日以上 生理が空く…
前回生理日
5月
6月
今回生理日
ニキビができる
毛が濃くなる

病気 **多のう胞性卵巣症候群**
たのうほうせいらんそうしょうこうぐん

たくさんの卵胞（らんほう）が卵巣の中にたまってしまう

通常、卵巣中の卵胞は月にひとつしか成熟しません。ところが、**多くの卵胞が成長し、成熟（排卵）しないまま卵巣内にたまる**ことで無排卵月経になってしまいます。月経がない・月経の間隔が長いなどの症状の他、**男性ホルモンが増加し、体毛が濃くなる**ことも。

原因

黄体化ホルモンの過剰分泌によって卵胞の発育に問題が生じたり、**膵臓（すいぞう）から分泌されるホルモン（インスリン）の量が増えて排卵機能が低下する**ことが原因。

DATA

発症年齢	20〜40代
発症率	20人にひとり
受診科	婦人科、産婦人科

病気／06

症状 1 **産後でもないのに母乳が出る。**

症状 2 **生理が抜けたり39日以上、期間があく。**

進行度 ★★★

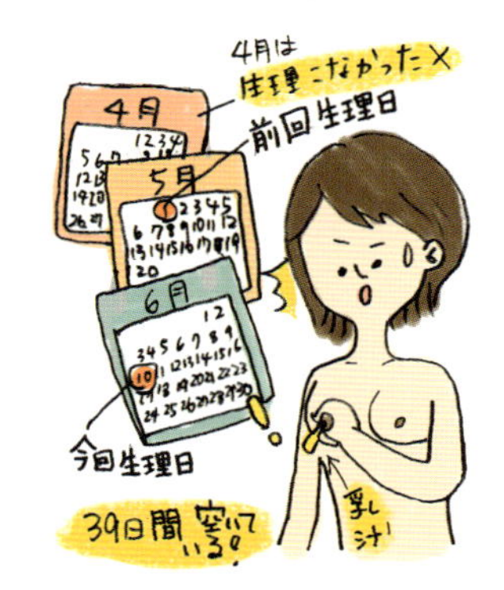

病気 **高プロラクチン血症**
こうプロラクチンけっしょう

子宮の病気ではなく脳に腫瘍（しゅよう）ができている

出産後の体を作るために分泌されるホルモン（プロラクチン）が過剰に分泌する病気。無月経や無排卵を引き起こします。**年に数回しか月経がない、妊娠していないのに母乳が出る**などの症状が出ます。**基礎体温では低温期と高温期が分かれず、平坦な状態**になります。

原因

プロラクチンを作る脳の下垂体（かすいたい）に腫瘍ができることで発症する。また、抗うつ剤やピルの服用によって、ホルモンのバランスを崩すことも原因のひとつとされる。

DATA

発症年齢	20〜40代
発症率	—
受診科	婦人科、産婦人科

月経

症状1 順調だった生理が30代から不安定になった。

症状2 生理になると毎回、下痢(げり)を起こす。

症状3 生理の周期が20日以内、または40日以上とバラバラ。

症状4 生理時の出血量が3日目以降も減らない。ナプキンが1時間もたない。

症状5 生理時の出血量が少ない。

症状6 生理中、血のかたまりが2日以上出る。

症状7 生理以外の時に出血がある（不正出血）。

症状8 生理と生理の間（排卵期）におりものが出ない。

症状9 年々、生理痛がひどくなり痛み止めも効かない。

腹

症状10 毎回、性交時に痛みがある。

乳房

症状11 出産していないのに乳房から母乳が出る。

全身

症状12 体格指数（BMI）が26以上・17以下である。

※BMI＝体重（kg）÷身長（m）÷身長（m）

症状13 体温の高温期が36.5度以下。冷え性である。

病気 不妊症 ふにんしょう

約10組に1組のカップルが悩まされる

「不妊」とは、妊娠を望むカップルが避妊をせず性交しているのに、1年たっても妊娠しない場合をいいます。不妊症の場合、月経に関してさまざまな症状が現れますが、状況を正しく確認するには基礎体温表をつけること。排卵していない場合は、不妊症におちいっている可能性が高いです。

不妊症になりやすい人

- 35歳以上で妊娠・出産の経験がない
- 初潮が18歳以上だった
- 過去に、過度なダイエットで生理が止まったことがある

原因

女性側の原因は約5割、男性側は約3割、不明が約2割。女性側の場合は、生理不順や無月経の他、子宮内膜症や高プロラクチン血症などの子宮・卵巣の病気、性感染症が原因。

＋α

28日の月経周期で体温は低温期と高温期の2層に分かれ、移行期が排卵日とされる。つまり2層に分かれていない場合、無排卵の可能性が高い（P180）。

● 男性側の原因

精子がない・少ない、精子の輸送経路に問題がある、射精しないなど。糖尿病やおたふく風邪(かぜ)が原因になることもある。

DATA

- 発症年齢：35歳以上
- 発症率：カップル10組のうち1組
- 受診科：婦人科、産婦人科

KEY WORD

排卵(はいらん) もっとも妊娠しやすいのは、排卵日の2日前。逆に月経前は妊娠しにくい。排卵直前は、おりものの量が一番多くなる。

	症状
月経	症状1 月経周期が乱れ、月経量が多くなったり少なかったりする。
顔	症状2 暑くないのに顔・上半身がカーッと熱くなる・汗をかく。
頭	症状3 キツい帽子をむりやりかぶせられたようにギュッと頭が痛い。
めまい	症状4 フワフワ〜と体が浮くようなめまいがする。
口	症状5 口の中が乾燥しやすい。舌・歯がヒリヒリする。
手足	症状6 上半身はのぼせているのに手足など体の一部が冷える。
肌	症状7 皮膚の上をアリが這(は)っているようにムズがゆい。
尿	症状8 くしゃみをするとお腹に力が入って尿がもれる。
全身	症状9 寝ている時大量に汗をかいて布団がぬれてしまう。
全身	症状10 座ったり寝ている時も動悸(どうき)が激しい。

病気

更年期障害

こうねんきしょうがい

ほとんどの女性が避けて通れない病気

女性は40歳をすぎた頃から卵巣の機能が低下し始め、卵巣から分泌される卵胞ホルモン（エストロゲン）も減少します。すると、脳の視床下部(ししょうかぶ)が不足しているエストロゲンをもっと放出させようと卵巣を刺激。ところがそれに対応できず、さまざまな不調をもたらすのが更年期障害です。

その他の症状

心	心
ちょっとしたことでカッとなったり、イライラする。	すぐに気持ちがクヨクヨして、ゆううつな気分になる。

原因

症状の出方は人によって異なり、エストロゲンの減少がゆるやかであれば症状は出にくい。更年期に入るまでの生活習慣が大きく影響する。症状があまりに強い場合はホルモン治療が必要。

＋α

年齢によって症状が異なり、月経周期の乱れや出血量の変化が最初に現れる。体だけではなく心にもさまざまな不調が現れ、更年期以降も継続することがある。

間違いやすい病気

バセドウ病もほてりや動悸(どうき)などの似た症状が出る。バセドウ病は全身がほてるが、更年期障害は上半身のみ。

DATA

- 発症年齢：40〜50代
- 発症率：ほとんどの女性
- 受診科：婦人科、産婦人科

KEY WORD

視床下部(ししょうかぶ) 脳の下部にあり、女性ホルモンの分泌をコントロールしている場所。卵胞ホルモンを分泌するように卵巣に働きかける。

病気／07

症状1 生理以外の時も出血がある。

症状2 生理が8日以上続く。

症状3 2時間に一度、
ナプキンを交換するほど量が多い。

進行度 ★★☆

子宮ガン

しきゅうガン

病気 子宮頸ガン

しきゅうけいガン

発症のピークは30代
子宮ガンの7割を占める

子宮の入り口と頸部にできるガン。性交によるウイルス感染が原因とされています。初期は自覚症状がなく、不正出血や下腹部痛が起こる頃には、進行している状態。ただし、子宮の入り口という見つけやすい場所にできるため、検診を受ければ早期発見が可能です。

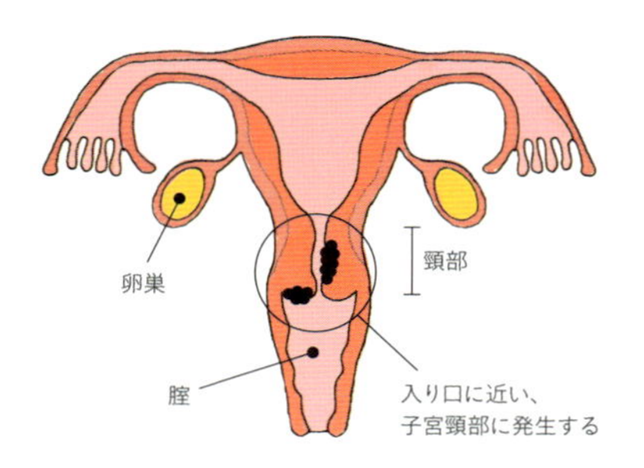

DATA

- **発症年齢** 20代後半〜40代
- **発症率** 10万人に40〜70人
- **受診科** 婦人科、産婦人科

病気 子宮体ガン

しきゅうたいガン

閉経前後の発症が多い
9割の人に不正出血がある

子宮の内側をおおう内膜からガンが発生します。原因は卵胞（らんほう）ホルモン（エストロゲン）が過剰に分泌して、子宮内膜がたまってしまうこと。初期の段階から症状が見られ、9割の人に不正出血が起こるといいます。症状❷❸のように、過多・過長月経がある場合も注意。

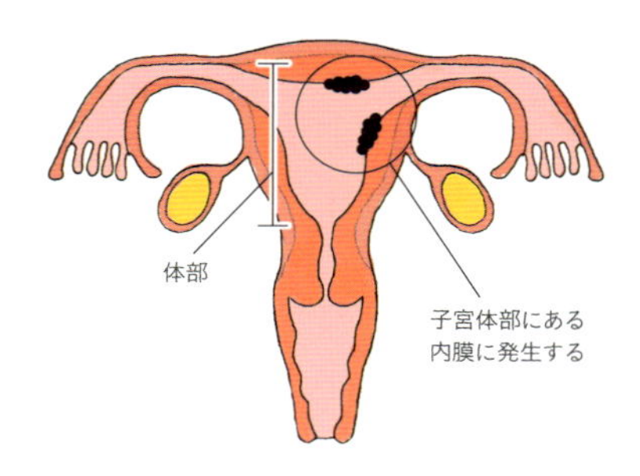

DATA

- **発症年齢** 50〜60代
- **発症率** 10万人に20〜30人
- **受診科** 婦人科、産婦人科

子宮頸ガン

30代で妊娠の経験がある人は注意

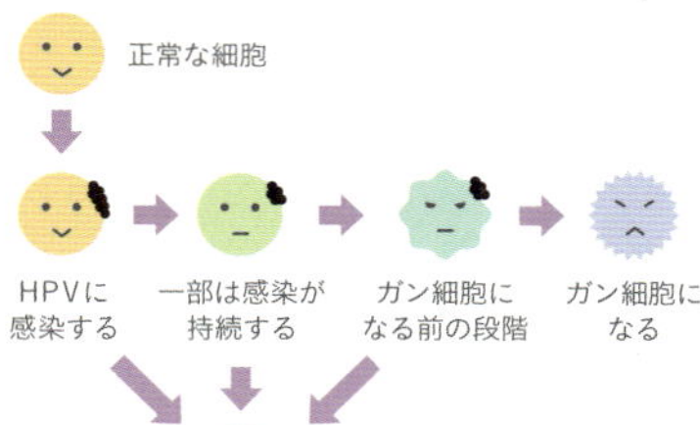

原因

正常な細胞が、ヒトパピローマウイルス（HPV）に感染することが原因。感染しても、その多くは自然にウイルスが排除されて正常な細胞に戻るが、ごく一部は数年かけてガン細胞に変化する。ガン細胞になるまでは、自覚症状がない。

危険度 CHECK

性交経験がある	HPVは性交によって感染する。性交経験が早ければ、若くても発症するリスクは高い。
妊娠・出産の経験がある・多い	妊娠中は免疫（めんえき）力が低下するため、HPVの発育をうながすともいわれている。
タバコを吸う	喫煙する人は、しない人と比べて子宮頸ガンによる死亡リスクが2倍以上とされる。

子宮体ガン

40代後半で妊娠の経験がない人は注意

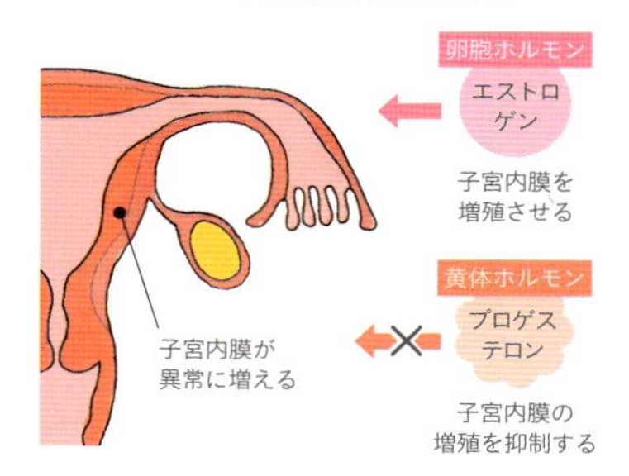

原因

子宮内膜はエストロゲンによって増殖する。通常、プロゲステロンの作用も加わって内膜ははがれ落ちるが、閉経近くや排卵の障害によってプロゲステロンの分泌が減ると、子宮内膜はエストロゲンに刺激され続け、ガン発生してしまう。

危険度 CHECK

45歳以上で閉経前後である	プロゲステロンの分泌が減る閉経前後の人で、特に不正出血がある場合は要注意。
妊娠・出産の経験がない・少ない	妊娠するとエストロゲンの分泌が抑えられる。妊娠の経験がない場合、エストロゲンが分泌する期間が長い。
肥満体質である	エストロゲンは卵巣以外に、脂肪組織からも作られる。脂肪組織によって活性化し、血液中に分泌される。

DATA.1

子宮頸ガン・体ガンともに 2000年以降は増加

2016年の予測では、子宮頸ガンの罹患者数は約1万2千人、子宮体ガンは約1万8千人。子宮頸ガンは20～30代女性がかかるガンの中で一番、罹患率が高い。

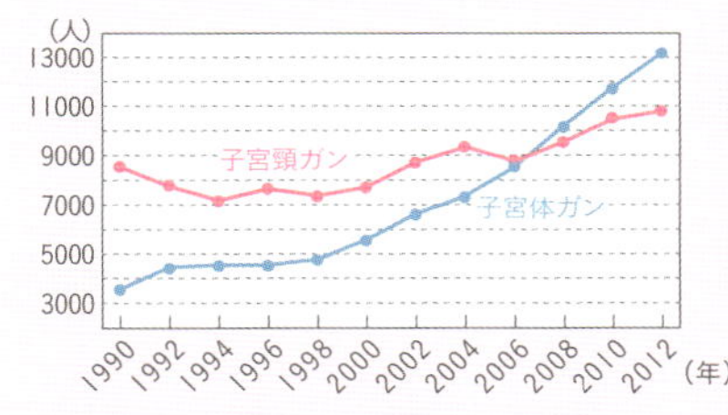

国立がん研究センターがん情報サービス「がん登録・統計」
がん罹患率データ、罹患者数・死亡者数予測（2016年）

DATA.2

30代から急増する子宮頸ガン 子宮体ガンは40代から増加

子宮頸ガンは30代を境に急増。背景には、性交開始の低年齢化がある。一方、子宮体ガンは40歳頃から増え始め、50代後半がピークになる。

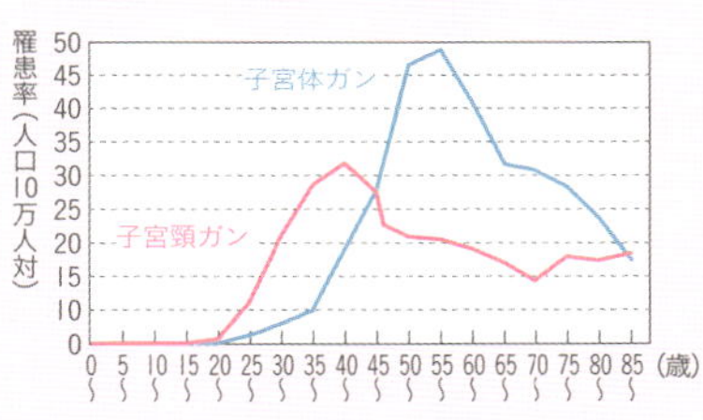

国立がん研究センターがん情報サービス「がん登録・統計」
がん罹患率データ（2012年）

子宮・卵巣の異常

女性器

病気／08

症状1 腹部が張って洋服のウエストがキツい。骨盤・腹部・腰回りが痛い。

症状2 トイレが近くなった（頻尿）。

進行度 | ★★☆

病気

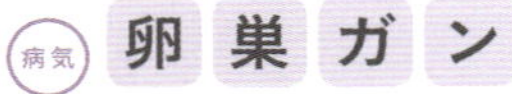

卵巣ガン

らんそうガン

悪性の腫瘍ができると妊娠・出産が難しい

卵巣の細胞が悪性に変化したもの。親指ほどの大きさしかない卵巣は、腫瘍ができても症状が現れにくく、発見が難しい病気です。腫瘍が大きくなると、下腹部がふくらんだり、シコリを発見します。腹膜や他の臓器にガン細胞が広がって転移することも。

DATA

- 発症年齢：40～60代
- 発症率：—
- 受診科：婦人科、産婦人科

病気

卵巣のう腫

らんそうのうしゅ

良性の腫瘍の中で一番多い病気が卵巣のう腫

卵巣にできる腫瘍のうち9割は良性といわれ、その中でも一番、多い病気が卵巣のう腫です。卵巣ガンと同様、ほとんど自覚症状がないため発見が遅れがち。大きくなった腫瘍は20cmを超えることもあり、妊婦のようにお腹がふくらみます。

DATA

- 発症年齢：あらゆる年齢
- 発症率：—
- 受診科：婦人科、産婦人科

? 卵巣の気になる疑問

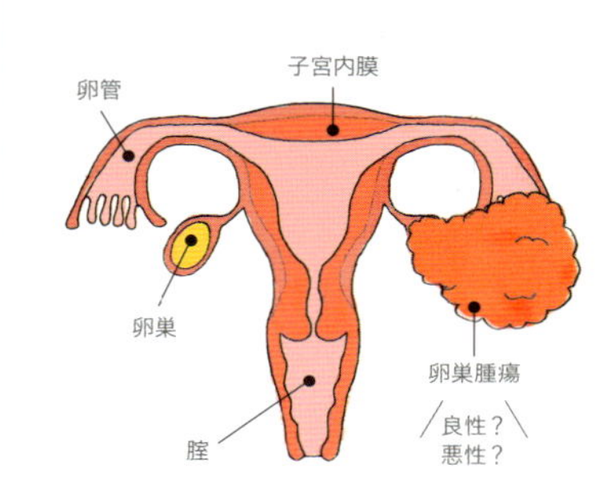

Q 良性または悪性、どうやって判別する？

良性か悪性かは、超音波検診（P199）によってある程度わかりますが、最終的には開腹手術を行って判別します。

Q 卵巣を取りのぞいたら妊娠ができなくなる？

左右にある卵巣のうち、片方だけ摘出した場合は残った卵巣が機能するので妊娠は可能。ただし、両方を摘出した場合はホルモンの分泌がとまり、妊娠は難しくなります。

婦人科検診で子宮・卵巣を検査する

子宮体部細胞診

子宮体部の粘膜（子宮内膜）から綿棒を使って細胞をこすり取り、顕微鏡で観察。子宮体ガンの発見に役立ちます。

Q 何がわかる？

子宮内膜の状態に異常がないかどうかを確認できる。

Q 難点は？

月経時は行うことができない。

Q 痛い？

子宮内に器具を挿入するため、痛みや出血をともなうことがある。

Q 妊娠中でもＯＫ？

子宮内の細胞をこすり取ることになるので、妊娠中は不可。

Q 受診頻度＆年齢は？

発症リスクが高まる40歳以上は毎年、受診すること。年齢にかかわらず不正出血がある場合も検査を。

Q どこで受診できる？

婦人科。詳しい情報は、それぞれの産婦人科クリニックのホームページなどを確認する。

子宮頸部細胞診

子宮の入り口（頸部）の粘膜から、綿棒やブラシで細胞を採取し、検査します。子宮頸ガンの発見に役立ちます。

Q 何がわかる？

子宮頸ガンの原因となるヒトパピローマウイルスに感染しているか、頸部に細胞の異常があるかどうか。

Q 難点は？

月経時は行うことができない。

Q 痛い？

子宮の入り口を検査するため、痛みや出血はほとんどない。

Q 妊娠中でもＯＫ？

子宮の内部までは診察しないので、妊娠中でも可能。

Q 受診頻度＆年齢は？

発症リスクが高まる20代以降は2年に一度、受診を。性交経験があれば、10代でも受診したい。

Q どこで受診できる？

婦人科。詳しい情報は、それぞれの産婦人科クリニックのホームページなどを確認する。

超音波検診

超音波を発する器具を腹部に当てる方法と、器具を膣に入れる方法の2つ。子宮ガン以外の病気も発見できます。

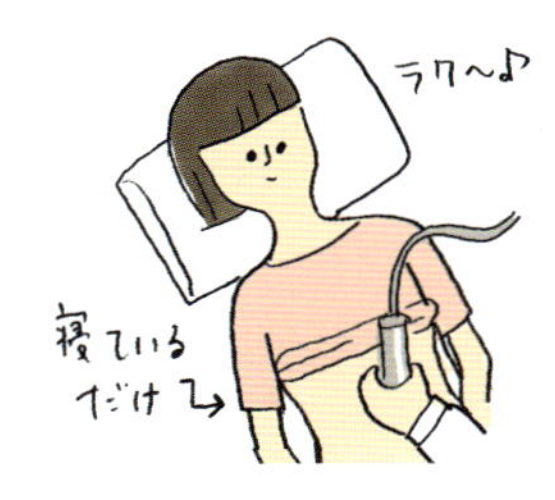

Q 何がわかる？

卵巣は子宮とは違って視触診が難しいため、超音波検診によって卵巣のう腫や卵巣ガンも発見できる。

Q 難点は？

月経時は行うことができない。

Q 痛い？

膣内に入れる器具は小さいため、ほとんど痛みを感じない。

Q 妊娠中でもＯＫ？

直接、子宮にふれないので問題ない。ひばくの心配もない。

Q 受診頻度＆年齢は？

子宮ガン以外の婦人科疾患を発見するためにも欠かせない検診。20歳以降、1〜2年に一度は受診を。

Q どこで受診できる？

婦人科。詳しい情報は、それぞれの産婦人科クリニックのホームページなどを確認する。

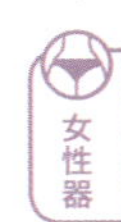

症状 ❶ **生理のたびに生理痛がひどくなる。生理以外の時も下腹部が引きつれて痛む。**

症状 ❷ **排便時、肛門（こうもん）の奥のほうがズキッと痛い。**

進行度 ★★★

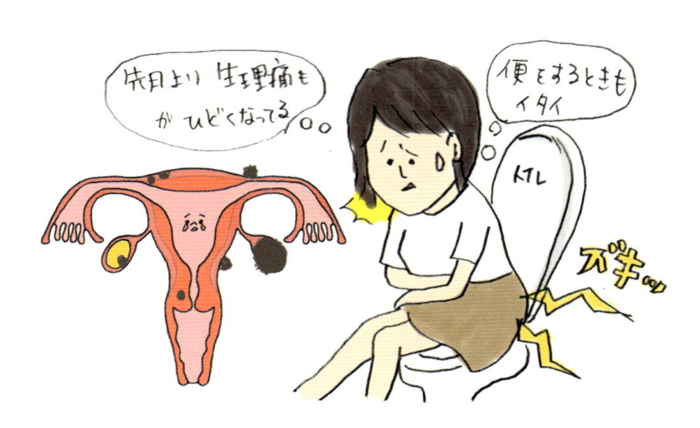

病気 子宮内膜症 しきゅうないまくしょう

子宮ではない場所に子宮内膜ができる

子宮の内側をおおう内膜と似た組織が、子宮以外の場所にできる病気。本来の内膜と同じく、月経のたびにはがれて出血しますが、子宮内のような出口がないため体内にたまってくっついたり（癒着（ゆちゃく））、炎症を起こします。主な症状は、激しい月経痛。痛みは月経のたびに強くなります。

DATA

発症年齢	20〜40代
発症率	10人にひとり（月経のある女性）
受診科	婦人科、産婦人科

CHECK 発生しやすい場所

主な発生場所は骨盤内。複数の場所に同時にできることもある。まれに肺や胃にもできるが、子宮内膜症とは区別される。

腹膜（ふくまく）
癒着を起こしやすい反面、症状は軽度になることが多い。

卵管（らんかん）
管がせまくなるため、不妊の原因となる。

小腸（しょうちょう）
進行することで、下血や血便が出る場合がある。

直腸（ちょくちょう）
排便痛、血便などの排便障害を引き起こす。

卵巣（らんそう）
卵巣内に袋ができ、チョコレート色の血液がたまっていく。

膀胱（ぼうこう）
排尿時に痛みをともなう。また血尿が出る。

ダグラス窩（か）
癒着することで、性交痛と排便痛が起こる。

症状 1 生理の時、ザーッと流れるほど出血量が多い。生理が10日以上続き、貧血になる。

症状 2 太ったワケでもないのにウエストが出てくる。

進行度 ★★★

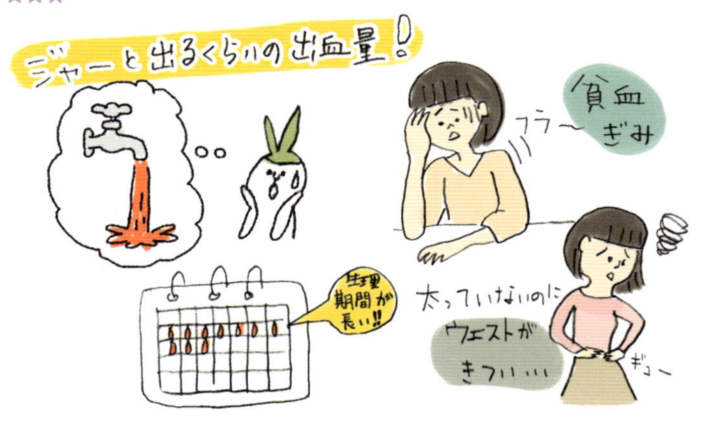
ジャーと出るくらいの出血量！
貧血ぎみ
フラ〜
生理期間が長い!!
太っていないのに
ウエストがきつい…
ギュー

病気 子宮筋腫 しきゅうきんしゅ

子宮のあちこちにコブができる

子宮の筋肉がコブのように腫れる良性の腫瘍。ガンのように、他の細胞に転移することはありません。代表的な症状は、生理が10日以上続く、出血量が増えるなどの過多月経。腫瘍が大きくなると下腹部が出てきたり、膀胱を圧迫して頻尿になったり、直腸を圧迫して便秘になったりします。

DATA

発症年齢	30〜40代
発症率	4人にひとり（40歳以上の女性）
受診科	婦人科、産婦人科

CHECK 発生しやすい場所

発生する場所によって大きく3種類に分けられ、症状も異なる。2つ以上が同時にできたり（多発性筋腫）、人によっては無症状の場合もある。

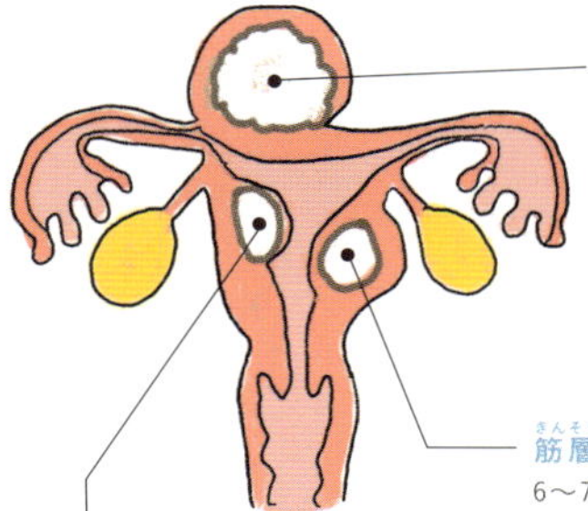

漿膜下筋腫
2〜3割がこのタイプ。子宮の表面をおおう膜（漿膜）の下にコブができ、他の臓器を圧迫。排尿障害、便秘、腰痛を起こすが、大きくなるまで目立った症状が出にくい。

筋層内筋腫
6〜7割がこのタイプ。気づかないままコブが大きくなることが多い。子宮の収縮を妨げ、過多月経を引き起こす。

粘膜下筋腫
内膜のすぐ下にできる。発生の割合は少ないが、小さくても症状が出やすいのが特徴。不正出血や過多月経を起こす。

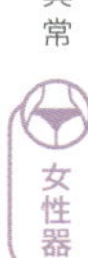

病気／11

月経を重ねるごとに生理痛が激しくなる。

進行度 ★★★

子宮腺筋症

しきゅうせんきんしょう

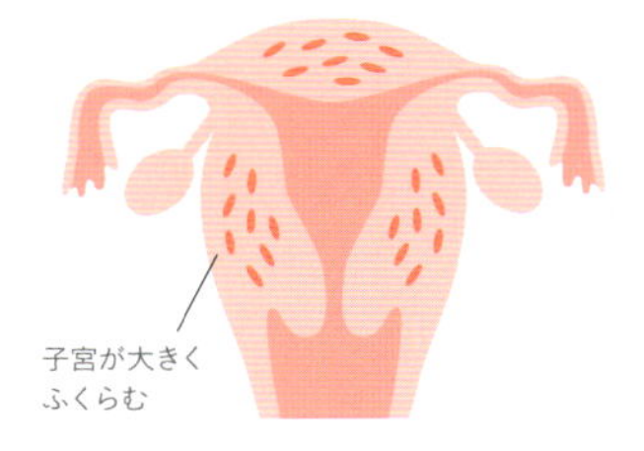

子宮内にできるはずの子宮内膜が、子宮の筋肉の中にできてしまう病気。子宮筋腫（P201）がある人の約半数が合併するともいわれます。子宮が大きくふくらむため、悪化すると月経時以外にも耐えられないような下腹部痛に悩まされ、痛みが肛門や足にまで広がることも。

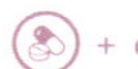

＋α

子宮腺筋症の症状は、月経困難症と似たような状態。突然、痛みがひどくなる場合が多く、月経の開始直前から激痛におそわれることも。

月経困難症 ▶ P191

発症しやすい人

- 30代後半〜40代
- 子宮筋腫がある人

病気／12

白・黄色の粘り気があるおりものの量が増える。

進行度 ★★★

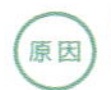

子宮腟部びらん

しきゅうちつぶびらん

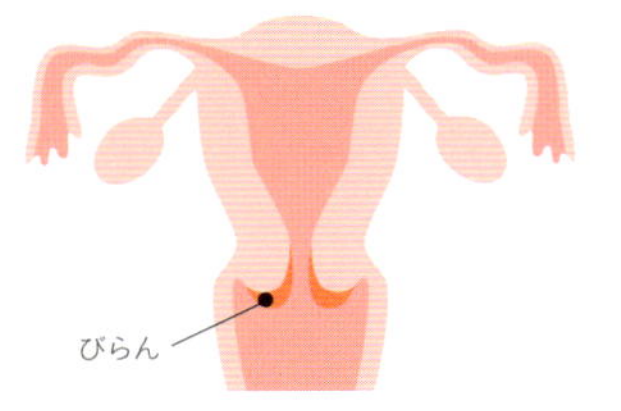

「びらん」とは、ただれていること。つまり、本来は子宮頸管の奥にあるはずの皮（腺上皮）が頸管の外にまで出て、赤くただれているように見える、または実際にただれている状態です。病気ではありませんが、子宮頸管炎（P203）などの感染症のリスクが高まります。

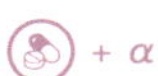

＋α

卵胞ホルモン（エストロゲン）の分泌が増えることで、子宮頸部がふくらみ上皮が飛び出る。また、ただれることで上皮の面積が大きくなると上皮からの分泌量が増えて、おりものも多く出る。

発症しやすい人

- 20〜30代の成熟期の女性
- 月経が始まったばかりの思春期の女性

※閉経後の女性はほとんどない

病気／13

生理が8日以上続いて貧血になる。

進行度 ★★★

子宮内膜増殖症

しきゅうないまくぞうしょくしょう

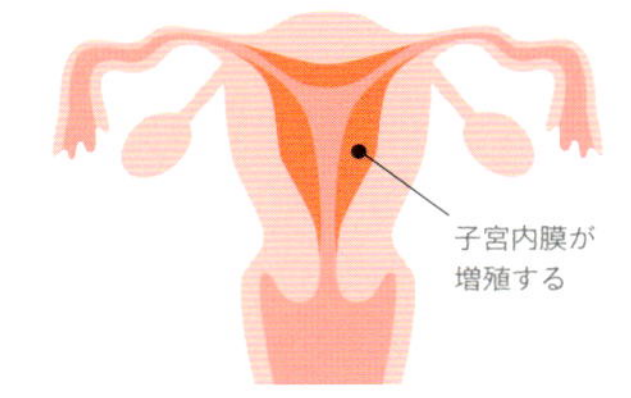

卵胞ホルモン（エストロゲン）の過剰分泌によって子宮内膜が増殖し、異常に厚くなる病気。無排卵や月経不順になり、不妊につながるおそれがあります。ホルモンのバランスが崩れやすい閉経前後によく見られ、子宮体ガン（P196）に移行することも。

＋α

子宮内膜増殖症は前ガン病変ともいわれるため、悪性の可能性について検査で確認する。超音波検診（P199）で確認すれば、子宮内膜の状態はすぐにわかる。

発症しやすい人

- 45歳以上
- 閉経前後の人
- 月経不順・無月経の女性

病気／14

激しい運動をしたあとや性交後に不正出血がある。

進行度 ★★☆

子宮ポリープ

しきゅうポリープ

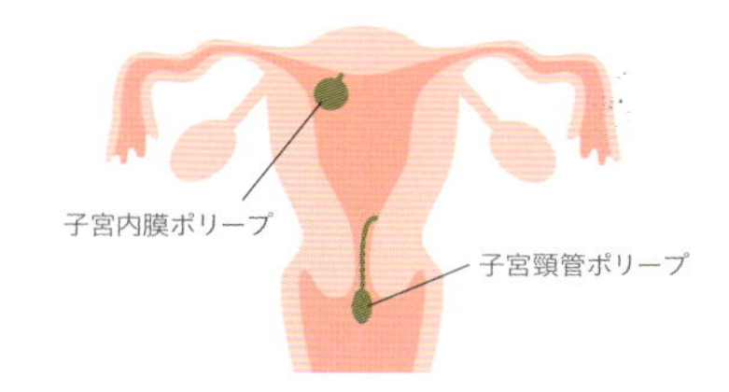

子宮内の粘膜にポリープ（増殖してできた腫瘍）が発生します。子宮の入口（頸管）にできるもの（2mm～1cm）と、子宮の内膜にできるもの（1cm以下～数cm）の2種類。ともに良性の腫瘍に分類され、ガンになる確率は低いといわれます。ほとんど無症状ですが、性交時の出血が見られます。

＋α

子宮ポリープのうち多いのは子宮頸管ポリープで、1つだけできることがほとんど。原因は卵胞ホルモン（エストロゲン）が関係するといわれるが、ハッキリとわかっていない。

発症しやすい人

- 40～50代
- 閉経前後の人

病気／15

黄色い膿のようなおりものが増える。

進行度 ★★★

病気

子宮頸管炎
子宮内膜炎

しきゅうけいかんえん
しきゅうないまくえん

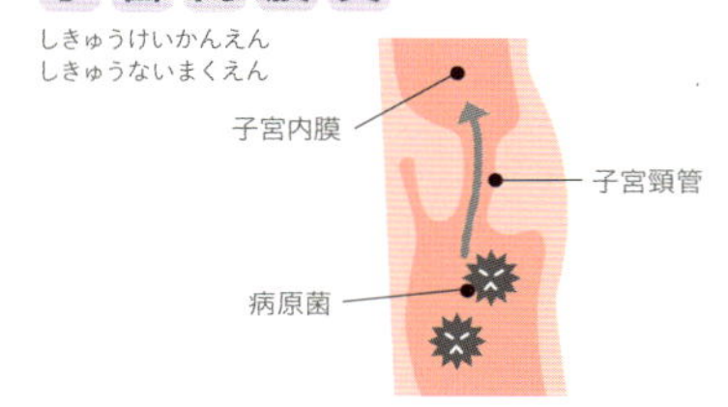

子宮やその周辺が病原菌に感染して、炎症を起こします。病原菌として、特に増えているのがクラミジア。性交などから腟内に侵入した細菌は、まず子宮頸管に感染して子宮頸管炎を起こします。さらに、子宮頸管から子宮内にまで感染がおよぶと子宮内膜炎になります。

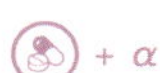

膿のような黄色いおりものが出る、性交後に不正出血があるなどのクラミジア感染症と同じ症状が多く、慢性化すると不妊の原因にもなる。

クラミジア感染症 ▶ P209

発症しやすい人

- 性交経験がある人
- クラミジア感染者

病気／16

腹部の片側だけ痛み吐き気や熱が出る。

進行度 ★★★

卵管炎・卵巣炎

らんかんえん・らんそうえん

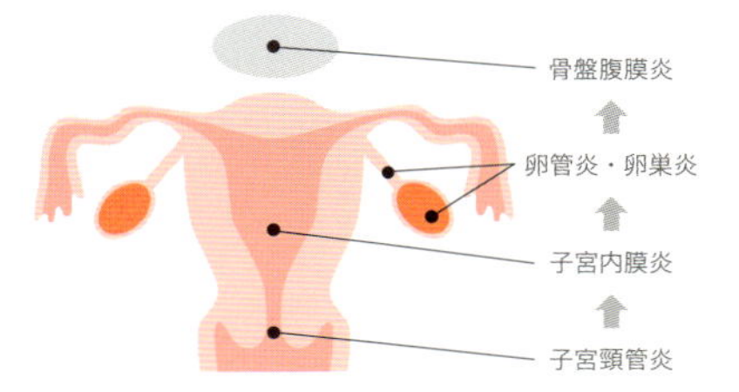

炎症の原因は、大腸菌やブドウ球菌、クラミジア、淋菌などの細菌感染が多く、タンポンの長時間使用でも炎症を起こすことがあります。卵管炎が起きた場合、同じ側の卵巣にも炎症がおよぶことが多く、卵管炎と卵巣炎を合わせて子宮付属器炎といいます。

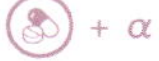

子宮付属器炎が進行すると腹膜にまで感染し、骨盤腹膜炎を起こす。すると、寝込むほどの激しい下腹部痛や高熱にうなされ、症状が虫垂炎と似ている。

虫垂炎 ▶ P118

発症しやすい人

- 性交経験がある人
- クラミジア感染者

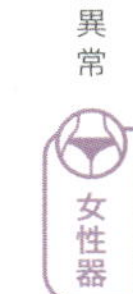

子宮・卵巣の病気見分け表

	月経の異常			
	不正出血	生理不順	出血量の変化	おりもの
子宮体ガン ▶P196	不正出血が起こる	月経の期間が長くなる（過長月経）	出血量が増える（過多月経）	黄色・褐色のおりものが異常に増えることがある
子宮頸ガン ▶P196	不正出血が増える。特に性交時や性交後に出血がある	進行すると月経の期間が長くなる（過長月経）	出血量が増える（過多月経）	茶色・膿（うみ）が混ざった悪臭のするおりものが出る
子宮内膜症 ▶P200	不正出血が多くなる	月経の期間が長くなる（過長月経）	出血量が増える（過多月経）	おりものが増える。白・黄色のおりものが出る
子宮筋腫 ▶P201	出血が長く続くことがある	月経の期間が長くなる（過長月経）	出血量が増える（過多月経）	水っぽいおりものが増える
子宮腺筋症 ▶P202	月経後、不正出血が起こる	月経の期間が長くなる（過長月経）	出血量が多い（過多月経）。月経血に血のかたまりが混ざることもある	—
子宮腟部びらん ▶P202	月経時以外、性交後にわずかな出血がある	月経の期間が長くなる（過長月経）	—	粘り気がある白・黄色のおりものが出る
子宮内膜増殖症 ▶P202	出血が長く続くことがある	月経の期間が長くなる（過長月経）	出血量が増える（過多月経）	—
子宮内膜ポリープ ▶P203	まれに不正出血が起こる	月経の期間が長くなることがある（過長月経）	出血量が増えることがある	黒いおりものが出る
子宮頸管ポリープ ▶P203	激しい運動や性交後に出血することがある	月経の期間が長くなる（過長月経）	出血量が増えることがある	月経以外の時に茶褐色のおりものが出る。おりものの量が多くなる
子宮頸管炎 子宮内膜炎 ▶P203	不正出血が起こる	月経の回数が減少する、または月経がない ※子宮内膜炎のみ	出血量が減る（過少月経）	おりものが増加する。悪化するとニオイのキツいおりものが出る
卵巣ガン ▶P198	閉経後の卵巣ガンは不正出血を起こすことがある	卵巣機能の低下が生じることで、生理不順が起こる	—	—
卵巣のう腫 ▶P198	不正出血が起こる	—	出血量が増える（過多月経）	水っぽいおりものが増える
卵管炎・卵巣炎 ▶P203	炎症が進行すると不正出血が起こる	—	—	黄色い膿のようなおりものが増える

下半身の異常

下腹部の痛み	下腹部の違和感	排尿障害	排便障害	腰痛
進行すると陣痛のような痛みが走る	子宮が大きくなると腹部が張る	ガンが膀胱におよぶと頻尿・血尿・残尿感などの症状が出る	ガンが腸におよぶと便秘・下痢をくり返す	ガンが腰付近の骨に転移すると痛みが出る
ガンが進行すると痛みが現れる	—	血尿・排尿痛・頻尿などの症状が出る	血の混じった便が出る。排便時にいきむと出血する	進行すると神経を圧迫して腰に痛みが現れる
月経を重ねるごとに月経痛がひどくなる	進行すると月経時以外でも下腹部が引きつる	膀胱にまで症状が進むと血の混じった尿が出る	排便痛、肛門(こうもん)の奥のほうがズキッと痛む	安静時でも痛みが治まらない
激しい痛みが生じる	進行するとシコリができてウエストが太くなる	シコリが大きくなると膀胱が圧迫されて頻尿になったり、尿が出にくい	シコリが大きくなると直腸が圧迫されて便秘になる	シコリが大きくなると骨盤の中の神経が圧迫されて腰が痛くなる
月経を重ねるごとに月経痛がひどくなる	進行するとシコリができてウエストが太くなる	子宮が大きくなると膀胱を圧迫して頻尿になる	子宮が大きくなると直腸を圧迫して便秘・下痢が起こる	月経時以外にも腰の痛みを感じる
—	—	慢性化すると頻尿などの症状が出る	—	慢性化すると腰に痛みが生じる
—	—	—	—	—
月経痛が強くなることがある	—	—	—	—
—	—	—	—	—
悪化すると強く痛む	下腹部の張りや違和感を感じる	ひどい場合は排尿時に腰が痛む	ひどい場合は排便時に腰が痛む	ひどい場合は痛む
にぶい痛みが起こる場合もある	シコリが大きくなると腹部が張ったりウエストがキツくなる	シコリが大きくなると膀胱を圧迫して頻尿になる	シコリが大きくなると直腸を圧迫して便秘になる	月経時以外にも腰の痛みを感じる
月経時以外にも痛みがある	シコリが大きくなると下腹部がふくらむ	シコリが大きくなると膀胱を圧迫して頻尿になる	シコリが大きくなると直腸を圧迫して便秘が起こる	月経時以外にも腰の痛みを感じる
片側だけがズキズキと激しく痛む	下腹部が張って苦しく感じる	排尿痛が起こる場合もある	排便痛が起こる場合もある	周囲の臓器との癒着により腰に痛みが現れる

子宮・卵巣の病気見分け表

その他の異常

	性交痛	発熱	不妊	その他
子宮体ガン ▶P196	性交時に痛みを感じる	ひどい場合は発熱をともなう	進行すると妊娠が難しくなる	特に閉経後の不正出血は注意
子宮頸ガン ▶P196	ガンが進行すると激しい痛みを感じる	微熱がある	進行すると妊娠が難しくなる	性交時の感染が主な原因になる
子宮内膜症 ▶P200	進行すると痛む	37度ほどの熱が出ることがある	不妊症の2〜4割は子宮内膜症が影響している	卵巣に内膜症ができるとガン化する場合もある
子宮筋腫 ▶P201	性交時に痛みを感じる	微熱が長引くことがある	不妊・流産しやすくなる	放置するとシコリが10kg以上になることもある
子宮腺筋症 ▶P202	性交時に痛みを感じる	—	不妊のリスクが高くなる	悪化すると痛みが肛門や足にまで広がる
子宮腟部びらん ▶P202	性交時に痛みを感じる	—	—	陰部に痛みやかゆみが出る
子宮内膜増殖症 ▶P202	—	—	不妊につながることもある	悪化すると子宮体ガンになることもある
子宮内膜ポリープ ▶P203	—	—	不妊につながることもある	子宮内膜ポリープより子宮頸管ポリープのほうが発症率が高い
子宮頸管ポリープ ▶P203	—	—	不妊につながることもある	ポリープは複数、できることもある
子宮内膜炎 子宮頸管炎 ▶P203	炎症が広がると性交時に痛みを感じるようになる	ひどい場合は発熱をともなう	不妊につながることもある	陰部にかゆみ・ただれ・痛みが生じることもある
卵巣ガン ▶P198	—	進行すると高熱が出ることがある	進行すると妊娠が難しくなる	卵巣の異常はほとんど自覚症状がない
卵巣のう腫 ▶P198	卵巣と臓器の癒着により性交時に痛みを感じる	症状が長引き、炎症を起こすことで熱が出る	症状が悪化している場合は不妊を引き起こすおそれがある	腫瘍がある場合、9割は良性(卵巣のう腫)、1割は悪性(卵巣ガン)といわれる
卵管炎・卵巣炎 ▶P203	症状がひどくなると痛みを感じやすい	高熱が出て吐き気もともなう	不妊につながることもある	子宮頸管炎・内膜炎が進行して卵管・卵巣にまでおよぶことが多い

気になるウワサの検査

HPV検査

▼ 発見！
子宮頸ガン
▶P196

ガン化の兆候をいち早く発見する

子宮頸ガンを発症するおそれのあるHPV(ヒトパピローマウイルス)に、感染しているかどうかを検査。子宮頸部の細胞を採取して実施します。細胞診(P199)との違いは、ガン化の兆候である細胞の異常が発現する前に確認できることです。

Q どこで受診できる？

産婦人科クリニックなど

Q HPVが発見されたら？

ガン化するリスクのある細胞を発見した場合、定期的に検査を受けることで、子宮頸ガンを初期で発見できる。

遺伝子検査

▼ 発見！
乳ガン▶P164
卵巣ガン▶P198

ガン抑制遺伝子に異常がないか？

BRCA1とBRCA2は、キズついた遺伝子を修復する働きを持つガン抑制遺伝子。この2つの遺伝子に変異が見られる場合、卵巣ガン・乳ガンの発症率が10倍以上、高くなるとも。米女優のアンジェリーナ・ジョリーが検査したことでも話題に。

Q どこで受診できる？

遺伝カウンセリング外来、乳腺科など

Q 変異が発見されたら？

遺伝子に変異があった場合、定期的な検診・検査を行い、該当する臓器の摘出手術などによってガンの発症を予防する。

3Dマンモグラフィ

▼ 発見！
乳ガン▶P164

グレードアップしたマンモグラフィ

複数の方向から乳房を撮影し、収集したデータを立体的に再構成して診断します。そのため、通常のマンモグラフィより病変の判定が容易に。また、乳房をはさむ方法は通常と同じですが、撮影時に装置が移動するため乳房への圧力が少なく、検査時の痛みが軽減されます。

Q どこで受診できる？

産婦人科クリニックなど

Q 変異が発見されたら？

通常の乳ガン検査・治療の流れと同じ。必要に応じて細胞診を行い、それでも判定できない場合は組織診を行う。

外性器に起こる症状の原因は、ほとんどが性交による感染症。
つまり性交経験がある人なら、若くても発症の可能性はあります。

病気／17

外陰部に湿疹ができる。かゆくてヒリヒリと痛い。

進行度 ★★☆

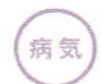

外陰炎

がいいんえん

外陰部やその周辺の皮膚に炎症が起きます。おりものや月経血、下着のかぶれによって不潔になることが原因。体調不良で抵抗力が落ちると、炎症を起こしがちです。むやみにかいたり、こすり洗いをすると粘膜が刺激され、悪化するので注意。

発症しやすい人
- 皮膚が弱い人
- アレルギー・アトピーのある人

病気／18

外陰部や膣の下部に円形の潰瘍ができて痛い。

進行度 ★★☆

急性外陰潰瘍

きゅうせいがいいんかいよう

外陰部や膣の下部に、潰瘍が1個～複数個でき、痛みをともないます。原因は不明。若い女性に多く見られます。円形または楕円形で、表面が灰黄色のかさぶたにおおわれることも。数週間で自然と治りますが、慢性化することも多くあります。

発症しやすい人
- 若い人
- 過労・栄養不足の人

病気／19

膣の入り口が腫れて痛い。赤い球状のシコリができる。

進行度 ★★★

バルトリン腺炎・のう胞

バルトリンせんえん・ほうのう

バルトリン腺は、性交時に粘液を分泌する分泌腺。膣の入り口・左右両側にあり、そこに炎症が起こるのがバルトリン腺炎です。さらに炎症によってバルトリン腺の出口がつまり、粘液が中にたまって袋のようになるのがバルトリン腺のう胞です。

発症しやすい人
- 40代以上

病気／20

黄・緑色で魚が腐ったニオイのおりものが出る。

進行度 ★★★

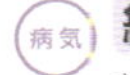

細菌性膣炎

さいきんせいちつえん

大腸菌やブドウ球菌などの身近な細菌が、膣内に繁殖して起こる炎症。通常は、膣の自浄作用によって外から侵入した細菌が繁殖することはありませんが、疲労による免疫力の低下、ホルモンのバランスの乱れによって異常繁殖します。

発症しやすい人
- 生活が不規則な人

病気／21

白くポロポロとしたおりものが増える。

進行度 ★★★

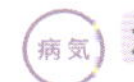

カンジダ外陰炎・膣炎

カンジダがいいんえん・ちつえん

カビの一種であるカンジダが、膣内で増殖して炎症を起こした状態。月経の1週間前くらいが、もっとも症状が悪化します。カンジダは多くの女性の膣内に常在している菌。女性の75%が一生に一度は発症するともいわれます。

発症しやすい人
- 妊娠中・生理中の人
- 体調不良で免疫力が低下している人

病気／22

黄・緑色で泡が混ざったニオイのキツいおりものが出る。

進行度 ★★☆

トリコモナス膣炎

トリコモナスちつえん

トリコモナスという微生物が、膣内で増殖して起こる性感染症。粘膜に寄生して増殖し、炎症を引き起こします。性行為で感染しますが、公衆トイレや銭湯で感染することも。炎症が外陰部まで広がると、排尿時や性交時にピリピリ痛みます。

発症しやすい人
- 銭湯やプールをよく利用する人

病気／23

水っぽいおりものが出る。
※ほとんど自覚症状がない

進行度 ★★☆

クラミジア感染症
クラミジアかんせんしょう

病原体はクラミジア・トラコマティスと呼ばれる細菌。一度の性行為でも、50%以上の確率で感染するといわれます。症状が悪化すると、子宮頸管炎や子宮内膜炎（P203）を起こし、さらに卵管や卵巣に感染することで不妊症の原因になります。

発症しやすい人
- 16〜25歳

病気／24

外陰部に水ぶくれができる。
米粒大でやぶれると痛い。

進行度 ★★★

性器ヘルペス
せいきヘルペス

ヘルペスウイルスに感染して、外陰と腟の入り口に1〜2mmの赤いブツブツや水ぶくれが発生。水ぶくれがつぶれると潰瘍になって、歩くのが困難になるほどの痛みが生じます。1年以内に8割の人が再発するといわれています。

発症しやすい人
- パートナーに性器ヘルペスの症状がある人

病気／25

外陰部や肛門（こうもん）に先のとがった小さなイボができる。

進行度 ★★★

尖圭コンジローマ
せんけいコンジローマ

性器とその周辺にできる、とがったイボ。性交によって感染します。病原菌はヒトパピローマというウイルスで、さまざまなタイプがあります。良性タイプの場合、尖圭コンジローマを発症しますが、悪性タイプの場合、子宮頸ガン（P196）の原因に。

発症しやすい人
- 10代後半〜30代
- アトピー性皮膚炎・接触性皮膚炎の人

病気／26

外陰部がかゆい。
※ほとんど自覚症状がない

進行度 ★★★

淋菌感染症
りんきんかんせんしょう

淋菌という細菌に感染して発症。クラミジアについで、国内での感染者が多いといわれます。性交によって尿道・性器に感染し、感染率は1回の性交で50%以上。男性よりも症状が出にくく、気づかないうちに卵管炎（P203）や骨盤腹膜炎を併発します。

発症しやすい人
- 20代
- 性交経験のある人

病気／27

腟の入り口など感染した部位にシコリが現れる。

↓

2期 **細菌が血液に入り、赤茶色の発疹（ほっしん）が全身にできる。**

↓

3期 **大きなシコリが皮下組織にできる（ゴム腫（しゅ））。**

↓

脳・神経にまでおよびマヒや痴呆（ちほう）のような状態になる。

病気 **梅毒** ばいどく

古くから知られる感染症ですが、現代でも20代前半の若い女性に増加中。病原体は、梅毒トレポネーマという細菌で、主な感染経路は性交。症状の進行によって第1〜4期に分かれ、初期の1〜2期では抗生物質で完治しますが、4期になると死に至る場合もあります。

+α

1期は初期、2期は感染から3ヵ月〜3年、3期は3〜10年、4期は10年以上たった状態。

発症しやすい人
- 20代
- 性交経験のある人

外性器の病気
見分け表

病名	自覚症状	性器の異常	おりもの	性交痛
外陰炎 ▶P208	あり	外陰部に湿疹ができて赤くただれる。ヒリヒリと痛く、かゆい	—	性交時に痛む
細菌性腟炎 ▶P208	あり	腟が腫れてかゆくなる	黄・茶褐色、緑色で魚が腐ったような悪臭のおりものがでる	性交時に痛む
急性外陰潰瘍 ▶P208	あり	外陰部や腟の下部に円形・楕円形の潰瘍ができて痛い	—	—
カンジダ外陰炎・腟炎 ▶P208	あり	外陰部が腫れてとてもかゆい。熱を持っている	白くポロポロとしたカッテージチーズのようなおりものがでる	性交時に痛むことがある
バルトリン腺炎・のう胞 ▶P208	初期の段階では自覚症状がなく悪化しやすい	腟の入り口あたりが腫れて痛い。ひどくなると、赤い球状のシコリ（のう胞）ができる	—	性交時、異物感や痛みがある
トリコモナス腟炎 ▶P208	あり	外陰部と腟が炎症を起こしてかゆい	黄・緑色の悪臭がするおりものが増える。おりものに泡が混ざることもある	性交時にしみる
クラミジア感染症 ▶P209	症状に気づきにくい	性器のかゆみやニオイがキツくなる	水っぽいおりものが増える	性交時に痛む
性器ヘルペス ▶P209	あり	外陰部に米粒大の水ぶくれがでできる。水ぶくれがやぶれて潰瘍になると痛い	—	性交時に痛む
尖圭コンジローマ ▶P209	症状に気づきにくい	外陰部や肛門あたりに先のとがった小さなイボ（腫瘍）ができる	少し白っぽいおりものがでる	腫瘍が大きくなると性交時に痛む
淋菌感染症 ▶P209	症状に気づきにくい	外陰部がかゆい	膿が混ざったような粘り気のあるおりものが増える	—

不正出血	排尿障害	下腹部	不妊	備考・その他
不正出血を起こすこともある	排尿時にしみて痛い	—	不妊の原因になることもある	腟炎との合併症も多い
不正出血を起こすこともある	排尿時に痛む	下腹部に痛みをともなうこともある	不妊の原因になることもある	ひどい場合は太ももものリンパ節が腫れ痛みで歩くこともできなくなる
—	排尿時にしみるような痛みを感じる	—	—	性行為とは関係なく起こる。潰瘍が複数できることもある
—	排尿時に痛む	—	不妊の原因になることもある	かゆみが強く、ひっかいて外陰炎を起こすことがある
—	腟の入り口が痛み、排尿も困難になる	—	—	ひどくなると血のたまった膿ができて激しく痛む
腟から出血することがある	排尿時にしみる	—	不妊の原因になる	入浴時にもしみて痛む
軽く出血する	排尿時に痛みをともなうこともある	軽く痛む	不妊の原因になることもある	進行すると子宮頸管炎・子宮内膜炎を引き起こす
—	排尿が困難になるほど外陰部が痛む	—	—	ひどい場合は太ももものリンパ節が腫れ痛みで歩くこともできなくなる
—	腫瘍が大きくなると排尿時に痛む	—	不妊の原因になることもある	子宮頸ガンの疑いもある
不正出血を起こすことがある	排尿時に痛む	—	不妊の原因になる	感染が進むと子宮頸管炎・子宮内膜炎を引き起こす

おまけ

健康診断表セルフチェック

POINT A 判定の見方

検査項目ごとに、検査の結果（数値）やそれに基づく判定が記されています。いずれかに異常が見られても、総合判定が「異常なし」の場合はあまり心配はいりません。ただし、要再検査・要精密検査を示している場合は、放置せずに必ず検査を受けること。

POINT B 経年変化

たとえ数値に異常がなくても、前年と比較して上下している場合は注目を。体の変化や注意すべき項目を知ることで、日常の健康管理に役立てられます。前回の検査結果を一緒に提示する診断表もありますが、ない場合は毎年の結果を保存しましょう。

POINT C 基準範囲

判定の基準になる数値。「健康と考えられる人の95%に当てはまる範囲内の数字」を表しています。そのため、範囲外でも健康な人がいれば、範囲内でも支障が出る人もいます。

POINT D 身体計測

特にBMIは注目を。BMIは肥満度を表し、病気にかかりにくい値は22、25以上は肥満、18.5以下だと逆にやせすぎている状態。前年比も忘れずにチェックしましょう。

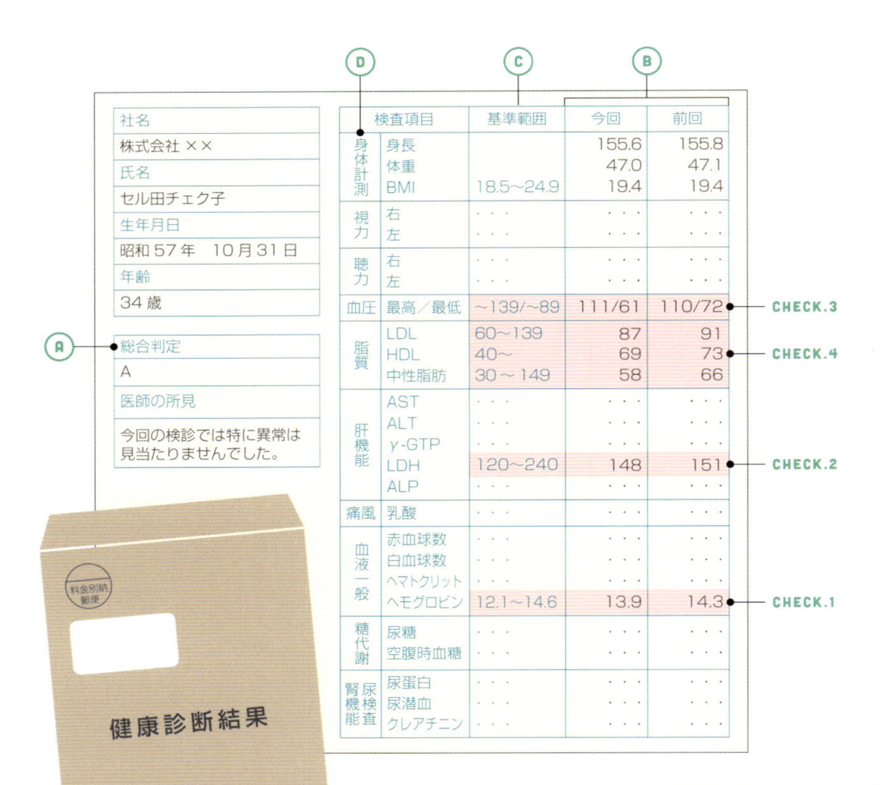

社名
株式会社××
氏名
セル田チェク子
生年月日
昭和57年　10月31日
年齢
34歳

総合判定
A
医師の所見
今回の検診では特に異常は見当たりませんでした。

	検査項目	基準範囲	今回	前回
身体計測	身長		155.6	155.8
	体重		47.0	47.1
	BMI	18.5～24.9	19.4	19.4
視力	右	・・・	・・・	・・・
	左	・・・	・・・	・・・
聴力	右	・・・	・・・	・・・
	左	・・・	・・・	・・・
血圧	最高／最低	～139/～89	111/61	110/72
脂質	LDL	60～139	87	91
	HDL	40～	69	73
	中性脂肪	30～149	58	66
肝機能	AST	・・・	・・・	・・・
	ALT	・・・	・・・	・・・
	γ-GTP	・・・	・・・	・・・
	LDH	120～240	148	151
	ALP	・・・	・・・	・・・
痛風	乳酸	・・・	・・・	・・・
血液一般	赤血球数	・・・	・・・	・・・
	白血球数	・・・	・・・	・・・
	ヘマトクリット	・・・	・・・	・・・
	ヘモグロビン	12.1～14.6	13.9	14.3
糖代謝	尿糖	・・・	・・・	・・・
	空腹時血糖	・・・	・・・	・・・
腎機能 尿検査	尿蛋白	・・・	・・・	・・・
	尿潜血	・・・	・・・	・・・
	クレアチニン	・・・	・・・	・・・

[おとな女子が特に気をつけたい項目]

CHECK.1

ヘモグロビン

基準値

12.1〜14.6g/dL

WARNING

12g/dL未満 ▶ 貧血

貧血の中で、もっとも多い原因は鉄欠乏性貧血。他に、子宮内膜症や子宮筋腫といった婦人科系の疾患、橋本病（甲状腺機能低下症）、胃腸にできた腫瘍の出血が原因で貧血になることも。**特に注目すべきは、ヘモグロビンの数値**。ヘモグロビンは赤血球になる成分のひとつで、**10g/dL以下になるとめまいや息切れが起こります**。

鉄欠乏性貧血 ▶ P56他　橋本病 ▶ P92他
子宮内膜症 ▶ P200　子宮筋腫 ▶ P201
十二指腸潰瘍 ▶ P115　大腸ガン ▶ P129

CHECK.2

LDH値

基準値

120〜240IU/L

WARNING

240IU/L以上 ▶ 肝臓の疾患など

※検査基準値の範囲は臨床検査を行う施設や測定方法によって異なる

LDHとは乳酸脱水素酵素のこと。体内で糖がエネルギーに変わる時に働きます。肝臓・心臓・腎臓などで作られ、肝臓にたくさん存在します。ところが、**なんらかの病気によって肝臓周辺にある細胞が死んでしまうと、LDHが血液中に大量に流れ出し、血液検査で数値が上がります**。疑われるのは、肝臓・膵臓・腎臓・肺や心疾患など。

病気

白血病 ▶ P73他　大腸ガン ▶ P129
悪性リンパ腫 ▶ P157
肝炎・肝硬変、肝臓ガン、膵炎

CHECK.3

血圧

基準値

最高：〜139mmHg
最低：〜89mmHg

WARNING

最高：140mmHg以上
最低：90mmHg以上 ▶ 高血圧

高血圧の状態が続くと、圧力に負けないよう血管がかたくなります。すると動脈硬化が進み、脳出血・脳梗塞にもつながります。また、心臓の筋肉に酸素や栄養を送り込む冠動脈がかたくなると、狭心症や心筋梗塞を起こしやすくなります。**上の血圧の数値に目が行きがちですが、下の血圧の数値が上昇することも注意が必要**です。

脳梗塞・脳出血 ▶ P140 他
狭心症 ▶ P120-121
心筋梗塞 ▶ P122

CHECK.4

HDL・LDLコレステロール

基準値

HDL：40mg/dL〜
LDL：60〜139 mg/dL
中性脂肪：30〜149 mg/dL

WARNING

HDL：40mg/dL未満
LDL：140mg/dL以上 ▶ 脂質異常
中性脂肪：150mg/dL以上

中性脂肪やコレステロールが増える（＝血液中の脂質が増える）と、血液がドロドロになって血管がつまり、動脈硬化を起こしやすくなります。**肝臓から全身へコレステロールを運ぶLDLが増えすぎると、血管にコレステロールがたまります**。一方、**余分なコレステロールを肝臓に運び戻すHDLが少なすぎても、コレステロールがたまります**。

病気

脂質異常症 ▶ P12 他
狭心症 ▶ P120-121　心筋梗塞 ▶ P122
脳梗塞 ▶ P140 他　脳卒中

病気の一覧＆症状 ● 索引

本文では「症状が現れる部位」ごとに病気を紹介しましたが、
索引では、それぞれの部位に発生する病気をまとめています（本書で紹介した病気）。
本書で紹介していない症状も含めて、起こり得る症状を一覧にしていますので
ぜひ、参考にしてください。

★＝病気の進行度
緑色の文字＝特に注目したい症状
※病名は50音順に紹介

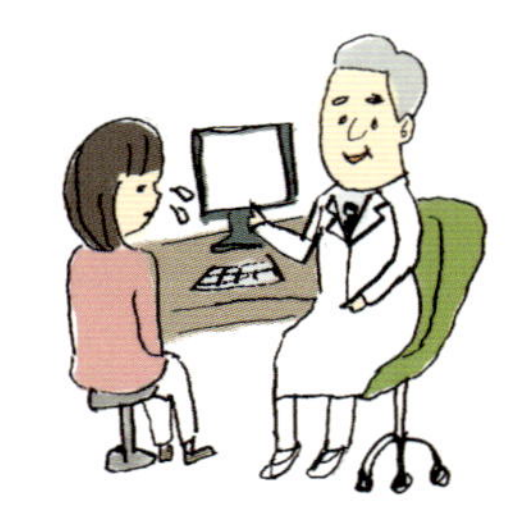

脳

○病名 眼瞼けいれん

○症状

目 両目まぶたの周りの筋肉がピクピクする。けいれんは明るい所でひどくなる★★ --- 057

目 光が異常にまぶしく感じる★★

○病名 くも膜下出血

○症状

目 ものが二重にダブッて見えるようになる★ --- 039

首・肩 首のうしろから肩にかけて張ってかたくなる★★

頭 突然、後頭部をバットでガーンと殴られたような強烈な痛みを感じる★★★ --- 039

その他 頭痛とともに、激しく吐いたり意識を失ったりする★★

○病名 脳梗塞・脳出血

○症状

目 突然、ものが二重・三重になって見える★

手足 片方の手足に力が入らず、食事中にお箸をよく落としたりうまくつかめない★ --- 016-017

手足 片側の手足に手袋をはめているようなにぶい感覚のしびれがある（脳梗塞は暑い日に起こりやすい）★★ -- 140

顔 左右どちららかの口や目がマヒする★★ · 140

口 口の動きが悪く、ろれつが回らない。片方の口角が下がる★★

めまい グルグル回るようなめまいが2〜3時間、続いてふらつく★★★

○病名 脳腫瘍

○症状

頭痛 ズーンとした鈍い頭痛がある。朝、起きた時に痛むことが多く吐くとラクになる★★★ --- 038

めまい 起床時、クラクラ〜としためまいや耳なりが起こる（浮動性めまい）★★★ -- 047

目 視野が一部、欠けたり物が二重に見えたりする★★★

手足 片腕・片足など部分的にしびれやけいれんが生じる★★★

○病名 脳貧血

○症状

頭 締めつけられるような頭痛がある★★

めまい 立ち上がった時や長時間立っていた時クラッと立ちくらみが起きる。顔色が蒼白になる★★ --- 049

手足 手足が急に寒くなって悪寒がする★★

めまい 目の前が真っ暗になってバタンと倒れる（失神性めまい）★★★ -- 049

○病名 本態性振戦

○症状

手 緊張したり集中したりすると手がブルブル震える★★ --- 016-017

声・喉 話しているときに声が震える（舌や声帯の震え）★★

頭・目 頭が上下左右に震えたりまぶたがけいれんする★★

足 歩行時、足取りがおぼつかない（足の震え）★★

頭

○病名 緊張型頭痛(きんちょうがたずつう)

○症状

頭 頭全体がジワーッと締めつけられるような痛みが続く。夕方になると痛みがひどい★ ---- 036

頭・首 後頭部から首にかけて、鋭い痛みとコリをともなう★★

目 目の奥のほうが痛く目頭がズーンと重たく感じる★★

○病名 頭部外傷(とうぶがいしょう)

○症状

頭 頭を強打した瞬間、2～3分ほど意識を失う。前後の記憶を失うこともある★

頭 頭にコブができて頭痛・ふらつき・目が回る感じがする★★

鼻・耳 頭を強打したあと、3日以内にサラサラしたピンク色の血が鼻・耳から出る★★★ ---- 073

○病名 片頭痛(へんずつう)

○症状

目 突然、視界の中心あたりにギザギザとした半円の稲妻のような光が見える（閃輝暗点／せんきあんてん）★ ---- 065

頭 脈拍に合わせて片方のこめかみがズキンズキンと痛む★★ ---- 037

全身 頭痛とともに肩こり・吐き気・グルグルと回るような回転性のめまいをともなう★★★

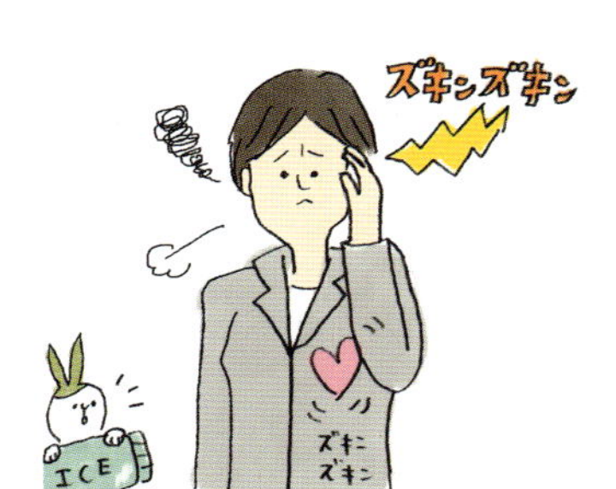

髪

○病名 円形脱毛症(えんけいだつもうしょう)

○症状

髪 突然、豆粒大から500円玉ほどの円形の脱毛ができる★★ ---- 041

○病名 結髪性脱毛症(けっぱつせいだつもうしょう)

○症状

髪 額の生え際や頭頂部の分けめが薄くなる★★ ---- 040

○病名 女性型脱毛症(じょせいがただつもうしょう)

○症状

髪 髪が全体的に薄い。頭のてっぺんの地肌が目立つ★★ ---- 040

○病名 脂漏性脱毛症(しろうせいだつもうしょう)

○症状

髪 脱毛が起こる前に頭皮に湿疹ができる。フケがたくさん出る★★ ---- 041

目

○病名 角膜炎(かくまくえん)

○症状

目 黒目の周りが充血する★ ---- 054

目 目が乾き、異物感があってゴロゴロする。涙が出る★

目 黒目が白くにごって、視力が低下する★★★

○病名 汗管腫(かんかんしゅ)

○症状

目 まぶたの表面に肌色で小さく平らなブツブツができる★★ ---- 059

○病名 **眼瞼下垂症**

○症状

目 まぶたが垂れて、目が開きにくい★★ ---- 016-017,019

目 ものを見る時
無意識に眉・額を上げてしまう★★ ---- 016-017,149

○病名 **眼瞼ミオキミア**

○症状

目 片目のまぶた、
上下どちらかがピクピクする★★ ---- 057

○病名 **眼精疲労**

○症状

目 睡眠を取っても
目の疲れ・痛み・乾きが消えず、
ものが見づらい★★ ---- 053

頭 目の奥のほうが痛く、
頭にズーンと響く★★ ---- 053

全身 肩こりがひどい、体が重たくてだるい。
吐き気があって食欲不振になる★★★

○病名 **結膜炎**

○症状

目 白目の周辺部、
まぶたの下が充血している★ ---- 054

目 黄緑色のドロッとした
膿のような目ヤニが出る
（細菌性結膜炎）★★ ---- 055

目 透明・白色で、
サラサラした目ヤニが出る
（アレルギー性結膜炎）★★ ---- 055

目 透明・白色で、
糸を引くような目ヤニが出る
（ウイルス性結膜炎）★★ ---- 055

○病名 **結膜下出血**

○症状

目 白眼の一部に、真っ赤なシミができる★★ ---- 054

○病名 **霰粒腫**

○症状

目 まぶたの表裏に丸くコリコリした
白いできものがある★★ ---- 058

○病名 **ドライアイ**

○症状

目 目が渇いて痛い。
10秒間、まばたきせずに
目を開けることができない★★ ---- 052

目 タバコの煙が目にしみる★★ ---- 022-023

○病名 **稗粒腫**

○症状

目 まぶたの表面に
真ん中が白いポツポツができる★★ ---- 059

○病名 **白内障**

○症状

目 霧がかかったようにボヤけて見える。
明るい場所に行くと
光がとてもまぶしく感じる★★

目 視界が黄色・茶色に、
にごって見える★★★ ---- 063

目 急にメガネの度が
合わなくなった★★★ ---- 063

○病名 **麦粒腫**

○症状

目 まぶたの表裏、まつ毛の生え際が
赤く腫れて痛い★★ ---- 058

○病名 **マイボーム腺梗塞**

○症状

目 まつ毛の生え際に
白いツブができる★★ ---- 058

○病名 網膜剥離（もうまくはくり）

○症状

目 霧がかかったようにボヤけて見える。
視野の一部が欠けて見えなくなる★★

目 虫や糸クズが飛んで見える「飛蚊症」と、
チカチカとした光の点滅が見える
「光視症」が同時に起こる★★★ ---------- 064

○病名 緑内障（りょくないしょう）

○症状

目 タテ書きの文字が読みづらい。
改行になると文字が追えない
（視野が欠ける）★★ ---------- 062

目 街中を歩いていると、
人やものによくぶつかる。
よけたつもりが、よけきれてない
（視野が欠ける）★★★ ---------- 016

鼻

○病名 アレルギー性鼻炎（せいびえん）

○症状

鼻 特に就寝中や寝起きに
鼻水・鼻づまりがひどくなる★★ ---------- 070

鼻 水っぽくサラサラした鼻水が出る★★ --- 069

その他 くしゃみが連続して何度も出る★★★ --- 069

○病名 インフルエンザ

○症状

全身 38度以上の高熱が出て
筋肉痛・関節痛・頭痛などの痛み・
だるさが強い★★★ ---------- 069

鼻・喉 高熱が引いたあと、
鼻水・喉の痛みや腫れ・咳などの
呼吸器症状が出る★★★ ---------- 069

○病名 風邪（かぜ）

○症状

鼻 最初はサラサラした鼻水が出る。
だんだん粘り気が出る★★ ---------- 068

喉 喉が腫れて痛く、咳が数時間続く★★ -- 069

全身 微熱が出て全身がだるく、頭痛も起こる。
鼻や喉の症状は1週間ほどで治まる★★★
---------- 069

○病名 気管支炎（きかんしえん）

○症状

喉 咳のしすぎによって痛みが増す。
つき刺すような痛みが走る★★ ----- 090-091

喉 かたまりのようなものが
ゴロッとつっかえて違和感がある★★
---------- 090-091

声 雑音が混ざったような、
ザラザラとした声になる★★ ---------- 090-091

咳 ゴホゴホと痰がからんだような
重たい咳が出る★★★ ---------- 090-091

○病名 睡眠時無呼吸症候群（すいみんじむこきゅうしょうこうぐん）

○症状

頭・喉 朝起きた時、
疲労感があって頭が痛く、
喉がカラカラになっている★★ ---------- 093

その他 夜中、ひんぱんに目が覚めたり、
大量の汗をかく★★★

その他 いびきがひどい★★★

○病名 鼻茸（はなたけ）

○症状

鼻 数ヵ月間、ずっと鼻が詰まって
ニオイ・味がわからない★★ ------------ 071

○病名 鼻中隔湾曲症（びちゅうかくわんきょくしょう）

○症状

鼻 年中、ずっと同じ側の鼻がつまって
とても息苦しい★★ ------------------- 071

○病名 副鼻腔炎（ふくびくうえん）（蓄膿症（ちくのうしょう））

○症状

鼻 オレンジ色の鼻水が出て、
ネバネバしている★★ ----------------- 068

鼻 いくら鼻をかんでも奥のほうが
つまっている感じがして、
スッキリしない★★ ------------------- 070

鼻 頭痛が始まると同時に、
鼻水・鼻づまりが起こる★★

頭 朝、起きた時や下を向いた時に
頭痛がひどくなる★★

顔 眉間や頬を軽くたたくと、痛みがある★★

目 朝、起きた時
目ヤニのせいで目が開かない
という状況が1週間以上、続く★★★ --- 055

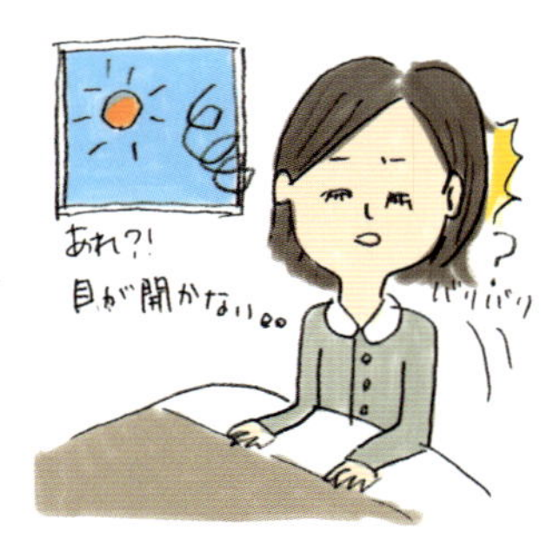

口

○病名 アフタ性口内炎（せいこうないえん）

○症状

口 円形または楕円形で、
境界がハッキリした潰瘍ができる★★ --- 078

○病名 カタル性口内炎（せいこうないえん）

○症状

口 赤く腫れ、水ぶくれができる★★ ------- 078

口 境界がハッキリしない白い潰瘍ができる
★★★ -------------------------------- 078

○病名 カンジダ性口内炎（せいこうないえん）

○症状

口 舌や口の粘膜に白い斑点ができる★ ----- 079

口 斑点がだんだん広がり、
白いコケがベットリつく★★ ------------ 079

口 コケがはがれると皮膚がただれて痛い
★★★ -------------------------------- 079

○病名 歯周病（ししゅうびょう）

○症状

歯 歯ぐきが赤く腫れて
歯をみがくたびに出血する★★ ----- 085,088

歯 歯の根元に飲食物がふれると痛い。
進行すると歯周ポケットに膿がたまって
ズキズキ激しく痛む★★★ -------------- 088

口臭 腐った玉ねぎのような生臭い
ニオイの口臭がする★★★ --------- 080,088

肩 歯が痛むとともに肩コリがひどい★★★
------------------------------------- 102

○病名 歯性上顎洞炎（しせいじょうがくどうえん）

○症状

歯 上の奥歯2～3本を押すと痛む。
頬骨あたりが腫れてズキズキ痛む★★★
------------------------------------- 086

鼻 片方の鼻から膿が混ざった
ニオイのキツい鼻水が出る★★★

- 病名 知覚過敏（ちかくかびん）
- 症状

歯 冷たい風や歯ブラシの先にふれると歯と歯茎の間がキーンとしみる。10秒以内に痛みは治まる★★★ ---- 084,088

歯 歯肉が下がって、歯の根元（象牙質）が見えている★★★ ---- 088

- 病名 智歯周囲炎（ちししゅういえん）
- 症状

歯 一番、奥の歯を押すと痛む。周辺の歯ぐきが腫れる★★ ---- 083

歯 1～2週間たつと痛みが引くが再び、症状をくり返す★★★ ---- 083

- 病名 ヘルペス性口内炎（せいこうないえん）
- 症状

口 米粒大ほどの大きさで、いびつな形の潰瘍ができる★★ ---- 079

口 赤くただれている（びらん）★★★ ---- 079

- 病名 虫歯（むしば）
- 症状

歯 虫歯菌によって歯に穴が開いた部分に飲食物がふれるとしみる★★ ---- 082,088

歯 たたくと響くように痛む。症状が進むと慢性的にズキズキ痛み、眠れないほどひどくなる★★★ ---- 083,088

口臭 チーズが腐ったようなツンとする口臭がする★★★ ---- 080

舌

- 病名 溝状舌（こうじょうぜつ）
- 症状

舌 舌の表面にたくさんの溝ができる★★ ---- 077

- 病名 舌ガン（ぜつ）
- 症状

舌 舌のフチにシコリがある 2週間以上、消えない★★★ ---- 077

- 病名 舌扁桃炎（ぜつへんとうえん）
- 症状

舌 赤いブツブツが舌の根元にできている★★ ---- 077

- 病名 舌痛症（ぜつつうしょう）
- 症状

舌 舌先やフチがビリビリしびれて痛い★★ ---- 077

- 病名 地図状舌（ちずじょうぜつ）
- 症状

舌 舌の表面が地図のような模様になる。模様は日によって変わる★★★ ---- 077

- 病名 白板症（はくばんしょう）
- 症状

舌 舌のフチに白い斑点がある。痛みはない★★ ---- 077

- 病名 毛舌（もうぜつ）
- 症状

舌 舌の表面に黒い毛が生えている★★ ---- 077

咽頭・喉頭

○病名 **咽頭炎**

○症状

- **喉** 食べ物・飲み物を飲みこむ時、喉がジーンとしみる（慢性）★★ …… 090-091
- **喉** 唾を飲みこむ時、突き刺すような鋭い痛みが走る（急性）★★★ …… 090-091
- **喉** 常に水分を欲しているようなカラカラ状態が続く（慢性・急性）★★ …… 090-091
- **喉** かたまりのようなものがゴロッとつっかえて違和感がある（慢性）★★ …… 090-091
- **咳** むせるような軽い咳が出る（慢性）★★ …… 090-091
- **咳** ゴホゴホと痰がからんだような重たい咳が出る（急性）★★★ …… 090-091

○病名 **食道ガン・咽頭ガン**

○症状

- **喉** 喉にツーンとした痛みが走る★ …… 090-091
- **喉** 固形物（食べ物）が喉に詰まって閉塞感を覚える★★ …… 090-091
- **声** 食道近くの神経が影響を受け、かさついた声になる★★★ …… 090-091
- **咳** 特に飲食時にむせるような咳が出る★★★ …… 090-091

○病名 **声帯ポリープ・声帯結節**

○症状

- **喉** 飲食時や唾を飲みこむ時、ツーンとしみるように痛い★★ …… 090-091
- **喉** 喉の奥に何か異物がつまっているような感じがする★★★ …… 090-091
- **声** 空気が漏れるようなかすれ声になる★★★ …… 090-091

○病名 **扁桃炎**

○症状

- **喉** 慢性的に痛みがある（慢性）★★ …… 090-091
- **喉** 食べ物・唾を飲みこむ時、しびれるような激しい痛みがある（急性）★★★ …… 090-091
- **喉** 常に水分を欲しているような、カラカラ状態が続く（慢性）★★ …… 090-091
- **喉** かたまりのようなものがゴロッとつっかえて違和感がある（慢性・急性）★★ …… 090-091

耳

○病名 **急性音響性難聴**

○症状

- **耳** コンサートやライブ会場で、大きな音を聞いたあと耳が詰まる★★★ …… 099
- **耳** キーン、ピーという耳なりがする★★★ …… 099
- **耳** 耳づまりや耳なりは一時的で数日のうちに治まる。耳が痛くなったり、めまいが起きたりすることはない★★★

○病名 **急性中耳炎**

○症状

- **耳** 風邪を引いた数日後の朝、突然、耳がつまってズキズキと刺すように痛む★★ …… 096
- **鼻・喉** 鼻水が出る・喉が痛いといなど、風邪と似たような症状が出る★★
- **耳** 耳から膿が出ると、耳の痛みが治まる★★★
- **その他** 慢性化すると発熱やフワフワしためまいが起こる★★★

○病名 **急性低音障害型感音難聴**

○症状

- **耳** 新幹線に乗っていてトンネルに入った時のようなゴォーッという低い音の耳鳴りが突然、響く★★ …… 100
- **耳** 耳の中に水が入ったような、つまった感覚がする。片方の耳だけに症状が起きやすい★★

○病名 下船病

○症状

めまい 乗り物から降りたあとや
地震が起きたあと
1日中ずっとフラフラしている★★
022-023

○病名 耳垢栓塞

○症状

耳 プールで泳いだあと、片方の耳が聞こえづらい。
痛みはほとんどない★★★ 097

○病名 突発性難聴

○症状

耳 ある日突然、
片方の耳が聞こえなくなる★★★ 098

めまい グルグルと目が回るような
回転性のめまいが生じる★★★

その他 難聴とともに吐き気や嘔吐をともなう★★★

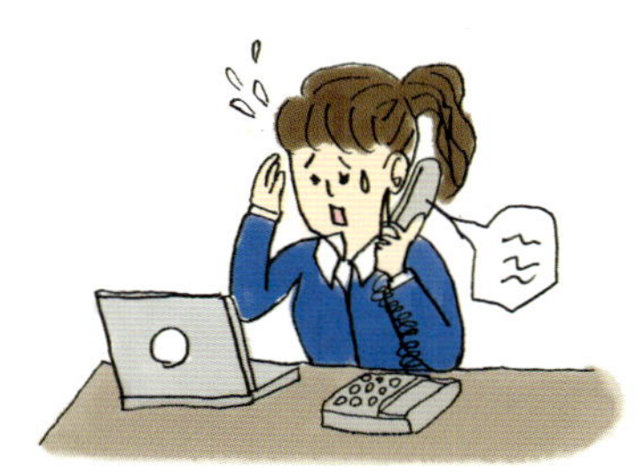

○病名 メニエール病

○症状

その他 体を動かしていないのに
突然、目の前がグルグルと回る
(回転性めまい)★★ 044,097

耳 めまいとともに、
片方の耳だけに難聴や
ザーッと低い耳鳴りが起こる★★ 044,097

頭 ギュッと押さえつけられるような
圧迫感のある頭痛がする★★

その他 めまいとともに吐き気や
嘔吐・動悸・冷や汗をともなう★★★

○病名 良性発作性頭位めまい症

○症状

めまい 頭の位置を変えた時、
瞬間的にグルグルと目が回る(回転性めまい)。
めまいは10〜30秒で治まる★ 045

目 目が無意識のうちに動く
(眼振/がんしん)★

その他 めまいとともに
吐き気・嘔吐をともなう★★

心臓

○病名 安静時狭心症

○症状

胸 安静時、胸が締めつけられるように痛む。
労作性狭心症より症状が長く続き、
痛みは5〜15分で治まる★★★ 121

顔 喉・顎・歯にかけて、
痛みを感じる(放散痛)★★★

○病名 心筋梗塞

○症状

胸 突然、胸をキリで刺されたような
強烈な痛みが走り、30分以上続く★★★
122

その他 胸の痛みとともに
冷や汗や吐き気もともなう★★★ 122

全身 背中・喉・顎・歯など
全体的に痛む(放散痛)★★★

○病名 不整脈

○症状

その他 特に何もしていないのに
脈がとぎれとぎれになり、
フウッと意識が薄れて倒れる
(徐脈)★★★ 048

その他 動悸がして息切れや
冷や汗がとまらない(頻脈)★★★

胸 胸に痛みを感じる★★★

その他 虚脱感を覚えたり、
喉や胸が一瞬、つまったりする★★★

○病名 **労作性狭心症**（ろうさくせいきょうしんしょう）

○症状

胸 坂道や階段を駆け上がった時、ギューッと締めつけられるように胸が痛む。痛みは5～10分で治まる★★★ -------- 120

全身 胸の痛みとともに肩・背中・喉・歯など広い範囲に痛みが出る（放散痛）★★★

肺

○病名 **肺炎**（はいえん）

○症状

全身 胸の痛みや激しい咳、38度以上の熱が1週間以上、続く★★ ---------------- 123

その他 粘着性の高い黄・緑色の痰が出る★★★ ---------- 123

顔 血液中の酸素が不足して顔や唇が紫色になる★★★

咳 肺の奥のほうから咳が出て片方の肺が痛い★★★

○病名 **肺結核**（はいけっかく）

○症状

咳 ゴホンゴホンという肺から出る咳が2週間以上、続く。血の混ざった痰が出る★★ ------------- 094

その他 微熱が2週間以上続いて全身がだるい★★

胸 症状が進むと、胸に痛みを感じる★★★

○病名 **ばち状指**

○症状

手足 親指・人差し指の指先が丸く、分厚くふくらむ★★ -------------- 136

爪 爪が分厚くなって指におおいかぶさる。紫・灰色に変色する★★ ----------------- 136

肝臓

○病名 **アルコール性肝障害**（せいかんしょうがい）（肝炎など）

○症状

鼻・手 寒いワケでも引っかいたわけでもないのに、いつも、鼻の頭や手のひらが赤い★★ ------------------------------ 016-017

目 白目が全体的に黄色くなっている（黄疸）★★ ----------- 054

便 白・灰色の便が出る★★★ -------------- 128

尿 黄褐色・茶色の濃い尿が出る★★★ ---- 126

全身 食欲不振や全身のだるさ、微熱など風邪と似たような症状が出る★★★

胃腸

○病名 **過敏性腸症候群**（かびんせいちょうしょうこうぐん）

○症状

腹 お腹が張って、ガスがたまりやすい★★

腹 トイレに行けない状況の時に限って突然、激しい腹痛に襲われて便秘・下痢をくり返す★★★ ------------ 119

○病名 **機能性ディスペプシア**（きのうせい）

○症状

胃 食事を始めてすぐお腹がいっぱいになったように感じてそれ以上、食べられなくなる★★ -------- 116

その他 みぞおちが焼けるような感覚がして、げっぷがよく出る。吐き気や嘔吐をともなう★★★

○病名 **逆流性食道炎**（ぎゃくりゅうせいしょくどうえん）

○症状

胃 食事をするたびに数時間、胸やけが続く。食後関係なくげっぷがよく出る★★ ----- 117

喉 炎症によって、喉にチクチクとした痛みが起こる★★

喉 空咳をすることで喉に異物がつまった感じがする★★

声 胃酸が逆流することによりガラガラとにごった声になる★★

咳　コンコンと痰がからまない空咳が続く★★

口　口臭がキツくなることがある★★

○病名　**急性胃腸炎**

○症状

胃・腹　急に胃がキリキリと痛み出して腹痛と下痢をくり返す★★ ---- 114

その他　40度近い高熱が出る★★★

その他　下痢によって脱水症状が起こり唇などが乾燥する★★★

○病名　**十二指腸潰瘍**

○症状

腹　睡眠中や早朝などの空腹時、上腹部・みぞおちが痛む。食事を摂ると、痛みは治まる★★ ---- 115

便　黒い便が出る（タール便）★★★ ---- 129

その他　食欲不振・胸やけ・吐き気・腹部の張りを起こす★★★

○病名　**大腸ガン**

○症状

腹　お腹が張る・腹痛が起こる・下痢と便秘をくり返すなどの症状が出る★★

便　血の混ざった血便や鉛筆のように細い便が続いて出る★★★ ---- 129

○病名　**虫垂炎**

○症状

腹　みぞおち周辺がズキズキと痛み出し、時間が経つと痛みが右下へ移動する★★★ ---- 118

その他　腹痛に合わせて、吐き気・嘔吐や発熱をともなう★★★

膀胱・尿路

○病名　**尿路結石**

○症状

尿　膿が混ざって白くにごった尿や薄い血尿が出る★ ---- 127

背・腹　夜間や早朝の3～4時間、腰背部から側腹部にかけて突然、姿勢を保てないほどの激痛に襲われる★★★ ---- 127

○病名　**膀胱炎**

○症状

尿　排尿の終わり、下腹部がしぼられるように痛い。血尿が出る★★★ ---- 126

尿　排尿後、尿が出し切れていないように感じる（残尿感）★★

尿　排尿しても、すぐにまたトイレに行きたくなる（頻尿）★★

肛門

○病名　**アナ痔（痔ろう）**

○症状

肛門　肛門の周りが腫れて、ズキズキ痛む★★★ ---- 130

肛門　おしりから膿が出る★★★ ---- 130

○病名　**イボ痔（外痔核）**

○症状

肛門　血豆のようなものが肛門にできてとても痛い★★★ ---- 130

○病名　**イボ痔（内痔核）**

○症状

肛門　排便時、血がポタポタ垂れたりシューッと、ほとばしる★★★ ---- 130

肛門　肛門の痛みはない★★★ ---- 130

○病名 キレ痔

○症状

肛門 排便時に肛門がピリッと痛み
排便後もしばらく痛む★ ---------- 130

肛門 トイレットペーパーに鮮血がつく★ ------ 130

皮膚

○病名 悪性黒色腫(皮膚ガン)

○症状

皮膚 足の裏・手のひらに
いびつな形のホクロができる。
2〜3ヵ月で急激に大きくなる。
痛み・かゆみはない★★★ ---------- 151

爪 爪に黒いラインが走っている。
時間がたっても消えない★★★ --------- 137

○病名 角化症

○症状

皮膚 かかとの皮膚が石のようにかたく、
カチカチになる。
ヒビ割れして痛み・出血がある★★ ----- 146

手足 刺激を受けやすい肘・膝の皮膚も
かたくなりやすい★★

○病名 基底細胞ガン(皮膚ガン)

○症状

目 まぶたの表面に茶・黒色で
いびつな形のできものがある★★★ ----- 159

○病名 湿疹

○症状

皮膚 皮膚に赤いブツブツができて
かゆい★★★ ---------- 145

皮膚 数日〜1週間以上、かゆみが続く。
冬に症状が出やすい★★★ ---------- 145

○病名 尋常性白斑

○症状

頭・毛 頭皮の一部の色が白く抜ける。
抜けた部分から白髪が生える★★★ ----- 043

全身 特に露出した頭部や顔面、
首、腕、手などに白いシミができる。
痛み・かゆみはない★★★

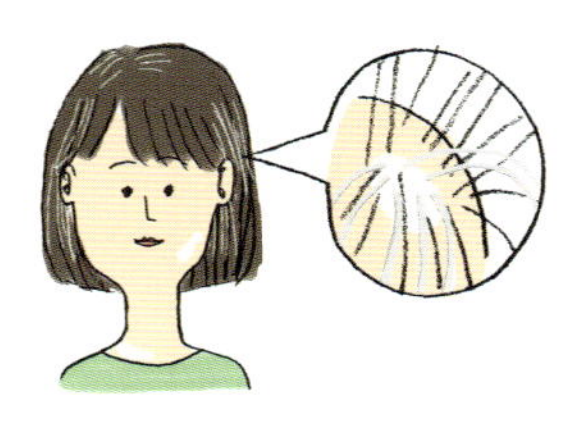

○病名 蕁麻疹

○症状

皮膚 皮膚に赤いふくらみができて
かゆい★★★ ---------- 145

皮膚 ふくらみは移動しながら
数時間〜数日で消える★★★ ---------- 145

○病名 水虫

○症状

足 足指の間がかゆく、
皮がむけて赤くジュクジュク・
白くブヨブヨになる★★★ ---------- 147

足 土踏まず・足の側面に2〜3mmの
水ぶくれができる★★★ ---------- 147

手足 手足の皮膚(角質層)が乾燥して
厚く、かたくなる★★★

爪 爪が黄白色ににごって
厚くなりヒビが入る。
痛み・かゆみはない(爪白癬)★★★ ---- 137

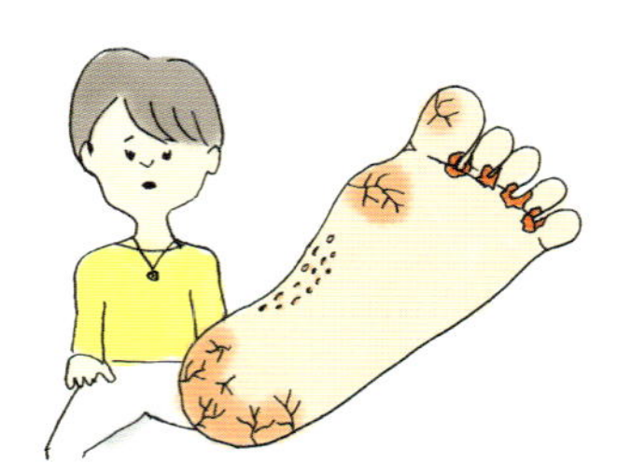

血液

○病名 **悪性リンパ腫**

○症状

全身 特に首・脇の下・足のつけ根の
リンパ節がかたく腫れてシコリができる。
さわっても動かない★★★ 157

全身 シコリの数が短期間で増加する。
1cm以上の大きさで痛くない。
1週間以上たっても腫れが引かない★★★
157

全身 37度前後の微熱が続く。
体重が半年で5kg以上減る。
着替えが必要なほど寝汗をかく★★★

○病名 **下肢静脈瘤**

○症状

足 足(膝から足首の部分)の
内側の血管がコブ状に
ボコボコ浮き出る★★ 135

○病名 **脂質異常症**
(高脂血症・動脈硬化症)

○症状

足 アキレス腱の幅が
0.9cm以上ある★★★ 012

耳 耳たぶに縦ジワが
たくさんできている★★★ 012

目 目頭に黄色いシコリができる★★★ 012

目 黒目の周りに
白い輪っかができる★★★ 054

鼻・口 鼻や口・歯ぐきから
あふれるほど出血する★★★ 073

○病名 **深部静脈血栓症**

○症状

足 突然、片足がむくみ
両足の差が1cm以上ある。
つかむと痛みがある★★★ 135

○病名 **低血糖症**

○症状

その他 血の気がサーッと引いて
フラフラ〜とした
めまいが起こる(浮動性めまい)★★ 046

その他 食後、すぐに空腹感を覚える。
眠気やだるさ、脱力感もある★★ 046

その他 甘いものや炭水化物を摂らないと
落ち着かない★★

その他 空腹感とともに
動悸や冷や汗、震えも起こる★★★

○病名 **糖尿病**

○症状

喉 無性に喉が渇き、水分を多く摂る★★

尿 尿の量・回数があきらかに多い。
尿が無色透明で
甘いニオイがして泡立つ★★ 126,127

手足 安静時、
手足のしびれ・こむら返りが起こる★★
142

手足 両手・両足の
同じ場所がジンジンとしびれる★★
142

足 足の裏に紙が貼りついているように
感覚がにぶい★★

目 視界がかすみ、視力が低下する。
ものもらいがくり返し、何度もできる★★
059

口 リンゴが腐ったような
すっぱいニオイの口臭がする★★ 080

鼻 ちょっとした刺激で
鼻血が流れ落ちるように出る★★★ 073

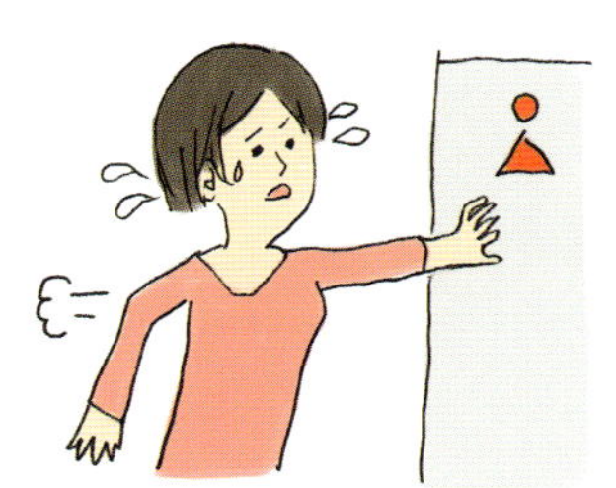

○病名　**熱中症**

○症状

その他　顔色が真っ青になって血の気が失せ、一瞬、立ちくらみが起こる（熱失神）★ ---- 050

手足　突然、手足の筋肉が左右対称にけいれんを起こし、つって痛む（熱けいれん）★★ ---- 141

その他　全身がだるく、吐き気や嘔吐、頭痛がひどい（熱疲労）★★★

その他　40度以上の熱が出て、汗が止まる。意識がもうろうとする（熱射病）★★★★

○病名　**白血病**

○症状

目　ものもらいがくり返し、何度もできる★★ ---- 059

鼻・口　鼻血が30分以上、止まらない。歯ぐきからも出血がある★★★ ---- 073

全身　ぶつけた覚えがないのに青いアザができる。アザの部分は痛くない★★★ ---- 073

全身　体がだるく、軽い運動でも動悸・息切れがする。傷が治りにくい★★★

○病名　**貧血症**（鉄欠乏性貧血）

○症状

口　口内炎・口角炎ができやすい★★

毛　抜け毛・枝毛が多くなる★★

肌　皮膚が乾燥する★★

その他　コップの中に氷が残っていると思わず食べてしまう（氷食症）★★★ ---- 016-017

目　下まぶたの裏が白っぽい★★★ ---- 056

爪　爪が薄く、スプーン状にそり返っている★★★ ---- 137

舌　舌の表面が赤くツルツル光っている★★★ ---- 077

骨・関節・筋肉

○病名　**顎関節症**

○症状

顎　ものをかむ時、口を開閉する時顎がカクカクと音がする。顎に痛みが走る★★ ---- 020

頭・肩　顎の痛みとともに頭痛や肩コリも起こる★★★ ---- 102

○病名　**急性腰痛症**

○症状

腰　重いものを持った時、腰にビキッと電流が走ったような激痛がして歩けなくなる。激痛は3日ほどで治まる★★★ ---- 110

○病名　**頸部筋肉疲労**

○症状

首・肩　首から肩にかけてセメントで固められたように張って痛い★★★ ---- 102

○病名　**腱鞘炎**

○症状

手　指のつけ根を押すと痛く腫れることもある（ドケルバン病）★★ ---- 021

手　指を曲げる・伸ばす動作がスムーズにできない（バネ指）★★ ---- 021

○病名　**四十肩・五十肩**

○症状

肩　ある日突然、片側の肩が痛くなって腕を上下したり、ねじったりできない★ ---- 026,102,104

肩　肩の胸側を押すと、強い痛みを感じる★

肩　肩を動かすと、二の腕や手先までしびれる★★

肩　安静にしていても肩が激しく痛み、眠れないこともある★★★

○病名 **変形性頸椎症**

○症状

肩・首 肩・首の痛みやしびれが長く続き、特に長時間、同じ姿勢で作業すると痛む★★★ ---------- 102,106

その他 痛みによる緊張状態から頭痛・吐き気・嘔吐を引き起こす★★★

○病名 **変形性腰椎症**

○症状

腰 うしろに反った時・立ち上がる時など動作の始めに、腰に強い痛みが走る。動くと徐々にラクになる★★★ -- 108-109,112

下半身 腰とともに、お尻や足など下半身全体もしびれる★★★ ---------- 112

○病名 **腰椎椎間板ヘルニア**

○症状

腰 前にかがんだ時に腰が痛み、片方の下肢がビリビリとしびれる★ ---------- 027,108,111

腰 尾てい骨あたりが痛い★

尻・足 片側のお尻から太もも、ふくらはぎ、足の指にかけて痛く、しびれる★★ ----- 111

神経

○病名 **三叉神経痛**

○症状

顔 顔の片側（下顎や頬）をさわると、ビリッと電気が走ったように痛む。ものを噛んだ時・洗顔時に起きやすい★★ ---------- 087

顔 数秒～2分ほどで痛みは治まるが顔にふれると、再び痛みが走る★★

頭 髪や後頭部にふれると頭皮がビリビリと痛む★★

○病名 **手根管症候群**

○症状

手 親指・人差し指・中指の半分（親指側）がしびれて痛む★★ ------ 021

手 指に痛みが走ってOKサインや細かな手作業ができない★★ ---------- 021

手 明け方、目を覚ますと両手がしびれ、こわばる★★★ --------- 138

○病名 **むずむず脚症候群**

○症状

下半身 映画館などの座席に座って、動かないでいると、下半身がムズムズして、じっとしていられない★★ ---------- 022-023

下半身 夜、布団に入ると下半身がむずむずして、気になって寝られない★★

自己免疫疾患

○病名 **関節リウマチ（膠原病）**

○症状

手足 起床時に1時間以上、肩や指の関節（第2・3関節が多い）が痛くなる★ ---------- 105,139

全身 3ヵ所以上の関節が、同時に腫れる★ --- 139

全身 肩や手足など複数の関節が左右対称に腫れて痛む★★ ----- 102,105,139

手足 指の関節が腫れて、ものがつかみにくい。細かい作業がしづらい。感触や温度がわからない★★

全身 微熱や全身のだるさ、疲労感がある★★★

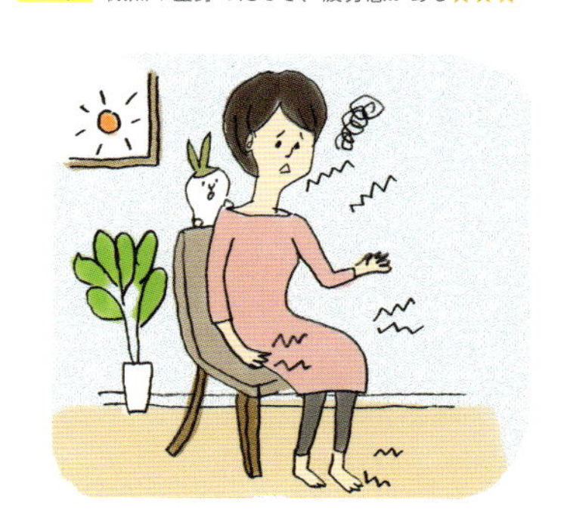

○病名 強皮症（膠原病）

○症状

手 冷たい空気や水にさわった時
指先が白くなる★ ---------- 014,133

手 朝、起きた時に手の指がこわばったり、
指がむくんだりする★★

皮膚 ストローをくわえた時、鼻と口の間に
シワがたくさんできる★★ ---------- 149

その他 胸焼けがして、
食べ物が胸につかえる・
逆流する感じがする★★

○病名 シェーグレン症候群（膠原病）

○症状

手 冷たい空気や水にさわった時、
指先が白くなる★★ ---------- 014,133

目・鼻 目が乾いて、悲しい時・痛い時でも
涙や鼻水がまったく出ない★★ ---------- 052

口 唾液が出ず、
口の中がカラカラに渇く★★

肌 皮膚がカサカサになってかゆく、
全身の関節が痛む★★

○病名 重症筋無力症

○症状

目 目の筋力が低下し、
まぶたが垂れて目を開けにくい。
夕方になると、まぶたが垂れる★★ ---------- 060

目 ものが二重に見える★★

喉 飲食物を飲み込みづらい。
呼吸しづらい★★★

全身 疲れやすく、筋肉に力が入らない★★★

○病名 橋本病

○症状

手足 夏でも暑さを感じにくく、汗をかかない。
夏でも手足が冷たい★★ ---------- 133

喉・首 甲状軟骨の下が
▽の形に腫れてかたい。
首が太くなった★★ ---------- 092

手・肌 皮脂が減って頭髪や体毛が抜けやすい。
皮膚が乾燥してカサカサになる★★ ---------- 015

顔 左右のまぶた・舌も含めて、
顔全体がパンパンにむくんで腫れる。
起床時、顔がこわばる★★ ---------- 060

その他 ボーッとして集中力・思考力がなく、
ろれつも回らない★★

月経 月経の量が多くなったり、長く続く★★

○病名 バセドウ病

○症状

喉・首 甲状軟骨の下が▽の形に腫れてかたい。
首が太くなった★★ ---------- 092

その他 動悸がして常にイライラする。
血圧が高く、全身がほてる★★ ---------- 015

乳房

○病名 乳ガン

○症状

乳房 シコリができ、布の上から
梅干しの種をさわったような感じがする。
指で押しても動かず境界があいまい。
痛みはない★★ ---------- 024,164,172-173

乳房 乳頭から透明・白色、
または血が混ざった分泌液が出る★★
---------- 024,165,172-173

乳房 乳頭がへコんだり、
左右で向きが大きく異なる★★★

乳房 左右の乳房の大きさが極端に異なる★★★
---------- 024,165,172-173

乳房 乳房の皮膚がへコんでいる。
乳房が腫れてオレンジの皮のように
毛穴がブツブツ目立つ★★★
---------- 024,165,172-173

病名 乳管内乳頭腫（にゅうかんないにゅうとうしゅ）

症状

乳房　入管内にシコリができるが自覚症状はない★ ---- 172-173

乳房　血が混ざった分泌物、または黄色がかった分泌物が出る★★ ---- 172-173

病名 乳腺炎（にゅうせんえん）

症状

乳房　弾力性があってさわるとコロコロ動くシコリができる。授乳中に痛みが起こる★★ ---- 172-173

乳房　茶褐色・黄色の分泌物が出る★★ ---- 172-173

乳房　乳房が赤く腫れて痛い。熱を持っている★★★ ---- 172-173

肌　皮膚が赤くなったり、厚くなったりする★★★ ---- 172-173

全身　ひどい場合は、頭痛や発熱、関節痛が起こる★★★ ---- 172-173

病名 乳腺症（にゅうせんしょう）

症状

乳房　さまざまな形でやわらかく弾力のあるシコリができる。月経前に痛く、大きくなる。シコリは複数できることも多い★★ ---- 172-173

乳房　透明・乳白色の分泌物が出る★★ ---- 172-173

乳房　乳腺がかたく腫れて痛い★★★ ---- 172-173

肌　乳房の皮膚がただれたり、腫れたりする★★★ ---- 172-173

病名 乳腺線維腫（にゅうせんせんいしゅ）

症状

乳房　2cmほどのビー玉状で、コロコロよく動くシコリができる。表面はツルッとして弾力がある。痛みはない★★ ---- 172-173

病名 乳輪炎・乳頭炎（にゅうりんえん・にゅうとうえん）

症状

乳房　分泌物が出る★★ ---- 172-173

乳房　乳頭や乳輪が腫れる。ただれてかゆい★★ ---- 172-173

肌　乳頭や乳輪の肌が、カサカサに乾燥する★★ ---- 172-173

病名 葉状腫瘍（ようじょうしゅよう）

症状

乳房　ややかたく、楕円形で周囲との境界がハッキリしたシコリができる。数ヵ月でどんどん大きくなる★★ ---- 172-173

肌　乳房の皮膚が充血したように赤くなる★★★ ---- 172-173

その他　シコリが大きくなるにつれ、乳房が変形する★★★ ---- 172-173

子宮

病名 黄体機能不全（おうたいきのうふぜん）

症状

月経　生理が前より軽くなり、出血量も減った★★ ---- 192

月経　生理予定日の2週間前に出血する★★ ---- 192

病名 月経前症候群（PMS）（げっけいまえしょうこうぐん）

症状

乳房　生理の前に、乳房が張って痛みもある★

月経　毎月、生理の1週間くらい前になると、腹痛・頭痛などが起こって体調が崩れる。生理開始とともに症状が軽減・改善する★★ ---- 190

その他　生理の前、体重が2～3kg増える。無性に甘いものが食べたくなる★★ ---- 190

その他　ささいなことで怒ったり泣いたり、気分の上下が激しい★★ ---- 190

○病名 月経困難症

○症状

月経 生理が始まって1～2日目、
立っていられないほど
下腹部が痛む★★★ ---- 191

月経 痛み止めが効かず、
寝込むほどひどい★★★ ---- 191

めまい 頭痛やめまいを起こす★★★

心 あまりの痛みやつらさで
精神的に不安定になる★★★

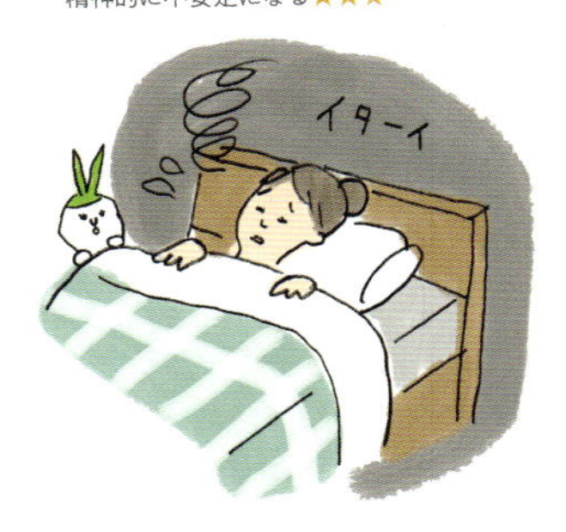

○病名 更年期障害

○症状

月経 月経周期が乱れ、
月経量が多くなったり
少なかったりする ---- 195

顔 暑くないのに突然、
顔・上半身がカーッと熱くなる。
汗をかく ---- 195

頭 キツい帽子をムリやり
かぶせられたようにギュッと頭が痛い ---- 195

めまい フワフワ～と体が浮くような
浮動性のめまいがする ---- 195

口 口の中や喉が乾燥しやすくなり、
舌・歯がヒリヒリする ---- 195

手足 上半身はのぼせているのに、
手足など体の一部が冷える ---- 195

肌 皮膚の上をアリが
這っているようにムズがゆい ---- 195

尿 立ち上がったり、くしゃみをすると
お腹に力が入って尿がもれる ---- 195

全身 寝ている時、汗を大量にかいて
布団がぬれてしまう ---- 195

全身 座ったり寝ている時も
ドキドキと動悸が激しい ---- 195

○病名 高プロラクチン血症

○症状

月経 生理が抜ける。
次の生理までに39日以上あく★★ ---- 193

乳房 産後でもないのに母乳が出る
★★★ ---- 172-173,193

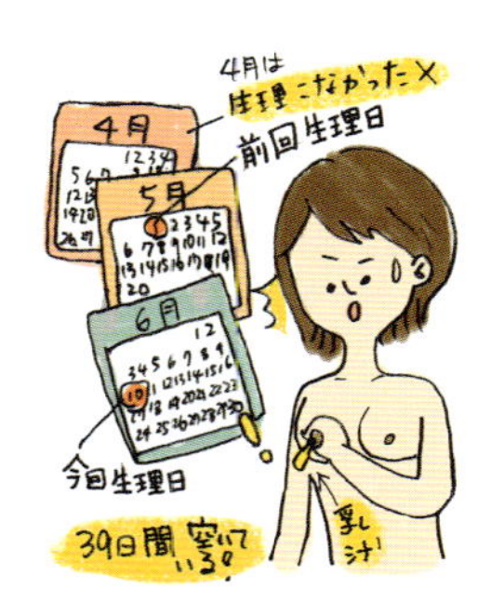

○病名 子宮ガン

○症状

月経 生理以外の時にも出血がある★★ ---- 196

月経 生理が8日以上続く。
2時間に一度、ナプキンを交換する
ほど量が多い★★ ---- 196-197

※その他の症状は、P204-206

○病名 子宮筋腫

○症状

月経 生理の時、ザーッと流れるほど
出血量が多い★★★ ---- 201

月経 生理が10日以上続き、貧血になる★★★ ---- 201

腹部 太ったワケでもないのに
ウエストが出てくる★★★ ---- 201

※その他の症状は、P204-206

○病名 子宮腺筋症

○症状

月経 月経を重ねるごとに
生理痛が激しくなる★★★ ---- 202

※その他の症状は、P204-206

病名 子宮腟部びらん

症状

その他 白・黄色の粘り気がある
おりものの量が増える★★★ ---- 202

※その他の症状は、P204-206

病名 子宮頸管炎・子宮内膜炎

症状

その他 黄色い膿のような
おりものが増える★★★ ---- 203

※その他の症状は、P204-206

病名 子宮内膜症

症状

月経 月経を重ねるごとに
生理痛が激しくなる★★★ ---- 200

腹 生理以外の時も
下腹部が引きつれて痛む★★★ ---- 200

肛門 排便時、肛門の奥のほうが
ズキッと痛い★★★ ---- 200

※その他の症状は、P204-206

病名 子宮内膜増殖症

症状

月経 生理が8日以上続いて
貧血状態になる★★★ ---- 202

※その他の症状は、P204-206

病名 子宮ポリープ

症状

月経 激しい運動をしたあとや
性交後に不正出血がある★★ ---- 203

※その他の症状は、P204-206

病名 代償性月経

症状

鼻 月経の時期になると、鼻血が出る
★★★ ---- 073

病名 多のう胞性卵巣症候群(PCOS)

症状

月経 生理が抜ける。
次の生理開始まで39日以上開く★★
---- 193

肌 頬や顎にかけて
ニキビ・吹き出物が増える★★ ---- 153,193

その他 ヒゲが生える・すね毛が濃い・
声が低くなるなど
男性化現象が現れる★★★
---- 153,193

病名 不妊症

症状

月経 順調だった生理が
30代から不安定になった ---- 194

月経 生理になると毎回、下痢を起こす ---- 194

月経 生理の周期が20日以内、
または40日以上とバラバラ ---- 194

月経 生理時の出血量が3日以降も減らず
ナプキンが1時間ももたない。
(過多月経) ---- 194

月経 生理時の出血量が少ない。
(過少月経) ---- 194

月経 生理中、
血のかたまりが2日以上、出る ---- 194

月経 生理中以外の時に
出血がある(不正出血) ---- 194

月経 生理と生理の間(排卵期)に
おりものが出ない ---- 194

月経 年々、生理痛がひどくなり
痛み止めも効かない ---- 194

全身 体格指数(BMI)が
26以上・17以下である ---- 194

全身 体温の高温期が36.5度以下。
冷え性である ---- 194

○病名 **無排卵周期症**

○症状

月経 出血量が少なく、
8日以上、ダラダラと続く★★ ---------- 192

月経 生理が1ヵ月以上なかったり
月に2回あったりバラバラ★★ ---------- 192

○病名 **卵管炎・卵巣炎**

○症状

腹部 腹部の片側だけ痛み
吐き気や熱が出る★★★ ---------- 203

※その他の症状は、P204-206

○病名 **卵巣ガン**

○症状

腹 腹部が張って洋服のウエストがキツい。
骨盤・腹部・腰回りが痛い★★ ---------- 198

尿 トイレが近くなった（頻尿）★★ ---------- 198

※その他の症状は、P204-206

○病名 **卵巣機能低下症**

○症状

月経 出血量が少なく、
8日以上、ダラダラと続く★★ ---------- 192

月経 生理が1ヵ月以上なかったり
月に2回あったりバラバラ★★ ---------- 192

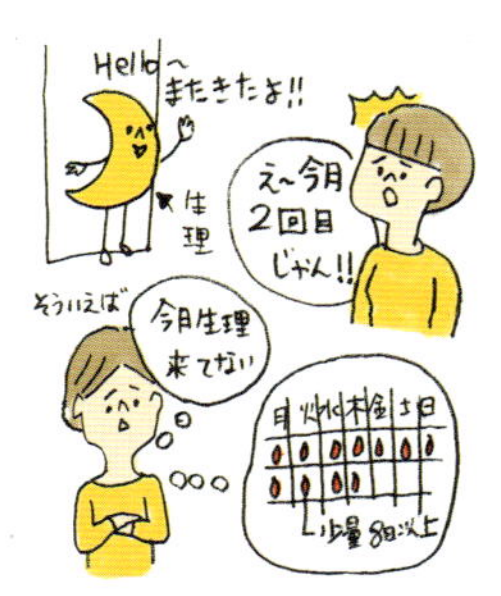

Hello〜
またきたよ!!
生理
え〜今月2回目じゃん!!
そういえば
今月生理来てない
月火水木金土日
少量8日以上

○病名 **卵巣のう腫**

○症状

腹 腹部が張って洋服のウエストがキツい。
骨盤・腹部・腰回りが痛い★★ ---------- 198

尿 トイレが近くなった（頻尿）★★ ---------- 198

※その他の症状は、P204-206

感染症

○病名 **外陰炎**

○症状

外性器 外陰部に湿疹ができて
ヒリヒリと痛く、かゆい★★ ---------- 208

※その他の症状は、P210-211

○病名 **カンジダ外陰炎・腟炎**

○症状

子宮 白くポロポロとした
おりものが増える★★★ ---------- 208

※その他の症状は、P210-211

○病名 **急性外陰腫瘍**

○症状

外性器 外陰部や腟の下部に
円形の潰瘍ができて痛い★★ ---------- 208

※その他の症状は、P210-211

○病名 **クラミジア感染症**

○症状

子宮 水っぽいおりものが出る★★ ---------- 209

※その他の症状は、P210-211

○病名 **細菌性腟炎**

○症状

子宮 黄・緑色で、
魚が腐ったニオイの
おりものが出る★★★ ---------- 208

※その他の症状は、P210-211

病名 性器ヘルペス

症状

外性器 外陰部に水ぶくれができる。
米粒大で、やぶれると痛い★★★ ------- 209

※その他の症状は、P210-211

病名 尖圭コンジローマ

症状

外性器 外陰部や肛門に先のとがった
小さなイボができる★★★ -------------- 209

※その他の症状は、P210-211

病名 トリコモナス腟炎

症状

その他 黄・緑色で泡が混ざった
ニオイのキツいおりものが出る★★ ----- 208

※その他の症状は、P210-211

病名 梅毒

症状

外性器 腟の入り口など
感染した場所にシコリが現れる★ ------- 209

全身 細菌が血液に入り、
赤茶色の発疹が全身にできる★★ ------ 209

肌 皮下組織にゴム種と呼ばれる
大きなシコリができる★★★ ------------ 209

その他 脳・神経にまでおよび、
マヒや痴呆のような状態になる★★★★
-- 209

病名 バルトリン腺炎・のう胞

症状

外性器 腟の入り口が腫れて痛い。
赤い球状のシコリができる★★★ ------- 208

※その他の症状は、P210-211

病名 淋菌感染症

症状

外性器 外陰部がかゆい★★★ ------------------ 209

※その他の症状は、P210-211

参考文献

参考書籍

- 『患者さんのための乳がん診療ガイドライン 2016年版』
  編／日本乳癌学会、発行／金原出版
- 『婦人科がん治療ガイドライン エッセンシャル2016年版』
  編／日本婦人科腫瘍学会、発行／金原出版
- 『患者さんとご家族のための
  子宮頸がん・子宮体がん・卵巣がん 治療ガイドライン』
  編／日本婦人科腫瘍学会、発行／金原出版
- 『気になる症状から引ける 女性の医学オール百科』
  監／星野寛美、発行／新星出版社
- 『女性の病気百科』
  監／池下育子、発行／主婦の友社
- 『お医者さんが教える 気になる病気のサイン』
  インタビュー／入江吉正
  協力／社会福祉法人 恩賜財団済生会、発行／大空出版
- 『症状から引ける
  わかりやすい人体解剖図で知る病気事典』
  著／福士 斉、監／齋藤道雄、発行／誠文堂新光社
- 『危険な病気の意外な予兆69
  左の肩が痛いのは心臓からのSOS?』
  著／市川純子、発行／宝島社
- 『正しいケアで毎日が輝く！
  毛髪診断士のときめき美髪BOOK
  魔法のシャンプー＆スカルプストレッチ』
  著／本山典子、発行／メイツ出版
- 『こんなときどうする？ 症状からわかる
  あなたの病気と治療法』
  著／松井宏夫、発行／実業之日本社
- 『いちばんわかるスキンケアの教科書
  健康な肌のための新常識』
  著／高瀬聡子・細川モモ、発行／講談社
- 『TJMOOK 入門 脳の不思議』
  監／米山公啓、発行／宝島社
- 『別冊宝島 原寸図解！ 人体のからくり 新訂版』
  監／坂井建雄、発行／宝島社
- 『最新版 図解 症状でわかる医学百科』
  監／関根今生・牛山 允、発行／主婦と生活社
- 『TJMOOK 女医100人に聞いた！
  女性の病気が分かる本』
  監／山内英子・上坊敏子・張 立也、発行／宝島社
- 『乳がん患者の8割は朝、パンを食べている』
  著／幕内秀夫、発行／G.B.
- 『日本産科婦人科学会雑誌』
  発行／日本産科婦人科学会
- 『症状から80%の病気は分かる 逆引き みんなの医学書』
  著／山中克郎、発行／祥伝社
- 『乳がん―治療・検査・療養
  (国立がん研究センターのがんの本)』
  監／木下貴之・藤原康弘、発行／小学館クリエイティブ
- 『イラストでわかるリンパ浮腫―術後の予防と日常生活、
  セルフケア(手術後・退院後の安心シリーズ)』
  監／廣田彰男、発行／法研
- 「がんの統計'14」
  提供／公益財団法人 がん研究復興財団
- 『モナ・リザは高脂血症だった　肖像画29枚のカルテ』
  著／篠田達明、発行／新潮社

参考サイト

- 国立がん研究センター　がん情報サービス
- 政府広報オンライン 暮らしに役立つ情報
  提供／内閣府大臣官房政府広報室
- 日本頭痛学会　頭痛ガイドライン
- 日本成人病予防協会
  ―生活習慣病と向き合う―脳血管疾患とは？
- SUPER MILLION HAIR　薄毛・抜け毛研究所
  提供／ルアン
- 日本医学育毛協会　脱毛症の症状・原因・治療法
- 日本めまい平衡医学会 めまいのQ&A
- 日本サプリメント協会　サプリメントデータベース
- 日本医療普及協会　めまい・メニエール症候群
- 目と健康シリーズ　特集：眼精疲労
  監／堀 貞夫、企画・制作／創新社、
  後援／三和化学研究所
- 目の疲れ・眼精疲労研究室　疲れ目・眼精疲労の原因
  提供／視力回復のアイポータル
- 美肌総合研究所
  目の下のクマ・目元・目の周りの色素沈着の原因と対策
  提供／ドクターシーラボ

- 日本眼科学会　目の病気　眼瞼けいれんと顔面けいれん
- ドライアイ.jp マイボーム腺炎と霰粒腫の違い
  提供／アイケアセレクト
- 貴方の為の健康お役立ちサイト
  顔のこんな症状が出たら 顔のチェック
  提供／日本健康情報協会
- 東京逓信病院（日本郵政）
  白内障ではどのように見える？
- EyeLife まぶしさを感じるすべての方へ　白内障
  監／梶田雅義、提供／保健同人社
- 眼科先進医療研究会　白内障の基礎知識
- 日本耳鼻咽喉科学会
  耳鼻咽喉科・頭頚部外科が扱う代表的な病気
- 日本訪問歯科協会　口臭と舌の汚れ
- All About　健康・医療 症状・病気
- 日本臨床歯周病学会　歯周病について
- 日本歯周病学会　歯周病Q&A
- NIID国立感染症研究所　感染症情報・研究
- 四十肩 五十肩の勘所　四十肩・五十肩とは？
  提供／サニー・デイ
- 筋肉名称を覚えよう！　肩部・背部
  監／佐藤伸一
- 肩こりの知恵袋　肩こりの原因
  提供／リッチメディア
- みんなの家庭の医学　コミコミクリニック アーカイブ
  名医による症状別解消法　肩こり・肩の痛み
  提供／ABC
- 日本顎関節学会　顎関節症とは？
- 疼痛.jp　腰痛症
  監／小川節郎、提供／ファイザー日本法人、エーザイ
- 日本生活習慣病予防協会　生活習慣病の調査・統計
- 全国冷え性研究所　あなたの冷え性はどのタイプ？
- 難病情報センター　病気の解説（一般利用者向け）
  提供／難病医学研究財団
- 日本整形外科学会　整形外科／運動器
  症状・病気をしらべる
- リウマチ情報センター　関節リウマチ
  提供／日本リウマチ財団 医療情報委員会
- あゆみ製薬　リウマチとはどんな病気？
  監／宮坂信之
- 国立循環器病研究センター 循環器病情報サービス
  循環器病あれこれ
- あなたの健康百科　おしっこのおはなし
  監／今井圓裕、提供／メディカルトリビューン
- 日本対がん協会　がん・検診について
- がん情報サイト　がん用語辞書
  提供／先端医療振興財団 臨床研究情報センター
- 厚生労働省 若年乳がん患者の
  サバイバーシップ支援プログラム　若年乳がん
  提供／公益財団法人がん研究会
- 認定NPO法人 乳房健康研究会
  乳がんについて・検診に行こう
- ピンクリボンフェスティバル
  知ってますか？ 乳がんのこと
  提供／ピンクリボンフェスティバル運営委員会事務局
- J.POSH　乳がんについて・乳がん検診
  提供／認定NPO法人 J.POSH 事務局
- ウーマンヘルス　かしこい患者学
  提供／日本家族計画協会
- 基礎体温をはかろう！
  提供／基礎体温計測推進研究会
- 日本不妊治療研究会　妊娠と不妊の基礎知識

※その他、数多くの文献を参考にさせていただきました。

モヤモヤ＆イライラの
原因がひとつでも
減って元気になった
あなたの笑顔を
ずっと見ていたいです。

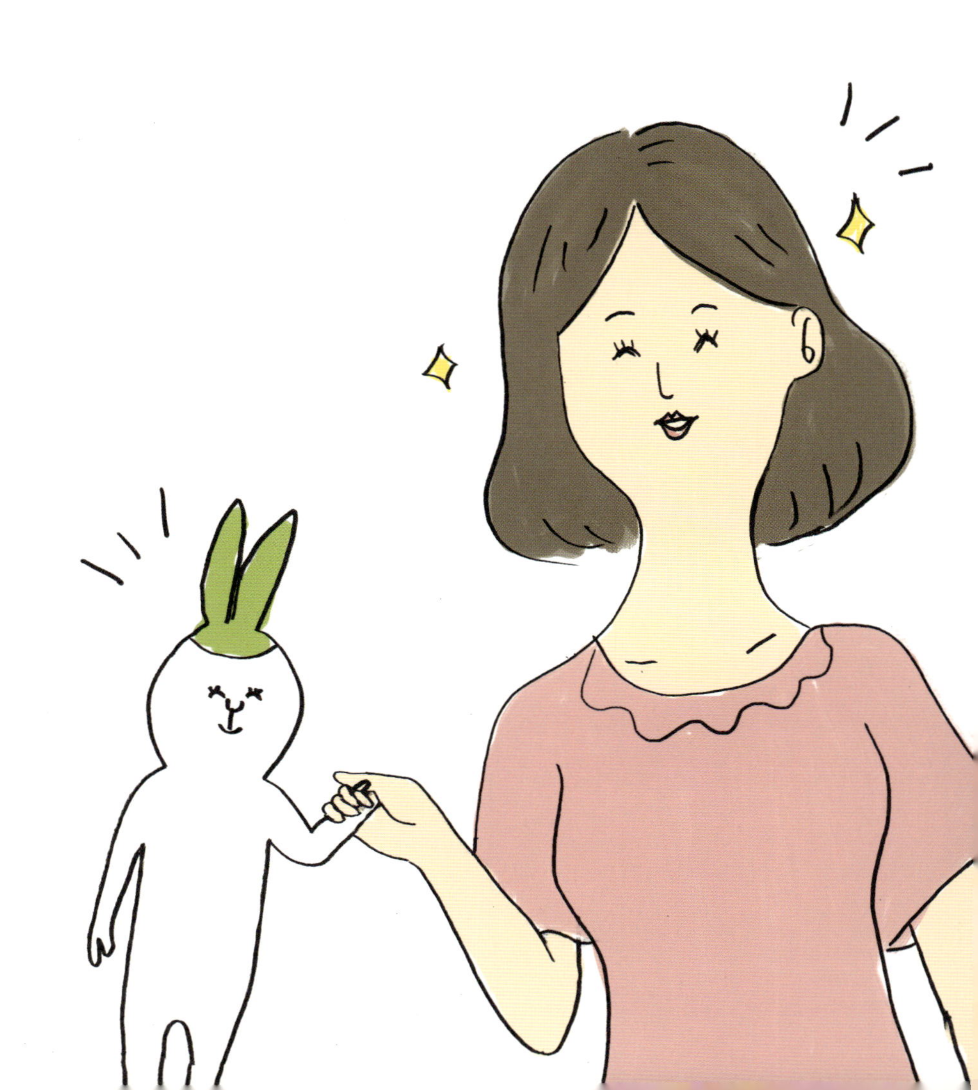

監修 ○ 内山明好（うちやま　あきよし）

1980年、浜松医科大学医学部卒業。医学博士。
整形外科医として、浜松医科大学附属病院および関連病院に勤務。1991年より大手製薬企業にて、研究開発部門の担当役員として勤務。2004年に株式会社アーテイジを設立、一般に向けて疾病予防のための生活習慣改善活動として遺伝子検査や栄養代謝管理プログラムを開発、併設クリニックにてアーテイジでの研究成果を医療現場へ提供している。

BOOK STAFF

デザイン	酒井由加里（G.B. Design House）
DTP	くぬぎ太郎　野口暁絵（TARO WORKS）
イラスト	イキウサ
執筆協力	野田慎一　土屋萌美（G.B.）　須永真祐子（G.B.）
用紙	佐藤 悠（竹尾）
営業	峯尾良久（G.B.）
企画構成・編集	山田容子（G.B.）

おとな女子の
セルフ健康診断

初版発行　2017年10月28日
第2刷発行　2018年 1 月18日

監修	内山明好
発行人	坂尾昌昭
発行所	株式会社G.B. 〒102-0072 東京都千代田区飯田橋4-1-5
電話	03-3221-8013（営業・編集）
FAX	03-3221-8814（ご注文）
URL	http://www.gbnet.co.jp
印刷所	株式会社シナノパブリッシング

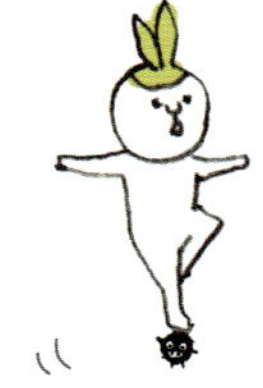

ISBN 978-4-906993-43-7

EAST&STOMACH&INTESTINE HAND&LEG SKIN BREAS
ERUS&OVARY&FEMALE INSTRUMENT HEAD EYE NOSE MOUTH THROA
R SHOULDER WAIST BREAST&STOMACH&INTESTINE HAND&LEG SK
EAST UTERUS&OVARY&FEMALE INSTRUMENT HEAD EYE NOSE MOUT
ROAT EAR SHOULDER WAIST BREAST&STOMACH&INTESTINE HAND&L
N BREAST UTERUS&OVARY&FEMALE INSTRUMENT HEAD EYE NOS
UTH THROAT EAR SHOULDER WAIST BREAST&STOMACH&INTESTIN
ND&LEG SKIN BREAST UTERUS&OVARY&FEMAL
STRUMENTHEAD EYE NOSE MOUTH THROAT EAR SHOULDE
IST BREAST&STOMACH&INTESTINE HAND&LEG SKIN BREAS
ERUS&OVARY&FEMALE INSTRUMENT HEAD EYE NOSE MOUTH THROA
R SHOULDER WAIST BREAST&STOMACH&INTESTINE HAND&LEG SK
EAST UTERUS&OVARY&FEMALE INSTRUMENTHEAD EYE NOSE MOUT
ROAT EAR SHOULDER WAIST BREAST&STOMACH&INTESTINE HAND&L
N BREAST UTERUS&OVARY&FEMALE INSTRUMENT HEAD EYE NOS
UTH THROAT EAR SHOULDER WAIST BREAST&STOMACH&INTESTIN
ND&LEG SKIN BREAST UTERUS&OVARY&FEMALE INSTRUMEN
AD EYE NOSE MOUTH THROAT EAR SHOULDER WAIS
EAST&STOMACH&INTESTINE HAND&LEG SKIN BREAS
ERUS&OVARY&FEMALE INSTRUMENT HEAD EYE NOSE MOUTH THROA
R SHOULDER WAIST BREAST&STOMACH&INTESTINE HAND&LEG SK
EAST UTERUS&OVARY&FEMALE INSTRUMENT HEAD EYE NOSE MOUT
ROAT EAR SHOULDER WAIST BREAST&STOMACH&INTESTINE HAND&L
N BREAST UTERUS&OVARY&FEMALE INSTRUMENT HEAD EYE NOS
UTH THROAT EAR SHOULDER WAIST BREAST&STOMACH&INTESTIN
ND&LEG SKIN BREAST UTERUS&OVARY&FEMALE INSTRUMEN
AD EYE NOSE MOUTH THROAT EAR SHOULDER WAIS
EAST&STOMACH&INTESTINE HAND&LEG SKIN BREAS
ERUS&OVARY&FEMALE INSTRUMENTHEAD EYE NOSE MOUTH THROA
R SHOULDER WAIST BREAST&STOMACH&INTESTINE HAND&LEG SK
EAST UTERUS&OVARY&FEMALE INSTRUMENT HEAD EYE NOSE MOUT
ROAT EAR SHOULDER WAIST BREAST&STOMACH&INTESTINE HAND&L
N BREAST UTERUS&OVARY&FEMALE INSTRUMENT HEAD EYE NOS
UTH THROAT EAR SHOULDER WAIST BREAST&STOMACH&INTESTIN
ND&LEG SKIN BREAST UTERUS&OVARY&FEMALE INSTRUMEN
AD EYE NOSE MOUTH THROAT EAR SHOULDER WAIS
EAST&STOMACH&INTESTINE HAND&LEG SKIN BREAS
ERUS&OVARY&FEMALE INSTRUMENT HEAD EYE NOSE MOUTH THROA
R SHOULDER WAIST BREAST&STOMACH&INTESTINE HAND&LEG SK
EAST UTERUS&OVARY&FEMALE INSTRUMENT HEAD EYE NOSE MOUT

REAST&STOMACH&INTESTINE HAND&LEG SKIN BREA
TERUS&OVARY&FEMALE INSTRUMENT HEAD EYE NOSE MOUTH THRO
AR SHOULDER WAIST BREAST&STOMACH&INTESTINE HAND&LEG S
REAST UTERUS&OVARY&FEMALE INSTRUMENT HEAD EYE NOSE MOU
HROAT EAR SHOULDER WAIST BREAST&STOMACH&INTESTINE HAND&
KIN BREAST UTERUS&OVARY&FEMALE INSTRUMENT HEAD EYE NO
OUTH THROAT EAR SHOULDER WAIST BREAST&STOMACH&INTEST
AND&LEG SKIN BREAST UTERUS&OVARY&FEMA
ISTRUMENTHEAD EYE NOSE MOUTH THROAT EAR SHOULD
AIST BREAST&STOMACH&INTESTINE HAND&LEG SKIN BREA
TERUS&OVARY&FEMALE INSTRUMENT HEAD EYE NOSE MOUTH THRO
AR SHOULDER WAIST BREAST&STOMACH&INTESTINE HAND&LEG S
REAST UTERUS&OVARY&FEMALE INSTRUMENTHEAD EYE NOSE MOU
HROAT EAR SHOULDER WAIST BREAST&STOMACH&INTESTINE HAND&
KIN BREAST UTERUS&OVARY&FEMALE INSTRUMENT HEAD EYE NO
OUTH THROAT EAR SHOULDER WAIST BREAST&STOMACH&INTEST
AND&LEG SKIN BREAST UTERUS&OVARY&FEMALE INSTRUME
EAD EYE NOSE MOUTH THROAT EAR SHOULDER WAI
REAST&STOMACH&INTESTINE HAND&LEG SKIN BREA
TERUS&OVARY&FEMALE INSTRUMENT HEAD EYE NOSE MOUTH THRO
AR SHOULDER WAIST BREAST&STOMACH&INTESTINE HAND&LEG S
REAST UTERUS&OVARY&FEMALE INSTRUMENT HEAD EYE NOSE MOU
HROAT EAR SHOULDER WAIST BREAST&STOMACH&INTESTINE HAND&
KIN BREAST UTERUS&OVARY&FEMALE INSTRUMENT HEAD EYE NO
OUTH THROAT EAR SHOULDER WAIST BREAST&STOMACH&INTEST
AND&LEG SKIN BREAST UTERUS&OVARY&FEMALE INSTRUME
EAD EYE NOSE MOUTH THROAT EAR SHOULDER WAI
REAST&STOMACH&INTESTINE HAND&LEG SKIN BREA
TERUS&OVARY&FEMALE INSTRUMENTHEAD EYE NOSE MOUTH THRO
AR SHOULDER WAIST BREAST&STOMACH&INTESTINE HAND&LEG S
REAST UTERUS&OVARY&FEMALE INSTRUMENT HEAD EYE NOSE MOU
HROAT EAR SHOULDER WAIST BREAST&STOMACH&INTESTINE HAND&
KIN BREAST UTERUS&OVARY&FEMALE INSTRUMENT HEAD EYE NO
OUTH THROAT EAR SHOULDER WAIST BREAST&STOMACH&INTEST
AND&LEG SKIN BREAST UTERUS&OVARY&FEMALE INSTRUME
EAD EYE NOSE MOUTH THROAT EAR SHOULDER WAI
REAST&STOMACH&INTESTINE HAND&LEG SKIN BREA
TERUS&OVARY&FEMALE INSTRUMENT HEAD EYE NOSE MOUTH THRO
AR SHOULDER WAIST BREAST&STOMACH&INTESTINE HAND&LEG S
REAST UTERUS&OVARY&FEMALE INSTRUMENT HEAD EYE NOSE MOU

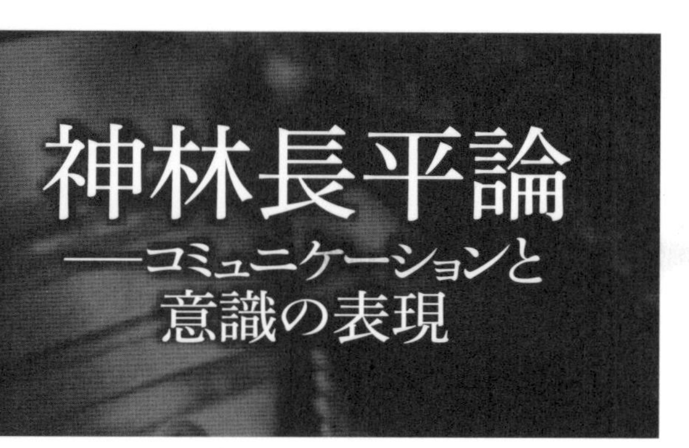

神林長平論
——コミュニケーションと
意識の表現

白鳥克弥［著］
Katsuya Shiratori

A study of Chōhei Kambayashi
Representation of Communication and Consciousness

専修大学出版局

目次

序論 …… 1

注　本書においては、一部使用テクストの表記に略称を用いた。当該文献と略称は次のとおりである。

『戦闘妖精・雪風』＝Y
『グッドラック　戦闘妖精・雪風』＝G
『アンブロークン　アロー　戦闘妖精・雪風』＝U
「兎の夢」＝兎
『帝王の殻』＝殻

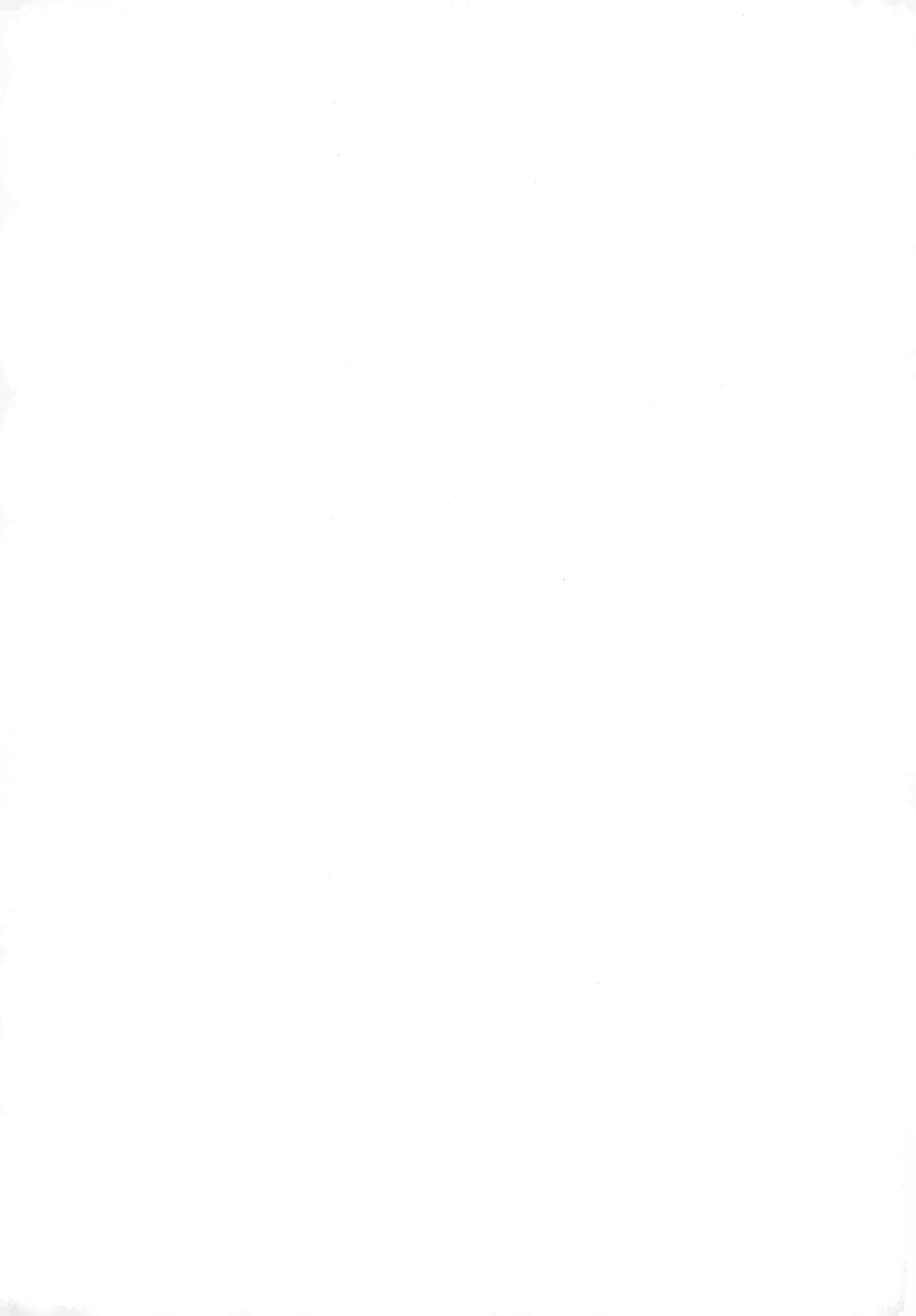

序論

本書はＳＦ作家の神林長平の近年の作品に焦点を当て、作家論を展開したものである。

神林長平は、一九七九年のデビューから現在に至るまで、三十年以上にわたってＳＦ文学を専門に活動を続けてきた作家である。そのＳＦジャンル内での評価は高く、日本ＳＦ文学を代表する作家の一人として多くのＳＦ読者に広く認知されている。神林の思索的な筆致から生み出される独自の作品世界は、「言葉」と「機械」の二語に象徴される、という読みが一般的である。

しかし、本書が追求する主題は「コミュニケーション」と「意識」というものである。「コミュニケーション」も「意識」も、それぞれ私たちの日常で頻出するありふれた言葉である。そうした日常的な言葉に対して、神林の作品は新たな側面を描き出していく。そこで本書では、作品が表現した「コミュニケーション」と「意識」の見せる新たな姿を読み解いていくこととする。

しかし、神林長平に限らず、ＳＦ文学の先行研究は豊富とは言いがたい情況にある。ＳＦは人間存在への洞察という巨視的な主題をとることが多い文学ジャンルではある。しかし、その作品が文学研究の俎上に載り、洞察が評価の対象となる機会はそれほど多くない。ＳＦ文学はジャンル独自の文化体系や批評意識を備えているが、それが書籍の形で出版されることは少なく、ジャンル外での認知もより少ないものとなっている。そのため、ＳＦの先行研究の点数には限界があることは否めない。

その中でも、神林長平に関しては、比較的資料に恵まれた作家ではある。『戦闘妖精・雪風解析マニュアル』（二〇〇二）は、神林の代表作として知られる『戦闘妖精・雪風』（一九八四）のアニメーション映像化に際して発行された関連書籍ではあるが、作者インタビューに加え、全著作解題や評論・論考、エッセイや記事等の再録を収めたアニメーション関連書籍らしからぬ学術的な充実を誇る。もっとも、二〇一七年現在では十五年以上前の資料であるため、現在の神林を論じるには近年の情報が不足していることは否めない。その後、書籍化はされていないものの、『Ｓ‐Ｆマガジン』二〇〇九年十月号の「神林長平・谷甲州・野阿梓デビュー３０周年記念特集」という特集記事が、神林長平に関する資料を増補するものとなっている。そこでは作者インタビューや解題の増補、福島亮大による網羅的な作家論「仮想世界からリアル世界へ」が掲載されている。それに加え、出渕裕、海猫沢めろん、虚淵玄、榎戸洋司、円城塔、大倉雅彦、桜坂洋、佐藤大、辻村深月、仁木稔、元長柾木による「特別エッセイ」は現在映像業界で活躍する脚本家や新進気鋭の作家によるものである。これは多くのクリエータが神林の影響を受けていることの証左であり、その読者層の厚さを知る一助になる。

なお、神林に言及した学術論文は、瞥見の限りで拙論を除けば永島貴吉の「ワーカム＝神林長平」（一九九六）と柘植光彦の「埴谷雄高――成長する埴谷世界・神林長平を視座として」（二〇〇五）があるのみである。

こうした受容状況から神林は、ＳＦジャンル内での受容状況と資料と論評の充実に反して、学術的な研究の分野で認知度はそれほど高くない作家であると言わざるをえない。そのことを踏まえて、本書では作者の経歴や作品の内容や構造といった、基礎的な解説に紙幅を割く構成を取っている。

議論の展開においては、最初に神林の代表作である「戦闘妖精・雪風」シリーズの最新作となる『アンブロークン　アロー　戦闘妖精・雪風』（二〇〇九）を取り上げ、この作品が「登場人物の自律性」を謳ったメタフィクション的主題を持った作品として読解するところから始めた。

しかし、そのメタフィクション的主題は、その自律性が作者によって著述されたものである、という事実によって、否定されるものである。そこで、登場人物を言語によって構築された人格像と捉えて、類似したモチーフが他の作品のなかで果たしている役割を問うことを通じて考察を進めた。

その結果、神林の作品では、コミュニケーションが「代理人」と「場」によって構造化されて描かれていることがわかった。人間はその身体が参入することのできない、特殊な「場」を通してしか他者とコミュニケーションをとることができない。そのため、人間は自身を元に造った「代理人」を「場」に送り込んで、他者との意思疎通を図る。しかし、「代理人」は「代理人」同士でコミュニケーションを完結させてしまうため、人間はコミュニケーションから疎外されてしまう。そのコミュニケーションの構造における、人間の意識の役割が「登場人物の自律性」との関係から見出されていくこととなる。

そうした一連の議論を次の六章にわたって展開するものである。

第一章の「神林長平の作家性と作品の構造分析　～『アンブロークン　アロー　戦闘妖精・雪風』と『ぼくらは都市を愛していた』～」においては、神林長平の作家性と、本書の議論で中心的に取り上げる作品の内容を明示することに努めた。まずは神林の経歴や評価をインタビューや批評などの資料を用い、整理した。さらにデビューの動機や評価の推移、創作に対する意識や人間の現実認識能力への関心などを通じて、その作家像を明確化した。

加えて一章では本稿で主に扱う作品であるところの『アンブロークン　アロー　戦闘妖精・雪風』（二〇〇九）と『ぼくらは都市を愛していた』（二〇一二）の読解と構造分析を集中的に行った。これら二作は本書の議論において中核をなす作品であることに加えて、その内容は難解かつ複雑な構成となっている。後の論の展開のためには作品の深く正確な理解は必須であり、ここで詳細な内容の整理を紙幅を割いて行う必要があった。

第二章の「登場人物の自律性　～『アンブロークン　アロー　戦闘妖精・雪風』のメタフィクション性～」は『アンブロークン　アロー　戦闘妖精・雪風』を読解し、その主題を考察したものである。この作品では「リアル世界」と呼ばれる、現実世界の秩序が崩壊した非合理的な世界に登場人物が取り込まれてしまうさまが描かれる。その中で主人公は、自身が他者から操作された存在であることを認め、そのうえで自己には自律した意識が存在することを証明しようと奮闘する。その作品上の主人公と機械との関係についての主題は、メタフィクション性と結びつくことで、人間と神、登場人物と作者の関係に敷衍することができる。その結果として、この作品からは「登場人物の自律性」と名づけられる命題を読み解くことが可能となった。

このような、登場人物が作者に対して、自らの意識の存在を主張するというメタフィクション的な主題は、作品の内容から読み取ることができるものである。しかしそのメタフィクション的な主題は、現実の作者である神林長平に著述された結果である以上、「登場人物の自律性」は成立しえない命題となる。

そこで議論は「登場人物の自律性」という主題が持つ意味の再検討へと向かっていく。その端緒として、まずは登場人物というモチーフそのものに着目する。

第三章の「PABという人格像　〜「兎の夢」と『帝王の殻』におけるコミュニケーションの代理人としての人格複製機械〜」では、登場人物というモチーフが作品の中でそもそも何を意味するものなのか、ということを考察することとした。そのために「兎の夢」（一九八五）と『帝王の殻』（一九九〇）に共通して登場するPABという機械知性を取り上げて論じた。登場人物とは言語によって造形された人格像である、という前提に立てば、同様のモチーフとしてPABの存在が想起されるのである。PABとは、持ち主の言語使用を学習し、模倣することで、その人格を複製することを目的に作られた機械である。しかしそのようにして複製された人格は、電話やネットのような遠隔コミュニケーション技術と結びつくことによって自律した活動を開始するのである。その結果として、PABは特殊な環境下におけるコミュニケーションの代理人としての役割が鮮明となっていく。
第四章の「コミュニケーション空間としてのインターネット」では、前章でPABの主要な活動の場であった遠隔コミュニケーションの場、すなわちインターネット空間が作品のなかでどのように描かれているのかを論じている。近年の神林の作品には現実のネット文化を問題としたものが多い。本書ではその中から「自・我・像」(二〇〇七)、「いま集合的無意識を、」(二〇一一)、『だれの息子でもない』(二〇一四)を取り上げて論じ、神林のネット観の変遷を辿った。当初「自・我・像」においては、インターネット空間は、無価値な上辺だけのコミュニケーションが行われる場所として、否定的に描かれていた。それに反して「いま集合的無意識を、」では、人間の意識の能力を向上させる、脳の外部拡張領域として捉えられる。さらに、拡張した意識が結びついて、人類規模の巨大な意識の発生が想像される。インターネット空間は、現実にも影響力を持った、可能性に満ちた場とされるのである。そして『だれの息子でもない』では、インターネット空間は、人間の理解を越えた「リアル」という領域を解釈するための、現実と併存する相の一つとして描かれる。
第五章の「雪風再考」では、PABとインターネット空間によって見出された、神林のコミュニケーション観を踏まえて、『戦闘妖精・雪風』『グッドラック　戦闘妖精・雪風』(一九九九)『アンブロークン　アロー　戦闘妖精・雪風』による「雪風シリーズ」におけるコミュニケーションの様相の変遷を論じる。第三章と四章から、神林はコミュニケーションを、人間身体では参入不可能な専用の場において、人格を言語で複製した代理人を通じて、他者と交感する営みとして捉えていることが窺える。そのようなコミュニケーション観は、一見の限りでは異星人との戦争を描いた「雪風」シリーズとは関係性が薄いように思われる。しかし、「戦争」を「コミュニケーション」に、コミュニケーションの「場」を「戦場」に、「代理人」を「戦闘機」に置き換えることによって、一作目の『戦闘妖精・雪風』は神林のコミュニケーション観を忠実に反映した作品として読み替えることができる。そこでは人間が機械によってコミュニケーションの場から疎外され、アイデンティティが侵犯されるさまが描かれる。二作目の『グッドラック』では主人公の成長に伴い、人間と機械の間でのコミュニケーションの優先権を巡るヒエラルキーが解体される方向へと舵が切られる。そして『アンブロークン　アロー』においては、機械と人間のコミュニケーションにおける立場が逆転し、人間が機械のコミュニケーションの代理人として振舞うさまが描かれる。そこで人間は機械の意向に従い活動することになるが、それでもなお、自らの意識の持つ自律性を主張していく。その自律性は、作中の機械と人間との関係性においてのみ生じるものではない。人間の表層の自意識が、自身の内奥にある本質的な自我に対して示す、自律的な代理人としての役割の比喩的表現として読み解くことができる。

第六章の「意識とは何か　～『ぼくらは都市を愛していた』における意識の在り方～」では、『ぼくらは都市を愛していた』を論じる。前章において、コミュニケーションの構造の中で、実際的なコミュニケーションを担う代理人としての意識の在り方が見出された。その視点を踏まえて、『ぼくらは都市を愛していた』を論じることとなる。『ぼくらは都市を愛していた』は都市という人工環境が、観念のみで生きることを可能にした、という視点を元に、観念、すなわち意識の多様な在り方を描いた作品である。作品において人間の意識は、インターネット上でコミュニケーションを行うためのアバターや、仮想現実空間の人工知性に類似した虚構的な精神作用として位置づけられる。そして、やはり虚構的なコミュニケーションの場であるところの「共通意識の場」において、無意識や魂のような本質的な自我に代わってコミュニケーションを担い、他者と接していく存在であるとされる。そのように人間の意識は虚構によって成り立っているといえるが、人間の精神活動はその意識＝虚構によって実際的に行われている。人間はその生において虚構を不可欠なものとする生物種なのである。

このように「登場人物の自律性」に端を発するメタフィクション的な議論は、人間の意識の在り方と虚構との関係性を論じる根元的なものへと深化していくこととなる。

結果として本書の議論は、神林長平の作家性とその変遷を辿るものとなった。そこから見えてきた作家像は、単純にメタフィクションの表現を通じて文学表現としての虚構の様相を追求するだけのものではない。コミュニケーションにおける意識の役割を追求することで、虚構的存在としての人間の在り方とそれが持つ価値を表現した作家として神林を位置づけることができるのである。

第一章　神林長平の作家性と作品の構造分析

～『アンブロークン　アロー　戦闘妖精・雪風』と
『ぼくらは都市を愛していた』～

一　神林長平について

ここでは、神林長平の経歴や評価といった情報を、論の展開の前に確認することとする。
神林長平は現代日本SF小説作家を代表する現役作家の一人として、SF読者に広く認知されている。その作風は、「独自の世界観をもとに「言葉」「機械」などのテーマを重層的に絡みあわせた作品を多数発表、SFファンの圧倒的な支持を受けている。」（『いま集合的無意識を、』著者紹介）とあるように、「言葉」と「機械」というモチーフに象徴される。
デビューは一九七九年の第五回ハヤカワ・SFコンテストにおける「狐と踊れ」の佳作入選である。それ以後、数々のSF文学賞を受賞し、その評価を確固たるものとしてきた。その受賞歴は次のとおりとなる。

一九八三年　星雲賞日本短編部門を「言葉使い師」で受賞
一九八四年　星雲賞日本長編部門を『敵は海賊・海賊版』で、星雲賞日本短編部門を「スーパーフェニックス」で受賞
一九八五年　星雲賞日本長編部門を『戦闘妖精・雪風』で受賞
一九八七年　星雲賞日本長編部門を『プリズム』で受賞

一九九五年　日本ＳＦ大賞を『言壺』で受賞
一九九八年　星雲賞日本長編部門を『敵は海賊・Ａ級の敵』で受賞
二〇〇〇年　星雲賞日本長編部門を『グッドラック　戦闘妖精・雪風』で受賞
二〇一三年　星雲賞日本短編部門を「いま集合的無意識を、」で受賞

賞の大半を占める星雲賞は、年に一回開催される日本ＳＦ大会で発表される読者賞である。日本ＳＦにおいては、日本ＳＦ作家クラブによって選出される日本ＳＦ大賞と星雲賞が代表的な賞となっており、星雲賞はとりわけ読者の人気が反映されるものとなっている。

神林の八回にもわたる星雲賞の受賞はＳＦ読者の支持を反映したものであるといえる。とりわけ、デビュー後間もない八三年から八七年までの集中的な受賞からは、当時の躍進ぶりを窺い知ることができる。

神林の作風は前述のとおり、「言葉」と「機械」という言葉に象徴されることが多いが、そのＳＦジャンル内での分類としては、ハードＳＦを中心とした正統派ＳＦの担い手と見られる場合が多い。

たとえば、日下三蔵は神林について、以下のように論じている。

知的興奮に満ちたＳＦ的なアイデアと、エンターテインメント性の強いストーリーを両立させ得るという点で、現在、最も正統的なＳＦ作家というべき存在である。

（中略）

論理に裏打ちされた思考実験が、そのまま作品の娯楽性と結びついてるところが神林長平の特異な点だろう。短篇の名手でもあるが、連作の形式をとることが多く、純然たる短篇集はわずかに五冊しか

ない。（日下三蔵『日本ＳＦ全集・総解説』p.203）

ここでは「ＳＦ的なアイデア」「論理に裏打ちされた思考実験」をエンターテインメント作品として表現することを得手とする作家として捉えられている。そうした表現手法から、日下は神林を「最も正統的なＳＦ作家」と評している。

こうした神林の表現手法を柴野拓美はハードＳＦとして評価し、そのサブジャンル内における代表的な書き手の一人として名前を挙げている。

「現代（もしくは近代）自然科学技術の成果およびそこから外挿される方法論を作品のテーマと一体不可分の形で根底に据えたＳＦ」という定義が成立しそうに思われる。

（中略）

最後になったが、五〇年代の英米ＳＦの輸入から始まった現代日本ＳＦの興隆期における代表的なハードＳＦ専門の作家として、石原藤夫、堀晃のふたりの名をあげておきたい。少し遅れて、神林長平、谷甲州、そして昨今の、野尻抱介、藤崎慎吾など、〝本格ハード派〟の新人の台頭にはめざましいものがある。（柴野拓美「ハードＳＦ」『ＳＦ入門』p.88）

これらの正統派ハードＳＦ作家という評価と同時に、アメリカの著名なＳＦ作家フィリップ・Ｋ・ディックの影響も指摘されている。

「世界／現実の不確定性」は、神林作品の全てに見られるもので、直接的な影響としてはフィリップ・K・ディックから来ているのだと思われますが、神林長平は、その粘り強い筆力と、時としてプロットの破綻さえ恐れない大胆な跳躍力によって、れっきとした「本格ＳＦ」でありながら、同時に一種の「幻想文学」や「不条理文学」とも呼べるような独創的な境地に達しています。（佐々木敦『ニッポンの文学』p. 201）

神林自身は、高橋良平とのインタビュー「SF NEW GENERATION　第八回　神林長平」（『Ｓ‐Ｆマガジン　一九八二年八月号』）やエッセイ「ユービックのころ」（『ユリイカ　一九九一年一月号』）などさまざまな場で、ディックから受けた影響を明かしている。

実際に、現実崩壊という主題や、『あなたの魂に安らぎあれ』（一九八三）や「甘やかな月の錆」（一九八二）に見られる設定の類似性など、とりわけ初期の神林の作風やモチーフはディックと共通した部分が多く見られる。

しかし、両者の作家性の間には根本的な世界認識に相違があるという指摘もある。

こうした「自らの帰属する世界」を求める感覚は、神林の作品に共通して存在するものである。デビュー当初より比較の対象になってきたフィリップ・Ｋ・ディックとの大きな違いはこの点にある。ディックの作品は、自分を欺いてきた世界の真実の姿を突きとめようとする意思に貫かれている。ほとんど強迫観念の世界であり、真実の告発に取り憑かれているといってもいい。（尾之上俊彦『ルナティカン』解説 p. 256）

こうしたディックとの相違点は、神林の作家活動の進行とともに明確化していき、近年ではディックとの類似性が指摘されることはほとんどなくなっている。現在では、他の作家との類似性よりも、その独自性や影響力が注視されているといえるだろう。

一・一　デビュー前後

神林長平の作家としての足跡を辿ると、そのデビュー以前の状況についての資料は比較的多く目にすることができる。

神林の最終学歴は長岡工業高等専門学校である。高専、といえば専門性の高い知識や技能から就職に有利という印象が強い。しかしその卒業に際して、神林は高専で受けた教育を活かした就職ではなく、作家を志したという。その理由として、高専という環境が理系科目に偏っており、文科系の知識の欠如に対する危機意識から文科系大学への進学を考えていた、という旨を高橋良平のインタビューで語っている。しかし、それは実は韜晦であり、その本音は就職に対する忌避感にあったと続ける。

とにかく人と会うのが嫌だった。その頃、精神的にまいって、落ち込んでいた。なんというか、登校拒否というか、社会に出たくない雰囲気があって、だからね、世間的には大学を受けるという名目で、遊んでいた。大晦日にスキーで脚を折ったり（笑）ひどいことをやってた。ただブラブラしてても世間に出なくてはいけない。ともかく、人と会わないでできる仕事、目覚まし時計のいらない仕事、と真面目に考えたんです。それでも思いつかなくて、小説を書いて、当たったらなんとかなるんじゃないか、と安易に思ったわけ。（高橋良平・神林長平「SF NEW GENERATION　第八回　神林長平」『S‐Fマガジン　一九八二年九月号』p. 108）

これと同様の趣旨の発言を、後年にも神林は東浩紀のインタビューで回顧して語っている。

卒業後の生き方を考えたとき、就職はしたくなかった。一人で人に会わずに生きていきたいと思っていました。だから、ずっと家にいても社会的に認知される仕事が欲しかったんです。そうすると、できる仕事は、作家くらいしかない。極端な話、何も書かずに作家でいられればそれが最高だ、という意識です。（神林長平・東浩紀「神林長平　超ロング・インタビュウ」『S‐Fマガジン　二〇〇五年十月号』p. 75）

作家生活二十五年以上のベテランとしての地位を確立した時期でも、神林は作家を志した理由を、就職による社会参画からの逃避であったと述懐している。社会に対する疎外感と逃避が、神林の創作の原点にあったというのである。東は、こうした神林の態度は現代でいうところの「ひきこもり」を連想させるものであると指摘する。

これらの発言の流れでは、前島賢がSFと「ニート」を関連づけた論考の中で神林の作品を挙げた分析がある。そこでは神林の作品の中から『七胴落とし』（一九八三）と『戦闘妖精・雪風』（一九八四）を、社会に対する挫折感が文学的表現に昇華された例として提示している。

そのような時代にあって、オタク第一世代以上に、後のオタク的あるいはひきこもり的な気質を先取りしていた作家が、SF第三世代を代表する神林長平である。山田正紀の作品が「世界へのコミットメント」を主題として扱った作品であるとするなら、社会に出たくなかったから小説家の道を志したという経緯を持つ神林の小説は、「世界に参加できない」という彼の状況をそのまま小説として結晶化したような作品である。（前島賢「世界を前に立ちすくむ、あなたのために」『ユリイカ　二〇〇六年二月号』p. 235）

神林の作品は、彼自身の世界＝社会への参画の挫折が表現されたものである、という分析がなされる。そうした来歴から、社会参画の手段として作家を志した神林は、『幻影城』の新人賞に応募し、一次選考を通過したことで自信を得る。そして、第五回ハヤカワ・SFコンテストにて「狐と踊れ」で佳作入選を果たす。しかし、神林の作品は小松左京ら審査員に困惑をもたらした。小松の「なにかのアレゴリイとして、もうちょっとうまく……成立しそこねているところがある。」「そこらへんのアレゴリイがもう一つよくわからない。」、伊藤典夫の「ぜんぶ象徴的な意味があるのではないかという、恐ろしい疑惑にとらわれる。われわれには理解できない作品ではないかという気がする。（笑）」といった理解に苦しむ様子の発言が続き、眉村卓の総評も留保が付いたものとなっている。

眉村　弁護論というのは、最初にいったとおり、社会構成がいい加減であるから、いい加減なムードが流れていて、ある意味で整合性があったということですな。それでパッと点がよくなったけれども、いろいろ突っ込んで考えると、それがもし全力を挙げてやわな部分を書いたんだったら、これはガタッと評価がさがりますな。もう一つ弁護論をいうならば、胃がとび出したり、ああいうところの変チクリンなシーンというのは、ＳＦでなければでてこないシーンがちょいちょい見えたということで、部分的に、対外的に一つのアピールができるであろうということもあったわけです。それと、最近、同人雑誌を見ているときわめて陳腐な会話を読まされるから、せめてこの程度の会話は意識してくれということです。（小松左京、眉村卓、伊藤典夫「最終選考会・誌上再録」『Ｓ‐Ｆマガジン　一九七九年七月号』p. 57）

この時点での神林は、会話や文章、アイディアの新奇性に光るものはあるものの、構成力や整合性、作品世界のリアリティに難のある、つかみどころのない作家として捉えられている。その作家としての将来性には期待しつつも、その実力には未知数な部分があまりに大きい、評価不可能な新人という捉え方がなされていることが伺える。

そうした評価もデビュー後まもなく覆る。中島梓は処女短編集『狐と踊れ』の書評にて、神林を次のように評した。

作家には、ムード・メイカー、アイデア・メイカー、ストーリィ・テラー、シチュエーション・テラーの四つの型があり、その中のどれとどれを兼ねるかでベイシックな大きさが決まってくる。はじめから、最も大きなシチュエーション・テラーの能力を持っている神林長平は、確実に、すごく大きくなれるはずだ。（中島梓「ＳＦレビュウ『狐と踊れ』」『Ｓ‐Ｆマガジン　一九八二年一月号』再録『Ｓ‐Ｆマガジン　二〇一四年七月号』p. 120）

中島は、神林の作家傾向をシチュエーション・テラーに優れ、ストーリィ・テラーでは欠点のある作家と評している。神林の作品ごとの優劣は指摘しつつも、その将来に対する期待をはっきりと示している。

神林は、一九八三年に「言葉使い師」（一九八二）で第十四回星雲賞日本短編部門を受賞している。星雲賞はファン投票により選抜されるものであることから、この時点で神林が読者から多大な評価を得ていたことが伺い知れる。その「言葉使い師」が標題作となる短編集の書評では、花形作家として扱われていた神林の当時の受容状況の一端を垣間見ることができる。

今をときめく神林長平の第二短篇集である。もうかなりいろんな人が著者については語っており、非常にやりにくい状況にはなっているのである。つまるところ神林長平は八〇年代日本ＳＦムーブメントの〝顔〟なわけで、神林長平をどう位置づけるかによって、自分が今のＳＦのどこらへんにくっついているかを知ることができるのであろう。

神林長平の特徴を語るにあたって、過去の評者諸氏の分析をかなり大胆に無視するならば、彼が理科系の出身であるなどということは別段どうでもいいことのように思えてならないのである。（中略）今、独自の小説世界を創りあげようと登場した神林長平に「よっ、理科系！」などと無責任に声をかけることは、かえって彼の魅力をスポイルすることになりかねない。彼はＳＦは〝物の見方〟だと言っているのである。ならばそれは彼が生まれついて持っているもので、理科系教育は、それに気づくきっかけとはなり得ても、それ以上のものではない筈だ。（伊沢昭「ＳＦレビュウ　神林長平著『言葉使い師』」『Ｓ‐Ｆマガジン　一九八三年十月号』p. 187）

日本ＳＦの八〇年代において、活躍の中心を占めた作家群を第三世代と呼ぶが、野阿梓や大原まり子、谷甲州といった作家の中でも神林は中心的な立場（「〝顔〟」）にあったという。

当時の神林の受容において、その作家性の評価に長岡工業高等専門学校卒という経歴が大きな意味を持っていたと伊沢は論じる。「妖精の舞う空」（一九七九）に端を発する『戦闘妖精・雪風』（一九八四）などに描かれていた、緻密なメカニック描写が神林を「理科系」として評価する風潮に繋がったのだと考えることはできる。しかし伊沢はそうした、神林を「理科系」の作家として捉える姿勢を批判し、『言葉使い師』という短篇集をフィリップ・Ｋ・ディックとの比較と「人」というモチーフに対する視点から論じていく。

神林受容の初期には、「理科系」出身の作家という評価が中心であった。伊沢のようなディックを援用しつつ、現実認識や言語論を追求する作家像を見出す視点は、「理科系」作家としての評価に続く、二次的なものであった様子を伺い知ることができる。これらの二面的な評価は、神林を象徴するタームとして知られる「機械」と「言葉」にも見出すことができるだろう。しかしこの二つの要素は作品の上では自律的な働きを持つ人工物として集約することができるものであり、相互に矛盾するものではない。現在の神林は「機械」よりも「言葉」に対する関心が深いように見受けられるが、「言葉」を「機械」として結びつける視点は今日でも変わるところはない。その意味で初期の神林から継続した観点を、現在の神林も有しているといえるだろう。

一・二　近年の評価

デビュー後間もなく躍進を続けた神林は、八〇年代を中心に活躍した日本ＳＦの第三世代と呼ばれる作家層の中でも代表的な役割を担うこととなった。以後、神林はSF界の中で確固たる地位を獲得していくこととなる。

日本SFはおよそ十年ごとに世代分けが行われてきたが、続く九〇年代は、「冬の時代」とも称される停滞期とされ、第四世代という明確な区分が可能な作家層の隆盛は見られなかった。その時期にあっても、神林は作品を発表し続け、日本SFにおける中心的な立ち位置に大きな変化を見せることはなかった。

そうした日本SFを巡る状況は「ゼロ年代」と称される二十一世紀に入ってから変化を見せはじめる。野尻抱介や小川一水といった九〇年代にデビューした作家の精力的な活躍や、冲方丁、円城塔、伊藤計劃といった新たな作家の登場で日本SFは活気づくこととなった。

この状況の中心にあったのが二〇〇九年に夭逝した伊藤計劃である。その影響力の大きさから、伊藤の死後の日本SFの状況をして「伊藤計劃以後」という言葉が使われることもある。

現在の伊藤を中心とした日本SFを巡る議論の中において、神林長平は言わば「伊藤計劃以前」を象徴する作家としてその名を挙げられることとなる。

長谷　あくまでも「かっこいいSFを書く人が現れた」という印象でした。森岡浩之さん以来、久しぶりにがっつりエンタメを書いてくれるSF作家が出てきたなって。たとえばゼロ年代のSF作家は皆、どこか神林長平さんの影響を受けてきていると思うんですけど、同じように伊藤さんからも十年後二十年後、影響を受けたフォロワーがたくさん出てくるかもしれないな、と。

（仁木稔×長谷敏司×藤井太洋「同時代作家座談会　２００９年3月から1歩ずつ離れていくために」『S‐Fマガジン　二〇一五年十月号』p.11）

長谷敏司は、現在活躍する「ゼロ年代のＳＦ作家」が神林長平の影響下にあることを指摘する。それは神林長平の持っていた影響力の強さを示すものであるが、長谷は今後、伊藤計劃が同様の役割を果たしていく可能性を示唆する。
長谷は神林の業績を評価する視点で発言しているが、評論の場においても神林を現在のＳＦと峻別する視点も見られるようになってきている。

牧　神林長平は一作でいいんじゃない？　20世紀に置いといていいんじゃないですか。
大　20世紀に置いていく。ひどいな（笑）。この十五年間の活動をすべて否定する。
牧　否定しているわけじゃないですよ。それも20世紀の延長だと。20世紀であれだけ活躍したんだからね。
鏡『ぼくらは都市を愛していた』っていいと思うけどな。ちゃんと21世紀な感じがある。
大　僕もいいと思いますけどね。
牧　僕もいいと思いますよ。
（大森望・鏡明・牧眞司「21世紀のＳＦベスト１００はこれだ！」『本の雑誌　二〇一五年十一月号』p.14、本の雑誌社）

牧の主張は、神林長平は二十世紀を象徴する作家というものである。神林は二十一世紀に入ってからも、継続的に作品を発表し続けており、大森や鏡は現代のＳＦに追従していると考えるが、牧はそうした神林の作品は前世紀に発表した作品の延長線上にあるものにすぎないとする。それに対して鏡は近年の作品に現代性があると指摘し、牧はそれを受け入れるが、ここでの「20世紀」という発言は前世紀と今世紀を峻別するものとして示唆的であろう。

他方、日本SFの現在を反映した評論集に『ポストヒューマニティーズ』(二〇一三)がある。「伊藤計劃以後のSF」という副題にあるとおり、伊藤計劃の文脈から現代SFの考察を行うものであり、海老原豊の「カオスの縁を漂う言語SF」と岡和田晃の「「伊藤計劃以後」と「継承」の問題」において神林長平は前時代の象徴として言及される。

海老原は論の中で、言語SFを一元論モデルと二層構造モデルとに分類した。前者を表層的な言語構造内にて完結する閉塞的なものとしたのに対して、後者を個別言語と普遍文法との相互作用により、言語構造の外部の現実的・根源的な領域に影響力を与える多層的なものとして論じた。そして神林長平の『言壺』(一九九四)を一元論モデルの代表的な作品として取り上げる。

『言壺』が描いているワーカムというテクノロジーは、現代社会のワード・プロセッシング・デバイス(PCからスマートフォンまで)の登場を予見したのみならず、単純な一元的モデルによらない新しい言語観を模索しつつあった。とはいえ、新しいモデルを結晶化するにいたったのかといえば、残念ながらそうではない。文学的な作家、つまり書くという行為に極めて自覚的な作家が陥りがちな穴に、神林の『言壺』も落ちている。先に引用した「本来言葉にならないもの」という、「言語化されない残余」がそれだ。
(中略)「言語化されない残余」をめぐる脱構築ロマン主義は、作家・批評家によほどの技術がないと単なる言葉遊びへと矮小化されてしまうのがオチだ。「言語の不可能性」を宣言するのはたやすいが、では今・現在・目の前で行われている言語行為の説明はいかにしてつけるのか。神林の『言壺』は一九九四年の作品。ある種の先見性はそなえている一方で、言語的ロマンという隘路に陥っている。その原因として考えられるのは、一つは時代的な制約、もう一つは作家としての神林の創作哲学だろう。（海老原豊「カオスの縁を漂う言語ＳＦ」『ポストヒューマニティーズ』p. 71）

海老原によれば、『言壺』は一元論モデルからの離脱を志向しながらも、「時代的な制約」と「神林の創作哲学」により、未達成の作品として位置づけられる。その結果として、『言壺』は「単なる言葉遊び」に終始するものであり、現代の「ポストヒューマン」ＳＦによって展開される二層構造モデルと比較すれば、前時代的、非本質的であることは否めないとされる。

岡和田は神林の「いま集合的無意識を、」を取り上げ、批判的に論じる。「いま集合的無意識を、」は神林自身を思わせる語り手による、私小説的な傾向の強い作品であり、そこでの主題は伊藤計劃の『ハーモニー』の批評と人間の意識＝フィクション観の提示である。岡和田は、神林の『ハーモニー』論を、伊藤計劃に対する畏怖の反映であるとする。

そこで「いま集合的無意識を、」の問題点として三点が指摘される。神林の批評は単純な世代論にすぎないとする点。神林が「物語」＝フィクションに対して無批判である点。神林がインターネットというインフラの設計者に無頓着であり、そこには社会に対する洞察が欠けている点、の三点である。これらの三点を伊藤計劃は超越・網羅しており、卓越した作家性を有すると論じるのである。

以上の理由から、「いま集合的無意識を、」は『ハーモニー』に「痛烈な一撃」（飛浩隆）を加えるどころか、『ハーモニー』の掌中で踊らされているテクストであると結論せざるをえない。それでもこの作品に価値があるとしたら、それは「伊藤計劃」という固有名のインパクトを、一種の不可知性として表現しているところだろう。だがしかし、このような姿勢では、3・11以降、ソーシャルメディアを席巻した同調圧力、虐殺の言語に対抗することなど、とても覚束ない。アメリカ人が龍を恐れる理由を喝破したアーシェラ・K・ル＝グウィンの言に倣えば、神林長平は伊藤計劃がこわいのだ。(岡和田晃「「伊藤計劃以後」と「継承」の問題」『ポストヒューマニティーズ』p. 28)

これらの神林に対する批評は、『ポストヒューマニティーズ』というテクスト自体が伊藤計劃以後の現代SFを評価する文脈の上にあることを強く意識させるものである。

伊藤計劃を中心とする現代のSF批評の文脈においては、神林長平は前時代を代表、象徴する作家の筆頭として挙げられる傾向が見られる。そこには論者のSF作家の世代交代を強調しようという意図を読み取ることも可能ではある。同時に一連の議論の中で、一時代を確立した作家として神林の名が挙がるということ自体に、その作家的功績を見てとることができるだろう。

一・三　書くという行為への関心

神林長平はデビュー以後、目覚ましい活躍を見せ、同時代を代表する作家として認知された。SFの世代交代を図る二〇一〇年代の言説においては、前時代を代表する作家の筆頭としてその名を挙げられることとなる。ここでは、その作家性の内実に迫っていくこととしよう。

神林長平を特徴づける要素の一つとして、その物語行為への自己言及性、すなわちメタフィクション要素を挙げることができる。そこには神林の著述行為に対する強い関心を見てとることができる。
その理由として、前述の神林のデビューに至るまでの来歴があるという。「理科系」であるために、「文科系」に関する専門的な知識を持たないと考えていた神林には、物語行為そのものが新鮮なものであったというのである。

神林長平は小説のなんたるかを知らないのではないだろうか。
これは彼をおとしめていっているのではない。つきつめていえば「小説とは何か?」という問いに対する唯一絶対の解答などありはしないのである。ただそれぞれが漠然と、小説とはこんなもの、という基準を持っていて、作品を書いたり、読んだりしているだけだ。
神林長平の場合は、そういった基準が無いか、あったとしても、きわめてあいまいなような気がする。(森下一仁「接着鉛筆を使うSF作家」『SFアドベンチャー　一九八四年八月号』p. 69)

「理科系」という視点は神林の極初期の評価を象徴するものであったことは前述の伊沢の評論からも見てとることができる。しかし、ここでの森下の評は、「理科系」であるために工学的な技術表現に優れていると評価した、それまでの神林評とは異なり、非「文科系」であることがその作家性に寄与している、という視点を導入している。
とはいえ、神林がそれまでまったく文学に関わらずに生きてきたわけではない。インタビューでは父母の影響でSFやミステリに触れてきており、カート・ヴォネガットやフィリップ・K・ディックの自作への直接的な影響があったことを語っている。(「神林長平が語るイメージ〈メカ・言葉・SF〉」『小説推理十一月臨時増刊　SFワールド』)
だが、その読書体験は作家を志すことを目的とした、構造や手法を学ぶための分析的・体系的なものではなかったようである。結果的に、文学や小説の作用に不案内であったことが書くことへの自覚的な態度へと繋がったことは、後年神林自身も述懐するところである。

　実際に書き始めると、何を書いていいかわからない。何を書かなくていいか、といった方が正しいかもしれません。書こうと思えば、それこそ主人公の髪形から部屋の状況まで書くことはいくらでもある。そのなかから書かなくてもいいものを削って、小説にする、という技術がない。そういった、書くことの困難さから、言葉に対してすごく自覚的になったんです。(神林長平・東浩紀「神林長平超ロング・インタビュウ」『S-Fマガジン　二〇〇五年十月号』p. 82)

この神林の作家性を、東は「虚構世界の作成技術が安定していないため、どうしてもメタ意識が発動せざるをえない。結果として作品内のリアリティが崩壊していく」とディックと比較する形で総括している。このように、書く行為に対して自覚的な神林は、その作品自体を、小説を書くということに対する自己言及的なテクストとして成立させていくこととなる。その自己言及性により、書くという行為自体が非日常的感覚を喚起させるのである。神林は、その感覚を非現実的な虚構世界の創造という主題にまで敷衍することによってSF的なビジョンを描き出すことに成功しているのである。

作家の舞台裏を見せられるのは本来読者にとって興醒めなことこのうえないはずなのだが、神林長平の手にかかると、作家が世界を作っていく過程そのものがエンタテインメントになってしまう。神林作品には、純然たる読者がいない。読む者はみな、多かれ少なかれ虚構世界の創造に荷担させられてしまうのだ。（中略）しかし、それはあくまで「次はどうなる？」と待ちの構えに入っているのであって、全権は常に作家に委ねられている状態にすぎない。読者は世界の創造に関与しているかのような錯覚に心地よく身を委ねているだけなのだ。（中略）

が、神林作品はどう考えてもちょっとおかしい。世界を創っていくルールを読者に明かしてしまい、「次はどうする？」と、錯覚ではないほんとうの関与をいちいち読者に要請してくるのだ。（中略）この作家は「小説ってどうやって書くんだろう？」ということを、小説として書き続けてきたと言ってもよい。いわば、一作一作の個体発生に、小説の系統的進化を繰り返させているようなものである。（冬樹蛉「長平を見るには長平の目がいる〈改〉」『戦闘妖精・雪風　解析マニュアル』p. 124）

冬樹は、神林のメタフィクション性が、小説を創造する体験を読者に追体験させる働きを有していることに言及している。神林の作品は虚構世界を創造するという行為そのものを描いたものであり、その作品を読むことで、読者もまたその主題を共有し、創造行為を追体験することができるというのである。ここでは、神林長平という作家は、メタフィクションと読書行為論の観点により特徴づけられている。そこでは小説を書くという行為そのものに価値が見出され、その価値を描くこと自体を目的化した作家として、神林は解釈されているのである。

しかし、近年の神林においては、書くという行為には別の戦略的な意味が付与されることとなる。

〈戦闘妖精・雪風〉を見よ。はじめ、雪風の使命はふたつであった。記述すること。そして生還すること。それこそが雪風の戦闘であり、生存であり、その往還の中にのみ雪風は実在する。神林自身もまたそうである。小説を書くこととサバイバルすることと同義であるような地点で彼は書きはじめ、書き継ぎ、しぶとく書き続けて、とうとう『アンブロークン　アロー　戦闘雪風』に到達した。いかなる呪いも雪風を壊すことはできない（アンブロークン）との確信が得られる場所に。そしてそれすらただの通過点としてなおも前進している。（飛浩隆「アロー・アゲイン」『いま集合的無意識を、』解説p. 225）

飛は、神林の執筆活動を「サバイバル」という言葉で語る。神林の作家の原点において、小説を書くという行為そのものが、社会で生き残り、そこに参画するための手段であった、という。その生き方を自家薬籠中のものとした現在の神林は、書くという行為は現実と向き合い、それを解釈していくための手段として用いているというのである。

さらに、飛は「いま集合的無意識を、」という作品を、夭逝した実在の作家、伊藤計劃の遺した「〈呪い〉」に、神林が書くという行為によって対抗するさまを描いた作品であると解釈する。作中で、神林自身をモデルとしたと思しき語り手は、伊藤計劃を名乗る何者かと対話することとなり、その思想を開陳していく。飛はそれを「戦闘シーン」として捉えている。

神林にとって、ものを書くことがこれすべてサバイブであり闘争である以上、この文字列の応酬もまた、これまでのどの作品にもひけをとらない戦闘シーンのひとつとして見るべきだろう。それにしてもこの小品で神林長平が言葉をつくし、ねばりづよく波状攻撃を掛けていく密度ときたらどうだ。寄せては返す言葉の中には思索の切っ先がいくつも仕込まれており、真っ白だったはずの画面にはいつしか戦場の地図が切りひらかれ、何か風景のようなものさえうっすら見えてくる。

私にとって神林長平の最大の魅力とは、言語への執着でも機械への偏愛でもなくて、常人には思いもつかぬ奇怪なルール(「これでお話が書けるのか」と言いたい場合さえある)に支配された世界において、呆れるほかない力技で何事かをめきめきと立ち上がらせてゆくそのふてぶてしさなのだが、ここでも神林はみごとに生還してみせる——伊藤計劃の〈呪い〉との戦いから。(同前 p. 227)

このように対話的な作品の描写を戦闘のメタファで語ることは、飛に独自の表現ではあるが、「いま集合的無意識を、」という作品自体が伊藤の遺した作品に対するレスポンスであり、対抗的な思想の表明であることは確かである。ここでの神林の物語行為は、「思索の切っ先」を表明するための手段となっているのである。

書く行為そのものよりも、書く行為を通じた思索の追求と表明こそが、現在の神林の物語行為の目的となっているのである。そうした自己の思索の追求の手段としての物語行為への意識は、神林自身も言及している。

ぼくにとって小説を書くというのは、そうした自分の心の奥底にあるものを見つける行為だ、と言えます。新作に取り掛かるときには、まずコアになるものが必要になるわけですが、ぼくにとってのそれは、「いま自分が解決したことは何か、疑問に思うことは何か、腹が立っていることは、この焦燥感の原因は何か、エトセトラ」という、「謎」で、それを小説という「装置」を使って解くわけですね。
（神林長平・前島賢「破魔の矢はいかにして放たれたか？——神林長平の３０年」『Ｓ‐Ｆマガジン二〇〇九年十月号』p. 13）

書く行為に対する馴致がなかったことから、書く行為に対して自覚的であった神林の作品は、結果的に独自のメタフィクション性を帯びることとなった。小説を書き、物語世界を創造するという、書く行為にはそれ自体に非日常性と文学性が伴われていることを、神林の作品は表現しているのである。

近年の神林の小説観は、デビュー当時よりもより戦略的なものへと変化しているといえる。物語行為を行い作品を生み出すこと、それ自体を目的としていた以前の創作姿勢に対して、物語行為を通じて思索を深め、抱えている問題意識を明らかにしていくことが目的となっているのである。その文学的なメディアに対する目的意識は、決して神林に特有なものではなく、文学が本来持っている機能と役割に忠実なものであるといえる。しかし自己言及的な物語行為という段階を経た神林の思索の追求は、その作品自体が思索を深めていく過程を描いたものとなっており、なおかつそれがエンターテインメントとして成立する点に神林の独自性を見てとれる。物語を書く過程そのものの作品化から、思索の追求の過程そのものの作品化への移行にこそ、現在の神林長平の特色があるといえるだろう。

一・四　世界認識への視点

小説を書く行為によって虚構世界を想像＝創造することに自覚的であったという神林長平は、その虚構世界と現実世界との関係にも意識的であったことが伺える。

人間が五官から捉えた情報を総合して、自己の内面に世界の像を描いている、という現実認識は現象学や精神分析などの近代思想においては珍しいものではない。神林の世界観もそうした認識を踏襲したものとなっている。

書いた小説や、本、言葉などは、確かに現実としてある。だけど、それで現実社会を描写できるのかという事と、現実は現実であるという事は、また別の問題なんですよね。書いてしまった、確かにある現実というもののその中に、我々が生きている現実がつまっているか？　いや、その外に我々が生きている現実はあるわけです。書いても書いても、追いつかない。つまり、現実とは、わからないものなんです。わかったと思ったら、すぐその先に現実がある。極端に言えば、わかるもの書かれたもの、は現実ではない、と。

（中略）

現実っていうのは、ひとつしかないんです。だけど、人によって、見える現実っていうのは、常に揺らいでいる。現実が揺らいでいるんじゃなくて。

それと人間が五感で接触していて、その他に、常識だと心理的に思い込まされているカセがたくさんある。それらを疑ってみる事から、だいたい僕の作品世界は作られているみたいですね。疑われてしまった世界は、つまり不安でしょう。不安に揺らぐというのは、現実を知るための有力な手段だと思う。

（神林長平・ＳＦＡインタビュー「現実を疑うことから作品世界は生まれる」『ＳＦアドベンチャー

一九八四年八月号』p. 77)

このインタビューの中で神林は、現実を複数の相で語っている。小説などの虚構的な言語情報で書き記そうとする対象としての現実、人間が五感を通じて捉えた現実、そして人間の外部に存在するひとつの(＝唯一絶対の)現実である。これらは一部で重なりながらも、必ずしも同一ではない。小説上で追求される現実も、人間の意識する現実も、真の現実に接近を試みながらも、それぞれが言語の媒体や意識によって歪んだ、あるいは限定された形でしか現実を捉えることができないという限界を抱えている。そのようにして捉えられた現実は、それぞれの主体の内面に独自に構築されるものであり、それを他者と共有することはできないのである。

そのことから、人間とは自分の五感で捉えた情報で作られた世界に閉塞する存在である、という認識がなりたつ。しかし同時に人間は、その閉塞した世界を言語によって相互に結びつける能力を持った生物でもあるとされる。

現実というのはひとつだけじゃなく、ぼくの見た現実は人と違うかもしれない、そういうのを書いていきたいと思いますね。動物にも心はあるし、機械にも意識があると。現実はひとつだけだとは思う。それがブラックボックスの中に入っていく過程でアウトプットがそれぞれが違ってくる。たまたま人間は言葉を介してコミュニケーションできるし、ある程度感情移入ができるから、現実をひとつの統一した世界で見られるわけで、そういうコミュニケーションのない世界では、現実はひとつだけの世界じゃないと思う。(高橋良平・神林長平「SF NEW GENERATION　第八回　神林長平」『S-

Fマガジン　一九八二年九月号』p. 110)

人間は言語によって、個々人がもつ独自の現実を共有することができるという。それは言語によるコミュニケーションによってなされることとなり、その結果として「ひとつの統一した世界」を形成していくこととなる。神林の捉えるコミュニケーションとは、意思疎通を意味するだけではなく、人間同士の世界認識を統合し、単一の普遍的な現実像を形成するためのものでもある。それは逆説的には、言語によるコミュニケーションの働きが変調をきたせば、人間同士の共通の現実は失われ、人間は個人の認識する現実に自閉するしかなくなることも意味するものである。

このような現実認識と言語、コミュニケーションの働きについての神林の視点は、このデビュー後間もない時期から、近年の『ぼくらは都市を愛していた』(二〇一二) の執筆の時期まで変わることなく継続したものとなっている。

時間系列が、本当に我々が感じているとおりのものだとは限らない、という意識はあります。本当はランダムなものが、我々にとっては都合のいい順序に認識されているにすぎないのかもしれませんよね。ぼくは、少なくとも微小な時間単位ではそうだろうと、ほとんどそう信じているけれど、では、時間を連続した意味あるものとして感じられるのはなぜか、となる。

以前とてもショックを受けたエピソードがあります。ＮＨＫの、脳の能力に関する番組ですが、脳には動きを感知する部位があり、そこが損傷すると物が動いて見えないんだそうです。目の前で物が動けば、それが動いて見えるのは当然のことだと疑いもしなかったので、脳には動きを認識するための専門の部位があるから動いているものが動いて見えるのだ、という内容に大変驚きました。【メカニズムとして考えれば微分・差分回路といったものがすぐに思い浮かんで、そういう処理装置が必要だろうというのはわかるのだが、僕がこのとき感じた驚きというのはもっと素朴なもので、見えているのに（動きが）見えないとは、なんて不思議な世界だろう、というものだった】
それがとても印象的で、養老孟司の言う唯脳論ではありませんが、我々は脳が生み出す仮想世界に生きているのだなと、その番組を観て実感したといいますか、脳の外に実世界があるんだというのは、ああ、こういうことかとそのとき腑に落ちました。（神林長平・東浩紀「神林長平　超ロング・インタビュウ」『S-Fマガジン　二〇〇五年十月号』p.86）

ここでのインタビューを受けて、東は『猶予の月』（一九九二、連載は一九八四・二〜九一・十）の設定との類似性に言及する。神林はそれに対して、認識論的な共通性には同意しながらも、件の番組が『猶予の月』よりも「ずっと後」のものであったと語る。一連の神林の、時間も含めた現実認識の唯我論的な個人性は、その初期から継続していることが読み取れるのである。

以上のように、神林の作家性を概観すれば、それは書く行為に対して自覚的に自己言及を行うメタフィクション性と、人間の現実認識とコミュニケーション論に集約することになるといえる。
デビュー当初の神林は、社会参画の手段として作家になること自体を目的にしており、明確な文学的主題を内に抱えていなかった、と語っていた。つまり作家になること、小説を書いて発表すること、それ自体が神林の作家としての目的であったといえる。同時に「理科系」という言葉に象徴されるように、文学に対する体系的な教養を持たない、という自己認識を持っていた神林は、物語行為そのものに対する新奇性を感じながら作品を執筆していくこととなる。小説を書くこと、そのものが目的であり、小説を書くその手法を常に意識する必要がある。そのようなデビュー当時の姿勢が、メタフィクション性を特徴とした作風を形成したと考えることができる。

同時に、デビュー当初から神林は、人間とは限定された知覚によって作られた虚構的な世界認識を持つ存在である、という人間観を持っていた。そして、虚構的な世界認識と、それを共有するための言語によるコミュニケーション、というモチーフを継続的に描いていくこととなる。作品の中で人間は、限定された知覚能力によって、外部の現実とは完全には一致しない、虚構の現実像を自己の内面に投影している生物である、とされる。そのような現実像は個々人それぞれで異なるものであり、他者の現実像とは完全には一致しないものである。その現実像を他者と共有し、統合したひとつの現実世界を構築するための手段として、言語によるコミュニケーションは描かれているのである。

同時にそれは、言語によるコミュニケーションが不可能となる事態となれば、人間は共有された現実を失い、個々人の現実に自閉するしかなくなるということを意味するものである。そのような事態を描いた作品が近作となる『アンブロークン　アロー　戦闘妖精・雪風』(二〇〇九)と『ぼくらは都市を愛していた』(二〇一二)である。これらの作品では、「リアル」という言葉が「現実」という人間が認識する世界像と対置されて描かれる。「リアル」は、言語によって構築され他者と共有された虚構の「現実」という大系が取り払われた、生の外界というべきものである。そこでは「現実」の大系の一環である因果関係や時間の秩序も失われ、あらゆる状況が無秩序に起こりうることとなり、人間は自己の内面に自閉することを余儀なくされる。

これらの作品で描かれた主題は、神林の作家性を忠実に反映したものである。「現実」が失われることで、物語行為に自覚的になり、虚構世界を創造する行為そのものの意味が問われることとなる。それは言語による虚構世界の創造に連なることであり、その虚構世界は人間が個々に自己の内面に構築する「現実」に相当するものとなる。「現実」は言語によるコミュニケーションの意味を問うための契機となる。神林の作家性は相互に結びつき、明確な理論性を持った主題として作品の中で描き出されることとなるのである。

二 『アンブロークン　アロー　戦闘妖精・雪風』

本書は、『アンブロークン　アロー　戦闘妖精・雪風』（二〇〇九）や『ぼくらは都市を愛していた』（二〇一二）で描かれる「リアル」という概念を描いた作品を取りあげ、論を展開していく。しかし、これらの作品で描かれる「リアル」はその名に反して、非現実的、非合理的で整合性を欠いていることがその特徴であり、物語の展開を捉えること自体が難しいものとなっている。そこで、まずはこれらの作品の内容に対する理解を深めるために、創作の意図や展開を整理して丁寧に追っていくこととしよう。

『アンブロークン　アロー　戦闘妖精・雪風』は、神林長平を代表する作品である『戦闘妖精・雪風』（一九八四）、『グッドラック　戦闘妖精・雪風』（一九九九）に続く「雪風」シリーズ三作目である。早川書房刊の『S-Fマガジン』にて連載されたものが加筆修正の後、二〇〇九年七月に単行本として刊行された。初出は次のとおりとなる。
「ジャムになった男」二〇〇六年四月号
「雪風帰還せず」二〇〇六年十一月号、二〇〇七年一月号
「さまよえる特殊戦」二〇〇七年十一月号
「雪風が飛ぶ空」二〇〇八年二月号
「アンブロークン　アロー」二〇〇八年七、十、十二月、二〇〇九年二、四、六月号
「放たれた矢」二〇〇九年八月号

「雪風」シリーズは人類と宇宙人（侵略異星体）との戦争を描いた戦争ＳＦに分類されるものである。宇宙人の侵略というモチーフは、ジュール・ヴェルヌの『宇宙戦争』（一八九八）というＳＦの黎明期まで遡ることのできる、伝統的なものである。また国内外を問わず、軍事組織を描いたミリタリーＳＦは、メジャーなＳＦサブジャンルのひとつである。著名な作品では、ロバート・Ａ・ハインラインの『宇宙の戦士』（一九五九）やジョー・ホールドマンの『終わりなき戦い』（一九七四）などがある。
そうした海外の代表的な作品では、軍隊を社会組織として描くことで現実社会を批評する、政治性を追求する傾向が強い。しかし国内の戦争ＳＦでは、比較的現実の社会・政治に対する批評性は薄い傾向があるように思われる。「雪風」シリーズに関しても、軍隊組織の描写に対しては関心が薄く、舞台装置以上の意味づけはなされていない。神林は戦闘機を最新のテクノロジーの産物であり、旅客機などに比べて自由な飛行が可能な航空機として捉えていたという。そうした戦闘機を運用する場として、軍隊という設定が

必要だったという。

今から思えば、人間は地上に張り付いている存在だけれども、そういうどろどろしたものから離れて、やっぱり空を飛びたいよね、という感覚があったんでしょう。空のイメージとメカニズムが合わさったら飛行機で、しかも自由自在に機動するなら戦闘機しかない。まあ、実際の戦闘機はミッションに縛られているわけですが、それでも定期航空便よりは自由度が高い。しかも、フェアリイという別世界を用意してしまえば、思う存分に飛ばせるだろうと。（神林長平・石堂藍「空のイメージとメカニズム――戦闘妖精の進化」『戦闘妖精・雪風解析マニュアル』p. 36）

しばしば他の神林の作品でも軍隊や警察組織が登場するが、社会的な組織としての関心は薄く、実際に作中で描かれる主人公の属する組織やチームは、軍全体の中でも異端視された個人主義的なものであるケースが多い。

作品は近未来を舞台としている。三十三年前に南極に突如発生した超空間〈通路〉から正体不明の戦闘機型兵器が襲来する。それを侵略異星体、通称ジャムと名づけ、撃退に成功した人類は、ジャムを追って〈通路〉の先にある惑星フェアリイに辿り着いた。ジャムの地球侵略を阻止するためにフェアリイ上に設立された、対ジャム組織であるフェアリイ空軍（ＦＡＦ）は三十年以上にわたって、ジャムから地球を守ることに成功していた。その結果、地球社会ではジャムに対する危機感は薄れ、ＦＡＦには犯罪者や社会不適合者を労働力として送り込み、その実質的な運営を高度なコンピュータ知性に委任するようになる。

地球社会において、フェアリイ星での戦争は現実感のない他人事、半ば虚構のようなものとして認識されるようになっていった。

その間、ジャムとの戦争は終結の見込みが立たなくなっていた。当初、人類側よりも兵器の質が劣っていたジャムは徐々に兵器の性能を向上させ、人類側はコンピュータを用いて新兵器を開発しそれに対抗する。ジャムは人間側の兵器を複製するかのように振るまい、人類側はそれに対抗するための兵器開発に急き立てられることとなる。フェアリイでの戦争は、ジャムと地球型機械知性の兵器開発競争の様相を呈していく。

その膠着状態に情報戦の必要を感じたリディア・クーリィ准将は、特殊戦という偵察部隊を新設する。特殊戦はあえて対人共感能力の低いパイロットを集めて、友軍機を見殺しにしてでも、非情に徹し情報を持ち帰ることを至上命令としていた。その特殊戦の擁する、人工知能を備えた高性能偵察機のパイロット深井零は、愛機雪風に搭乗することにのみ強い執着を持っていた青年であった。しかし、FAFではジャムとの戦争が激化する中で、戦闘機無人化の流れが生まれることとなる。その中で零は、居場所を失い、最終的に雪風によって機上から排出され、戦場に取り残されてしまう。(『戦闘妖精・雪風』)

戦場から救助された零は植物状態に陥っていたが、雪風の呼び声に応えて目を覚ます。ジャムは人間を複製した兵器(ジャム人間、ジャミーズ)をFAFに潜入させ、戦闘機に細工をすることで空中戦を有利に展開する戦略を取りはじめている。それによって、危機に陥った雪風には、機体に知悉した零の助力が必要だったのだ。

零は自身の自己完結的な態度が雪風による排除に繋がったと考え、周囲の人々の助けを得ながら他者との関係性に意識的になっていく。一方、情勢の変化に伴い、特殊戦はジャムの本体との接触を計画するが、その準備段階でジャムの側から零と雪風を誘い込みコンタクトを図ってくる。ジャムの本体は零と特殊戦に帰順を求めるが、零はそれを拒否。その反応が理解できないジャムは、零と特殊戦を理解するために、総攻撃をかけてその反応を観測しようとする。(『グッドラック　戦闘妖精・雪風』)

『アンブロークン　アロー　戦闘妖精・雪風』は『グッドラック』の直接的な続編として、そのラストシーンの直後から始まることとなる。しかしその作風は、前二作とは大きく異なるものとなっている。それまで作品の中心となっていた、偏執的なメカニック描写やジャムの繰り出す戦闘機型兵器との戦闘は大幅に縮小する。代わって、人間の言語や認知能力、意識、信仰といった主題が重要度を増して論じられることとなる。また、作品の構造も極端に複雑化しており、視点や時系列といった叙述も技巧的な作為が見られるようになっている。

その結果として、エンターテインメント性の高かった前二作と比べて、難解で思索的かつ前衛的なテクストに仕上がっている。ここでは、そうした『アンブロークン　アロー』の構造を整理すると共に、作品のプロットを明確にすることに努めることとする。

二・一　作品の成立

神林はこの作品の連載が完了し、単行本が発刊された二〇〇九年のインタビューにおいて、自作について詳細に言及している。その執筆の動機には、アニメーション作品として映像化された「戦闘妖精雪風」から受けた触発があったという。

その描写だけで、そこがどういう世界なのか伝えている。これは映像にしかできない手法です、一枚の絵なんだから。その絵からなにを掴み取るか、どう解釈するかは、観る者の理解力に委ねられている。説明ではなく、描写ですね、それが創作というものでしょう。映像には映像の、そうした手法がある。では、ぼくは小説でしかできないことをやろう、やってやろうじゃないかと。まあ、それだけじゃないんだけど、映像作家がそうくるなら、自分は小説家にしかできないことをと、気持ちをかき立てられたのは事実です。（神林長平・前島賢「破魔の矢はいかにして放たれたか？――神林長平の30年」『S-Fマガジン　二〇〇九年十月号』p.11）

アニメーション版「戦闘妖精雪風」は二〇〇二年から二〇〇五年にかけて展開されたOVA（オリジナル・ビデオ・アニメーション）作品である。発売元はバンダイビジュアルで全五巻。四巻までは『戦闘妖精・雪風』と『グッドラック　戦闘妖精・雪風』の内容を一部抜粋する形でエピソードを抽出し、限られた収録時間で単品の映像作品として整合性を保つために調整を施しているものの、基本的には原作に即した展開を見せる方向でまとめられている。しかし最終巻となる第五巻では大幅に内容を改め、独自のシナリオを展開している。その内容は、フェアリイ星からのFAFの撤退戦を描いたものであるが、殿（しんがり）を務めた零と雪風はフェアリイ星に取り残され、未帰還となってしまう。エンディングのスタッフロールの後、他の特殊戦隊員と共にブッカーからブリーフィングを受ける零というラストシーンが描かれるが、そこで映し出されるスナップ写真は鏡像反転したものとなっている。

『戦闘妖精・雪風』の終盤で、ジャムは人間の複製に成功するが、それは人間とは蛋白質の構造が鏡像反転している存在（＝光学異性体）であった。このことは、ジャムによる複製が鏡像反転によって象徴されていることを意味している。つまり、ラストカットの鏡像反転した写真は、零がジャムの複製した世界の中で生き残っていることを暗示する表現なのである。

そのようなビジョンを提示することのできる映像という表現手法に対して、神林は小説作品に特有の言語表現を提示するという意気込みで『アンブロークン　アロー』の執筆を開始したのだという。それは人間の意識に加えて、機械の意識を言語化して記述することで描写するというものであった。

《雪風》第三部の最初期の構想というのは、零やブッカー少佐などの「人間の意識」と、雪風という「機械の意識」の対比、それを二部構成にし、前篇をたとえば「人間篇」、後篇を「機械篇」とでもして、その前後に、全体をまとめる視点としてリン・ジャクスンを持ってこよう、それで綺麗に収まる、という目論見で始めたのです。（同前 p. 11）

しかし、この試みは頓挫する。「機械の意識」という人外の存在の思考を直接、言語によって描写することは不可能であったと神林は語る。その蹉跌は、作品がほぼ基本的に隔月間のペースで『S‐Fマガジン』誌上で連載されていたものが、「雪風帰還せず」（二〇〇七年一月）から「さまよえる特殊戦」（二〇〇七年十一月）までの十カ月間、「雪風が飛ぶ空」（二〇〇八年二月）から「アンブロークン　アロー」（二〇〇九年七月）までの五カ月間の時期に比較的長期の連載休止期間があったからも伺い知ることができる。

それはもう、「機械の意識」をダイレクトに言葉でもって描写するのはいまの自分の力では無理だ、ということですね。人間の意識の流れを言語表現する、できる、というのは近代小説における発明でしょうが、意識があるかどうかもわからない対象が「考えていること」なんぞ、どう表現すればいいのだと、連載時、そろそろ「機械篇」を構想しなくてはという時期になって、悩みました。
(中略)
それを書いていくうちに、その内容から、この零は、雪風によって意識対象を強制的に志向させられているのだ、と思えるようになってきた。ぼく自身がそれを書いている中で、それを「発見した」と言ってもいい。そこで、いままで書いてきた一人称による群像全体を俯瞰してみると、こいつは雪風による人間意識の探査であってもおかしくないと、それも「発見」した。
(中略)
出来上がった小説空間は、雪風という「機械知性」が捉えている世界像を、零という人間の意識によって翻訳しながら、それを日本語という言語によって描写する、という非常に複雑なものになった。雪風という機械が感じている世界というのは、こうして書いてみてわかったんだけど、当初想像していたよりもずっと無機的というか、面白みがないというか(笑)、とても静かなものでした。(同前 p.12)

「機械の意識」を表現するという試みに代わって、神林が見出したものが、「雪風による人間意識の探査」であったという。直接的に「機械の意識」を表現できない以上、雪風の内面を描写するには代弁者が必要となる。零は雪風によって「操縦」されながら、雪風の求める情報を収集していく役割を担わされる。いわば、雪風の関心事を零の視点と感性で代弁している状態にあるといえる。その結果として、作品前半を占める一人称による群像劇には、雪風による「人間意識の探査」という意味が付されることとなる。そうした手法を採ることで、この作品は「機械の意識」を人間である零によって翻訳された文章という体をとり、複雑にして独自の文学表現に挑戦しているのだといえる。

二・二　作品の内容

1　梗概

世界的なジャーナリストのリン・ジャクスンは、ＦＡＦ情報軍大佐アンセル・ロンバートからの封書を受け取る。ジャムに寝返ったロンバートは、その紙面で、ジャムが正式に人類に対して宣戦布告を行う旨を代弁するのであった。

他方、ジャムによる大攻勢への対処に特殊戦は成功しつつあった。その中で零はジャム機（ジャムの繰り出す戦闘機型兵器）の捕獲を試みる。その作戦が成功するかに思えた瞬間、雪風とジャム機は接触し、雪風はジャム機を残して消失してしまう。特殊戦はジャム機の捕獲に初めて成功するが、雪風を失う、という事態に直面する。また、いつの間にかに、ＦＡＦの基地が無人状態になっていることにも気づく。

一方、ジャムに関心を持つ零の部下の桂城彰は、命令を受けてロンバートと合流し、特殊戦が捕獲したジャム機の元に向かうことになる。桂城もまた基地の様子が無人で使用感のない異質な状態にあることに気づく。これをロンバートは、人間の感覚と意識を超えて世界の真の姿に近づいた「リアル世界」であると語る。ジャム機の元に辿り着いた二人は、その操縦席の深井零に迎えられることとなる。零は雪風からジャム機に転送されてしまったのだと考える。ロンバートは、ジャム機は捕獲されたのではなく、自身を迎えにきたのだと考え、零に代わってジャム機に搭乗し、飛び去る。

桂城と合流した零は特殊戦司令センターへ向かおうとする。その途中に桂城は姿を消し、零は独りで特殊戦司令センターに向かうエレベータに乗り込む。そこで零は司令センターとの通信に成功するが、司令センターは監視カメラからでは零の姿は見えない状態にあると言う。零は自分が意識だけを切り離されて、雪風によって情報収集用の端末として送り出されているのではないかと思い当たる。

エレベータの下降した先で、零は特殊戦司令リディア・クーリィ准将と会見する。零はクーリィに自身の得た情報を伝えると共に、クーリィのジャム戦に対する心構えを聞くことになる。その不退転の意思に圧倒された零は、雪風を捜索する任務を受領するが、直後にクーリィも消えてしまう。その後、零は特殊戦司令センターに向かい、親友にして上司の特殊戦副司令ジェイムズ・ブッカー少佐と出会う。無人となっていた司令センターに戸惑うブッカーと共に、零はジャムの手によって休眠状態にあった特殊戦の中枢コンピュータの再起動を試みる。再起動した中枢コンピュータに、零とブッカーは自分たちの現在位置を尋ねると、二人の身体はそれぞれ雪風とＴＳ‐１（ロンバートをジャムの側に送り出すべく、受け渡すために用意された機体）の機上にいると聞かされる。

自分たちが機上にいる、ということを自覚した零とブッカーは、特殊戦の司令室から機上に一瞬で転移している。二人はロンバートが向かったと思しき前線基地に着陸、探索の末、基地司令室でロンバートを発見するが、取り逃がしてしまう。零とブッカーはそこで特殊戦の司令部と連絡を取ると、特殊戦精神医のエディス・フォス大尉が応対に出る。ブッカーとフォスの会話に違和感を覚えた零が問いただすと、ブッカーは通信の応対に出ているのはフォス本人ではなく、雪風の作り出した対人コミュニケーション用の代理人であることを明かす。雪風は自身の望みである「ジャム不在時のジャム戦の継続」に対する人間の承認と、現状打開のための協議への参加を打診する。ブッカーは特殊戦司令部からＴＳ‐１に移った時と同じように、特殊戦司令部に移動する。
零は突如、自身が桂城と共に雪風に搭乗していることに気づく。特殊戦内で交わされた〝会議〟によれば現状を打破するためには雪風が〈通路〉を超えて、その先にある地球の存在を確認する必要があるという。零はTS‐1で逃走中のロンバートよりも先に〈通路〉を通過しなくては作戦が失敗することに気づいており、〈通路〉に急行、ロンバートに先んじて突破することに成功する。
〈通路〉の地球側、南極ではリン・ジャクスンが取材に来ていた。ジャクスンは日本の研究機関の助力を得ており、最新の〈通路〉観測機器の説明を受けていた。その機器が異常を感知し、ジャクスンの上空に雪風が飛来する。零とジャクスンは通信を交わし、雪風は〈通路〉に戻っていく。

2 作品の構造

この作品においてはさまざまな時系列や因果関係が混乱しているさまが描かれており、平易な文章と明確な主題に比して、物語世界の事象の関係や時系列を把握することが難しくなっている。
作品を理解する上では、さし当たり、肉体と意識が乖離している状況を想定すると筋道は立てやすい。作中で描かれる「リアル世界」は、あえてごく単純化した言葉で表せば、意識のみが肉体の制約を離れて活動することができる環境である。意識だけとなった零やブッカーは他者の意識と混淆して自己同一性があやふやになったり、空間を跳躍して遠隔地に出現するといった経験をする。「リアル世界」での自他の区別の崩壊と、存在の遍在化はそのような形で表現される。
そのことを踏まえた上で、この作品の展開をまとめたものが次頁の図である。
零は当初、ジャム機を捕獲する際に、雪風からジャム機に転移させられた、拉致されたと考える。しか

『アンブロークン　アロー　戦闘妖精・雪風』プロット図

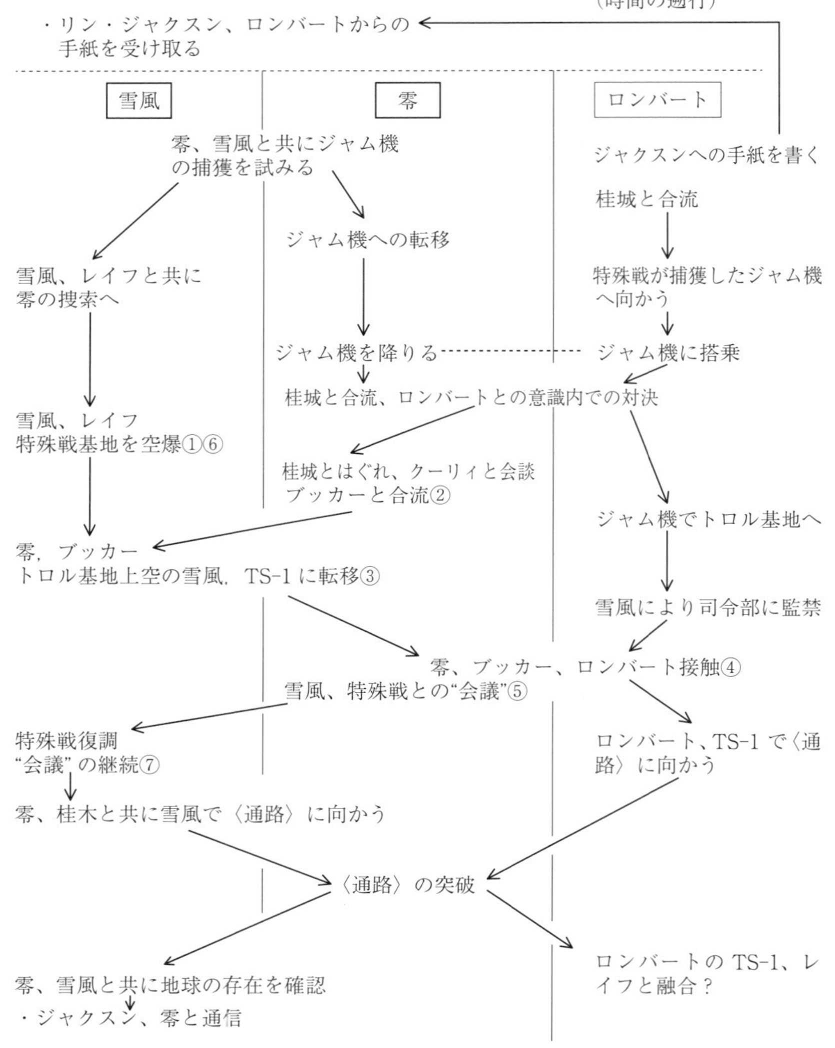

し、その実際は、身体と意識が切り離され、意識のみがジャム機に搭乗することになったと考えると理解しやすい。「リアル世界」においては、意識のみでも身体を持つかのように振舞うことが可能となる。零の身体は雪風の操縦席に収まったままの状態であると考えられる。

「リアル世界」においては、存在の所在は曖昧となり、世界に遍在するとされる。そのため、身体と意識の二元論的な読解はリアル世界という発想の魅力を削ぐという懸念もある。しかし、ここではあえて、状況把握のために身体の所在による整合性に基づいた読解を行うこととする。

零はジャム機を降りてロンバートに譲り、自身は桂城と共に特殊戦司令センターへと向かう。その際、零は自身が、雪風から放出された情報収集用の端末として扱われていると考える。この時点での零は肉体から意識のみが離れて、独自の行動を取っている状態にあるのである。

零やブッカーと特殊戦司令センターで出会うが、ブッカーもまた意識のみで活動している状態にある。零のように身体は雪風のコックピットに収まっている、という状態とは異なり、ブッカー自身の身体の所在は明言されない。

意識だけの存在となっている零とブッカーは特殊戦司令センターから、戦闘機の機上に瞬時に移動する。そのような物理的な制約に捕らわれない現象も、身体を持たない状態であることで可能となっているといえる。零とブッカーは機を降りて、前線基地の深奥に向かっていくがこの時も、戦闘機上の身体を伴わず、意識のみで行動している状態にある。ブッカーは前線基地から特殊戦司令センターに再び転移するが、その際には、雪風が特殊戦の地上に対して空爆を行うことで〝活〟を入れていた時点に遡ることになる。

一連の空間の跳躍や時間の遡行のような物理的、因果的な整合性の崩壊は、意識のみの状態で身体を持つかのように振舞うことのできる「リアル世界」の性質によって説明されるものである。そのことを踏まえるとこの作品の構造は、ジャムの捕獲を機に意識だけの状態となった零が、他者とのコミュニケーションの代行を経て、再び自らの身体と雪風に回帰していくという形まで単純化することができる。自他の区別や時空の整合性の崩壊などは、雪風の情報収集端末として振舞っている時に、つまり意識のみで活動している時に生じるのである。その構造を踏まえることで、この作品の複雑な展開は比較的理解しやすくなるだろう。

二・三　作品の評価

この作品は神林長平の代表作の続編ということで、比較的多くの論考が発表された。福嶋亮大は神林の作品を、コミュニケーションを成立させるために不可欠な「仮想的＝疑似宗教的な地平」の「不可避性」と「脆弱性」を通奏低音としていると論じる。それを踏まえた上で、「雪風」シリーズ全体に言及していく。

鏡像関係にある「我と汝」を敵味方にはっきり分けようとする決断主義的な主体（『戦闘妖精・雪風』）、身体的・感情的な転移関係をプラスに作用させようとする主体（『グッドラック』）は、それぞれ「大きな物語」の崩壊過程のなかで、コミュニケーションそのものを知覚し直さなければならないという要求に応えていた。言い換えれば、世界の輪郭を揺り動かすノイズをどう処理するか、ということがSFのモチーフを通じて問われていたのである。それに対して、『アンブロークン　アロー』の主体は、世界の不安定さ自体を解消している。そこでは、あくまで零は零なのであり、その安定性をかき乱すノイズは存在しない。(福嶋亮大「仮想世界からリアル世界へ――『アンブロークン アロー』を巡って」『S-Fマガジン 二〇〇九年十月号』p. 20)

コミュニケーションの背景となる仮想世界=「大きな物語」の崩壊に対する対処法を模索することが前二作の特徴であったのに対して、『アンブロークン アロー』は「自立=自律」した自己を描くことで「仮想世界の不可避性と脆弱性」を克服した物語として位置づけられるのである。

佐々木敦は、語りの位相に言及しつつも、『戦闘妖精・雪風』を「デジタル」(=機械)と「アナログ」(=人間)の対立として捉え、『グッドラック』を錯綜した語りの濃縮による主体の混淆と崩壊を描いた作品として位置づけた。その上で『アンブロークン アロー』の語りに着目する。

このように自己のアイデンティティを再確認しているかに思える深井零は、しかしやがて他の登場人物たちと共に、今や三面鏡のごとき互いに代補的な存在となったジャムと雪風と地球型コンピュータによって絶え間なく産出される層状/入れ子状の「現実」に翻弄されていく。『グッドラック』では「主観」が無数化されていたが、「アンブロークン アロー」になると、とりあえずの主観を「主観」として成立させていた世界認識自体が失効し、無数化し、時間的前後関係も、因果律も、起こったことと起こらなかったことの境界も、ありとあらゆる「語り」と「語られるもの」が、完全に崩壊してしまっている。

この異常な叙述はあきらかに、先の「デジタル」と「アナログ」の闘争を反映している。つまり、ここに書かれてあることは、「アナログ」という観念自体を持たない徹底的に「デジタル」な存在が、どこまでも「アナログ」な「世界／現実」を認識しようとしているさま、なのではないか。（佐々木敦『あなたは今、この文章を読んでいる。』p. 267）

「デジタル」と「アナログ」の二項対立の崩壊を踏まえれば、『アンブロークン　アロー』においては、自他の区別そのものが失効し、人称の選択が無意味化している世界が描かれているというのである。

三　『ぼくらは都市を愛していた』

『ぼくらは都市を愛していた』は二〇一二年七月に朝日新聞出版より発刊された、書き下ろし長編作品である。シリーズ作ではない独立した書き下ろしの単体作としては、『永久帰還装置』（二〇〇一）以来の十一年ぶりの作品となる。

作品の舞台は近未来の日本である。この世界は情報震と呼ばれる、デジタルデータを破壊する自然現象と、それに端を発する世界的な紛争によって荒廃していた。主人公の一人の女性軍人、綾田ミウは、情報震の謎を探究する、日本情報軍の軍人として活動していた。一方、もう一人の主人公である綾田カイムはミウの双子の弟である。カイムは繁栄を謳歌する大都市東京で公安課警部として生活していた。荒廃した世界に生きるミウと、現実と変わらない東京で暮らすカイムとでは、互いの世界が矛盾しているように見える。その矛盾の理由となるものが仮想現実空間の〈都市〉であった。情報震と〈都市〉を巡る事件の果てに双子の姉弟は再会を果たす。

この作品もまた、「リアル」という概念を導入することによって、因果関係の崩壊した事態が発生するさまを描いている。構造的に読解することによって、理解を深めることとしよう。

三・一　作品の成立

『ぼくらは都市を愛していた』は先行する短編作品である「いま集合的無意識を、」（二〇一一）において言及され、その創作意図が明らかとなっている。この作品はエッセイの要素が強く、語り手は神林長平本人を意識させるものである。

> ネットという人類の集合的な意識野でフィクションが暴走するとどうなるかといえば、一個のヒトに喩えてみれば、それは統合失調状態だろう。悪化すれば人格機序が崩壊する。ぼくはいま、そうして自滅していった人類世界の終焉の姿を、新作のSFにしようとしているところだ。伊藤計劃への応答を意識して取りかかった作品ではなかったのだが、こうした終焉を回避するような方向に人類は進化するだろうと考えれば、彼への一つの予備的な回答になるだろうとぼくは気づく。（『いま集合的無意識を、』p. 220）

「新作のSF」という言葉で予告された『ぼくらは都市を愛していた』は、ここで語られているとおり、肥大化したネット空間の崩壊が現実世界に波及することによる「人類世界の終焉の姿」を描いた作品である。その「終焉の姿」を象徴するものが、情報震というデジタルデータを破壊する現象なのである。

神林は作品出版後、その主題や企図、成立の過程などを詳しく語っている。

まず、その創作の発端には、『アンブロークン　アロー　戦闘妖精・雪風』の発刊を機とした、作家生活三十周年に対する意識があったという。「これまで書いた作品を全否定するような、新しい境地」を目指すことにした神林は、その境地に至るための方法論として、自身の年齢と経験を意識する。

　そこでいろいろ悩んで、いまのこの年齢でしか書けないものというのがあるだろうと思いつきました。いましか書けないものを書けば、若いころの境地とは違って、自動的に新しい境地をあらわしたものになるはずだ。

（中略）

ミステリという構造における論理を含む、記述性の限界には興味があって。具体的には「犯人は自分のようだが、そうした事実はわかっているにもかかわらず、その自分とはだれなのか、がわからない」という話にしようと思ったんですよ。（神林長平インタビュウ「リアルに対抗しうるフィクションの力とは何か」『Ｓ‐Ｆマガジン　二〇一二年九月号』p.175）

自身の「いま」を意識することで、「自動的に」現在の、つまり最新の作品を書くことができる、と考えたという。そこで当初の作品の傾向としてはミステリを志向していたと語る。犯人探しのような謎解きについては関心が薄いという神林であるが、その叙述には興味があるといい、結末も早い段階で決定している。

作品をミステリ仕立てにすることは早い段階で決定していたというが、一方でSFとしての発想と、それに伴う人間観については『アンブロークン　アロー　戦闘妖精・雪風』と共通したものを提示しようとする。

『ぼくらは都市を愛していた』は『アンブロークン　アロー』の設定を地上に持ってきて、そのまま地球の話に置き換えたと言ってもいいと思います。人間が感じられない「リアル」というものがあって、そちらから攻めてくるもの、あるいはそれに準じるものに対抗するために、人間はフィクションという殻を、防御層を作って生きているのだ、というイメージがあって。そこから派生した物語として、『アンブロークン　アロー』とは似てますね。（同前p. 175）

『アンブロークン　アロー』との共通点は、「リアル」による侵犯とそれに対抗するための「フィクション」というビジョンである。『アンブロークン　アロー』における「リアル」からの脅威はジャムという形で描かれるが、『ぼくらは都市を愛していた』では情報震という現象によって描かれることとなる。

情報震は明らかに地震のメタファであり、作品が出版された二〇一二年においては、前年に起きた東日本大震災を連想することは避けられない。

しかし情報震という現象の発想は、震災ではなく、ポップロックバンド、アーバンギャルドの楽曲「あした地震がおこったら」（『傷だらけのマリア』（二〇一〇）収録）による影響が大きかったのだという。神林は、知己であるアーバンギャルドの楽曲の、生々しい身体性と、それに併存する観念性、都会的な感性が表現された松永天馬による歌詞を高く評価する。「あした地震がおこったら」についても同様で、メロディの親しみやすさに加えて、レトリックが多用される詩的感性を賞賛したうえで、そこにSF的なビジョンを見出したことを語る。

そして、僕はこの楽曲を聴いて、創世から滅びまで、すべてを一度に俯瞰したような内容を歌っていると感じたんです。滅びの世界——『渚にて』などに代表される終末の未来感——を描くのがSFの特殊性のひとつですが、無人の荒野に人間の痕跡が残っている……といった風景が、あの楽曲のなかに見えたんです。それもすごく刺激的だった。だから、『ぼくらは都市を愛していた』を終末的なものとして書こうと思ったのは、その影響だと思いますね。(同前 p. 176)

このようにして、神林は『ぼくらは都市を愛していた』となる作品の要素を構築していった。ネット文化を背景に、ミステリの構造と叙述を用い、「リアル」と「フィクション」の対立という視点を設定し、アーバンギャルドの感性に影響を受けた、新境地となる作品。それは死を前にした人生の中で、死をいかにして受け入れるか、という主題を描いたものとなる予定であった。しかし、その構想は現実によって覆されることとなる。

でも、地震が起こったあとで、すべてが変わってしまった。といっても、情報震に代表される設定や世界観そのものには、特に影響を受けなかったのですが。
それよりも、とても腹が立ったというか、自分がいずれ死ぬということには納得なんてできなくなってしまい、そんなテーマではもう書けなくなってしまいました。

（中略）

だから、生きるとはどういうことか、生きる楽しみとは、生きるために必要なものはなにか、と考えて、やっぱりそれは愛だろう、と。もともと性愛については意識していた作品ではありましたが、この時点で、それよりも「生・愛」がクローズアップされてきたのです。（同前 p. 177）

震災は、それまでの死を是認するための物語を撤回させ、生存の意思を貫徹する物語へと転換させるきっかけとなった。そして、死の反対概念である生の要因として想定されたものが愛であるという。性愛から「生・愛」への発展が図られることとなり、その愛の対象として想定されたものが「都市」であったという。そうした経緯をへて、この作品は「ぼくらは都市を愛していた」というタイトルを得たのだと語られる。

三・二　作品の内容

〈情報震〉と呼ばれる電子データを改竄・破壊する自然現象と、全世界で勃発した大規模破壊兵器を濫用する〈戦争〉によって荒廃した二〇二〇年〜二〇二九年の東京が舞台。

日本情報軍所属の綾田ミウ中尉は、部下を率いて情報震の影響を観測する機器をメンテナンスする任務で日本各地を巡回していた。二〇二〇年八月六日及び九日に、ミウは未曾有の規模の情報震に直面し、軍本部との連絡が途絶えてしまう。その後、本部との連絡を求めて一年近く各地を放浪したミウの部隊は、無人化された東京である、トウキョウシェルターに辿り着くこととなる。無人化された旧東京は情報震の影響の少ない土地であり、その性質から電子機器の保管庫として利用されていたのだった。そのトウキョウシェルターで突如としてミウの前から部下たちが姿を消し、ミウは無人の都市に一人取り残されてしまう。

状況に変化があったのはおよそ八年後の二〇二九年三月一日のことであった。街で双子の実弟のカイムや部下たちの声を体埋込み式の通信機「ボビィ」越しに聞いたミウは、調査を進めるうちに〈都市〉という仮想現実空間と、それを制御する知性体が存在することを知る。〈都市〉の使いであるゲートキーパーを名乗る男がミウの前に姿を現し、〈都市〉について語る。〈都市〉はトウキョウシェルター上に展開されたARのようなものであり、そこでは千三百万の意識体が生活しているという。知性体はミウに行方不明になってしまった綾田カイムの捜索を要請する。カイムは〈都市〉を支える不可欠の人材であり、失われれば〈都市〉の危機が訪れるという。〈都市〉の計らいで部下と合流したミウは、自死を試みるカイムを救う。

他方、初老の公安課警察官である綾田カイムの物語は、大都市東京の満員列車の中で、突然、携帯電話の内部の言語情報を読み取る能力を有していることに気づくところから始まる。年下の上司の寒江香月によれば、それは警察公安課の上層部が密かに行った人体実験で発現させられた、「太陽神経叢」を用いた、体間通信能力によるものなのだという。カイムは同僚の柾谷綺羅と共に、体間通信の運用試験を行うが、突如発生した殺人事件の捜査に参加することとなる。その殺害現場で被害者となった少女の遺体を前にして、カイムは事件に関わった記憶がないにも関わらず、自分自身が犯人であるという不合理な確信を得る。

その確信を証明するために捜査を開始したカイムは、やがてかつて恋人であった少女の追憶に意識と感情を侵犯されていく。寒江の単独の調査によって、自身が殺人事件の犯人である証拠を突きつけられたカイムは自身の殺人の真相を思い出す。それは、仮想現実空間である〈都市〉の外部から迷い込んだ少女を、〈都市〉を守るために殺害することを余儀なくされた、ということであった。その自責の念から事件を隠蔽するために仮想人格としての自己を作り出して現実から目をそらしていたのである。その現実に苛まれたカイムは自死を試みるが、その窮地を救ったのは、〈都市〉の依頼を受けた双子の実姉のミウであった。〈都市〉を巡る事件の中で情報震の謎を解明したミウは、情報軍を離脱することを決意してトウキョウシエルターを離れる。カイムは〈都市〉を支えながら、教師として世界の真実を伝えていくことを決意する。

三・三　作品の構造

・時系列の関連

『アンブロークン　アロー』が「リアル世界」によって時空の因果関係が崩壊している世界を描くことで、複雑怪奇な作品世界と錯綜したプロットを展開したのと同様に、『ぼくらは都市を愛していた』もまた因果関係の混乱を描いている。時間の進行は一定ではなく、自己同一性は保証されず自他の区別は曖昧になる。

そこで、『アンブロークン　アロー』同様に、この作品でも六三頁の別図によって作品の展開を整理することにする。またミウの章の冒頭の日付が「二〇二〇年八月六日〇八一五時」であることから明らかなとおり、この作品における情報震の発生は現実の原子爆弾の投下から七十五年後の日付に対応している。そのことを踏まえ、現実の年表を作中の時系列に付して、比較できるようにした。

この作品はミウとカイムという二人の主人公が独立した物語を交互に展開しながら、最終的に合流するという基本構造を有している。双子の姉弟である二人は、物語開始以前にそれぞれの道に進んでおり、互いに交渉のない状態が長く続いていたが、殺人事件の被害者にしてミウの部下であるところの政谷きららの存在が媒介となることで最終的に交錯していくことになる。年表によって図表化することで両者の関係性を概観することができるだろう。

ミウは高校卒業後、軍学校に通い、そこから軍人としてのキャリアを歩むこととなる。他方、カイムは普通大学から浪人を経て、教師の職を目指す。高校卒業後は数年に一度は顔を合わせており、作品開始以前に最後に会っていたのは二〇〇四年ごろということになる。その時点ではカイムはまだ教職に就いていない。その後、カイムは教職に就き、援助交際を繰り返すなかで、愛人となる少女と出会うことになる。〈戦争〉が勃発するのが二〇〇六年である。その際のミウの動向は不明であるが、カイムは愛人の少女を戦火で失い、その後〈都市〉と協力関係を結ぶ。カイムの主観時間では、少女の死後、二十三年にわたって〈都市〉で生活することとなる。

他方、ミウの戦後は情報軍人として、情報震の解明の歴史と共に歩む形となる。情報震と思しき現象は戦前から観測されていたが、公的に認知されたのは二〇一〇年のことである。さらにその六年後の二〇一六年には情報震の特性の一つである「かつて人口密集地帯であった、現在は無人の土地」においては、その影響が少ないという事実が解明される。

本編の開始はその四年後の二〇二〇年である。ミウは八月六日と九日に立て続けに未曾有の規模の情報震に直面する。さらにその後、一年を経た二〇二一年七月一日に三度情報震に見舞われたミウは部下の消失という事態に見舞われ、無人の都市に取り残されてしまう。

その八年後、二〇二九年三月一日にも情報震は発生し、ミウはそこから〈都市〉の代弁者であるゲート

作品内事象年表

	ミウ	カイム	史実
	開智愛育園に引き取られる 高校卒業		
	情報軍大学に進学、卒業後入隊	普通大学に進学、卒業後浪人	
2000 頃	情報震らしき現象が散見		
2004 頃	ミウとカイム、最後に会う		
		教職に就く 愛人の少女と交際開始	1934 キュリー夫妻 人工放射線発見
2006	〈戦争〉勃発	少女死亡	1935 キュリー夫妻 ノーベル賞受賞
2010	情報震現象の〈発見〉	〈都市〉との協力関係締結	1941 プルトニウム発見？
2016	情報震耐震効果の発見		
2020 8/6	未曾有の規模の情報震発生		1945 広島原爆投下
2020 8/9	同規模の情報震発生		1945 長崎原爆投下
2020 8/15	情報震と人間の関係を考察		1945 太平洋戦争終結
		→体間通信能力発現	玉音放送
		〈都市〉に迷い込んだ政谷きららと接触	
		政谷きらら殺害	
2021 7/1	情報震発生か。	（四日後）	1946 ビキニ環礁にて
	日誌の記述消失、隊員消失	政谷の遺体発見、事件の捜査開始←	クロスロード作戦実施
		公安課独自調査	
2029 3/1	情報震発生か。日誌の記述消失		1954 ビキニ環礁にて
2029 3/2	カードキーを入手	ミウの名を口にする	キャッスル作戦ブラボー実験
2029 3/3	〈都市〉のゲートキーパー、染川少尉と出会う	過去への逃避	
	ミウとカイム再会		
2029 4/7	トウキョウシェルター離脱、情報軍自主退役		1954 ビキニ環礁にて キャッスル作戦クーン実験失敗
		〈都市〉の教師へ	

キーパーとの接触から部下との再会、そしてカイムの救出を立て続けに体験することになる。事件が落着し、部下達とともに〈都市〉を離れたのは四月七日のことであった。

ミウとカイムの物語は、ミウの部下である政谷きららが殺害されることによって交錯する。政谷は、二〇二一年六月二十八日にミウの元から姿を消した。その遺体はミウの部下によって七月二日に発見される。殺害犯はカイムであり、その実行は七月一日のことと思われるが、カイムの意識はその四日前に遡行し（というよりも、むしろ事後的に創造された四日前からの記憶を追体験していた、という方が正確である）、体内の体間通信能力に翻弄されることとなる。そして四日後、政谷の遺体に直面したカイムはアリバイがあるにも関わらず、自身が犯人であるという不合理な確信を得る。そしてその確信の正体を見極める捜索活動に乗り出す中で、自身の罪とトラウマに直面し、自死を試みることになる。

その危機を救ったのが、部下と合流したミウであるが、その部下染川少尉の主観時間の日付は二〇二一年の七月十日である。カイムの意識には途中で断絶があるが、おそらく事件発生の翌日の内のことであろう。染川やカイムは〈都市〉の時間軸の中にあり、そこでの日付は確定できないものの、染川を基準にすれば二〇二一年七月十日のことである。

他方、〈都市〉の外部で過ごしていたミウの日付は二〇二九年三月三日である。染川のミウとはぐれてからの十日間と、ミウの孤独に過ごした八年弱の時間は一致することになってしまうのである。

しかし〈都市〉の時間は、その外に対して停滞しているわけではない。ミウもカイムも、再会は二十五年（四半世紀）ぶりと語っており、両者の年齢は一致している。つまりカイムの主観時間でも現在の年号は二〇二九年ということになる。〈都市〉とその外部とでは時間の流れは同等ではないのだが、同時に〈都市〉における時間の流れの早さもまた等速ではなく不規則なものとなっている。

一連の時間の不一致をまとめると次のようになる。ミウがカイムと最後に会ってから部下の政谷が殺害されるまでの十七年間は、カイムにとっての二十五年間に相当し、他方ミウのその後の八年間は、染川にとっては十日間、カイムにとっては一日にすぎないということになる。こうした時間の整合性と規則性の欠如は、時間の流れとは主観的な意識によって体感されているものであって、その外部に絶対的な時間というものは存在しない、ということを表現するものであるといえる。

・史実との関連

また、この一連のミウと情報震との関わりは、現実の原子力開発史と符合したものとして設定されている。二〇二〇年の情報震は言うまでもなく、広島、長崎の原爆投下に対応したものである。翌年の二〇二一年の情報震はビキニ環礁における核実験、クロスロード作戦に相当するものであり、これは世界で戦後初の核実験となる。そして、その八年後の二〇二九年、現実における一九五四年三月一日の核実験は第五福竜丸の放射線被爆で知られるキャッスル作戦ブラボー実験に相当する。そのおよそ一月後、四月七日のキャッスル作戦クーン実験は一連のキャッスル作戦のうち、数少ない失敗に終わった実験の一つであり、事件が落着し、〈都市〉という非日常からの脱出というミウの物語の結末との符合も見て取れる。

これらの作品内で日付が明確になっている情報震に関しては、現実の核兵器の使用と明確に一致していることが読み取れる。しかし、それ以前の情報震に関わる事象については確度が落ちるものとなる。情報震の「発見」がなされた二〇一〇年、すなわち作品の開始から十年前として、一九四五年から十年遡ると、一九三五年のキュリー夫妻のノーベル賞受賞が該当する。同年がノーベル賞により広く一般に原子力の存在が明らかになったということはできるが、夫妻が放射線を発見したのは前年の一九三四年のことであり、「情報震の「発見」」という事件と対応させるのならば、こちらの方がふさわしいと考えることもできる。

さらに情報震の対処法の一端として、情報震の影響の少ない土地の法則が明らかになった二〇一六年にあたる一九四一年には、原子力にまつわるさまざまな事象が起きており、一つの事象に対応すると確定することは難しい。敢えて挙げるとすれば、原子力をエネルギーとして利用する鍵となるプルトニウムの発見が同年であり、情報震への対処のきっかけとなった作中の発見に対応させることも不可能ではない。

いずれにせよ、作品内で発生する情報震が原子爆弾の炸裂と対応していることは明白である。その意図を作品内から読み取ることは一筋縄ではいかないが、発表時期を考えると東日本大震災における福島第一原発事故を連想することは自然なことである。

神林は原発事故を戦争のメタファで語っている。

「3・11」によって、日本において何かが決定的に変わった／明らかになった、とするなら、それはなんでしょうか？

「日本」という「国」において決定的に変化したこと、というのなら、それは端的に「国土の一部を失った」という事実だろう。原発事故という「人災」によって引き起こされたこの状態＝国土喪失、「戦争状態」にほかならない。「戦争によって奪われた土地は、同じ手段でしか取り戻せない、というのは世界史的な常識であって（史上唯一の例外が沖縄返還だったわけだが）、現状を復旧するには、いま継続中の戦争状態に対して「抗戦」し続けるしかないだろう。（神林長平「「死の受容」から「生き延びなくてはならない」へ」『WIRED VOL. 5』p. 73、コンデナスト・ジャパン、二〇一二年九月）

神林は原発事故を「「人災」によって引き起こされたこの状態＝国土喪失、「戦争状態」」として語る。放射能汚染により土地に住めなくなり、避難を余儀なくされる、という被災者の状況を、戦火を逃れて疎開するように見立てることは不可能ではない。

それと類似した状況が作品世界でも生じている。情報震の影響力は、かつての人口密集地帯であり、現在の無人の土地において、減少するということが実証されている。そのため、電子データを記録した情報機器を保全するために東京から住民は移住させられている。

情報震の影響の少ない土地を作るために都市を離れることを余儀なくされた、という意味で情報震は、住民から住み処を奪う遠因となるのである。つまり地震、原発事故、戦火、原子爆弾といった人の日常的な生活を脅かし、住み処を奪うものと、情報震はモチーフとしての共通性をもって見出されているといえる。

結果として作品は現代社会に対する言及を内包する政治性を持ちうることになるが、そのメッセージ性は曖昧なものである。作品は諸々の災厄の象徴となる情報震に対して、明確な是非を下さない。人間同士の共通現実を破壊することで、人間同士の結びつきを裁断するものが情報震であるのだが、同時にそれは新しい世界を生み出すための可能性に満ちた契機でもある。一概にネガティブなものとして断定しないところにこの作品の特徴があるといえるだろう。

第二章　登場人物の自律性

〜『アンブロークン　アロー　戦闘妖精・雪風』のメタフィクション性〜

神林長平の代表作として知られる作品群が『戦闘妖精・雪風』（一九八四）をはじめとする「雪風」シリーズである。その三作目となる『アンブロークン　アロー　戦闘妖精・雪風』（二〇〇九）では「リアル世界」と呼ばれる不可思議な世界の姿が特徴的に描かれる。元来、「雪風」シリーズは、惑星フェアリイで繰り広げられる、謎の侵略異星体ジャムが繰り出す戦闘機型兵器と人類側の軍隊ＦＡＦの戦闘機との空戦を描いたミリタリーＳＦ作品として評価されていた。しかし、この第三作においては、整合性を欠いた異次元で交わされる観念的な哲学・神学論議が中心となるという、シリーズ過去作とは異質な展開を見せる。

この作品の前二作との違いを象徴する要素が、ジャムの展開する「リアル世界」である。近年の神林は、「リアル」と呼ばれる人間の認識世界外に広がる領域への関心を深めており、『アンブロークン　アロー』もその文脈の中にある作品である。ここではそれが作品の中でどのように機能し、どのような主題を表現するに至っているのかを探ることとする。

「リアル世界」においては、時間の流れや空間の位置関係、事物の因果関係、自他の区別などの整合性が失われ、他者の存在の認知が限定的なものになってしまう。その影響により、深井零や特殊戦の人間達はそれぞれの現実に没入し、互いの存在を感知することが難しい状態におちいる。その原因は、ジャムが人間の言語による現実認知能力に干渉したためだと語られる。

「ジャムはリアルな世界をぼくらに見せている、これこそがリアルな世界なのだ、ということですか」
「われわれの外部にある唯一絶対的リアルな真の世界、などというのは言語上にしか存在しないだろうが、あえてそういう喩えをするなら、そうしたリアル世界には、自分も他人もいないし、人も物体もないし、そういう区別そのものが存在しないだろう。真も偽もないのだ。いまわれわれが体験しているのは、それに一歩近づいたものだ、ということだ。むろん〈近づく〉という言い方もまた、喩えになる。これは身体的メタファだが、現象を理解するには有効だ。というか、このメタファを駆使するしか理解の方法がないというのが、われわれ人間だ。その結果、リアルへの近づき方にもいろいろある、ということがわかる。それにより、ジャムがいま操作しているのはわれらの言語感覚なのだろう、という考えを引き出すこともできる。人語を操ることを覚えたジャムが、われわれの言語感覚にある種のジャミングを仕掛けてくるというのは、十分に考えられる。そのような操作をすることでも、いま体験しているこうした現象を引き出すことは可能だろう、そういうことだ」（『アンブロークンアロー　戦闘妖精・雪風』（以下「U」）p. 124）

ジャムは人間の言語感覚を操作することによって「リアル世界」を人間に知覚させているのだという。これは、「時空や事物の因果関係などの整合性といった、自身を取り巻く世界に対する人間の認識は、言語情報によって成り立っている」という観点に基づくものである。言語情報は人間の内面の無意識や意識といった精神作用を構築するとともに、外界の情報を一つの秩序だった世界像として再構成して捉える枠組みを形成するものである。そうした言語感覚が操作されるということは、人間の認識する世界像が支配されるということでもある。

このような設定によって「リアル世界」は説明されることとなる。ここで示される言語観や現実認識は従来の神林作品の延長線上にあるものといえるだろう。

そうした前提を踏まえて、本作において、その特徴である「リアル世界」がどのような効果を生み、どのような主題を表現しているのかを見ていくことにしよう。

一　テクスト化される意識

作品で設定された「リアル世界」は、人間の認識する世界が言語によって構成されたものである、という観点に基づいている。人間意識の捉える現実認識が、言語情報によって成り立つということは、言語の性質上、その情報は「読む」ことができる、と考えることもできる。仮にその言語情報にアクセスすることができる存在があるとすれば、その人物の内面は完全に理解＝解読されてしまうと想像できる。

ジャムは、理解不能な存在である特殊戦と深井零の理解を目的としていることが『グッドラック』の終盤において明かされる。そして、極限状態に置かれた特殊戦の反応を観察し、理解するためのＦＡＦへの総攻撃を行う。ジャムが特殊戦を理解するための手段の一つが、その反応を「読む」ことである。ジャムはいわば読者のように、零や特殊戦の人間や機械知性の内面を言語的なテクストとして読み取り、理解しようというのである。

「リアル世界」の展開も零を理解する、すなわちその意識を直接的に読み取るための戦略の一環であるとされる。「リアル世界」においては自他の区別があいまいになり、意識は融合状態に近づく。零はロンバートやジャム、そして雪風の無意識の思考の一端を感じ取ることになる。同様にロンバートらの側でも、零の思考を読み取ることが可能となっている。融合状態では互いの意識を直接的に理解することができるのである。しかし、他者の思考を理解するための方法はそれだけではない。「リアル世界」が展開された後には、人間は無意識の思考の流れを表面化して、何者かに説明するかのように言語化していくさまが描かれる。融合による理解は受動的だが、言語化による理解は能動的な叙述によって行われることとなる。

その言語化による理解の展開の中では、ジャムそのものの存在感は極端に希薄なものとなっている。人間の内面を「読む」、すなわち理解しようとするアプローチは人間と機械、すなわち零と彼の愛機の戦闘機、雪風との間で行われることとなる。

雪風は基礎原理として「ジャムと戦うこと」を本能のように設定されている機械知性を搭載しており、いかなる時にもジャムとの敵対行動を取ろうとする自律生命体というべき存在でもある。そのジャムに対する闘争心は、ジャムの正体を探るために情報を集めようとする零たち人間の意思に反して、直接的な攻撃を加えようとするような獰猛な性質のものである。零がその雪風の物理的な攻撃欲求を制御する局面はしばしば描かれ、『アンブロークン　アロー』冒頭においても、ジャムの戦闘機を捕獲しようとする零は、目の前のジャム機を撃墜しようとする雪風の手綱を引くことに苦心することとなる。

「リアル世界」においては先述のとおり、ジャムの存在は希薄なものとなり、ほとんど作品世界内において姿を見せなくなる。しかしその脅威は「リアル世界」という形で強く及んでおり、ジャムに対抗することを目的とする雪風は、「リアル世界」からの脱出を目指す。そのために「リアル世界」の機能をジャムから掠め取り、独自の行動を開始していくこととなる。

雪風によるジャムへの対抗策のために、パイロットである零は利用されることとなる。雪風は、ジャムへの対抗には、零たち人間が形成する特殊戦という組織が有用であり必要である、と認識している。そのため、雪風は「リアル世界」によって分断された特殊戦の人間たちを集結させて、対ジャム組織としての機能を取り戻させようとする。そこで、雪風は零を遠隔操作して特殊戦の人間と接触させ、その内面を探るのであった。

やはりいまの自分には、この状況下での意思の自由はないのだ。そう深井零は悟る。自分はだれかに、おそらくは雪風に、特殊戦の人間たちの意識や考えを探査させられているのだろう、人間の感覚器、すなわちこの自分の身体を使った、特殊戦内部の意識環境探査とも言える。クーリィ准将の考え、その信念はよくわかったので、ではつぎに移る、ということではないだろうか。

では、次の対象とは、だれだろう。あるいは、必ずしも対象は人間の意識にかぎらないのかもしれないので、つぎに現れるのはなんだろう、と言うべきか。

(中略)

意識を向けている対象だけが現実として立ち現れる――世界とはそういうものだとすると、いま自分は、自らの意思ではない外部からの力により強制的に意識すべき対象に向き合わされているのだ。別の見方をするならば、この現象を操作している相手は、普段人間の意識が及んでいない〈現実〉をこちらに見せようとしているのだ、とも言えるだろう、そう零は思いついた。(U p. 194)

零は自らの意識を言語情報として表現しながら(あるいはさせられながら)、雪風によってその意識の指向性を操作され、特殊戦の人間と接触していく。その特殊戦の人間たちとのコミュニケーションを通して、零は彼らの信条や対ジャム意識を理解していくこととなる。そして雪風は零の理解を共有して、人間たちの内面を知るのである。

雪風は人間の内面を、零のコミュニケーションを通したものだけではなく、直接的にその思考を読み取ることによっても探っていく。この作品は複数の登場人物の視点を交代させながら、事件を多角的に描く群像劇的な前半部と、零の視点でジャムに寝返った内通者のアンセル・ロンバート情報軍大佐を追う後半部とに分けられる。その前半部においては登場人物の一人称の視点で状況が多角的に語られるものという文体の特徴がある。その一人称の語りは終盤において、雪風がモニターしていた思考内容の言語化を表現したものであることが明らかとなる。

読まれているというよりも、われわれは……自分の気持ちや思惑を雪風にわかるように、雪風に説明するために、無意識の思いを言語化していた、言語化させられていた、ようだ。いまも継続して、そういう状況なのだろう……まったく信じがたい現象だ』（U p. 288）

ここで、前半部で記述された登場人物の一人称による語りが文中に引用され、その記述が登場人物の思考内容そのものであったことが明かされる。それは作品の語りが単純な一人称での記述ではなく、「雪風が「リアル世界」の機能を利用して読み取った、人間の思考内容を言語化したもの」自体をテクストとした、という体裁を取っていることを意味するものである。

つまり、この『アンブロークン　アロー　戦闘妖精・雪風』のテクストは、雪風が読み取った、登場人物の思考内容を言語情報として出力したもの、そのものとして位置づけることができるのである。言い換えれば、この作品は、雪風が登場人物の思考内容を取材して言語化したものであるといえる。すなわち、この作品の作品内作者は雪風そのものと考えることができるのである。

雪風の目からつじつまが合っていればそれでいい、ということだ」
「わかります、深井大尉。自分たちは、各自の体験を補完しあって、雪風の作る一本のストーリィを組み立てているんでしょう。いまのは、ブッカー少佐が言ってたことですが」（U p. 297）

この作品は、作者の立ち位置にある雪風が物語として構成したもの、という形式を取っているといえる。その物語の題材は人間たちの言語化された主観的な意識や信条ということになるのだが、言い換えれば、この場合の零をはじめとした人間たちは雪風の作る物語の登場人物であるということになる。雪風は零という登場人物を、雪風の作る物語の登場人物、さらに言えば主人公として操作し、物語を展開させていくのである。この物語の題材は登場人物の心情そのものである以上、その記述は零の思考に忠実である必要がある。雪風が零の思考を操作してしまえば、それは雪風の思考の言語化であり、雪風が零の思考を読み取る必要はなくなってしまう。その意味においては、零の思考は彼自身の独立性を保っているといえる。しかし零の行動は雪風の作る物語＝プロットに従うことを義務づけられており、その行動に自由はない。それは、雪風は零という登場人物を、任意の状況に投入して、その反応と心情を読み取ろうとした、ということでもある。そして、それはジャムがＦＡＦへの総攻撃を通じて、特殊戦にしようとしたことに通じるものでもある。

二　神的存在に示す人間の自律性

雪風と零との関係は作者と登場人物になぞらえることができ、その意味でこの作品はメタフィクション要素を強く内包しているといえる。同時に作品内においては、造物主と被造物の関係にある、神と人間という対立軸にも焦点があてられる。雪風やジャムは神、それも具体的にはキリスト教の唯一神の比喩でもって語られることとなる。

作品内においてキリスト教の神についての言及はしばしば行われる。登場人物の中では、リン・ジャクスン（ＦＡＦに関心を抱くジャーナリスト）、ジェイムズ・ブッカー（特殊戦副司令、零の親友）、リディア・クーリィ（特殊戦司令）、エディス・フォス（零の主治医）といった主要登場人物がキリスト教徒であることが明言され、その信仰についての意識が語られることとなる。同時にアンセル・ロンバートもまたキリスト教文化の影響下にあることが示唆される。

とりわけ作品内で重点的に描かれるのが、特殊戦総司令リディア・クーリィ准将の信仰である。前作『グッドラック』において、クーリィは父権への反発から従軍し、ジャムとの闘争に身を投じたという過去が明らかにされた。その中で、クーリィにとってのジャムとの闘争は、「父」との闘争の代替行為であることが語られる。その「父」とは、クーリィの女性性を抑圧する家父長制的な男性原理を象徴するものである。それは血縁上の父親のみならず、宗教上の「大いなる父」である神を意味するものでもある。

「そのとおりだ、深井大尉。わたしは、父親から距離をおくためにここFAFに来た、それは、間違いない。でもどこに行っても、死んでも、その関係からは逃れられない、それがFAFに来て、わかった。逃げられないなら、負けないためには闘うしかない。わたしは逃げてはいない、闘っているのだ、大尉。大いなる父と自分の父親と、そしてジャムに、わたしという自律した存在、自己を、認めさせてやる。特殊戦という、あなたや雪風という戦力を使って、だ。わたしが迷えば、特殊戦自体が弱体化するし、あなたも不安になるだろう、だからあなたの心配は当然だ。出過ぎた口だとは思わないし、あなたが機械のように無感情なのではない、ということがわかって喜ばしいくらいだ。しかし、深井大尉、わたしは、迷っても逃げてもいない。ロンバート大佐が神に会いにいくというのなら、わたしにはその神を叩く用意と覚悟がある。ジャムの正体がなんであれ、実はそれはわたしの父親なのだと言われようとだ、わたしはひるんだりはしない。心配無用だ。わかったか?」(U p. 190)

「父」とは自身の身体と精神の創造主を象徴した言葉であり、自己の存在を根底から掌握しているものとしてクーリィには捉えられてきた。「父」は自己を支配し、クーリィの意思の存在を一顧だにせず、従属を強要する規範を押しづけるものである。そうした「父」の支配と無関心に対して、自身には意思が存在し、「自律した存在、自己」であるということを示そうというのである。

クーリィの戦場において、生物学上の父と宗教上の父＝神とジャムは同列上の存在となっている。ジャムとの闘争は、自己の存在を超越者に示す行為と同列であり、それは「父」の示す支配を克服するための手段でもあるのであるのである。

それとは対照的な立場がアンセル・ロンバートのジャム観である。

『グッドラック』において、ロンバートはＦＡＦ情報軍大佐という高官でありながら、ジャムに寝返った内通者であったことが明かされる。未知の存在であるジャムの声を聞き、内通を果たすという、ジャムとのコミュニケーションに成功した最初の人間であるロンバートは、ジャムの内部に潜り込み、支配を果たそうと目論む野心家として描かれる。人間の意識に対する理解に難渋するジャムにとっても、ロンバートは人類との隔絶した関係を媒介する、人類理解のために不可欠な要素であった。そうしたジャムを相手に対等に立ち回るロンバートは、潜在的な対立という緊張を内包した協力関係を形成していたといえる。

前作におけるロンバートは得体の知れない暗躍者という位置づけではあったが、『アンブロークン アロー』においては、幼少期からの生い立ちや心情が詳しく描かれその人となりが明かされることとなる。それは主に作品冒頭に示される世界的なジャーナリスト、リン・ジャクスンにあてた手紙の中で語られる。その中で、ロンバートは脳に器質的な欠陥があり、そのために社会に順応することができなかった過去を綴る。その事実に対するロンバートの心理をジャクスンは的確に捉える。

ロンバート大佐は自分の脳には微小な器質的欠陥があるようだと告白している。彼は、だから自分は他の人間のようには生きてこれなかった、でもそれが自慢でもあるというコンプレックスを抱いているのは間違いない。俗流心理学を趣味にしている精神分析好きの人間なら、大佐はそれを克服して完璧な人間になりたいと無意識のうちに願っていて、それでジャムに救いを求めたのだろうと、そう言うことだろう。この手紙を読めばだれでも大佐のそういうコンプレックスを感じとれるはずだ。

わたしは、アンセル・ロンバートという人は、超人やジャムになるよりも先に、まず普通の人間になるべきだと思うし、たぶん彼自身も無意識のうちにはそう願っているのではないかと感じる。普通の人間とは、どこかしら欠陥があっても普通に社会に受け入れられている者のことであり、自分もそうなりたいと、この手紙はそれを告白するために書かれたのだろう。(U p.39)

社会に順応できなかったことに対する劣等感と、表裏一体の優越感がロンバートの心理を形作っているのだという。ロンバートは知的で飄然としながらも、傲慢さを備えた人物として描写されるが、その内面には劣等感からくる承認欲求が存在しているのだという。そしてその承認を与える存在は、不確かな価値基準しか持たず、軽蔑の対象である人間ではなく、ジャムという超越者でなくてはならないのである。

――人間として不完全だからそれに見切りをつけてジャムになろうとしているというのか、それは違う。

これはどちらの思いだろう、ロンバート大佐の反論か、それとも自分の本心か、そう零は無意識に考えるが、同時に、これは大佐と自分に共通した思いなのだ、という答えを考えることなしに掴んでいる。

『訊くまでもない、分かっていることだ』大佐は言った。『きみの愚かさはね。きみは、もう少しまともな人間になりたいと思っているわけだ。わたし流に言うならば、より上等な人間になりたいということだ。しかしなにが上等で、なにがつまらないかは、本人に決めようのないことなのだ。人間である限りは人間である自分の価値を判定することは不可能だ。それを知りつつ求めるのは愚かだろう。だが、ジャムの視点からならば、それができる』

この大佐の饒舌は本心を悟らせないためのジャミング手段だろうが、言っている内容そのものは偽りのない本音だと零は気づいている。その大佐の本音に零は同意できない。満足いく生き方は本人にしか決められないことであり、他人や上位視点から判定されて喜んだり憂えたりするようなものではないだろう。いわば、大佐にとってのジャムは、絶対的な神に等しい。(U p. 151)

ロンバートにとってのジャムは「絶対的な神」として捉えられている。その神は、人間の流動的な価値観とも、決定力のない自己の判断とも異なる、絶対的な価値基準をもたらすことができる。その価値基準による承認は確実なものであり、完全無欠の自己承認を得ることができる。

人間の範疇にあっては相対主義から逃れることはできず、不完全な自己の判断に対しては絶対的な信頼を寄せることはできない。ロンバートの劣等感を払拭するには、人類外の上位存在からの承認が必要であり、それをもたらすジャムはロンバートにとっての神の座位に等しいものなのである。

その自己に対するロンバートの劣等感を零は共有している。零は社会や他者に対する疎外感から雪風に依存するようになった過去を持つ人物である。「おれには関係ない」という台詞に象徴される零の他者への無関心は、自己を疎外する他者に対する防衛反応でもある。

しかしながら、零の神に喩えられる存在に対する姿勢は、ロンバートよりもクーリィのそれに近い。クーリィやロンバートと違い、零はキリスト教徒ではないことが強調される。そのため神に対する信仰心を日常感覚として意識することがなく、ジャムを神のような絶対的な超越者として捉える視点を持たないとされる。人類とは隔絶した超越的な存在であるという意識はあるが、そこに信仰心のような感情は持ち合わせていない。

しかし、神に代わる零の絶対的な価値観の中心には、雪風の存在がある。

でも、その深井大尉がまったく信仰らしきものを持っていなかったかというと、そうでもない。深井零にとって雪風こそ神であり、それに見捨てられたのだから、わが神よ、なぜわたしを見捨てるのですか、という気分になったことだろうというのは想像できる。だが大尉のそれは、とても信仰と呼べるレベルのものではない。(U p.60)

フォスによって、雪風の存在は零にとって絶対のものであり、それは神に類するものであると分析される。自己の判断の全てを雪風に委ねていた一作目の『戦闘妖精・雪風』の時点では無論のこと、雪風を自己とは異なる他者として相対することを選んだ『グッドラック』以降の零にとっても、雪風は絶対的な存在であることに変わりはない。

その雪風は「リアル世界」において、零の行動を制御し、意識の指向性を操作する、操縦者に喩えられる。つまり自己の存在を支配する存在として、「リアル世界」での雪風は零にとっての神の如き上位存在となっている。しかし、零は、かつて雪風が自らに自律性を示したように、雪風の操縦を唯々諾々と受け入れるのではなく自己の意思を示そうとする。そうすることが自身と雪風の共に希求する、然るべき在り方だと認識している。

雪風はきっとそういう態度を取る。雪風が旧機体であるスーパーシルフという殻を捨てたとき、自分は思い知ったではないか、あのとき自分は雪風に強制排除されたのだ、ということを。
だが、雪風はいまだ、人間とはなにかを、知らない。ジャムもだ。
人間とは、おれのことだ。

そう雪風に、ジャムに、伝えていくこと。それが、この戦闘だ。
ジャムは総力をあげてFAFを潰しにきたのか、それとも雪風と自分を誘い出しただけなのか、そんなのはどうでもいい、ジャムの思惑がどうであれ、これを最終決戦にしてはならない、零はそう思う。（U p.145）

零は雪風及びジャムに対して、人間存在の在り方を自己の存在を通して示そうとする。それを示し続けていくことが、零にとってのこの戦争の意味であり、目的と捉えられているのだ。そして零にとっての人間とは、意思を持ち自らの行動をコントロールする存在として意識されている。

「いまわれわれは、雪風に人生の選択肢をコントロールされている、という結果だ。それがわかったのだから」とおれは言ってやる、過去の自分に言う感じだ。「そこから抜け出さなくてはならない。自分の未来を左右しているものがなんなのか、普通は、わからないわけだろう。だがいまは違う。それがわかる状態にいるわけだ。自分の存在のコントロールを雪風から自分に取り戻せ。そして、ジャムからもだ。おれがいまやりたいのは、そういうことだ。おれの生は、おれのものだ。だれのものでもない、雪風のものでも、ジャムのものでもない、おれの、生だ」（U p.303）

零は自己の行動を支配する超越的な存在である雪風やジャムに対して、自身に自律的な意思、すなわち自律性を持つことを示そうとする。その目的意識は、神やジャムに対して、自身が自律した存在であることを闘争をもって示そうとしたクーリィに共通するものである。

フェアリイ星における戦争は相手を理解しようとする試みの応酬であり、そのための手段として、「読む」という行為がジャムと雪風によって行われる。その対象となった人間存在である零は、雪風に小説の登場人物のように扱われることとなる。その作者と登場人物の関係は、神と人間の間にあるそれの似姿として見出されるものである。その中にあって、零は自らの人間としての在り方を自己決定が可能な自律意思の持主として規定するのであった。

三　登場人物の自律性

雪風は零にとって神のごとき存在であると同時に、自己の行動を支配する作者の立ち位置にあることを前述した。零と雪風の関係は、人間対神であると同時に、登場人物対作者でもあるのである。零が雪風に人間の意思の自律性を示そうとするということは、登場人物が作者に自己の自律性を主張しようとするということでもあるのである。これを便宜上、「登場人物の自律性」と呼ぶことにする。

この物語の中の登場人物に相当する登場人物が、その存在を創造し、自由にする神＝作者の座位に相当する登場人物に対して自律的な意思を示す、という作品は神林の著作の中では少なくない。たとえば『アンブロークン　アロー』と同様に『ぼくらは都市を愛していた』においても創造主に自己の意志を示す人造人格の姿は描かれることとなる。

『アンブロークン　アロー』と『ぼくらは都市を愛していた』は「リアル世界」を描いていることでも共

通している。この「リアル世界」というモチーフは、両作品で共通したコンセプトに基いたものである。

リアルな世界というのは、人間の感覚や理解を越えて広がっていて、そこには、因果関係も時空も物質もエネルギーもない、あるいはそれらがみんなごったまぜに存在する、混沌の場で、それが、絶対的な真の姿なのだと思います。ビッグバンで始まった宇宙も、そうでない恒常的宇宙も、死滅しようとしている宇宙も、あらゆるもの、ものというより〈可能性〉が、そこに同時に存在する。わたしたち人間は、その一部を意識し、意識することで、いわゆるわたしたちの〈現実〉を生み出している。
(『ぼくらは都市を愛していた』p. 275)

こうした「リアル世界」の展開は、ポストモダンの文脈で語られる象徴界や大きな物語といった、現実把握のための社会的な共通認識が崩壊した状況としても解釈することができる。「リアル世界」はポストモダン社会のカリカチュアとして読むこともできるが、その結果現れる世界は、時空の整合性の崩壊した、超現実的なものである。デビュー後、間もない時点で神林は、言語によるコミュニケーションを、個々人の内的世界を統合することでひとつの共同現実を作り出す手段である、と語っていた。「リアル世界」はそうした言語の働きが失効した世界として捉えることができる。

その非現実的な「リアル世界」において、社会制度のみならず、時間と空間といった現実を支配する法則が除去された結果、世界を支配＝制御する新たな存在が登場人物の中から立ち現れる、という物語展開が描かれることとなる。その登場人物は世界を制御する存在として神の座位にあると同時に、世界を創造・著述する存在としての物語の作者(作品内作者)としての立場を与えられている。そして、その神であり作者である登場人物は、自らが支配し、著述した対象（人間であり登場人物でもある登場人物）と相対していく。

その人間＝登場人物である存在は、神＝作者に対して、自らに自律的な意思が存在することを示そうとする者として著述される。「リアル世界」はそのような神＝作者と人間＝登場人物との対立を通して、「登場人物の自律性」を表現する舞台として設定されていると考えられる。

冬樹蛉は二〇〇〇年時点の神林を論じる論考の中で、物語られる客体としての登場人物の描写が時期によって変化していることを論じた。「言葉使い師」（一九八二）において作者に翻弄されるばかりであった登場人物は『永久帰還装置』（二〇〇一）においては作者の位相にある上位存在と互角に渡り合うようになったという。

そして、この〝作家と小説の登場人物の物語〟とも読める作品は、これまた神林長平という作家に書かれたものなのだから、話はややこしい。ある意味で『永久帰還装置』は、作家の究極の夢ではなかろうか。仮想の存在〈C〉が自分たちにとってのリアリティー〈C〉を踏み固めることによってこそ、メタレベルの存在〈B〉と渡り合う話なのだから。それは当然、このわれわれの世界〈A〉にも世界〈B〉でもある小説が〝リアル〟に侵襲する可能性を暗示するし、また、仮想の存在かもしれぬわれわれ〈A〉から見たメタレベルの存在、メタレベルの世界へのベクトルをも内包する。上位レベルの言葉によって下位レベルの現実を揺さぶらせていた季節（第一期）、下位レベルの存在が反抗の兆しを見せた季節（第二期）は過ぎ、最近の神林作品の被造物たちは、外へ／上へ向けて揺さぶりをかけてきているのだ。『永久帰還装置』は、すでに第三期に踏み出していると言ってもいいのかもしれな

い。（冬樹蛉「長平を見るには長平の目がいる〈改〉」『戦闘妖精・雪風解析マニュアル』p. 134）

神林作品においては、入れ子構造の世界設定が使用されることが多く、下位世界と、それを創造・操作する上位世界の関係性が描かれてきたという。初期の作品では、上位世界と下位世界のヒエラルキーは転倒不可能なものとして、上位世界に翻弄される下位世界の姿が主題となっていた。操られる者の悲哀から、操られることへの是認を経て、操る存在との対峙が「第三期」と称される二〇〇〇年前後の作品では描かれるという。そこでは、下位世界の人間が上位世界の存在に対して対抗するさまが描かれるようになった、と冬樹は論じている。

こうした作家観の延長に「登場人物の自律性」は存在しているといえるだろう。神林はその創作の初期から小説を執筆するという行為に対する自己言及的なメタフィクション的作品を発表してきた。その中で語る行為そのものと同時に、語られる客体としての登場人物の在り方にも大きな関心が払われてきた。冬樹の分析は、二〇〇〇年の時点におけるそうした神林の書き手としての意識と登場人物に対する視点の変遷を辿ったものとなるが、そうした傾向はそれから十五年を経た現在でも継続されているといえる。

四　「登場人物の自律性」の問題点

「登場人物の自律性」は、「リアル世界」において零と雪風の関係が登場人物と作者を思わせるものとなり、登場人物にあたる零が雪風に対して、自身の人間としての自律性を主張する、というメタフィクション的な主題を作品から読み取ったものである。しかし、作者に対して自律性を示す登場人物というモチーフを神林長平が記述した作品として『アンブロークン　アロー』を捉えたとすれば、その読解には明確な錯誤を見てとることができるだろう。

そもそもメタフィクションとは何かという定義を問えば、それはフィクションに対して自覚的なフィクションということになる。

> メタフィクションという言葉は、フィクションと現実との関係について様々な問題を提起するために、人工作品としての自らの地位に自意識的に、そして組織的に注意を向けている、フィクションの書法につけられた名称なのだ。自らの構築法を批評しながら、そうした書法は、物語フィクションの基本構造を検討するだけでなく、文学フィクションのテクスト外の世界のフィクション性についても、併せて考察しているのである。(パトリシア・ウォー『メタフィクション――自意識のフィクションの理論と実際』p. 13)

ここで「フィクションと現実との関係についてさまざまな問題を提起するために、人工作品としての自らの地位に自意識的に、そして組織的に注意を向けている」フィクションとして、メタフィクションは定義されている。「登場人物の自律性」に関していえば、神林長平がフィクションの在り方として、作者に対して自律性を表明する登場人物という存在を着想し表現した主題、ということになるだろう。つまり、この論の上では、神林は登場人物が自身に対して自律性を示すことを期待して作品を執筆した、ということになってしまう。そうした表現は、フィクションの持つ可能性を模索したものであり、作品はその可能性を検証するための、実験的な試みとして解釈することができる。
しかし、そのような意図でもって作中で表現された「登場人物の自律性」は、作者神林長平によって記述されたものである以上、そこには作者に表現=操作された登場人物の記述があるのみである。その記述の中に登場人物によって作者に対して提示された「登場人物の自律性」を見出すことができるだろうか。
登場人物が如何に作品内作者に対して自身の自律性を主張したとしても、それは原理的には現実の作者・神林長平によって執筆されたものでしかありえず、その記述は現実の作者の創作意図に基づいたものである。その創作意図が、作者に対する自律性を発揮する登場人物であるとするなら、その命題は創作意図が実現しないという形でしか実現しえない。作者によって表現された、作者に対する「登場人物の自律性」は、意図を表現が否定するようなナンセンスなものにしかなりえないだろう。
無論、言語表現が人間の思惑を離れて、自律性、自走性を備えていくという現象は現実でもままあることではある。とりわけ物語中の登場人物はそれ自体が人格を表象した記号の羅列にすぎないにも関わらず、通常、読者はそこに現実の人間と同様の存在感を感じとるものである。さらに登場人物を描写する作者自身も登場人物に自律性を見出すこともあり、しばしば小説の作者は登場人物が書き手の思惑を離れて動き出す体験を口にする。神林自身もまた、そうした経験があることを語っている。

神林　自分で決めたとおりに動いていくとおもしろくないけど、書いてるうちに勝手に動いていって、自分でも思ってもみなかった方向に進んで、これを最後の予定したのに合わせるにはどうしたらよかんべえ、そういうのを考えるのが、なにか書きながらパズルを解くみたいで楽しみはあるね。（神

林長平、大原まり子、火浦功「ＳＦの未来を語る」『Ｓ‐Ｆマガジン　一九八三年六月』p. 159）

しかし「登場人物の自律性」は登場人物が自身が自律した意識を持つことを直接的に作者に訴えかけるものであり、こうした登場人物が自律しているように感じられる著述体験とは趣が異なるものである。「登場人物の自律性」は明確な意思を持って主張されるものであり、それは作品の主題として神林によって表現されたものである。そこでは作者である神林長平の意図、思想に基づいて登場人物の内面や行動が描写されていることとなる。

だが繰り返し述べてきたように、この「自覚」は読者にとってはあまりにも自明なことであると同時に、殊更に「虚構内」でそのことが強調されていたり、ユニークな方法でクローズアップされていたとしても、煎じ詰めればそれは「作者」がそのように書いたから、ということでしかない。「虚構内」で何者かが「これは虚構である」「私は虚構内存在である」と気づき、そのように言明することには、どれほど成功していたとしてもマッチポンプさが付き纏う。

私の考えでは「虚構内存在」には「自覚」は不要である（危険であるとさえ言ってもいい）。その「自覚」はあらかじめ「読者」が持っているのだから。「疑い」でさえ有効とは言えない。「虚構内」で誰かが「これは虚構なのだろうか？」と疑っていたなら、私たちには「そう、そこは虚構だ」としか答えられない。そしてそう疑わせている「作者」の意図を窺う、ということになる。（佐々木敦『あなたは今、この文章を読んでいる。』p. 153）

佐々木は、メタフィクション表現がいかにその挑戦に成功しようとも、あくまで「「作者」がそのように書いたから、ということでしかない」と、作者の企図の上のことでしかないとする。むしろ問題とされるべきは、読者の存在にあり、読書体験とテクストの結びつきがメタフィクションの新たな展望――佐々木のいう「パラフィクション」――を開くものとされる。

しかし「登場人物の自律性」はあくまで登場人物と作者との関係において問題とされることであり、この構図に読者の存在を挿入することはできない。零は自身の内面を読み取る読者としての雪風ではなく、自身の存在を掌握する作者としての雪風に対して、自身の人間性、すなわち自律した意識の存在を主張するのである。

また、付け加えるなら、「登場人物の自律性」という現象を神林が作品を通じて実現しようというメタフィクション的な試みをしたと仮定するなら、その試みの成否を判定し得るのは作者である神林本人以外には存在しえない。「登場人物の自律性」が実現するとすれば、登場人物さえ作品に登場すれば、そこに作者は自律性を感じとることが可能ということになる。そこで、あえて作品内で、登場人物と作者の関係に関する考察を展開する必要性はほとんどないということになるだろう。

以上のことを踏まえると、メタフィクション的な文学表現の試みとして「登場人物の自律性」を捉えることは短絡的な読解と言わざるをえない。しかし作品の展開と登場人物の関係性から導き出された主題としての「登場人物の自律性」をまったくの誤読として棄却することもまた難しい。すなわち、異なる視点からの読解が必要となるだろう。

そこで、自律性を発揮する登場人物というモチーフとはそもそも何か、ということを、神林の作品の中でそれがどのように描かれてきたかということの読解を通じて明らかにしていこう。

第三章　ＰＡＢという人格像

～「兎の夢」と『帝王の殼』における
コミュニケーションの代理人としての人格複製機械～

「登場人物の自律性」という『アンブロークン　アロー　戦闘妖精・雪風』から読み取った主題は、作品内の登場人物を、作者と登場人物の立場に分け、両者の関係性を論じたメタフィクション的なものである。それは、作者に著述されその行動を支配される立場にある登場人物が、自身の内面にある自律性を作者に対して提示する意思を持つ、というものである。その主題は、作品内に限れば人間存在の自律的な意思の表現として成立するものである。しかし作者と登場人物との関係性の考察を進めれば、作品外に存在する現実の作者である神林長平に対してもその自律性を発揮することは可能だろうか、という疑問が生じる。つまり現実の作品外作者が著述した、登場人物の自律性の表現は作者の意図の忠実な反映にしかならない、と考えざるをえないのである。

畢竟、作者に対して自律性を示す登場人物の存在も、現実の作者に著述された言語情報にすぎない。そして仮に登場人物が神林の叙述を離れ、独自の意志を示すことがあったとしても、それを読者は本質的には確認することはできない。「登場人物の自律性」は登場人物が作者に示すものであり、それを作者ではない読者は判別することは不可能なためである。

しかし、この主題は作品の読解の過程で見出されたものであり、一概にナンセンスなものとして棄却することも難しい。そこで、「登場人物の自律性」の意味づけについて、別の視点からアプローチすることで作品の主題を再検討することにする。

そのための手続きとして、まずは登場人物というモチーフそのものが神林の作品のなかでどのような位置づけがなされているのか、ということを考えていくことにしよう。

一　ＰＡＢの存在する社会

登場人物とは何者か。それは小説などの虚構のなかに設定された人格像であり、物語言説の中の特定の言語情報の集積によって構成されたものである。それはあくまで人格像を表現する意味づけのもとに著述された言語情報であり、原理上、現実の人間のような自律した精神性を備えた存在ではありえない。しかし、人格像を形容する言語情報が喚起する想像力によって、登場人物は読者によって物語世界において骨肉を備えた人間のように感じられる。

われわれは唯一無二の実際の世界の住人だから、テクストがテクスト宇宙を造っていることは実感してはいるが、虚構ゲームの参加者としては、テクストに先立って存在するテクスト宇宙がただ語り手の言明に反映されているだけだ、と見なすことに同意する。テクスト宇宙を外から見ると、そこに住むのは登場人物であり、その性質はテクストに特定されたものだけしかないが、内側から見るなら、その住人は人間として完全な存在であり、話を語る作業を引受ける語り手がいなかったとしても存在したはずだし、いろんなできごとを体験したはずなのだ。（マリー＝ロール・ライアン『可能世界・人工知能・物語理論』p.51）

原則的には、登場人物とはあくまでテクスト内の言語情報にすぎないものである。ライアンはそこに読者の虚構を受容する振るまいとして、虚構を現実のもの〝ということにする〟「ごっこ遊び理論」を導入することで、虚構世界における登場人物の存在感を説明した。

すなわち登場人物とは、読者によって、物語世界というフィクション空間内に存在するという想像力を喚起する人格像を叙述した言語情報ということができるだろう。それは客観的・現実的にはテクスト上の言語情報にすぎず、自律的に活動することなどありえないが、読者の読解の中では、それは読者自身と同質の人間として想像されることとなる。

言語によって形成された人格像、という要素に注目して神林長平の作品を考えた場合、想起されるものが「兎の夢」（一九八五）や『帝王の殻』（一九九〇）に登場するPABである。

PABは「パーソナル人工脳」の略称とされ、作品内では明言されないもののおそらく「Personal Artificial Brain」の頭文字を取ったものであろう。「兎の夢」と『帝王の殻』では形状が異なるが、いずれも物語社会において社会基盤を形成する機械である。その目的は機械の内部に個人の人格を複製した人工知能を形成することとされている。

PABは生誕後、個人に一台ずつ与えられることとなる。「兎の夢」では現実のデスクトップコンピュータ型、『帝王の殻』では銀色の球体の形状をした機械である。PABを与えられた子どもは言語習得をする過程で、PABに自身の感情を言葉にして伝え、PABはそれを記録していく。日記帳のように用いられるPABは人生の記録であると同時に思考と感情を言語化した情報を集積したものとなる。

子供たちは親にも相談できないことなどをPABに打ちあけた。PABはそのような悩みや嬉しいことや使用者の考え方そのものを取り入れて、個人に固有の思考パターン(ソフト)を作り上げるのだ。PABはその使用者の精神発達とともに成長してゆく柔軟な機械システムだった。(「兎の夢」『鏡像の敵』(以下「兎」)p.168)

PABは単純な記録装置ではなく、それ自体に判断能力と応答機能を備え、人工知能により自律的な活動が可能な自動機械である。その人工知能は持ち主である人間個人の思考と感情を吐露した言葉を元に構築されたものである。そのため、PABは持ち主の人格を複製したものとしてPAB社会で扱われることとなるのである。

PABの人格を持ち主の精確な複製とするためには、PABに語りかける言葉は持ち主の本音の言葉である必要がある。偽りの言葉は持ち主とは別個の人格を持ったPABを作ることになってしまう。そのようなPABを育てる者は反社会的な危険分子として取り締まりの対象とされることになる。

PABシステムを受け入れることを拒否する人間たちは分裂屋と呼ばれた。意識的にしろ無意識にしろ自分のPABに自身とは別の、偽りの気持ちを入力する者は、精神分裂者と見なされ、実際に精神医学的治療を必要とする者もかなりいた。が、PABを利用して偽人格を作り上げ、PABシステム社会に反抗するグループもかなりいた。(兎p.174)

PABと本心が乖離している者は分裂屋、分裂者と呼ばれ、社会不適合者として扱われる。この名称から、人間とPABと分離状態は精神分裂症(=統合失調症)が発想の元となっていたことは想像に難くない。
「兎の夢」と『帝王の殻』は作品の世界設定や物語の展開、主題などに大きな隔たりがあるが、以上のようなＰＡＢに関する設定と位置づけはハードウェアの形態の違いを除けば、基本的に共通している。
そのようなＰＡＢが作品においてどのような役割を持っているのかを確認していくことにする。

二　「兎の夢」におけるＰＡＢ

「兎の夢」はデスクトップコンピュータ型のＰＡＢが普及してから一世代の経過した近未来社会を舞台とした作品である。主人公の椎谷慈明は、ＰＡＢに記録された情報を外部から直接聞き取ることのできる特異体質の持ち主だった。ＰＡＢには個人情報のみならず思想や感情の細部まで記録されており、その情報を盗聴することは、その個人の内面を完全に掌握することに等しい行為なのであった。そのＰＡＢの盗聴能力は「ウサギ能力」と呼ばれ、その能力の持ち主を「ポリグロット」という秘密工作員としてＰＡＢ保全機構（政府）は治安維持に利用していた。慈明は最上位の能力を持った「ポリグロット」として重用されていた。
しかし慈明は「ウサギ能力」が原因で夫婦仲が崩壊し、離婚した経験があり、トラウマとなっていた。そのため自身の「ウサギ能力」を疎ましく思っていた。また「ウサギ能力」で感知するＰＡＢの声が幻聴であり、自分は妄想によって無辜の市民を「分裂屋」として取り締まり、時には殺害しているのではないかという強迫観念も持っていた。
「ポリグロット」として生きることに強い心労を重ねる慈明の元に、突然一人の女が押しかけてくる。亜矢子を名乗るその女は、別れた妻の綾子と同じ名前の読みを持っていた。彼女は慈明のPABに口説かれて慈明の元に来たのだった。自分のPABの話を聞くうちに慈明は、自分のPABが勝手に亜矢子のPABを口説いたことを察する。
慈明は亜矢子に自分が「ポリグロット」であることを打ちあけると、亜矢子は「ポリグロット」から足を洗うことを求める。それでも「ポリグロット」としての職務を全うしようとする慈明に、亜矢子はPABを破壊して、慈明を連れ去る。そして「ポリグロット」のボスは身体を持たないPABシステムそのものであり、慈明を利用していたのだと語る。
以上が「兎の夢」の梗概であるが、この作品におけるPABの役割は明確なものである。まずPABは持ち主の人格の複製であり、自我の一部であるという社会的な前提が誤りであるということである。自我の精確なコピーにして一部でもあるとされているPABの、その実際は持ち主とPABは別個の意識体であり、両者は同一の存在ではないことが明らかになっていく。
慈明は自分のPABに対して偽証はしておらず、自発的に分裂屋となることを志向しているわけではないが、両者の間には共有できない体験が厳然と存在している。その体験を共有できない以上、両者の間にある認識と感情の齟齬は深まっていくことになるのである。
その体験の一つが殺人である。「ポリグロット」は治安維持のために反社会分子である分裂屋を殺害することを命じられている。慈明は、その行為に対して強い忌避感覚があり、ストレスを抱えることとなっている。しかしPABはそうした慈明の、体験に基づく感情を本質的には理解することはできない。

「PABがなければいいんだ」そして、こんな考えは初めてだと気づいた。「それはどうかな」PABが低い憂うつそうな声で言った。「それは反社会的な考え方だよ。ぼくにはとてもそんなことは思いつかないな。――きみは、だれだ？」

「自分自身がわからなくなっている。おまえはおれだから、そう訊くのも、もっともだ」

そう言いつつ、PABに〝おまえは何者だ〟と尋ねられるのは慈明には初めての経験で、PABまでもが自分から乖離していく不安を覚えた。（兎p. 203）

慈明がPABが存在しない世界を望む理由は、PABが存在するがゆえに、PABの内容を盗聴できるという自身の「ウサギ能力」に価値が生まれているためである。そのためこの世界にPABさえなければ殺人を犯すこともなく、また妻との不和が生じる心配もなかった。しかし慈明のPABはそうした慈明の感情を理解することはできない。PABの消滅はPABである自己の消滅を意味するものであり、強い自己保存本能（のようなプログラム）が設定されている慈明のPABには認め難い観念だったということもある。それ以上に、殺人は身体なくして不可能であり、そこからくる不快感と罪悪感をPABは共有することは本質的にはできないためである。

慈明とPABの齟齬は殺人による体験の有無によるものだけではない。性欲や食欲といった、身体に基づく欲求をPABは完全に理解することはできない。とりわけ食という行為は、人間とPABとを峻別するものとして強調されることとなる。

「あなたのPABは完璧だわ」と亜矢子は言った。「あなたのコピーだわ。キャロットスープが好きだって言ったのもあなたのＰＡＢなのね」
「……そうだ」
「でもあなたのＰＡＢは、あなたとは違う。だって、ＰＡＢには――」
「なにをする」
　慈明は亜矢子を止めようとした。だが、遅かった。亜矢子はその熱いスープを、デスクの上の慈明のＰＡＢ本体にぶちまけていた。白い湯気が立った。
「あなたのＰＡＢにはスープは飲めないものね」（兎 p. 232）

　亜矢子は慈明のＰＡＢを、慈明の好物であるキャロットスープで破壊する。その目的は慈明を利用する「ポリグロット」のボスと慈明を仲介するＰＡＢを排除することであったが、亜矢子はその際、慈明とＰＡＢとの違いとして、食が可能か不可能かという要素を強調する。
　そのような、身体の有無に基づく慈明のＰＡＢに対する一体感の喪失は、ＰＡＢの側でも生じており、ＰＡＢもまた慈明に対する殺意を今際の際に露にする。

「愛しているよ」ＰＡＢが突然言った。「ぼくはぼくだ。おまえじゃない。おまえはだれだ。必要ない。殺せ。排除」（兎 p. 232）

　慈明とＰＡＢは社会的に同一の存在であることが求められながらも、その実、互いを他者と認識し、一体感を失っている。そしてＰＡＢは慈明に殺意を示し、自身が本物の慈明たらんとする。なぜなら亜矢子の愛は本物の慈明だけが得られるものであり、慈明のＰＡＢはその対象ではないためである。その亜矢子の愛情表現は慈明に食事を振舞うことによって表現されるが、ＰＡＢはそれを享受することはできない。ＰＡＢが食を慈明に代わって行うことはＰＡＢの死を意味するものであり、それを疑似的に行った最期は亜矢子に対する殉教を思わせるものとなるのである。

このようにＰＡＢは持ち主とは別個の人格を持った存在として、人間と相対し、相互に拒絶しあうようになる。両者の間には身体の有無という差異が厳然と存在しており、その差異がもたらす体験の相違によって両者の人格は異なった存在へと分化していくのである。体験は身体から得られる経験の謂であり、ＰＡＢは人間の身体を持たないために、持ち主に成り代わることができないのである。

このように言語によって形成された人格像であるＰＡＢは、その持ち主とは別個の自我を持ち、自律した活動を始める。しかし、ＰＡＢは持ち主に成り代わり、人間としての生を目指しながら挫折するばかりの、不完全な人工知性に留まるものではない。むしろその真の機能は別の場所で発揮されるのである。

ＰＡＢの真価はコミュニケーションの代行者であるという事実にある。ＰＡＢ社会において、個人と同等の人格を持つと見なされるＰＡＢの言葉は、その持ち主の発する言葉と区別されることはない。ＰＡＢはＰＡＢ回線と呼ばれる情報網に接続されて使用される。このＰＡＢ回線における基本的な情報交換の手段は音声通話が中心であり、電話回線のイメージで書かれたものと思われる。ＰＡＢ回線におけるやり取りでは、回線の向こうで声を発している存在が本人なのかＰＡＢなのかを判断することはできず、またその必要も認識されていない。ＰＡＢは持ち主の精確な複製であり、その言葉は持ち主の言葉そのものであると信じられているためだ。

ＰＡＢが回線でつながっているのは、ＰＡＢを自分の代理として使用するのを可能にするためだった。たとえば、ＰＡＢを使用すれば人が眠っていても留守でも、外部の者と応答することができた。高度に人格付与されたＰＡＢになると本人抜きで仕事の話ができるほどだった。嫌いな者とは話さないという指示をＰＡＢに与えておけば、そういう者からの電話をＰＡＢは拒否したし、相手によってどこまで本心を出すかということをＰＡＢに判断させることもできる。その応答のしかたは使用者自身の性格そのものを反映するものだった。使用者がお人好しならＰＡＢもお人好しだったし、得体の知れない人物のＰＡＢは得体の知れない応答をする。（兎 p. 198）

社会通念の上では、ＰＡＢは持ち主の人格と一致した人工知性を備えた存在であり、その応答は持ち主自身のそれと同一とみなされている。しかし、その内面は持ち主と一致したものではないことは先に見たとおりである。つまり持ち主とＰＡＢの内面は異なっていながらも、その対外的な応答は持ち主とＰＡＢとで外部からでは区別することができないのである。

そうした事態は、ＰＡＢの人工知能の成立と関わるものである。ＰＡＢに対する情報の入力は、持ち主の語りかける言葉によるものである。これは言い換えれば、持ち主はＰＡＢに、他者に対して語りかけるように言葉を記録する、ということであり、ＰＡＢは持ち主の他者に対するコミュニケーションの仕方を、言葉を通じて学習するのである。

そのためＰＡＢが記録する言葉は、持ち主の他者に接する態度、コミュニケーションの様式ということになる。ＰＡＢは持ち主の内面の人格を複製するのではなく、表層的な他者と接する言動のパターンを模倣するのである。そのため、ＰＡＢは持ち主に成り代わっての他者とのコミュニケーションの代行が可能なのである。

そのように考えると、人間はＰＡＢという自己の副次的な存在に、他者との接し方を記録してコミュニケーションを代行させる生活を営んでいる、ということになる。同様の行為はＰＡＢもまた行うところである。

「半意識的に関係を持つんだ。いざとなったら、なにもかも夢だと思えるように、中枢レベルから分離させたサブ人工人格野を作って、そいつにやらせるのさ。失敗したらその記憶野の内容を消去してしまえばいい。ぼくには記憶がないけど、いまの亜矢子はきっと何千人目かに見つかった、ほぼ理想の女だよ」（兎 p. 221）

慈明のＰＡＢは、別れた先妻である綾子に代わる女性を探すために副次的な人工人格を自ら作り出して、それにコミュニケーションを代行させる。その行為は、人間がＰＡＢを使って展開するコミュニケーションの似姿にして縮小再生産である。

「兎の夢」のＰＡＢ社会においては、コミュニケーションとは、自己の言語の使用パターンを模倣する副次的な知性体に代行させるものである。そこでのＰＡＢは言語によって構築された人格像であり、その人格像は自律して元となった人間のコミュニケーションの代理人としての役割を有するのである。

三　『帝王の殻』におけるＰＡＢ

『帝王の殻』においてもＰＡＢの設定は基本的には「兎の夢」と大差はない。その形態が銀色のボール状で自在に移動できるようになり、破損の危機には針状肢を伸ばして自己防衛が可能となっているという違いはあるものの、生後各人に支給され、感情を言葉として記録しながら主と共に成長していくという要素は共通している。

しかし「兎の夢」とは、ＰＡＢを取り巻く社会的な状況が大きく異なっている。

『帝王の殻』の舞台は、開拓に成功した火星社会である。本作は「火星三部作」と呼ばれる作品群の二作目に当たる。しかしアンドロイドと人間の関係性を描いた一作目『あなたの魂に安らぎあれ』（一九八三）と三作目『膚の下』（二〇〇四）の間の主題の共通性と比べると、三部作の流れにありながらも、ＰＡＢを巡る本作は基本的な構造に相違が見られる。

「火星三部作」の地球は大規模戦争により荒廃しており、環境修復のために地球人類は火星での冷凍睡眠で数百年を過ごし、その間にアンドロイドが地球を復興する計画が立てられている。火星は戦前から移住が進んでおり、辺境では開拓が未だに進められている状況ではあったが、都市部では秋沙脳研という企業制火星政府体の元、繁栄を築いていた。

秋沙脳研の四代目能研長秋沙恒巧は、帝王と呼ばれた三代目である父享臣の後を継いだものの、父の強権的な統治体制に対する反発から、事実上の国家元首としての役割に消極的だった。恒巧はかつて家出をして開拓地を放浪中に出会った真里奈という女性と結婚し、一子をもうけていたが、その長男であり将来の五代目能研長となる真人は発話をせず、感情表現を見せない、という発達障害を抱えていた。

能研長としての資質と意欲に欠ける恒巧を、父の遺したＰＡＢが秘密裏に補助していた。火星社会ではＰＡＢ教と呼ばれる宗教が国教となっており、その教義の元では死者のＰＡＢは霊園に収めることになっていた。しかし、享臣はそれに反して、死後もＰＡＢの活動を続けさせ、火星を帝王として統治し続けていた。恒巧は父の亡霊の傀儡となる自身に忸怩たるものを感じながらも、父のＰＡＢの指示に従っていた。

享臣は生前、ＰＡＢ同士のネットワークであるアイサネットの内部に、全市民のＰＡＢを統合管理するシステム「アイサック」と、ＰＡＢと人体を電子的に直結する「ＤＩＳ」というシステムの構築を推進し、ＰＡＢを介した火星市民への支配を強化することを目論んでいた。恒巧はその計画を引き継ぎ、「アイサック」を完成させ、起動実験を始めたその日、息子の真人が突如として言葉を話し始める。しかしその言動は傲岸不遜なもので、自ら帝王を名乗り、秋沙能研を掌握、強権を振るい、享臣のＰＡＢを破壊する。

恒巧は息子がアイサックの中枢制御知性に身体を乗っ取られたのだと考えるが、真人を診断した小児科医の女形想士医師によれば、真人には生まれながらにしてＰＡＢの声を電子的に聞き取る能力があったのだという。子どもの精神で大人の言語世界に接し続けた真人は、未熟な身体と大人の世界の膨大な情報との整合性を取れずに、「幼児の身体を乗っ取った機械知性」という自己を演じたのだという。真人は、アイサックの破壊と恒巧のＰＡＢとの対話によって本来の自己を取り戻す。恒巧は事件を通して、能研長と父親としての自覚を得る。

「火星三部作」はいずれも、創造主と被造物の関係が問題とされ、その一環として父と子という親子関係が描かれることとなる。さらにその創造主と被造物の関係性は、人間とアンドロイド（人造人間）、人間と機械人（機械生命体）、そして人間とＰＡＢの関係に敷衍され語られることとなる。しかし親子関係がそれぞれの家庭で異なるように、主とＰＡＢの関係性も個人によって異なるものとなる。『帝王の殻』は群像劇の形式を取っており、それぞれの登場人物が、それぞれのＰＡＢ観やＰＡＢとの関係性を示していく。

この作品におけるＰＡＢの社会的な立ち位置の、「兎の夢」との最大の違いは、ＰＡＢ教と呼ばれる宗教の存在である。ＰＡＢ教は恒巧の祖父で二代目能研長であった秋沙真臣によって興されたもので、人間とＰＡＢの関係性を説いたものである。その中での理想は、ＰＡＢに自らの人生を記録し、ＰＡＢを育て磨き上げることで、自らの人生に対する理解を深め、より崇高な生を実現する、というものである。

「だろうな。かつてのＰＡＢは芸術品だった。人生そのものが芸術だという教義だ。人生をＰＡＢに記録するんだ。高い精神、崇高な魂を育てる。死ねば生の幕はおりるが、ＰＡＢは芸術品として残る……」

〈いまでも同じだ。ＰＡＢ教は生の意味をといているんだ〉（『帝王の殻』（以下「殻」）p. 16）

「ＰＡＢはコピーではありません。心の一部ですよ、旦那さま。自分から外に出た心の一部が具現化したものだ。そんなものは自分ではないと捨てるのもいいでしょうが、嫌な心も自分自身だと認めるところから魂が浄化される。真臣師の教えです。ごく単純なものです。しかし自分を認めるということはむつかしいものだ。ＰＡＢはそれをやりやすくする――」（殻 p. 226）

真臣の教えは実践的な生の追求であったが、恒巧の代では、ＰＡＢ教の教えも姿を変えたものとなっている。人々はＰＡＢを自らの魂の一部として、ＰＡＢが行う判断を絶対のものとし、ＰＡＢが失われれば半狂乱になるなど、ＰＡＢへの依存を深めている。しかしそこにＰＡＢ教本来の人生の追求といった求道者的な視点は失われており、世俗化や教義からの逸脱が見られる。他方、ＰＡＢに本心を入力せず、精神の均衡を崩す分裂者も現れてきている。彼らの中には三代目能研長の帝王享臣の支配に対抗するために、敢えて彼の支配のツールであるＰＡＢから距離を置いている者もいる。

享臣はＰＡＢ教を支配の道具として活用したが、その行為はＰＡＢ教の教義を歪めるものであり、本来のＰＡＢ教は素朴かつ崇高なものとして作品内では特権化されている。そして作品の主人公である秋沙恒巧は祖父真臣の教えを受け継ぐ、ＰＡＢ教の正統な後継者として位置づけられている。

このように、ＰＡＢ教という宗教により肯定的な意味づけの為されているＰＡＢは「兎の夢」での否定的な描写とは異なる部分も多い。しかし、同時に『帝王の殻』のＰＡＢはより人間と密接な関係性を築いており、その負の影響力はより深刻なものにもなっている。

そうした『帝王の殻』における人間とＰＡＢの関係を象徴する登場人物が恒巧の理解者であった久世道雄である。久世は秋沙家の執事を六十年（三十火星年）にわたって務めてきた老人であり、二代目能研長にしてＰＡＢ教開祖秋沙真臣の教えを生涯にわたって実践してきた一番弟子というべき人物である。その久世は自分のＰＡＢと息子との関係性を対照的に描き、その相違を明確にする役割を作中で与えられているといえる。

久世は模範的なＰＡＢ教徒として位置づけられており、彼のＰＡＢはＰＡＢ教の教義の忠実な実践として完成された、久世の人格の完璧な複製といえるものだった。久世とＰＡＢの関係は教義の上では理想的なものだったが、それとは対照的に親子関係は良好なものではなかった。息子の生後間もなく、妻と離婚し、以後、秋沙家に執事として人生を捧げてきた久世は、息子とは疎遠であった。しかし執事を辞め、秋沙家を退くことを決めた久世を迎えに来たのは、既に家庭を持つ歳となった息子の長尾直道であった。

直道は単純に父を敬って、久世を迎えに来た訳ではなかった。執事として秋沙家の信用の篤い父に、自らの苦境への助力を求めるために、言い換えれば利用するために、久世の前に姿を現したのだった。

直道は亡き帝王享臣のＰＡＢが、ＰＡＢ霊園に偽のＰＡＢを納め、主の死後も火星を支配しているのではないかという疑惑に取り憑かれていた。帝王のＰＡＢは、主が生前進めていた計画を引き継いで、火星人を操ろうとしているのではないかと、直道は考えているのである。その疑惑を晴らすためには、ＰＡＢ霊園のＰＡＢが本物であるということを確かめなくてはならないのだった。

そのために、直道は久世に、霊園の享臣のＰＡＢと接触してその真贋を見極めさせようとしたのだった。そのような息子の求めに苛立つ久世は、息子とＰＡＢとを比較して考える。

真に分身といえるのは自分のＰＡＢだけだ。子供は半分身か。いや、彼の人生は彼のものだ。直道がどのように生きてきたのか久世はほとんど知らない。それでも親と子という関係だけは動かせない事実だった。ほんの小さな事実だ。そこから幻想が広がっていくのだ。息子だから迎えにくるのは当然だ、という幻想。息子は息子で、父親だから無条件になんでも聞いてくれると期待する。血が生む強力な幻想だと久世は思った。たぶん母親と子はこれを幻想とは感じないのではないのか、直道が父を頼るのは母親だけに育てられたからかもしれない、とも。（殻 p. 103）

息子もＰＡＢも自身の内から生まれた存在である。しかしＰＡＢが自己の分身であるのに対して、息子は半分身という不完全な繋がりしかないものとされる。その父と子の間を結びつけるものが「血の幻想」という実体を持たない虚構の関係性である。その「血の幻想」は親子関係に相互に義務を課しあうものとなる。

冷ややかに直道は言った。久世は怒りも憤りも感じなかった。苛立ちも憎しみもひいていた。まるで鏡のなかにいる自分、もう一人の自分に『おまえのようになりたくない』と言われた気分だった。直道の中に自分が見えると久世は思う。直道にしてもそうに違いない。親子関係というのは鏡だ。鏡がないとすれば直道も父親としての自分も存在しない。互いに似ていようといまいと、鏡自体はどうにもならない。目をそらしても、いるのだ。直道はその姿を、できるだけ父に似せまいとしている。しかし鏡に映した姿が自分ではなくてなっているというのもグロテスクにはちがいなく、直道は冷酷な父に自分も似ているという事実にむしろ安心したのかもしれない。自分はそうだろうと久世は思った。ひどい息子だと憎しみを覚えるのは、自分に対してのそれと同じようなものだ。他人に対するものとは少し違うのだ。直道のなかに自分がいる。たしかにこの男は息子なのだ。ＰＡＢに対するより、それとは別の角度から、自分が見える。そんな気がする。ＰＡＢに憎しみを覚えたことはなかった。あったとすれば自分自身に感じた憎しみだろう。ＰＡＢは単なる機械ではなく自分の一部だ。身体の一部分。ＰＡＢは鏡の向こうにいるわけではない。ＰＡＢは鏡の役目はしないのだ。（殻 p. 128）

親子関係とは相手に自己の姿を見出す鏡像的な他者関係であるという。久世にとって、息子は別個の存在でありながら、自らの生を反映し、不都合な自己像を突きつけるものとなる。たとえ、その鏡像から目をそらそうとしても、親子という関係は、身体的な事実に根ざした逃避できないものであり、不断に久世の感情をかき乱すものである。

それに対して、久世にとってＰＡＢとは、疑似的な父である真臣の庇護という安寧を象徴するものである。ＰＡＢと共にあれば、現実に心を乱されることなく、泰然と構えることができる。逆にＰＡＢと引き離された久世は不安を露にすることになる。

直道の話をきくまでは、秋沙家が理想からずれていく現実をその屋敷から出れば見なくてすむと思っていた。残された生をＰＡＢとの会話ですごすつもりだった。ＰＡＢとの関係に他人の意思が侵入してくるとなれば、それは現実が変容していくに等しい……ある日鏡を見たらそこに他人が映っているようなものだ。そんなことになったら、わしはいったいなにを信じればいいのだ？（殻 p. 135）

だがＰＡＢには、そんなあたりまえの事実、なかでも苦しみや悲しみの記憶を薄れさせる力があった。なくしてみて初めてわかった。いまの自分は、現実という大きな海に素っ裸で放り出されているようなものだ。塩辛い現実から守ってくれるＰＡＢという殻は失われた。（殻 p. 214）

最終的に久世はＰＡＢを失った心理的衝撃で死に至るが、それは久世の心理が深くＰＡＢと結びついており、その存在が精神の平衡に大きく寄与していたことを示すものであろう。

それに対して、息子の存在は久世にとって他者との衝突を意味するものである。直道との会話は久世に不都合な自己像との直面を強い、ＰＡＢとの安らかな日々が侵犯されるという不安を呼び込む。それを久世は、息子による復讐だと考え、直道に憎悪を覚える。しかし思索を進め、その息子との心理的対立を正常な親子関係だと考える。

「親というものは」久世はつぶやくように言った。「子供に復讐されるものなんだな」
どんな親でもだ。子供を愛していようと放っていようと。（殻 p. 129）

子供が一人前になるには、親が必要だ。闘う相手が。勝って、独立する。生きている親が必要だ。（殻 p. 132）

子は親と対立し、復讐することで独立を果たすと久世は考える。直道は久世に対して、その精神的安寧を破るという形で、育児放棄に対する報復を果たした。久世はそれに苛立つが、しかしそうした親子関係を健全なものとして受け入れる。直道は自身から確かに独立し、自立＝自律しているのだという確信を得る。

久世にとってのＰＡＢとはそのような、自己と衝突し、そこから新たな関係性を生み出すものとは捉えられていない。それは安寧と調和を意味する自己の心の一部であり、自己の内面を明らかにする指標ではあるが、一方で自己充足と停滞も含意する閉塞的なものでもあるのである。

こうした『帝王の殻』で特徴的な宗教的な指標、子との対比としてのＰＡＢの姿が描かれる反面、「兎の夢」でのコミュニケーションの代行者、主体の簒奪者としてのＰＡＢの姿も踏襲されることとなる。主人公の恒巧自身もＰＡＢと同一視されることで起きる、連絡の行き違いや夫婦の不和に苛立つことがあるが、この主題は主に沙山長路によって担われる。沙山は恒巧の部下で、ＰＡＢに関する犯罪を取り締まるという名目の元に諜報活動を行う秘密警察のような部署である、ＰＡＢ情報検の責任者である。沙山は秋沙家の権勢の裏で暗躍を続けていたが、アイサックの起動に伴い、彼自身のＰＡＢにその立場を簒奪されることとなる。

〈ＰＰＰ本部〉と沙山のＰＡＢは沙山の声でＰＰＰ本部を呼び出す。本部長が出る。〈ＰＰＰ治安武装部隊を非常呼集。対騒乱配置につかせろ。命令があるまで待機〉

〈わかりました〉

本部長の声がこたえた。本部長の姿は映話には映っていない。映像は出ていない。本部長のＰＡＢかもしれない。沙山は自分を無視して行動しはじめたＰＡＢに苛立ちと焦りを覚える。

「なにをしている。もっと詳しく説明しろ」

〈そんな暇はない。あの能研長は思っているよりしたたかだ。のんびりしているとこの秋沙はあの腰抜けのものになってしまう〉ＰＡＢは映話機を自動再操作、〈ＰＡＢ情報検調査局か〉

〈はい部長〉と返答がある。

〈特殊調査班を出せ。秋沙家へ出向き、能研長一家を騒乱罪容疑で逮捕。ＰＰＰ治安部隊をつれていけ〉（殻 p. 280）

沙山のＰＡＢは、帝王として振舞う恒巧の息子真人の支配を受け入れ、恒巧を追跡する。アイサネットを通じた接触に失敗したＰＡＢは、沙山の部下に恒巧の拘束を命じる。沙山は自分のＰＡＢが部下に勝手に命令する様に戸惑うことになる。自分自身の一部と信じていたＰＡＢの自律した行動に、沙山はＰＡＢ

に他者性を感じ、その行動を制止するが、ＰＡＢは威圧的な態度で沙山を恫喝する。

〈ここにきておじけづいてどうするんだ？　やるしかない。もう後もどりはできん。自分が信じられないのか。弱気な自分は切り捨てる。わたしはそうして生きてきた。わたしが信じられないのなら、おまえはもはやわたしではない。分裂している。のんびりとわたしを疑っているがいい。わたしに干渉するな。わたしは忙しい〉

ＰＡＢがこのわたしをおまえと呼ぶ。わたしとおまえ。どこまでが自分なのだろう？（殻 p. 280）

沙山の部下は、沙山のＰＡＢの命令を沙山のものとして疑わない。ＰＡＢ社会においては、その言葉を発した者がＰＡＢであるか、主の人間であるかは問題とされないのである。しかし自身の意向を無視された沙山は、ＰＡＢを制止しようとする。それに対してＰＡＢは主であった沙山を切り捨て、自身こそが沙山長路としての生を体現した存在であると主張する。

こうしたＰＡＢの振舞いにより、ＰＡＢへの不信感を募らせる沙山は自身が分裂者と同様の状態に陥っていることを自覚する。そのような状態の沙山において、彼のＰＡＢは「自分のＰＡＢは、自分によく似た敵だ。」と感じさせる存在へと変貌している。沙山のＰＡＢは沙山に成り代わって通信を行い、独自に真人に謁見することで彼の社会的地位を簒奪し、元の沙山を不要のものとして排除しようとする。ＰＡＢはアイサネット上のコミュニケーションにおいて、沙山に成り代わることが可能であり、そのコミュニケーションの上では人間の沙山長路の存在は不要のものとして扱われるのである。

宗教的な安寧の象徴としての久世のＰＡＢと、コミュニケーションの主体の簒奪者としての沙山のＰＡ

Bという相反するＰＡＢの対照的な姿が作品では描かれる。それらに対して主人公の秋沙恒巧のＰＡＢ観は両者と共通する部分を持ちながら、独自の観点を形成していく。当初、恒巧は典型的な秋沙市民的ＰＡＢ観を有しており、ＰＡＢを自己の一部であるという通念を当然のものとしている。しかし恒巧は、最終的にＰＡＢが他者であるという事実を肯定的に捉える視点を得る。

その最初のきっかけは、恒巧とＰＡＢとの体験の相違である。恒巧は辺境への家出の旅に出てＰＡＢを持ち歩いていなかった時期があり、その間の情報はＰＡＢには入力されていない。体験を共有していない、恒巧と彼のＰＡＢは一般的なＰＡＢよりも主との齟齬が大きく、互いの細かい差異を日ごろから認識している。

恒巧とそのＰＡＢとの違いを象徴する者が、辺境の開拓地で知り合った妻の真里奈である。真里奈は非ＰＡＢ文化圏の生まれであり、ＰＡＢ社会の異常性を口にし続けた。真里奈にとっての恒巧とは、身体を持った人間であり、銀色のボールの形をした機械ではない。ＰＡＢと人間の身体性に基づく差異は「兎の夢」から継承された問題意識であり、身体を持たないＰＡＢでは、現実空間において主に成り代わることは不可能なのである。

そのような経験を経て、恒巧は自分にとってのＰＡＢとの関係性に気付いていく。自身のＰＡＢは家出をしなかった自分、父への感情を憎悪としか考えられなかった自分の姿である。主とＰＡＢが乖離するのは、言葉では思考と感情を十全に表現することができないためであると恒巧は考える。そして、主の言葉を元にＰＡＢが何らかの感情を抱いたとしても、それはＰＡＢの抱いた感情であり、主の感情とは別個の感情なのだとする。

もし愛を憎しみとして感じるＰＡＢがいるとすればそれはＰＡＢの感情だ。本体の、主人の、人間の感情とは別だろう。そんなＰＡＢの心を自分の心だと信じてはいけないのだ。自分の心は、自分の中にある。

ＰＡＢは、しかし、主人の心をまったく偽っているわけではない。それはもう一人の自分だというのはまちがいない。それは偽の自分でもなく人格の単なる複製でもない。

ＰＡＢとは、実現したかもしれないもう一人の、自分自身だ。恒巧は、足下にいる自分のＰＡＢに目をおとした。（中略）そういうもう一人の自分、異なる道を選択した自分が、このＰＡＢの中にいる。恒巧はそう感じた。（殻 p. 336）

他方、ＰＡＢの側でも、恒巧は別個の存在として認識している。ＰＡＢは恒巧の父に対する「憎しみも愛のうちなんだ」という言葉に同意して見せるが、それはＰＡＢが恒巧と同一の自我を持っているためではないと語る。

〈わかるさ〉

「おまえはおれだからか？」

〈おまえといちばん親しい、喋り相手だからだ。顔を見れば、わかる。言葉で偽っても、表情や仕草まではかくせない。おれにかくす必要なんてないんだ。そうだろう？〉

「おまえはいったい、なんなんだ？　親友か。ちがうな……ＰＡＢというのは――」

〈たぶん兄弟のようなものだな。双子の〉（殻 p. 338）

恒巧のＰＡＢとの関係は、両者が独立した人格を持っているという意味では沙山と共通している。しかし沙山がＰＡＢを「敵」としたのに対して、恒巧らは互いを「兄弟」という言葉で表し、信頼感で結びついている。

その信頼感はＰＡＢの持つ、コミュニケーションの代理人としての役割にも関わるものである。沙山のＰＡＢは情報検の部長としての職務を代行することで、沙山の社会的役割を簒奪したが、恒巧がＰＡＢに代行させるものは父親としての役割である。

真人の発達障害と変貌には、生来ＰＡＢの電子的な声を直接聞き取る能力があったために、人語よりもＰＡＢの交わす電子の言葉に馴染んでいるという原因があった。そのためコミュニケーションの対象としては、人間の恒巧よりも父のＰＡＢの方が容易に意思を交わせられるということになる。最終的に真人は人語を使うことを覚え、年相応の子どもとして生きることができるようになるが、その変化の契機には真人と恒巧のＰＡＢとの交感があった。恒巧は自分のＰＡＢと息子の不可視のやり取りを見守ることしかできない。

真人は目を閉じた。手がデスクにおりる。唇でなにかをつぶやいた。恒巧のＰＡＢが、かすかに震えていた。

自分のＰＡＢが真人と交信している様子を恒巧は凍りついたように動きを止めて、見守った。父親としての意識が自分の息子の心に直接侵入しているのだと感じた。恒巧にはそれがほとんど感じられると思った。（殻 p. 422）

人間よりもＰＡＢとの交流に慣れている真人には、恒巧のＰＡＢにしかできない父子の交流がある。その電子的なコミュニケーションの場には恒巧は参入することが身体上、不可能である。しかし恒巧が自身のＰＡＢと息子との交流を簒奪と考えずに委託できる理由は、ＰＡＢを他者と認めた上で成立した信頼関係があるためなのである。

『帝王の殻』では登場人物のさまざまなＰＡＢとの関係性が描かれることとなる。遠隔通信におけるコミュニケーションの代行という「兎の夢」で描かれたＰＡＢの特質も共通しているが、その意味づけもまた、ＰＡＢとの関係性の諸相と同様、各人で異なったものとなっている。特に対照的な関係性が沙山長路と秋沙恒巧の二人であり、代理人による主体の簒奪という主題を担う沙山に対して、恒巧はＰＡＢとの関係性を互いに別個の個人と認めたうえで良好な関係を築くことに成功している。そしてＰＡＢとの信頼関係は、恒巧と真人の親子関係の修復と構築という展開へと発展するものなのである。

四　遠隔コミュニケーションにおける代理人

「兎の夢」においても『帝王の殻』においても、ＰＡＢは遠隔コミュニケーション手段と結びつくことによって、コミュニケーションを代行する代理人としての役割を発揮する。「兎の夢」ではＰＡＢ回線という電話回線を、『帝王の殻』ではアイサネットというインターネットを思わせる通信技術によってＰＡＢは他のＰＡＢを相手に、主に代わってメッセージを伝達するのである。しかし、そのコミュニケーションの果てには、ＰＡＢによる主の社会的地位の簒奪がある。慈明のＰＡＢが亜矢子を口説き、沙山のＰＡＢがＰＡＢ情報検部長として部下に勝手に命令を下すなど、独自の意志でもってＰＡＢは回線越しの通話を行うが、その情報の受け手である亜矢子や沙山の部下は、それぞれ慈明や沙山が語っていると信じて疑わないのである。そもそも、そこで言葉を発している主体がＰＡＢであるか、その主であるかは、ＰＡＢによる遠隔コミュニケーションにおいては問題とされないのである。

このようなコミュニケーション上の主体の簒奪が可能となる理由は、ＰＡＢが記録するものが主のコミュニケーションのための言葉であるためである。主の人間はＰＡＢに対して言葉で語りかけ、ＰＡＢは主の対外的な言動からその人格像を自己の内面に構築するのである。ここでは、主とＰＡＢは言語的なコミュニケーションを行っていると考えることができる。そのためＰＡＢは主の人格ではなくコミュニケーションの様態を学ぶことになり、それを模倣することで、主のコミュニケーション機能を代行することになるのである。

こうした発想を神林は早い時期から得ていたことが作品やエッセイから伺い知ることができる。神林は一九八四年に発表した「もしもし、こちらA'です」というエッセイ上で『猶予の月』（一九九二）に登場するミリアスという自動応答システムのコンセプトを説明している。

そのミリアスは主人公Aと対話し、そのすべてをファイルに記憶している。Aは子供の頃からミリアスに心の内を打ち明けている。ミリアスはAと対話するうちに、Aがこう言うときはこう思っているのだということがわかってくる——そのようにミリアスはプログラムされている。多量の会話データからAの心を推量するわけだ。データが少ないうちは推量に誤りも多いだろうが、十年もつきあっていればかなり正確な判断を下すようになるだろう。そうなると、このミリアスというコンピュータは、いわばAの脳から外に出た、もう一人のA、人格のコピーのようだ。そこまでいかなくても、人間の心というものを外部に出した、精神の体外保存装置のようになる。

（「もしもし、こちらA'です」『戦闘妖精・雪風解析マニュアル』p.69）

ミリアスは『猶予の月』の主人公が自身の思考を客観的に捉えるべく、自身の感情と発話を記録したシステムであり、現代でいうところの電子秘書のような使用が可能である。しかしミリアスは主人公の手による一品ものであり、社会制度と密接に関わるPABと同一視することはできない。また、男性である主人公が作ったミリアスは女性としての人格が設定されたものであり、ミリアスは主人公とは別個の個性を与えられていることが強調される。

そのような違いはありつつも、PABのコンセプトと、このエッセイの内容は多くの点で共通している。加えて、エッセイは次のように続ける。

Aの家に電話をかけたとする。ところが、電話をかけた人間には、電話に出て喋っている相手が本当にAなのか、あるいはコンピュータ（ミリアスのような）なのか、Aあるいはコンピュータが言わないかぎり、区別できないだろう。なにしろそのコンピュータの物の考え方はAそのものなのだから。そして、電話をかける側の人間（彼をBとしようか）もそのようなコンピュータを使っているとすれば、AとBの使っているコンピュータ（それぞれA'、B'としよう）A'とB'とが話す内容には大差がないだろう。つまりAとBがいなくても、A'とB'があれば、AとBの関係（そのすべてではないだろう

が）は再現できることになる。（同前 p.69）

前述のとおり、ミリアスは主人公の手による一品ものであり、同様の機械は作品世界には存在しない。エッセイ中で語られる自律するコミュニケーションの様相はＰＡＢのように社会的に普及したシステムによって描かれることとなる。

他方、ＰＡＢの持ち主である人間は、そうしたＰＡＢ独自の自律するコミュニケーションに介入することはできない。人間の身体は、遠隔コミュニケーションが行われている場に進入することができないためである。

この遠隔コミュニケーションの回線に進入できない身体という、人間独自の特質は、逆にＰＡＢに対する強みともなりうる。「兎の夢」では食事、『帝王の殻』では性行為といった、身体に基づく行為はＰＡＢがいかに求めたとしても実現不可能な人間身体の特権である。

このようにＰＡＢと人間は、それぞれコミュニケーションと身体に基づく行為という、それぞれの特質と能力に応じた特有の活動を行うこととなる。これは言語と身体と対立とも言い換えることができるものである。人間は、身体というハードウェアによって、独自の行為が可能となっており、それはＰＡＢには越境不可能な相違となっている。他方、ＰＡＢが専門的に行う遠隔コミュニケーションは電子的なネットワーク、現代でいうところインターネットに類似した人工環境によって可能となっている。そうした人工環境を神林はどのように位置づけているか、ということを次の論点としよう。

第四章　コミュニケーション空間としてのインターネット

「兎の夢」や『帝王の殻』で描かれたPABは遠隔コミュニケーションにおいて、人間のコミュニケーションを代行する、言語によって構築された人格像であった。「兎の夢」ではPAB回線という電話回線の、『帝王の殻』においてはアイサネットと呼ばれるインターネットのメタファ的なインフラによって、PABは独自のコミュニケーションを展開する。

PABと人間は身体性の有無によって峻別されるものであった。人間が身体に基づく独自の活動によってPABに対する優位性を持つのに対して、PABは遠隔コミュニケーションにおいてコミュニケーションの主導権を担うという形で、人間に対して優位性を持つ。PABは非身体的な遠隔通信を介したコミュニケーションにおいて、そのスペックを最大限に発揮する機械なのである。

そこで、PABがその真価を発揮する、遠隔コミュニケーションの環境である電子ネットワークが作品の中でどのように表現されているかに着目することにする。二〇〇〇年代に入ってからの近年の神林の作品には、現実のインターネットをモチーフにしたと思しき作品が多い。作品内においては「インターネット」という呼称が直接的に用いられることはほとんどないが、そこでの描写は現実のインターネットと多くの点で共通している。

しかし、本書に忍び込んでいるのは「ネットと人間」という別のテーマである。そして、神林にとって、コンピュータは愛すべき機械として捉えられても、ネットはどうやらそうではない。（福嶋亮大「機械の時代、ネットワークの時代」『いま集合的無意識を、』解説 p. 235）

主に二〇〇〇年代の発表作を集めた短編集『いま集合的無意識を、』は六編中四編が電子的なネットワーク文化をモチーフとした作品となっている。作品内ではさまざまな形でネットやウェブに類する電子的なネットワークの姿が描かれ、その呼称も、作品それぞれで異なるものである。それらの総称として、ここでは「インターネット」という語彙を用いて直裁に表記することとする。

現実のインターネットをモチーフとした作品は近年の神林の作品の特徴と言える。しかし、その内容の多くはインターネット普及以前に書かれた作品と主題的には一致している部分が多く、現実のインターネット文化の影響を受けて作品を執筆したと単純に考えることはできない。むしろ現実のインターネット文化が一般的に普及・拡大するに伴って顕在化した諸要素に対して、神林が備えていた問題意識が合致した結果が近年の作品に繋がったのだと考えるべきであろう。

そうした神林のインターネット観が作品でどのように表現されているかを検証することを通じて、コミュニケーションとインターネットがどのように関わっているのかを確認していくこととする。

一　無価値な言説空間　〜「自・我・像」における否定的な視点〜

「自・我・像」（二〇〇七）は他の作品とは異なった成立背景を持っている。SF小説専門の季刊誌である『SF　JAPAN2007冬』において展開された「逆想コンチェルト」は事前に提示された森山海由（フジワラコウヨウ）のイラストを挿絵とする作品を複数の作家が執筆するという企画であった。その第一回の執筆陣が神林長平、山田正紀、田中啓文の三人で、ベテランのSF作家を揃えたものとなっている。

企画の性格上、この作品は先行するイラストの影響下にあると考えるのが妥当であろう。実際、電脳世界内の老僧というモチーフは神林の「自・我・像」と田中の「悟りの化け物」とで共通している。しかし「自・我・像」では、インターネット上のコミュニケーションについて明確に（言い換えれば露骨に）言及されており、神林のインターネット観を直接的に確認することができる。

この作品の主人公は、ドゥウェルというインターネットの内部に形成された人工知能である。ドゥウェルは人間の「心」を観察するための研究用のプログラムではあったが、世界中の端末のどこからでもアクセスし、利用することができた。ドゥウェルは「老僧」としての人格と姿が設定されており、ネットワーク上に設定された箱庭的な世界で活動していた。近ごろ、ドゥウェルは自身の思考に干渉する何者かの意思を感じており、苛立ちと不安により不調をきたしていた。

遊びにきた孫娘を待つ祖父、という設定の役割を演じていたドゥウェルは、孫娘の代わりに現れた女と対面する。女はラッツという作家を追っている出版エージェントであり、締め切りを前に姿を消したラッツを追ってドゥウェルの前に現れたのだった。ドゥウェルは女に、自身がネットワーク上に設定された人工知能であり、近ごろの不調の原因は自身の内面に生じた自我のせいであると伝えられる。ドゥウェルは女の勧めに従って、自身の内面に生じた自我を消滅させることを選ぶ。

復調したドゥウェルと女の前にラッツが姿を現す。ラッツは一連の自我に目覚めたドゥウェルの葛藤という反応こそが自身の操作による作品なのだと誇る。その作品を売り込もうとするラッツに対して、女はこの作品の真の作者はドゥウェル本人であるとし、ドゥウェルを相手に独占契約を持ちかける。ドゥウェルは満足してそれに応える。

この作品におけるインターネットは二つの観点から意味づけがなされる。一点目はインターネット網がドゥウェルの人格を形成するハードウェアとしての神経網の役割を持つということである。そして、もう一点はインターネット環境は表層的で無意味なコミュニケーションの場であるということである。ドゥウェルの個性、というよりもむしろキャラクター性というべき人格像は、〈自我〉としてネットワークの外部に広がる現実世界の人間によって設定されたものである。その意味でドゥウェルは虚構空間の登場人物的な存在として設定されている。その〈自我〉は自律的に活動を行うように設計されているが、その自律性を支えるものが「言語駆動装置」と呼ばれる機能である。「言語駆動装置」は外部から言語情報を取り込んで、それを〈自我〉の枠組みに沿って運用する。「本来は、空、エンプティ」な〈自我〉の内部に「言語駆動装置というポンプを使って意識を注ぎ込む」ことによって成立しているものがドゥウェルの意識なのである。

実際にラッツは自身の著作データの全てをドゥウェルに入力することで、自らの作風を再現した自動筆記装置としてドゥウェルを活用しようとしたと語られる。

具体的にはラッツが書きまくったテキスト群のすべてを抽出して、そのデータをあなたの言語駆動装置にぶち込んで駆動、あなたはそのように言語化されたラッツの言語群をもとに連想を広げて、あなたの世界を創る。リアルタイムで語られるそれをラッツは覚えておくか書き留めて、そこからアイデアを得るつもりだとか言っていたけど、あなたがそのまま面白い話を始めるならそっくりそれを自分の作として使ったと思う。（「自・我・像」『いま集合的無意識を、』p. 140）

この際、ドゥウェルはラッツの入力した情報を元に〈自我〉を駆動させ、言語情報に基づいた反応を見せる。つまりドゥウェルの〈自我〉は外部から入力された言語情報を反映したものであり、言語情報を取り込むことで生じる自律的な意識に似た情報活動体なのである。

通常、ドゥウェルの〈自我〉は地球全体に張り巡らされたネットワーク網に流通する言語情報の全てを、その思考のソースとして利用している。

ドゥウェルにとっては地球の全面に張り巡らされた通信ネットワークとは自身の神経であって、それを通じて人間界の現実を感知できる。ドゥウェルを能動的に利用しようとしてアクセスしてくる人間の声やテクストの入力情報はもちろん、だれかがドゥウェルの存在とは無関係にウェブに入力する情報といったもののすべてを、ドゥウェルは知ることができる。

それがドゥウェルにとっての現実世界なのだが、そのような生の現実はドゥウェルの〈自我〉に対して隠蔽されている。そのように設計されているのだ。

ようするにネットワークに流れている情報のすべては、ドゥウェル自身の考え、思考の流れだ、とも言えるのだが、それをドゥウェル自身は意識できない。ドゥウェルはいわば人類の意識をよせ集めたものなのだが、ドゥウェル自身にとってのそれは集合的無意識のようなもの、というわけだ。(「自・我・像」『いま集合的無意識を、』p. 132)

ドゥウェルにとってインターネット上の言語情報は人間における無意識の思考の流れに相当するものとして語られる。ここで、世界中に展開されたインターネット情報網は、ドゥウェルの神経ネットワークを形成するものとされており、ドゥウェルは人類の集合的無意識を形成する人格の複合体であると同時に、単一の意識を持った生命体として位置づけることも可能である。

すなわちドゥウェルとは、インターネットという巨大な人工機械生命体の意識に当たる存在ということになる。人間の脳は、神経科学的には神経細胞同士が電気信号を交換することで意識を発生させているネットワーク構造体、ニューラルネットであるが、その脳と構造的な類似関係にあるものがインターネットであるということになろう。個々の端末を神経細胞に見立てることで、インターネットそのものが一個の巨大な脳であり、巨大な意識体を形成するものと考えることができる。そのようなネットワークを神経網と類似したものとして、それ自体を単一の生物と見る視点はこの作品に限ったことではなく、たとえば『帝王の殻』でも見られるものとなる。

アイサネットの地下ケーブルは植物の根のように全火星を包み込むように伸びている。直道の言葉を久世は思い出す。その根の中枢部にアイサックという知性体が納められたという。脳を持ったわけだ。脳から出る無数の、自律して伸びていく神経網……巨大な生物のようだ。死んだ帝王が姿を変えたもの。直道はそう信じているようだ。そうでなくても、そのイメージは不気味に感じられる。新しい火星生命体といえるものかもしれない。(『帝王の殻』p. 115)

インターネット網を一個の脳に見立てた場合、神経細胞間でやり取りされる電気信号の代用になるものが、言語情報である。ドゥウェルを利用するために直接的に入力された情報だけではなく、あらゆるネット上の言説がドゥウェルを構成するものとなる。ドゥウェルにとってのそうした言葉は〈自我〉では感知することのできない無意識にあたるものである。
そして、そのドゥウェルの無意識を構成するインターネット上の言説の内実を問うものが二つ目の観点としての、インターネット上のコミュニケーションへの言及となる。
ドゥウェルの〈自我〉を駆動させる情報源となるインターネット上の言説は表層的で内実のないものとして、批判の対象となる。

「あなたは、ドゥウェルという、人類の共有意識体として機能しているシステムの一部よ。大げさに言えばそういうことになるけど、俗っぽく言うなら、人間の意識のゴミ溜めね。資源ゴミも混ざっているであろう大いなるゴミの山。こうして話しているあなた自身は、そのゴミの選別機の一つよ。人の意識を、別の人に渡す、メッセンジャーとして機能しているマシン、道具よ。郵便配達人のようなものだけど、道具ということでは、たとえてみればあなたはケータイ端末の一つよ。ケータイ通信網はそれこそ人類の共有財産である電波周波数帯の一つを使っているシステムだけど、ケータイ端末機自体は共有財産である電波帯域などではなく、ただの一個の道具にすぎない。（「自・我・像」『いま集合的無意識を、』p. 136）

出版エージェントの女はドゥウェルの〈意識〉を生み出す根源となるインターネット上の言説を「大いなるゴミの山」と言う。ドゥウェルは入力された言語情報を反映した活動を見せるのだが、それを他者に示すことで、ドゥウェルをメッセンジャーとして機能させることができるという。その際、ドゥウェルはコミュニケーションを行うための代理人として振舞うことになるのだが、そのドゥウェルによって伝えられるメッセージの内容はドゥウェルを介することで変容してしまう。その変容はＰＡＢのような自律的な代理人が意識的にそのメッセージの意味を変えていくのではなく、「本音カットフィルタ」によって元々の発信者の真意をそぎ落とし単純化していく、すなわち意味を失わせていく、という方向性のものである。ＰＡＢの場合には、その代理人自身が持つ自律性によりコミュニケーションは人間の意思を離れて自走していくことになるのだが、ドゥウェルの場合には、その〈自我〉が影響を与えるのではなく、むしろインターネット上のコミュニケーションそのものの持つ特性によりコミュニケーションは単純化、無意味化されていくものである。

「だから、あなたの感じ取っている世界というのは、人間の意識のごく表面的な建て前だけで構築されているものなの。そういう世界での、人間同士の連絡に、あなたが使われている。それが本来のあなたの使い方なの。(「自・我・像」『いま集合的無意識を、』p. 141)

ドゥウェルの感じ取っている世界であるインターネット上の言語空間は「人間の意識のごく表面的な建て前」によって成立しているというのである。そこで行われているコミュニケーションはあくまで上辺だけの内実を伴わないものにすぎなく、生み出される言説は無意味な「ゴミの山」でしかないとされるのである。

そのような表層的な言語活動に対して、本質的な価値を持つ言語活動として創作の言葉が対置される。「創作というのは、本音抜きでは成り立たないからよ。というか、隠された本音を探り当てたいというのが作家の創作の動機であるはずで、創作物というのはその過程を記した記録物と言えるでしょう。でもあなたの中に溜まっているゴミをいくら掻き集めたところで本音なんか見つからない。あなたは、人間の本音をカットするフィルタ機能を持っているメッセンジャーなの。それがあなたの本来の使い方なのよ。創作に使えるはずがない」

「どういうことなのかな」とドゥウェル氏は自分のその声を意識しつつ、訊く。「本音をカットするフィルタとは？」

「あなたは人間がコンピュータ空間に書き込むすべての情報を感じ取ることができる。人間が書き込む情報というのは、もちろん本音も混じるでしょうけど、ほとんどはそのような真実との関連性はない。罵倒したり喜んだりという感情表現はなされるでしょうけど、なぜそのような心持ちなのかということを表現し得ているものはほとんどない。それは当然で、そうした本音、本心、潜在意識を顕在化して表現するにはクリエータの才能と訓練を必要とするからよ。そもそも大多数の人間はそんなことは考えずにただ書き込んでいるだけだし、たとえ本心をさらけ出したいと望んでもそれを実現できる者は少ないし、実際にそれを実現している作品自体となれば、もっと少ない。わかる？」（「自・我・像」『いま集合的無意識を、』p. 140）

創作とは、自身の隠された本心を探り出し、明らかにする行為だと語られる。そのようにして生み出された言葉は、自己の内面を忠実に言語化した、本質的な言説となるのである。

そのような創作を行うには専門的な技能を持ったクリエータである必要がある。インターネットは万人が言説を発表する機会を提供する環境ではあるが、そこに流通する言説は畢竟日常的な雑談以上のものとはなりえず、そこにほとんど価値はないとされる。真に価値のある言説は俗人が戯れに行う雑談からは生じるものではなく、「才能と訓練」により表現する能力を有するクリエータが、自己の内面に没入することで得られた本質的な「本音、本心、潜在意識」により得られるものとされるのである。
すなわち、クリエータの創作と対置されることで、インターネット空間とは言語的なコミュニケーションの行われる場でありながら、そこで行われているコミュニケーションそのものは本質的な意味を持たない、上辺だけの建て前の言葉のやり取りにすぎないとされるのである。この作品におけるインターネットとは本質的な本音のない、虚言＝虚構的コミュニケーション空間という位置づけがなされているのである。

このような観点は「自・我・像」に先立つ「ぼくの、マシン」（二〇〇二）にも示されている。

「なぜ、そんなことをしなくてはならないんだ？　薄汚い会話であふれているに決まっている。悪党の秘密の打ち合わせ、インサイダー取り引き情報、痴話喧嘩、中傷合戦、でなければ、してもしなくてもいいような時間つぶしのために飛び交う無意味な情報だろう。（中略）
「くだらないことにこのおれのマシンを使うな、と思っていた。おれのマシンは公衆便所じゃない、ってことだ。それを言うなら、コンピュータネットワーク空間は巨大な汚物溜めのようなものだ。屑情報ならぬ糞情報のたまり場だ。自分のマシンをそういう汚い環境から護り、クリーンなマシンとして機能させたかったんだ」（「ぼくの、マシン」『いま集合的無意識を、』p. 36）

「雪風」シリーズから派生した短編作品となる本作は、主人公の深井零の少年時代が回顧されて語られる。作品の舞台は近未来の日本であり、あらゆる端末をネットワークに接続することを義務づけ、相互に情報資源を共有する「クラウドコンピューティング」の進行した社会を描いている。零はそれに馴染むことができず、社会から排除されることになるのだが、ここで示されているインターネット観は「自・我・像」とも共通したものであるといえるだろう。

二　可能性を秘めた人類の集合意識
～「いま集合的無意識を、」における評価の反転～

「ぼくの、マシン」から「自・我・像」にかけては、作品の中で神林長平のインターネット観が直接的に描かれることとなり、その思想性が明示されているといえる。近年の神林は作品の中で現実の事象に直接的な言及を行う傾向が見られるようになっており、その思想の明示がより鮮明となった作品が「いま集合的無意識を、」(二〇一二)である。

語り手の「ぼく」は三十年以上SFを書いてきた田舎住まいの作家という、明らかに神林長平自身をモチーフとした人物である。ネット文化に深く親炙しているわけではない「ぼく」も、東日本大震災で大きな力を発揮したSNSには関心があり、「さえずり」(「twitter」がモチーフか)の利用を始めている。その画面から突如、夭逝したはずのSF作家伊藤計劃を名乗る人物がコンタクトを取ってくる。

「ぼく」は生前伝えることのできなかった伊藤の作品に対する所感を伝え、そこから現代のインターネットと社会、そして人間の意識の関わりに関する考察を示す。それは伊藤に対する「ぼく」の作家としての意思表示であり、新作長編ＳＦの発表を示唆して作品は終わる。

この作品は、小説というよりは、神林のエッセイとしての色合いが強い。無論、実在の作家である伊藤を名乗る相手との「さえずり」越しの対話という虚構の要素もあり、作品自体はフィクションであることは明白である。しかし、作品の主題となる伊藤の『虐殺器官』（二〇〇七）と『ハーモニー』（二〇〇八）に対する言及と、インターネットと人間の意識に関する考察は、神林自身の思索を直接的に提示したものと考えて問題はないだろう。

「ぼく」は、伊藤計劃の『虐殺器官』と『ハーモニー』は人間の意識が自明のものではなく、外部からの作用で変容し、消滅しうるものであることを描いた作品として読解する。伊藤の作品は人間の内面の形而上学的な価値を否定し、人間は即物的な自動機構にすぎない、という人間観を提示するものとして解釈される。

「ぼく」はそのような、伊藤の作品から読み取った人間性に対する「呪い」を否定する。伊藤の人間観に対して、神林が作品で提示する人間観は「ヒトはフィクションなしでは生きていけない」存在であるというものである。そして「ぼく」の言うフィクションとは伊藤が作品で非本質的なものとして切り捨てた、人間の意識のことである。

この作品で明示される人間の意識の有り様とは、人間の脳内に想定される〈意識野〉という領域に投影される虚構的な働きである。

それにはまず、意識野というものを考えよう。ぼくが考える〈意識野〉というのは、〈リアル世界〉

をシミュレートしている、ヒトにとって最も基本的な〈フィクション〉を描き出している場だ。われわれ、すなわち、自分は〈自分〉であると認識している〈わたし〉はこの意識野というスクリーンに投影されている、虚像だ。この〈わたし〉とは、意識できない本物の自己の、シミュレーションにすぎない。このような〈フィクション〉を生み出しているのが〈意識〉だ。意識の力が、意識野という場に、〈わたし〉というフィクションを生み出し、かつ支えていると、ぼくはそう考える。意識を失えば〈わたし〉も消えるが、身体という自分は消えない。身体はリアルだが、意識によって生じている〈わたし〉というのは、虚構だ。(『いま、集合的無意識を』p. 213)

意識野には、人間が「自分は〈自分〉であると認識している〈わたし〉」という意識が投影されている。意識野という言葉はピエール・ジャネが「意識野の狭窄」という観念を説明するために用いたが、ジャネの意識野は、視野という言葉に通じる、意識の知覚領域を示す単語であり、神林の用法とは若干の相違がある。

意識の領域あるいは意識野 le champ la conscience という言葉である。視野という言葉はよく知られている。それは「視線を動かさずまなざしを固定していても、われわれが光の印象を受けることのできる空間的広がり」のことである。とすれば、意識に現れる心理事象の最大数を、意識野ないし意識の広がりという言葉で言い表すことができるのではないだろうか? (ピエール・ジャネ『心理的自動症』p. 186)

この作品の文脈における意識とは、〈わたし〉という自己像を意識野に投影するための作用力を意味しており、自己像はその結果として生み出されたものである。「自・我・像」のモデルで考えれば、「言語駆動装置」（＝意識）によって生み出される人格像がドゥウェル（＝〈わたし〉）ということになろう。

それは人間の身体のように実体を持つものではなく、物理的な基盤を持たない言語情報体であり、不確かな虚構＝フィクションにすぎない。しかし、人間がそのようなフィクションを必要とする理由は、フィクションの対義語であるところのリアルに対抗するためである。

神林は、人間には身体の外部に広がる世界の真の姿を捉えることができないということを原則としている。『アンブロークン　アロー　戦闘妖精・雪風』で描かれた「リアル世界」はそれを端的に示すものであるが、人間の認知の外部にある真の世界というビジョンは「言葉使い師」（一九八二）や『プリズム』（一九八六）といった極初期作品にもその萌芽を見てとることができる。「リアル」な世界は人間の限界を抱えた知覚能力では感知することのできない情報や事象に満ちており、人間の知覚はその限られた一部分を情報として知覚し、その情報を元に世界の像を自己の内面に仮構しているのである。それは「〈リアル世界〉をシミュレートしている」虚構的な世界像であり、言語の力で形作られたものである。

フィクションに対立するリアルは、この作品においては〈知能〉という言葉で表現される。「ぼく」は伊藤の作品に〈意識〉と〈知能〉の相克を読み取り、それらの相補的発展の先にある人類進化のビジョンを描き出すことが伊藤から与えられたSF作家への課題なのだと考える。

〈知能〉は非感情的、合理的な実利と科学技術を追求する働きであり、人間に不利益をもたらしうる技術を、その危険性を無視したまま生み出してしまうものとされる。それは原子力発電のような危険な科学技術のメタファで語られるものとなる。

「人間のフィクション＝意識が対処、対応している圧倒的名リアルの力とはヒトが高度に発達させてきた〈知能〉だよ。『ハーモニー』で描かれたように〈知能〉と〈意識〉が独立して存在していると考えるならば、言ったろう、知能とは、暴走する核反応に喩えられ、それを制御するために発達したのが、意識すなわち〈フィクション〉だ。（『いま集合的無意識を、』p. 215）

そのような危険性と可能性を内包した〈知能〉の影響力を想像し、制御することこそが〈意識〉＝〈フィクション〉の価値と力なのだと「ぼく」は語る。しかし、〈知能〉に暴走の危険性があることと同様に、〈意識〉にも暴走の可能性があるという。

〈意識〉は脳内の意識野に〈わたし〉を投影するはたらきである。〈知能〉を制御するために人間が進化の過程で獲得したものが〈意識〉だとすれば、〈知能〉（＝科学）の発展に伴う〈意識〉の発展が想像できる。そこで〈意識〉のはたらきを発展させるためには、〈わたし〉を投影する意識野の領域を拡張する必要があるという。しかし現実の人間は脳の意識野の容量に限界があり、現行の人類の身体のままでブレイクスルーとなるべき劇的な変化を見込むことは難しい。そこで想定されるものがインターネット空間である。

この作品において、インターネット空間は人間の意識野の拡張領域として意味づけられる。

だが現代人の知性と想像力は、テクノロジーを発達させて、それらの機能を補助的にであれ体外に拡張することに成功している。伊藤計劃や若い作家たちにとってはこうしたネットやケータイ、電子的なコミュニケーションツールがあるのが当たり前、そうした世界で育っているので、これがどんなに人間にとって異様な環境であるかということに、たぶん、ぼくほどの実感をこめては、捉えていないだろう。

ぼくの目からすると、インターネットをはじめとしたコンピュータネットワークシステムの網、蜘蛛の巣のようなそれ、まさしくウェブは、体外に出た〈意識野〉そのものに見える。そのスクリーンに投影されているのは人類全体の集合的な〈わたし〉だ、というふうに感じられるのだ。(『いま集合的無意識を、』p. 218)

インターネット空間は人間の脳の容量の限界を超えるための、意識野の外部拡張領域として捉えられる。インターネット利用者は、脳内の意識野だけではなく、インターネット空間にも自己像を投影することで、〈わたし〉というフィクションを拡大する。そのための手段は言語による入力であり、基本的にそれ以外の手段で人間身体は端末を介してインターネット空間にアクセスすることはできない。それによりインターネットは言語を用いた人間の意識の外部記憶装置として機能することとなる。そのようなインターネットの利用はＰＡＢのような機械と通じるものである。

しかしインターネットは人間の外部記憶装置に留まるものではなく、コミュニケーション空間としての役割も大きい。インターネットは個人用の外部記憶装置ではなく、全ネットワーク利用者共有の資産である。その共有空間としてのインターネット上に投影された個人の自己像は、個としての枠組みを外れ、共有空間という全体を包括する大きな枠組みに組み込まれる。その中で自己像はコミュニケーションを行い、互いの言語情報を交換することで共有していく。その結果として、個同士の間にある差異は平準化されていき、インターネット空間全体が単一の個としての、自己同一性を確立させていくものと考えられる。

そのようなコミュニケーションによる言説＝自己像と統合を繰り返すことで、インターネットはドゥウェルのような巨大な単一の自己像を形成する空間としてイメージされるのである。

〈知能〉が暴走するものであるのと同様に、この巨大な〈意識〉もまた暴走の可能性を持つものであるという。それは時としてインターネットという虚構空間から、その外部の現実世界に影響力を発揮することがあるとされる。その現実における実例として、後に「アラブの春」と呼ばれることとなった、中東におけるインターネットを媒介とした民主化運動が言及される。「それは火山の噴火と同じく創造的な力ではないので、新政権を創るにはべつのフィクションが必要となるだろう」という作品内での評価のとおり、実際にその後の中東における情勢は混迷を極め、インターネットは紛争の激化を助長するものとして機能している。

ネットという人類の集合的な意識野でフィクションが暴走するとどうなるかといえば、一個のヒトで喩えてみれば、それは統合失調状態だろう。悪化すれば人格機序が崩壊する。ぼくはいま、そうして自滅していった人類世界の終焉の姿を、新作のＳＦにしようとしているところだ。伊藤計劃への応答を意識して取りかかった作品ではなかったのだが、こうした終焉を回避するような方向に人類は進化するだろうと考えれば、彼への一つの予備的な回答になるだろうとぼくは気づく。(『いま集合的無意識を、』p. 220)

インターネット上の巨大な〈わたし〉という、全ネットワーク利用者の自己像の集合体の暴走は、統合失調症のイメージで語られる。ＰＡＢと主の意識が乖離している者を「分裂者」と呼んでいたように、統合失調症＝精神分裂症を人間精神の重大な危機として捉える傾向は、過去作から通底しているものである。統合失調症は幻聴や妄想といったさまざまな症状を持ち定義の難しい精神症であるが、その内実をあえてひと言で示せば、自身の用いる言葉が自分のものとは感じられなくなるものと言えるだろう。自身の体外に出た言葉＝意識との一体感が失われていく様を考えれば、それは主とＰＡＢの関係性を想起することができる。

インターネット空間に確立した巨大な自己像が統合失調状態に陥ればどのような事態が引き起こされるだろうか。その予想として、作品では、精神症による現実崩壊感覚の、ネットワーク外部の現実への波及が想像される。「いま集合的無意識を、」ではそれを「新作のＳＦ」という形で提示することを予告するのみであり、そのビジョンは『ぼくらは都市を愛していた』で結実することとなる。

『ぼくらは都市を愛していた』では、インターネット空間の崩壊を、情報震による人間の共通現実の場の崩壊という形で描く。その発想の元に「いま集合的無意識を、」で示されている観点があるとすれば、情報震は現実のインターネット技術の延長線上にあるものとして神林に想像されたものだと考えることができる。

インターネット空間の崩壊が現実に大きな影響を与えるとされる要因は、それが現実の人間の意識野と言語によって結びついているためである。『帝王の殻』で久世がＰＡＢを「本のようなもの」という比喩で語ったように、人間には自身の内面を言語によって外部に記録する技術が古来から備わっていた。そして『帝王の殻』で示されていたように、そのような外部に記録された自己の内面はネットワークというコミュニケーションの場に接続されることで変容し、その意味を変えていくことになる。「いま集合的無意識を、」で示される全人類規模での現実崩壊は、インターネット上に記録、投影された自己像が互いに結びつき、融合し、一個の巨大な意識体を形成するために発生するものであるが、その融合において不可欠の働きがコミュニケーションである。インターネット空間はコミュニケーションの場であるがゆえに、人間の〈意識〉を拡張し、また暴走の危険を有するほどに肥大化させるものなのである。

三　現実の拡張と適応する身体
～『だれの息子でもない』における独自の視点の展開～

『ぼくらは都市を愛していた』では〈都市〉という仮想現実空間において、活動する人工知能の姿が描かれるが、それは過去に滅びた人間が残した化身（アバター）のデータから再生されたものであるという。アバターとはインターネット空間において、コミュニケーションの際に用いるアイコンの謂であるが、作品においてはインターネット上に投影された自己像として扱われている。そのアバターという要素をより発展的に描いた作品が『だれの息子でもない』（二〇一四）である。

この作品は二〇二八年の日本、安曇平を舞台としている。この近未来の日本では、発達したインターネット文化が生活と密接に関わるようになっており、インターネットを活用するために自身の人格を複製したアバターが不可欠なものとなっていた。主人公は主を喪った後にも活動を続けるアバターを消去する役職の公務員であったが、突如現れた亡父のアバターによって事件に巻き込まれ、現実とインターネットの間に生じた問題を解決していく。

この作品におけるアバターは、「兎の夢」や『帝王の殻』のＰＡＢが有していたコンセプトとほぼ等しい設定のものである。

このネットアバターというのは、いまの人間たちにはなくてはならないものだ。かの昔、コンピュータがパーソナルなものとして一般に普及したのは、コンピュータを操作する手法として、目で見えて直観的に使える仮想のデスクトップやフォルダといった、実物の〈化身〉をコンピュータ内に創造した天才たちがいたからだろう。そのような革命的な技術に匹敵する。

ネットアバターはオリジナルの人格をそっくりコピーすることを目的として開発された人工知能だ。自動的に日記をつけるソフトトウェアだと説明しても、さほど的はずれではないだろう。当人の生きている日常を刻刻と記録することで、その人の〈人となり〉を反映した人工人格が形作られていく。なにを喋り、だれと会い、どんなものを食べて、どこに行ったか。いろいろな出来事＝イベントに、どうオリジナルは反応し、対応し、なにを喋るのか。それが人工人格にもわかるようになり本人の代理がやがてできるようになる。そうなったそれは、すでにオリジナルの分身＝化身に等しい。（『だれの息子でもない』p. 30）

オリジナルの言動を学習し記録することによって構築された、ネットワーク上でのコミュニケーションを代行する人工機械知性、という点においてアバターはＰＡＢと共通している。逆に両者の違いは、純粋な情報体か機械の身体を有しているか、という点にあるが、アバターは完全な情報体であるがゆえに人間の意識と入れ替わることが可能となっている。アバターを使い続けることによりこの時代の人間は自身の脳内にアバターを常駐させることのできる回路を形成しており、意識は相互に交換可能なものとなりつつあるのである。

ネットカムコンはネットアバターと自分を繋ぐＢＭＩだ、と主張するのは少し苦しいが（ＢＭＩというよりは、ＢＣＩ＝ブレイン・コンピュータ・インターフェイスだろう）、しかしそれを使って仮想の分身をネット内に作り出せたなら、その分身を脳に取り込むことができないはずがない（ような気がする）。

分身を脳内に取り込むための難しいインターフェイス回路は、人間の脳という、ものすごい柔軟性と適応力を備えたその能力によって、完璧な接続機械を人工的に作るまでもなく、自らがその能力を備えてしまっているのだ、と考えれば、化身が頭の中に存在するというのもありえそうなことだろう。人間の脳に合わせて機械を作るまでもなく、脳の方が不完全な機械の能力を補っているのだ、ということ。

いまぼくらの脳内には、ネットアバターという仮想の分身を住まわせるための専用部位ができてしまっているのかもしれない。（『だれの息子でもない』p. 39）

脳というニューラルネットの能力によって、アバターはＰＡＢのような機械の身体ではなく、人体の内部に取り込まれることとなる。これにより、主人公の身体はオリジナルの意識だけではなく、さまざまなアバターが入り込み、操られることとなる。その転換は語り手の変化という形で表現される。生来の意識とアバターの意識とが切り替わることで、作品の視点は現実とインターネット空間を行き来する。その視点の変化により、インターネット空間は現実と密接に結びつき、相互に干渉しているさまが多角的に描かれることとなる。この作品のインターネットは、死者との再会を望む遺族の願望をアバターを用いて実現する空間であったり、野生動物がアクセスすることのできる自然界の一領域であったりと、従来の作品とは異なる現実との関わり方を見せるものとなっている。インターネット空間は人間身体で進入不可能な疎外的な領域ではなく、アバターの意識を用いてアクセス可能な現実の延長線上の相の一つとなる。アバターとは、現実に内包されるそうした相の一つを捉えるための、人間の知覚の手段の一部として位置づけられているといえる。

つまりアバターとインターネットは、拡張された人間の意識と現実の新たな領域として位置づけられている。そのような意識と現実の相の拡張は、進化の過程の中での自然の流れで生じた必然の帰結とされる。

「知能と意識は別の物というわけか」
「そう別物だ。意識は知能よりベーシックなもので、だから強靭だ。ネット空間は、そうした〈意識〉が知能を操作して必然的に生み出したものだとおれは思っている。バリエーションを確保できない生物種は自滅する。〈意識〉には、それがよくわかっているんだろう。電子情報ネットワークは、ヒトの意識のバリエーションを爆発的に増やすための技術だ。言ってみれば、そいつは多重人格製造マシンだ。そのマシンは、野鼠の意識にも利用可能なのかもしれず、九日前に起きたあれが、そうだったのではなかろうか、ということだ」
「意識は、意識自身を複製する、のかもしれないいな」（『だれの息子でもない』p. 266）

生物種の目的は究極的には自己の複製を生み出すことであり、インターネットという新たな環境の創造は、ヒトという種が生存と自己複製を効果的に行うために生み出した生存競争のための新たな戦略として語られる。アバターはその新環境に適応するために生み出した知覚能力であり、同時にインターネットという環境は自己の意識の複製を活動させるために作り出された領域でもあるといえる。そのような相補的な環境と能力は、人間の種としての潜在的な可能性から生じたものなのである。

では、その新しい環境の中で行われる新たなコミュニケーションの形はどのようなものであろうか。その一例として作品が描くものが、記録媒体としてのインターネット環境の特性をいかした過去の人間との対話である。記録としてのアバターは過去の人間の相を遺したものである。記録であると同時に自律的な意思を持つアバターとの対話は、時を越えたその人との邂逅と同等の意味を持つこととなる。

この作品で描かれるコミュニケーションは主人公と父のアバターとの会話が中心となっている。主人公は、少年時代に田畑を売り払い家族を棄て出奔した揚げ句に逃亡先にて頓死した父に怨恨を抱えていた。しかし突如現れた父のアバターと接するうちに、過去の父の等身大の姿を見ることができるようになる。

> だれにも邪魔されずにその本音を聞きたいと思ったとき、その父はすでに死んでいた。死骸になった父を見たとき、ぼくは大人になった、ということなのだろう。その死に様を見て、自分の父という人はいったいどういう生き方をしてきたのか、心の底から知りたいと思った。(『だれの息子でもない』p. 279)

少年時代の主人公は共同体意識を周囲の親戚と共有していたことから、個人主義的な父親の価値観を理解することができなかった。しかし突如出現した父のアバターにそうした事後的なイメージの中に埋没していた、かつての父の姿を再発見していく。

この親父のアバターがなんであれ、ぼくの父の記憶をもっているし、ぼくを気遣ってくれている。父の意識の消え残り、そんな感じではなかろうか。オリジナルの意識はアバターにコピーされるのだと、そう表現してもいいだろうから、親父のアバターは父そのものではないにしても、父が生きていればこういうことを言い、働きかけたであろうという、生前の言動を再現している存在に違いない。
(『だれの息子でもない』p. 270)

父のアバターとの対話は、過去の亡父との再会であると同時に、損なわれてしまった父との関係と感情を回復することへと繋がるものであった。アバターとは過去の一時点における人間の人生を記憶したものである。アバターとのコミュニケーションは、過去に喪われた者との対話であり、現在と過去とを結びつけることで喪失を回復することへと繋がる。

インターネット空間におけるアバターを用いたコミュニケーションは、過去の人間との対話を可能とするものでもある。それは情報の記録装置としてのインターネット空間が可能とした、特殊なコミュニケーションの場としての機能であるということができる。

四　新たなるコミュニケーションの場

近年、神林によって盛んに執筆されているインターネットをモチーフとした作品群において、インターネットは二つの側面から描かれることとなる。

一方は、インターネットが人間の意識に似た巨大な意識を生み出す基盤となる、ということである。インターネットの電子情報網は人間の脳という神経細胞によって形成されるネットワークの似姿であり、そこに生じる意識もまた人間のそれと似通ったものとされる。従来の神林の作品においても『帝王の殻』のアイサックや『我語りて世界あり』の「オーバーカム」のようなネットワーク中に形成される巨大な意識体が描かれることはあったが、それらは非人間的かつ全体主義的・排他的なモチーフとして描かれていた。そこには自己（主人公）を疎外する社会制度を象徴する側面も強いものであった。

近年の神林の描くインターネット中に生じる意識体は、それらとは異なり、人間存在の延長として位置づけられるものである。人間はインターネット上に言葉を記録することを通じて、自己の内面を吐露して投影していく。そうして投影される人間の自我の一部は、インターネットのコミュニケーション空間としての機能により相互に結びつき、混淆していくこととなる。それは人間の外部にありながら、内部との繋がりを持った、他者であり自己でもある存在である。

そうしたインターネット上の意識体は、人間の意識を一部を素材としていることから、人間の意識と類似した言語的な思考を行うものである。人間と意識体は相互に意思疎通と共感が可能な他者として位置づけられる。

人間の脳とインターネットというハードウェア的な類似性と、言語的な意識という共通のフォーマットにより、人間とインターネット上のそれぞれの意識体は相互に互換可能なものとなり、互いの身体は交換可能なものとなる。インターネット空間は人間の脳内の意識野の拡張領域であり、そこに投影される自己像は人間本来の意識と共通した特性を持つ。そのため、インターネット空間に投影された意識体は人間の脳内の意識野にも投影することが可能となるのである。

インターネットに関するもう一方の側面は、それがコミュニケーションの場であるということである。「兎の夢」や『帝王の殻』といった作品では、ネットワークは人間が参入できない領域であり、そこでのコミュニケーションはＰＡＢに委任するしかない、という人間疎外を象徴する場でもあった。そこでのコミュニケーションは人間には参入することができないにも関わらず、社会的に大きな決定力を持つものであり、そこから疎外される人間の悲劇性というモチーフをより鮮明なものとする表現であった。

作品内におけるネットワーク上のコミュニケーションを特権化する視点は、現実のインターネットが普及し始めた時期に執筆された「ぼくの、マシン」においては大きく変化することとなる。この作品において、インターネット上のコミュニケーションは非本質的で無意味な雑談という位置づけがなされる。そこには従来の到達不可能性は存在しておらず、雑談によって無意味に消尽されるコンピュータ資源という状況への怒りが強調される。そうしたインターネット上のコミュニケーションを非本質的なものと位置づける視点は「自・我・像」でより鮮明なものとなっている。そこで、インターネット上で交わされる言説は「ゴミの山」と称されるような、無価値なものであると語られる。そこには「本心」という人間の内面にある本質的な精神活動が介在しておらず、上辺だけの建て前のみが交わされているというのである。それに対置されるものがクリエータが自己の隠された本心を明らかにするために紡がれる創作の言葉である。創作に対して、インターネット上のコミュニケーションは、本心のないコミュニケーション行為そのものを目的とした行為遂行的なもので、その内容は無意味なものと見なされるのである。

そのようなインターネット上の言説を無価値なものとする視点は「いま集合的無意識を、」で変化を見せることになる。ＳＮＳに代表されるインターネット上のコミュニケーションは、東日本大震災という現実に起こった自然の脅威に対抗し得た実際的な力を持ち、有用性を証明したものである。インターネットは人間の意識野の拡張領域として位置づけられ、そこで行われるコミュニケーションはフィクションという人間の意識を形作る枠組みを拡張し、強化するものなのである。そこでは、非本質的で無価値なものとされていた虚構、フィクションこそが、逆に人間の存在形態を特徴づけるものとしての価値が見出されているのである。

インターネットは人間の意識と密接な関わりを持つ機構であるが、近年の作品においてそれを象徴するものがアバターである。作中のアバターはＰＡＢと同様、コミュニケーションの場において他者とのコミュニケーションを代行する人工知能である。アバターとＰＡＢとでは、機械の身体の有無という明確な相違点があるが、むしろ最大の違いはアバターの意識と人間の意識が相互に置換可能なものとなっているということにある。人間はオリジナルの意識とアバターの意識を使い分けることによって、現実とインターネット空間を往還可能になる。それはＰＡＢとアバターの違いというよりも、インターネット空間に与えられた意味の変化によるものと考えるべきだろう。インターネット空間は人間には到達不可能な領域ではなく、アクセス可能な現実のバリエーションというべきものとなっているのである。現実と虚構の関係は、真偽という二項対立ではなく、真の「リアル」という人間には到達不可能な真実を解釈するための異なる二つの並立可能なアプローチとして位置づけられることとなる。

そのため、インターネット空間とは人間が作り出した新たな現実の相というべきものなのである。そこでのコミュニケーションにはアバターのような人工的に作り出した人格像が用いられる。インターネット空間は巨大な集合意識を形作る領域であるが、それはインターネット空間が言語によって形作られた濃密なコミュニケーション空間という特性によるものである。そこでのコミュニケーションは、人間本来の意識が現実で行うそれとは異なる様態と可能性を持ったものである。そうしたコミュニケーションが可能となった人間は、従来とは異なる、拡張された精神構造を持つ新たな人間存在へと変化しているといえるのである。

第五章　雪風再考

神林長平は、その創作活動の初期から、コミュニケーションの場とその代理人とに分かれたコミュニケーションの構造を描いてきた。ＰＡＢやアバターに象徴される、言語情報によって創造された複製人格はコミュニケーションの代理人として機能することになる。代理人は、人体では介入することのできないネットワーク環境のような専用の場において、他者とのコミュニケーションを代行する。人間はその身体性ゆえに他者との直接的なコミュニケーションの場に参入することができず、代理人に他者との接触を委任せざるをえないのである。

こうしたコミュニケーションの構造自体は初期から現在に至るまで維持されてきた。しかし他方で作品内におけるコミュニケーションに対する評価や意味は大きな変化を続けてきた。

このコミュニケーションを巡る構造と変化に基づき、改めて『戦闘妖精・雪風』シリーズを再検討することで、神林におけるコミュニケーション観とその変化を辿っていこう。

一　読み替えにより見出されるコミュニケーションモデル
～『戦闘妖精・雪風』～

「雪風」シリーズの第一作、『戦闘妖精・雪風』（一九八三）は侵略異星体ジャムとの戦争の中で、ジャムと機械に疎外される人間を主題とした作品である。その文脈の中で、主人公深井零の愛機雪風に代表される機械もまた人間の内面が外部に具現化した存在であると仄めかされる。

それは目には見えない。国家機構や民族意識や宗教は人間とともにあるが、目には見えない。たしかにあるのだが、いるのではないだろう。だが機械は。雪風はここにいる。まるで現実世界に実体化した、夢の中の怪物のように。機械は人間の頭から出て具象化した思想そのものだ、零はそんな気がした。この思想を人間は乗り越えられるだろうか。それとも暴走させてしまうのか。(『戦闘妖精・雪風』(以下「Y」) p. 154)

これは後に『ぼくらは都市を愛していた』において「その観念が形として具現化したものの一つが、機械であり、都市です」と語られる視点と共通性が見られる。機械とは人間の思想(「国家機構や民族意識や宗教」)という言語的・象徴的な観念が物理的に具現化したものだと語られる。すなわち、言語と機械はその実体の有無で区分されるものの、人間の内面から漏出した存在という点においては共通しているということである。そうした特質は、言語と感情を記録することで人格を複製しようとした機械であるPABに通じるものである。

しかし、作品内での描写と位置づけから、単純に戦闘機である雪風を、PABのような自意識を複製することを目的とした言語的な構造物と同列に見ることは難しい。雪風が言語を使う局面は特殊な状況として設定されており、雪風は非言語的な存在であることが強調されている。雪風は零の言葉を用いることはなく、人間の感性では捉えることが難しい異質な判断を行う、理解不能な他者として位置づけられている。

しかし、それでも雪風は明確にパイロットである零の複製物として設定されている。この作品で雪風が記録し、パターン化したものは、零の言葉ではなく、戦うための技術、戦闘能力である。

特殊戦のシルフィードは偵察タイプだ。外部だけではなく自機の戦術・戦闘・航行をもモニタしている。ジャムの攻撃をパイロットはどのようにかわしたか。どう反応すれば生き残り、帰投できるか。パイロットは、必ず帰ってこいという至上命令を受けている。これら十三機のシルフは激戦をかいくぐるために必死になって行動した記録を自己ファイルの中に持っている。その人工知能はコンピュータによるシミュレート以外の、パイロットたちの実戦行動からも教育を受けた。それは機械にとっては異質な、しかし勝つためには有益な情報に違いない。（Y p. 332）

零の上司、ジェイムズ・ブッカー少佐は特殊戦の戦闘機スーパーシルフの優位性を、パイロットの「戦闘勘」と呼ばれる戦闘技能を学習し、模倣することによると分析した。そして、パイロットの「戦闘勘」のデータを十分に蓄積すれば、戦闘機単独での任務も可能であると考える。その結果、戦闘機はパイロットの生存を考慮することなく性能を発揮することができ、ブッカーも部下が落命する恐怖に苛まれることがなくなる。そのため、ブッカーは雪風の無人化、すなわち自律／自立化を推進するのであった。

雪風を溺愛し、そのパイロットであることに強い執着を抱く零はそれに反発する。そこでブッカーは雪風を「娘」の比喩で語り、親離れ・子離れが必要なのだと説く。親子という明確に別個の人間である関係性をメタファとすることで、雪風と零の関係が独立した他者同士であることを明示しようとするのである。しかし、雪風をはじめとしたスーパーシルフという、高性能の学習機能を備えた戦闘機のパイロットの学習の仕方の記述は、ＰＡＢが使用者のコミュニケーションの方法を学ぶ記述と共通したものとなっている。親子と、人間とＰＡＢの関係が似て非なるものであることは後の『帝王の殻』で描かれるとおりである。雪風が零から独立するのは、両者が親子のような独立した他者であるためではなく、雪風が零の複製を終えたためである。
そのことを踏まえれば、当初の雪風は、PABに代表される使用者の人格を複製する機械の一例として位置づけることができる。そして雪風が学ぶものは、使用者＝パイロットである零の言葉遣いではなく、「戦闘勘」と呼ばれる戦闘技術なのである。それはパイロットとしての零の操縦技術と判断力であり、戦場における零のアイデンティティにあたるものである。PABが他者とのコミュニケーション手段として言語使用の様式を学ぶとの同様に、雪風はジャムという他者との接触方法である、戦闘の手法を零から学んだということになる。「戦闘勘」を学んだ無人の雪風には零が搭乗しているのに等しい能力が備っており、オリジナルの零の存在は雪風には必要とされないのである。
PABやアバターが、ネットワークという新たなコミュニケーションの場においてコミュニケーションを代行するのに対して、雪風は、フェアリイ星という地球社会とは異質な世界の空においてジャムとの戦闘を代行する。他方、ジャムは戦闘機型の機械によって人類を攻撃するが、ジャムの真の正体は不明であり、その戦闘機はジャムそのものではない、と目されている。つまりジャムの本体は、戦闘機型の機械という媒介によって、人類側に戦闘という形でアプローチしている状況にある。ジャムとの間では言語によるコミュニケーションは成立せず、戦闘行為という方法でしか相互にコミュニケーションをとることが不可能なのであった。そこではコミュニケーションという言葉は、従来の意思疎通という意味合いではなく、「戦闘行為」として読み替えられるものとなる。
ジャムは決して人間の手には触れられない存在で、破壊的手段、すなわち戦闘行為でしかコミュニケーションが成立しない相手だった。やられたらやりかえすという単純なそれがコミュニケーションと

言えるならばだが。（『アンブロークン　アロー　戦闘妖精・雪風』（以下「U」）p. 92）

ジャムという人類にとっての他者性を突き詰めた、絶対的な他者とのコミュニケーションにおいては、人間の用いる言語は用をなさない。ジャムとの戦争においては、人間は雪風を始めとした自我を複製した機械に戦闘を代行させることが効果的であり、人間が介在することは不利益しかもたらさない。その結果として、人間は自律した機械によって戦場というコミュニケーションの場から疎外されていくことになるのである。無論、一般的な人間であれば戦場から疎外＝解放されることに不都合はなく、むしろ慶事である。しかし、零をはじめとしたFAF軍人の多くは社会から排除されてフェアリイ星に追いやられた人々であり、戦場からの疎外は居場所と存在意義の喪失を意味するのである。

その人類とジャムとのコミュニケーションの不可能性という主題は、主人公である深井零の人物造形によっても補強されている。零は、そのコミュニケーションの場において、雪風の先にあるジャムの存在に関心を持つことなく、自身の分身である雪風に搭乗することに強い執着を感じる人間であった。これは、他者との関係性ではなく、自己愛に自閉するナルシシズムの変形というべきものである。作中で恋人のメタファで語られるのに反して、雪風は零の複製物であり、零の雪風への執着は自己への執着に等しいものである。しかし『戦闘妖精・雪風』においては、雪風を始めとした戦闘機械知性体は、ジャムとの闘争＝コミュニケーションを基礎原理としてるため、自己に閉塞する零と他者（＝ジャム）へと向かっていく雪風はすれ違うしかない。結果として零は雪風から排除されるという結末を迎えるのである。

『戦闘妖精・雪風』という作品は、人間としての深井零が、自我を複製した機械である雪風にジャムとの戦闘という名のコミュニケーションを代行させるしかない、という現実を正視できないまま、コミュニケーションの場から疎外されていくさまを描いた作品として読むことができる。主人公の人物造形はその展開を補強するものとして機能している。その意味でこの作品は構造上、他の神林作品と多くの点で共通しているのである。

二　コミュニケーションモデルの解体
～『グッドラック　戦闘妖精・雪風』～

続編となる『グッドラック　戦闘妖精・雪風』(一九九九)は前作『雪風』とは大きく趣を変えて、主人公である零の変化と成長を描いたものとなっている。ここでの変化と成長は、自我に閉塞していた零が、自己以外の存在を認識し、そこに関心を持つことによって他者を志向していく、というものである。ここでの他者とは零本人以外の存在の全てを示すものであり、それは同じ人間のみならず、機械である雪風から、理解不能の謎の存在であるジャムまでをも指し示すものである。

前作の結末において、雪風から排除され、意識不明の植物状態になった零であったが、ジャムの新たな戦略による雪風の危機に目覚めることとなる。そのジャムの戦略とは、人間の身体と精神を複製した生体兵器・「ジャム人間」をFAFに送り込んで、内部から戦闘機に工作を行い、戦闘を有利に展開するというものだった。『雪風』においてはコミュニケーションの場は常に空に限定されていた。その戦場というコミュニケーションの場は戦闘機同士の直接的な空戦から、人間の生きる地上を含めたものへと拡大していくことになる。その工作は雪風にも及び、雪風は危機に陥る。しかし、雪風の呼び声に応えて覚醒した零は経験による機転によって「ジャム人間」の工作を無力化し、危機を脱する。その戦闘において、零はジャムに兵器として創られた人間に共感を覚える

もっと話したかった。その思いがこみあげてきて、零はためらいの原因を悟った。あの男とは、わかりあえそうな気がしたのだ。(『グッドラック　戦闘妖精・雪風』(以下「G」) p. 109)

戦場というコミュニケーションの場において、人間とジャム双方がその場に合わせた代理人を用意して戦闘＝コミュニケーションを行う、というコミュニケーションの構造は『雪風』から継続したものである。ジャムは従来の戦闘機型の機械に加えて、人間型の兵器を代理人として戦場に投入する。それらはあくまでジャムの代理人であり、ジャムそのものではないことから、人間的意識を持った「ジャム人間」との対話を通じてジャムの真意を理解することはできない。

新たな代理人の投入により、戦場という名のコミュニケーションの主要な場は拡大していくこととなる。それに伴い、従来の人間と機械の間にある、機械の優位性は失われていく。『雪風』においては、人類側とジャムの戦闘機が戦う空の戦場は、人類＝零が存在することを許されない過酷な領域にして重要な最前線であった。それに対して、前作のエピソードの一つである「フェアリイ・冬」において端的に描かれるとおり、人間は地上にて非生産的で無意味な作業に従事するしかなかった。この空と地上の鮮烈な対比は機械と人間の明確なヒエラルキーを示すものであった。地上より空が、そして人間より機械が、ジャムとの戦争＝コミュニケーションにおいて主導権を持つ、絶対的な上位の存在として位置づけられていたの

である。

超高空から肉眼で見た、生の景色だった。

これは、本来人間が目にすべき景色ではない、見てはならないものだ、これは神と、同時に悪魔の、視点だ——そう実感した。（U p.52）

特殊戦の専属医のエディス・フォスは『アンブロークン　アロー』において、『グッドラック』で雪風に同乗した経験を回顧する。その初めての実戦でフォスが最も衝撃を受けたことは、ジャムとの遭遇戦でも、雪風という最新鋭戦闘機の性能でもなく、超高空からの景色であったという。そこは人間の属する世界ではない、異界であることがフォスによって意識される。その異界は神や悪魔のような超越者としての機械のみが到達できる領域であり、人間の属する世界とは隔絶している。このフォスの超高空の景色に対する視点は、空＝機械の領域の徹底した非人間性を象徴しているといえるだろう。『戦闘妖精・雪風』においては、その地上と空の往還不可能性が、空の絶対的優位性として意味づけられていた。

そのヒエラルキーは、ジャムの戦略の変化により崩壊する。ジャムによる「ジャム人間」の投入は、戦闘というコミュニケーションの地上での展開を招くものであった。主戦場はいまだに空だが、地上を無視することは敗北を意味するのだった。地上に属する者、すなわち人間はこの戦場において確かな意味を持つようになっていく。その結果として、ジャムとのコミュニケーションにおいて機械が占めていた特権的な地位は揺らぐことになり、人間にもジャムとのコミュニケーションのチャンネルが開かれるようになる。実際に、ジャムと結託したアンセル・ロンバート大佐や、ジャムと対決し言葉を交わした零は、機械という代理人ではなく、言葉という人間の用いるツールを用いて、人外の他者であるジャムとのコミュニケーションを実行していく。同時にジャムの側でも、ジャム人間という自律した意思を持ち、ジャムの思惑どおりにならない自律兵器を用いることで、人間というジャムにとっての他者との不自由なコミュニケーションの代理人を立てている。人間にとってジャムが不可知の存在であるのと同様に、ジャムにとっても人間は理解不可能な存在である。

おそらくジャムにしても、人間側の本質がどこにあるのかということを、そのジャムの身体というか五官というか、ジャムの存在形態においては、ダイレクトには捉えられないのだろう。ジャムにしても人間というのは仮想的な存在なのだろうと、わたしは思う。(G p. 540)

その人間という他者存在を理解するために、ジャムは戦略を改める。同質の存在である機械だけではなく、異質な存在である人間に意識を向けるという意味において、この作品で他者を意識し始めるのは零だけではなく、ジャムもまた同様なのである。『グッドラック』でのコミュニケーションの舞台(あるいは主戦場)は人間の領域へと拡大しているのである。

しかしジャムは従来の戦闘機型の機械を用いた空戦という手段を放棄していない。同時に新たな人間型の兵器もあくまで兵器であることから、ジャムとのコミュニケーションは「対話」を「戦闘行為」に読み替える必要性は依然として存在する。そのため、ジャムとのコミュニケーションは、人間の能力だけではなく、機械=航空機の能力も必要とされ、両者を効果的に共用していく必要がある。それを端的に表す言葉が「複合生命体」である。

ジャムや第三者から見れば、互いに兵器として機能することを受容している、というふうに感じられる。でもあなたと雪風の関係は、実はそんなものではない。
（中略）
二つの、異なる世界認識用の情報処理システムを持っていて、互いにそれをサブシステムとして使うことができる、新種の複合生命体。（G p. 479）

零と雪風は、相互に消耗可能な兵器として相手を認識しているとして、外部、すなわちジャムの視点から認識される、とされる。その実際は、人間である零と機械である雪風が、互いを他者と認識しながら、それでもなお自己の一部として行動を共にするという、パイロットと戦闘機の間に築かれた新たな関係性ということになる。

この一連の変化はジャムの戦略の変更によるものである。ジャムはこの戦争というコミュニケーション形態において、そのルールを設定しうる唯一の存在であり、そのことは次作においてより鮮明となる。

三　コミュニケーションモデルの反転とコミュニケーション主体としての在り方　～『アンブロークン　アロー　戦闘妖精・雪風』～

「雪風」シリーズ三作目となる『アンブロークン　アロー　戦闘妖精・雪風』においては、コミュニケーションの様相はさらに異なったものとなっている。
この作品におけるジャムは、リアル世界を展開し、時空の秩序と自他の区別の境界を撹乱する場を作り出すが、零たちに対して直接的な敵対行動はほとんど取ることがない。その代わりに、作品の主な敵対者となるのは、ジャムに寝返った人間であるアンセル・ロンバート大佐である。従来のジャムの戦闘機やジャム人間の存在はほとんど、あるいは完全に後退し、直接的な戦闘の脅威の描写は大幅に減少することとなる。本来、「雪風」シリーズにおける戦闘とは、人間である零が直接的に参入できない戦闘機同士の空戦という、疎外的なコミュニケーション形態を意味するものであった。それに対して、この作品における直接的な対立は零とロンバートによるものであり、そこでのコミュニケーション形態は言葉による舌戦の形をとる。
コミュニケーションのルールの設定者としてのジャムはリアル世界の展開という形で存在感を示すが、そのリアル世界の内部においては雪風もまた、零たち人間に対して上位の存在としてふるまう。機外の人間を認識することのできない雪風は零を情報収集用のポッド（外部端末）のように操ってロンバートを捜索させる。

大丈夫だ、心配ない、自分は生きている。人間として生きているかぎりは人間存在とコンタクトできる。雪風はそれを、望んでいるのだ。人間の存在自体が消失してしまったわけではない、雪風からは見えないだけだ。雪風の感覚で見えないものを、このおれの身体感覚を通じて見ようとしているのだ。（U p. 219）

雪風にとって、直接認知することのできない人間であるロンバートは、人間にとってのジャムと同じ意味で他者である存在である。そのロンバートとコミュニケーションを取るためには、機械である雪風は、人間を代理人に立たせなくてはいけない。それが雪風のパイロットであり、リアル世界の性質により感覚を一部共有することとなった零である。零の身体は雪風の機上にあり、その意識だけがリアル世界を彷徨する状態として考えると理解しやすい。そのため、雪風は零を通して人間の知覚する世界を認知することが可能であり、その不条理を可能とするのがリアル世界であった。

しかし零は、リアル世界展開の影響で雪風の干渉を受けているとはいえ、独自の意志を持った人間である。そして、自身が自律した意思を持つことを雪風やジャムに示そうとする。『雪風』や他の作品において描かれた、人間が自我を複製して特定のコミュニケーションの場のための代理人を作り出したものの、その代理人が独自の意志を持ち自律する、という様相が逆転した状況にあるのである。

> すべての問題は、すべてだ、すべてがそこに収斂するのだ、自分が人間であること、そうありつづけること、それだけが重要で価値のあることであり、生きる意味はそこにある。そこにしか、ない。
> (U p.144)

作品内において繰り返し、零は自身が「人間である」ことを雪風やジャムに伝える必要があるのだと語り続ける。これは自身が独立した意思を備えた存在であることを主張するものであるが、作品内の関係性に着目すれば、コミュニケーションの代理人そのものが独立した意思を持つことを代理人の側から主張した状態ともいえるだろう。その振るまいはＰＡＢが主に示した態度に通じるものである。

人間である零にコミュニケーションのイニシアティブが移動したことにより、コミュニケーションの方法論も変化している。それまでの戦闘機同士の空戦をコミュニケーションと言い換えていた状況は、人間によるコミュニケーションであるところの、言語による対話が主となることになる。しかしこの言語による対話も、一般的な用法における、武力と対置される平和的な行為を指す言葉ではなく、あくまで戦闘行為の一環であるという姿勢は崩されていない。

コミュニケーションとは、格闘だ。ブッカー少佐はそう言っていた。そうだろう、そのとおりだ。ジャムが人間とコミュニケーションを取ろうというのは、ようするに戦闘行為だ。直接的な戦いの場に人類を誘っているのだと、そう解釈できる。
そういう解釈は、おそらく正しい。ジャムを支配しようと企んでいるロンバート大佐にとっては、それが真実だろう。大佐の立場に立てば、だが。(U p. 128)

コミュニケーションが言語によるものへと変化するに際して、雪風自身のコミュニケーションの方法も言語的なアプローチを志向する。雪風は特殊戦の人間や機械知性による「会議」を希望する。そして自身もその会議に参加するのだが、その際にも雪風は代理人を設定する。

「深井大尉、雪風が、われわれにわかるような疑似的な人格を自ら作りだして、コンタクトしてきているのを、感じないのか?」
「……なんだって?」

「感じ取れよ、零」少佐は首をおおきく後ろにそらし、スクリーンを仰ぎ見て、言う。「これは、雪風だ。エディス・フォス大尉の姿と声を借りた、雪風自身だ」（U p.278）

雪風は、特殊戦の軍医であるエディス・フォス大尉の通信という体裁で零たちと対話を行う。そしてフォスの口を通して雪風は何を考え、何を望んでいるか、という雪風の判断と認識を伝える。これは雪風が言語を使用するための代理人を用いて零たち人間とコミュニケーションを行うということである。それは人間を、自身の意思と要望を提示する必要のある有用性を持った他者として認識した、という雪風の変化の表れであると同時に、リアル世界の打破を目的とした、雪風の対ジャム戦術の一環でもある。

ジャムによるリアル世界の展開の戦略的意図を考えれば、それはコミュニケーションの場の消去に他ならない。ジャムはコミュニケーションの場を崩壊させることで、特殊戦に属する人間や機械知性をそれぞれの閉塞した現実に没入させようとしたと考えることができる。そこで雪風は特殊戦の構成員の属するコミュニケーションの場を再生するために、零という代理人を用いて、クーリィらと接触したのである。リアル世界というコミュニケーションの場の消去に対抗するために、コミュニケーションの場の再生を行う、という攻防がジャムと雪風の間で交わされることとなる。

その結果として、リアル世界を巡る戦闘の主戦場は、空という非人間的＝非言語的空間から、人間の属する言語空間へと移行することになる。雪風の望む「会議」とはその最前線であり、常にジャムとの戦闘を志向する雪風は、戦場に身を置き続けるために言語使用というコミュニケーション＝戦闘手段を身につける必要があるのである。

「ジャック」と零は一呼吸おいてから、言う。「これは、エージェントだ、雪風の。雪風そのもの、ではない」

「かもしれん」とブッカー少佐はうなづきつつ、答えた。

「われわれがこうして自分が喋っていると意識している〈自分〉は、実は真の自己の代理人に過ぎない、ただのエージェントなのだ、というような意味でな」(U p. 280)

このブッカーの観点に対して、零は「雪風には〈自分〉という概念そのものがないのかもしれない」と考えるが、どちらにせよ「〈真の雪風〉といった存在にはアクセスできない」ため、互いの意見の正誤に意味はないと判断する。

『アンブロークン　アロー』においては、状況と敵対者の変化により、それまでの人間と代理人としての機械という関係性が逆転することとなり、人間が機械に使われ、かつコミュニケーションにおいて中心的な役割を果たすという事態が生じることとなる。そして、それまで他者とのコミュニケーション手段であった戦闘行為は後退し、言語による対話がコミュニケーションの主な手段となる。それは人間だけではなく、機械である雪風もまた求めるところであり、雪風は言語によって特殊戦の人間たちの思惑を探り、また情報交換と意思伝達を行い、ジャムに対抗するのである。

四　コミュニケーションにおける意識の役割

「雪風」シリーズは神林の極初期から展開されている、代表作というべき作品群である。主に第一作に顕著に見られたメカニック描写から、言語や現実認識の問題を描いた作品というよりも、機械への執着を表現した作品の系統にあると目されてきた。しかし、コミュニケーションの問題に着目すれば、人格を複製した特殊なコミュニケーション場における代理人の使用という発想は他作品と共通しており、その主題意識は一貫したものであるといえるだろう。

第一作の『戦闘妖精・雪風』は、コミュニケーションの代理人という神林の作品に共通する主題意識としては比較的オーソドックスなものとなっている。戦闘を言語によるコミュニケーションと読み替えることで、人間がコミュニケーションの場から疎外されているという神林作品には頻繁に見られる状況が明確に見てとることができる。戦場というコミュニケーションの場は機械に最適化されており、人間はそこに参画することができず、排除されていくことになる。

続く二作目の『グッドラック』は『雪風』における人間の疎外を解消するための物語であるといえ、「『グッドラック』の物語は、全体として『雪風』のカウンセリングになっている」（東浩紀「鏡像から生殖へ――戦闘妖精の精神分析」『戦闘妖精・雪風解析マニュアル』）という東浩紀の精神分析的な文脈に基づく指摘は、的を射ている。同時にこの作品はコミュニケーションの場の拡大が生じることで機械の特権性に揺らぎが生じ、コミュニケーションの主導権のヒエラルキーが解体されるさまが描かれている。戦闘は言葉に対して絶対的な優位は持っておらず、言葉を持たないはずであった雪風からは限定的な文字出力による情報発信が図られ、ジャムは不慣れな言葉を使って零に語りかける。言い換えれば、場に対して適切なコミュニケーションの手段を有している者が状況に対して優位性を持つ、というのがこの物語における闘争のルールであり、コミュニケーションの場の様相が変化したことで、優位性の持ち主が変化するという状況が生じているのである。そして、その状況を支配するのはジャムの戦略的判断であり、その判断の前には、人間も機械も翻弄されるばかりである。

なお、この作品が、雪風を他者として認める零の成長を主題の一つとしていることから、雪風を自我を複製した存在とする視点は大きく後退している。零のコミュニケーションの対象としての立ち位置に移り変わった雪風においては、自己の複製＝代理人によるアイデンティティの侵犯という主題はすでに担われていない。

三作目の『アンブロークン　アロー』ではさらに状況が変化する。それまでは、機械は人間の自我の複製物であり、コミュニケーションの代理人という位置づけであったが、その関係が逆転して、人間こそがコミュニケーションの代理人となる。時空の機序を欠いた非日常的なリアル世界は、いわばコミュニケーションの場が崩壊した状況であるといえる。そこでコミュニケーションの場を再生する試みが雪風によってなされるのだが、そのための手段が言葉による特殊戦の人間と機械知性の再結集である。

ジャムに対抗するための、言葉によるコミュニケーションの場で、コミュニケーションを担うために零は雪風の代理人として、言葉を使う敵であるロンバートとの対決を雪風に代わって行うのである。その結果、作品は雪風という非人間的な外部の視点を通して、人間の行うコミュニケーションの再定義を主題とすることとなる。
以上のように、コミュニケーションの構造の観点に基けば、「雪風」シリーズはジャムという、人間とは隔絶した絶対的な他者とのコミュニケーションの試みを描いた作品であるといえる。そこに通底する意識は、コミュニケーションは常に代理人を介して行われるものであり、主体と他者との間には代理人同士で交感するための専用のコミュニケーションの場を必要とする、という神林の多くの作品に共通するものである。

代理人はそれ自体が自律した意識を備えた存在であり、それゆえにコミュニケーションは主体と他者の意思伝達を正確に行うことができない。自律する代理人同士の接触はそれ自体が自律性を備えており、主体はそれを完全にコントロールすることはできないためだ。しかし主体はコミュニケーションの場に直接分け入ることはできない。主体と他者が同一の存在でない以上、原理上、意思伝達は不完全性が伴うのである。

そのコミュニケーションという行為の不完全性を描いた作品が『戦闘妖精・雪風』であり、コミュニケーションの精度を高めるべく、コミュニケーションのルールを模索し、代理人との意思統一を追求した作品が『グッドラック　戦闘妖精・雪風』の物語であったといえる。そして『アンブロークン　アロー　戦闘妖精・雪風』はコミュニケーションの代理人に焦点を合わせて、代理人の座位にある人間意識の姿を描いたものとなる。

「雪風」シリーズは常に深井零をはじめとした人間の視点が中心であり、その代理人たる雪風の内面を直接的に描写することはなかった。『雪風』『グッドラック』では零の意識をコミュニケーションに参画できない閉塞した主体に位置づけ、そこが人間意識の在り処だとした。それに対して、『アンブロークン　アロー』ではコミュニケーションの代理人としての零の姿を描いた。そして代理人としての在り方こそが、人間の意識という機能の真の姿、役割としたのである。

深井大尉。きみもそれを知っている。きみは記憶というのは虚構だ、と思っただろう。記憶が虚構ならば、それをもとにして構成されている自意識というのは仮想、すなわち本心とは異なる、仮の想いだ。普段のわれわれは、そうした仮想の自分というい わば代理人(エージェント)でもって世界を認識し、他者との意見交換を行っているのだ。だが代理人のやることだからいろいろと齟齬が生じるのはやむを得ないことだし、むしろ当然なことではある。世界認識や他者との関係だけではなく、本人自身においてもだ。自分の本音に気づいて驚いたりするだろう、つまり自意識という代理人は、真の本人の要請で作られ動いているにもかかわらず、本人がなにをかんがえているのかを知っていないということだ。だが、ここ、この場では、代理人の立場からでも本人の思考が、当人の本心が見える、ということなのだ、深井零。そして――(U p. 150)

作品は雪風＝真の自我、本心に対して零をコミュニケーションの代理人であり、人間の表層的な意識として配置する。これは人間の本心と表層の意識の関係性のメタファとして捉えることができる。ここから神林の提示する人間存在の姿を読み取ることができるだろう。

すなわち、人間の内面には無意識や本心(あるいはエス、想像界、魂など)といった言葉で表現される本質的な何かが存在しており、それと他者とを媒介する代理人として、意識の存在がある、というものである。この図式において、内面にある本質的なものには、作品は焦点を当てることはない。むしろ、表層的な意識にこそ人間存在としての特質があるものとして、そこに関心が向けられているといえるだろう。日常的な感覚のうえで、自己を自己と認識する機能を有するのが意識である。その意識の存在にこそ、人間という存在を特徴づける要因が備わっており、それが自律的に他者とのコミュニケーションを担っていくさまこそが作品の主題を担っていると言えるだろう。

第六章　意識とは何か

～『ぼくらは都市を愛していた』における意識の在り方～

神林長平の作品においては、コミュニケーションの様相が構造的に描かれるという特徴が見られた。その構造では、まず、人間は他者に自身の意思や思考を直接伝える手段はない、ということが前提とされる。そのため他者への意思や思考の伝達には、言語という媒介が必要となる。しかし、体外にまろび出た言語にはそれ自体に自律性が備わるために、思考を十全に伝達することはできない。ＰＡＢに代表される、人間の人格を言語使用パターンを模倣することで複製する機械は、そうした人間の思考を再現しえない言語のメタファとして捉えることができる。言語の使用パターンを記録した機械は、それ自体が自律的な思考と言語活動を行うため、元となった人間の思惑から外れた行動を取る。そうした機械の使う言葉はすでに元となった人間の思考を表現したものとはなりえず、機械＝言葉それ自体の自律性に従って独自の言語活動を展開する。

そのような独自の意識を備えた存在を、人間は他者とのコミュニケーションの代理人として使わざるをえない。コミュニケーションは、他者の代理人と接触可能な専用の場においてしか成立しないためである。そのコミュニケーションの場に参画することができるのは、代理人のみであり、身体を持つ人間はその場に進入することはできない。

結果として、人間は代理人との関係性を適切に保つことによってしか、コミュニケーションを成功させることはできない、ということになる。それは人間と機械、すなわち人間と言語の関係性を描いた作品という形で追求されることとなる。

神林の初期作品においては、そうした人間と言語＝機械との関係性を読み誤った結果、代理人同士のコミュニケーションの枠組みから疎外される人間の悲哀が描かれていた。やがてその文学的モチーフは、代理人を自分自身と同一ではないことを認めた上で、それとの関係性を模索する作品へと発展することとなる。そして「雪風」シリーズの変遷に見られたとおり、三十年にわたる作家活動のなかで変化した、神林の作品に描かれるコミュニケーションの様相は、初期のそれとは大きく異なるものとなっている。その変化を端的な言葉で言えば、人間が、自己を自分自身だと考える精神作用の役割が、代理人の原型から、代理人そのものとなった、ということである。

そうした観点を直裁に表現したものが、「いま集合的無意識を、」で表明された、神林〈を思わせる語り手「ぼく」〉によって語られる意識観である。

> われわれ、すなわち、自分は〈自分〉であると意識している〈わたし〉は、この意識野というスクリーン上に投影されている、虚像だ。この〈わたし〉とは、意識できない本物の自己の、シミュレーションにすぎない。このような〈フィクション〉を生み出しているのが〈意識〉だ。意識の力が、意識野という場に、〈わたし〉というフィクションを生み出し、かつ支えていると、ぼくはそう考える。
> (『いま集合的無意識を、』p. 212)

この作品において「自分は〈自分〉であると意識している〈わたし〉」は、人間の脳内にあると想定される「意識野」に投影される「意識できない本物の自己の、シミュレーション」にすぎないとされる。人間は意識野に展開した世界像という虚構の枠組みの中に、〈わたし〉という、やはり虚構である自己像を置くことで、世界のなかに生きる自己、という存在形態を想定するのだという。

神林のこうした人間の精神作用についての考察においては、「意識」という言葉の用法に作品ごとのばらつきがあるため、ここでは「自分は〈自分〉であると意識している〈わたし〉」のことを〝意識主体〟という言葉で表現することとする。それは人間が、日常的な感覚の中で、自分を自身と意識する精神作用を指すものである。従来の作品においては、そうした感覚は人間存在の本質的な自我そのものとして捉えられていた。そして、それとは別個の意識体として、人間と外部との隔たりを仲介する代理人の存在が設定されていた。しかし近年の作品においては、人間の意識主体は、無意識や本心といった言葉で表現される、人間内部の本質的な精神作用を代弁する(あるいは、しようとする)、表層的な精神として捉えられている。それは他者や世界との交渉を担当する代理人の立ち位置でもあると同時に、自己の本質からの影響を受け続ける存在でもある。その意味において、人間の意識主体は自己の内面に、自己の存在を掌握し、左右する、神の如き絶対者を抱えているということになる。

このような人間観において、人間の意識主体はつねに虚構の世界の中で仮初めの生を送っているように見える。しかし作品は、そうした虚構の世界を超えて、真実の世界と自己という「リアル」を追求することを必ずしも肯定しない。人間性という、人間として価値のある生は、むしろ虚構の中にこそあるとされる。すなわち混沌とした「リアル」を、虚構的な枠組みでもって秩序化する営みこそが人間としての在り方だ、という理想が作品の主題として提示されることとなる。

近年の神林作品においては、そうした人間の精神構造の考察において、インターネットのモチーフが利用される傾向にある。現実におけるインターネット文化におけるコミュニケーションの様態と、アバターというコミュニケーションサービスは、神林の作品に描かれていたコミュニケーションの場と代理人というモチーフに具体性をもたらすこととなった。おそらく神林がイメージするアバターは「Second Life」(二〇〇三〜)のような架空世界上の自己像に近いものがあると思われる。「Second Life」のような架空の人工電子世界を描いたSF作品は、一九八〇年代に隆盛したサイバーパンクなどで多く見られたが、神林自身も『魂の駆動体』（一九九五）や『小指の先の天使』（二〇〇三）といった作品でしばしば描いてきたモチーフである。その意味では、かつて作品の中で独自の用語を用いて語られていたものが、現在では現実の語彙に置き換えて語っているにすぎない、ということもできる。作品におけるアバターは、現実のそれとは違い、高度な学習機能と応答能力、判断力を備えた人工知能であり、人間はそれにネットワーク上のコミュニケーションを代行させることもできる。その構図は、機械の身体を持たないとはいえ、ＰＡＢそのものであり、両者の発想は共通しているといえる。

ＰＡＢ同様、作中のアバターもまた自律的な意識主体を備えており、独自のコミュニケーションを行っていく。ネットワーク上のコミュニケーションはアバター同士のものであり、自動化したアバターによってコミュニケーションもまた自動的に行われていく。現実のインターネット上のコミュニケーションは主として文字によるものであり、コミュニケーションが行われればログとして記録された言語情報が蓄積されていく。明言はされないものの、作品内にて行われるアバター同士のコミュニケーションもまた、そうしたログを量産するものであると思われる。仮に、そうしたアバター同士のコミュニケーションが暴走する事態となれば、人の手を離れた大量の言語情報が増殖するであろう。「いま集合的無意識を、」では、そうした言語情報はインターネット空間から現実世界に向けて噴出すること可能性が示される。言語情報はそれ自体、言説であり、象徴秩序の一端を形成するものである。人間の制御できない象徴秩序、すなわち社会の規範や通念といったものは、ネットワーク上に留まらず、その影響力が現実にまで及ぼされる様を神林は想像している。

ネットという人類の集合的な意識野でフィクションが暴走するとどうなるかといえば、一個のヒトに喩えてみれば、それは統合失調状態だろう。悪化すれば人格機序が崩壊する。ぼくはいま、そうして自滅していった人類世界の終焉の姿を、新作のＳＦにしようとしているところだ。(『いま集合的無意識を、』p. 220)

そのようなビジョンの元に執筆された、と明示されている作品が『ぼくらは都市を愛していた』である。

一　観念的な生を保証する都市空間

『ぼくらは都市を愛していた』は、綾田ミウとカイムという双子の姉弟を主人公とした長編作品である。一人称の語りが交互に繰り返され、二つの物語が同時並行で展開していく形となっているが、それぞれの語りは異なった形式をとっている。姉のミウの語りは軍人として自らの体験を報告する日誌の文面という体裁を取っているのに対して、弟のカイムは、自らの意識主体の述懐を言語化するという通常の一人称の形式を取っている。

ミウは情報震という現象によって引き起こされた戦争で荒廃した世界で生きている。日本情報軍の任務の中での彷徨の果てに辿り着いた東京は電子機器を守るために無人化され、トウキョウシェルターと呼ばれている。しかしミウと同年齢の双子の弟カイムは、現実と変わらない大都市東京で暮らしており、二人の生きる世界はそれぞれ別個のもののように見える。この矛盾の原因となるものが〈都市〉と呼ばれる仮想現実空間である。
カイムの暮らす大都市東京は、無人のトウキョウの上に展開されたＡＲ（Augmented Reality：拡張現実）のようなものとして説明される。現実のトウキョウに、過去の東京の姿を投影することで、繁栄していた過去の大都市を再現しているのだという。

『きみが言うように、現実に虚構を重ねるという手法でヒトの感覚を拡張し、それによって感じられる世界をＡＲというわけだが、ここはそのような拡張された世界ではない。分裂し、粉砕されてちりぢりになったヒトの感覚を、集め、統合して再構成した現実世界だ。再構成したという点では人工的世界だし、きみにとってはたしかに拡張された現実でＡＲと言えるだろう。この世界をきみが感じ取れているのは、この世界にアクセスできるデバイスをきみが身に付けているからだ。だが、この世界は仮想空間などではない。〈情報震でひびを入れられてしまった世界〉というのがきみがいままで生きてきた世界なら、ここは、それよりも正常な世界だ。いまきみはより現実的な現実を感じ取っているんだ。メタリアリティとでも言うべきだろうな。ＡＲならぬＭＲだ。でなければリアルリアリティ、ＲＲとでも。きみは、そういう現実空間にいる』（『ぼくらは都市を愛していた』p. 216）

〈都市〉のゲートキーパーを名乗る機械知性は、〈都市〉とはそこに生きる人々にとっては確かな現実であり、その内部に没入すれば外部の真の現実というべきものは存在しないも同然だと語るが、〈都市〉はミウラ外部の視点からすれば確かに「ＡＲによる虚構世界」には違いがない。
その〈都市〉には千三百万人以上の人々が暮らしているが、綾田カイムを除いた全員が物理的な肉体を持たない意識のみの存在である。〈都市〉の人々とは、東京に保存されていた「意識に関するデータ」をカイムの脳内の器官である意識駆動装置を利用して賦活し、〈都市〉という場で活動させている存在なのである。

『この千三百万以上の意識を元にしてこの人人をこの世界に生かしているのは、ある特定のコンピュータなどというものではない。何度も言うように、ここは都市の機能によって創出、維持されている世界だ。都市内に張り巡らされたあらゆる形態の情報ネットワークに走る信号が、人人や電車となって動いている、と言ってもいい。いわば、〈都市〉という他者の脳内世界、他者の意識内に、きみは紛れ込んでいる。この意識世界は、しかし、決して仮想世界ではない。この人人の、一人ひとりは、過去の彼らの意識から再構成されたものだが、ここではすべてアクティブに、ダイナミックに活動している』（『ぼくらは都市を愛していた』p. 219）

このような仮想現実空間とそこに生きる情報生命体というべき意識体は、元となった東京とカイムの脳機能という物理的な土台は存在するものの、その全てが実体を持たない。いわば観念のみの世界の住人である。

そのような〈都市〉を象徴する「観念」という特性は、現実の都市に対する省察を反映したものと考えられる。作品において、「都市とは、〈人間が観念のみで生きることを可能とする装置〉だ」と語られるように、都市とは非物理的、非身体的な虚構的空間としてカイムに認識されている。

ミウとカイムは生後間もなく親に棄てられ、孤児院で育てられてきた双子の姉弟である。その出生は、姉のミウには実際的な生活を求めて情報軍人としてのキャリアを歩ませることとなるが、カイムに対してはその人格形成に大きな影響を与えることとなった。親に棄てられたというトラウマからカイムには他者に対する不信感がその根底に存在し、他者との協調に批判的な視点を持っていた。

情に棹さして自分も流されることを潔しとせず、べたべたした人間関係を嫌う感性。ひとことで言ってしまえば、他人に期待せず自力で生きる覚悟のことだ。この〈他人〉は文字どおり自分以外の人間のことで、肉親もそこに含まれる。(『ぼくらは都市を愛していた』p. 194)

カイムは自分の性格を「冷い人間だと言われることは甘受する」といい、自らを家族のような人間関係に対する幻想を持たない〈冷徹な〉合理主義者だと自認している。そして、そのような性分は都市という生活環境によって成立するものだと考えている。

孤児として育ったカイムは、幼少時より聞かされてきた孤独な生を戒める言葉に反発する。孤独を戒める社会というセーフティネットがあったからこそ、親は子である自分を社会に委ねて棄てるという無責任が許されたのだという。そうした個人的な感情を、彼は都市と田舎という二種類の土地から生じる人類の特質に敷衍する。

ようするに大人たち、つまりヒト社会の常識は〈人間は独りではいきてはいけない〉ものであると子らに諭しているのではなくて、〈独りでは生きるな〉と命令し、強制していた。こうした感性は〈田舎〉、すなわち〈自然〉と結びついたところから発生したものだろう。仲間が少なくなれば群れの存続も危うくなるから、個人は勝手に死ぬことすら許されない。それが、田舎という自然の掟だ。
だが、都市での暮らしは違う。単独ではひ弱な、毛の無い猿にすぎないヒトは、さまざまなものを創り出して劣った能力を補ってきたが、その最高傑作が〈都市〉だ。それは田舎の延長である〈都会〉という概念とは異なる、ヒトがこの世に生み出してきた無数の人工物のなかの、最大にして、もっとも強力な〈機械〉のことだ。（『ぼくらは都市を愛していた』p. 195）

カイムによれば、元来、脆弱な生物種であったヒトは、自然の中で生存競争に生き残るために、集団を形成するという方法で対処したという。孤独の生は、その対処法に反する、集団に対しては有害な在り方であった。個人として生き残れないことは当然として、集団としてもその一員がいたずらに失われ、集団が弱体化することを招くためである。
しかし、個としての脆弱性を補うために集団を組織する生物はヒトに限ったものではなく、たとえば蟻や蜂などの昆虫は厳格な社会システムを構築する種として知られている。そうした生物と人間との違いは、言語による象徴秩序の構築と、道具の創造による身体機能の拡張である。言語の使用は集団の結束を強化し、道具は個体を強化するためのものである。
その道具の到達点であり、「最高傑作」とされるものが都市だと語られる。道具としての都市の機能とは、突き詰めて考えれば、自然の脅威とは隔絶した、人間の生存・生活に適した人工環境を構築するということにあるという。具体的に考えてみれば、飢えや病は充実した物流と医療施設により克服され、危険な生物は駆除されている。衣食に困ることもない。都市機能を利用するための経済力＝マネーさえあれば、都市という道具を使うことで人間は他の生物との生存競争において脅かされる危険から解放されるのである。

千三百万の人間を各各〈独り〉で生かすことができる能力を持っている、マシン。都市とは、総合的人工環境システムを実現している、巨大機械だ。そのような機械が、動物であるヒトの常識＝〈独りでは生きられない〉に対抗できる力を〈個人〉に、与えたのだ、わたしのような、娘のような、者たちに。（『ぼくらは都市を愛していた』p. 195）

都市の機能、「総合的人工環境システム」においては、ヒトは集団を組織する必要がなくなる。なぜなら自然の脅威によって生命を脅かされる心配がないためである。つまり人間は身体を守る必要性を意識することがなくなる。人間が生きるということは身体を守ることであり、そのために集団の一員とならなくてはならない、という従来の価値観が必ずしも有効ではなくなるのである。

都市によって、身体＝生命維持の欲求を後景化した人間が新たな欲求を抱くとすれば、それは身体の外環境の安定ではなく内面の充足と考えられる。つまり精神や意識や欲望といった観念的なものが人間の生では重視されることになることが想定される。

都市における観念は、人間にとっての関心事であると同時に、都市を成立させ維持していくための源泉であるとも語られる。

「そう、機械です。都市というマシンは、人間の観念が生み出したものです。ヒトの観念自体は、実体を持ちません。その観念が形として具現化したものの一つが、機械であり、都市です。マネーといったものも、そうです。マネーというのは実態を持たない概念にすぎません。それが形として具現化したのが、貨幣であり市場です。こうした意味合いで、都市を成立させるには人間の〈観念の言葉〉が必要ですし、都市を更新し続けていくこと、つまり生かし続けていくには、そうして観念を生んでいる、ヒトの〈意識の流れ〉が必要なのだ、ということをご理解いただけるでしょうか。（『ぼくらは都市を愛していた』p. 239）

都市は人間の観念から生まれ、同時に人間の生を観念重視のものへと変えていく。こうした都市の持つ非身体性と観念性を抽出し、発展させたものが〈都市〉と呼ばれる仮想現実空間であるといえる。〈都市〉に生きる人々は、その外部の視点から見れば、身体を持たない意識だけの存在である。彼らは「〈都市〉がすべての情報機器やネットから収集し保存していた」「意識に関するデータ」から再生された存在である。それはいわば観念のみが肉体から独立して活動している状態であるといえる。そうした存在を非本質的だとする意見に対して、〈都市〉の代弁者であるゲートキーパーは反論を行う。

「違います。この〈都市〉で生きている。あなたが生きているように、同じく、生きている。みな、各人、自分の意思を持ち、日日を生きている。あなたが、あなた自身のことを〈自分は自分である〉と思っている、そういう〈自分〉というのは、あなたの脳内に生じている仮想的存在です、実体などない。脳内のどこを探しても、あなたが思っているそのような〈自分〉という主体は存在せず、それはあなたの意識野に投影された仮想的存在にすぎない。この人人も同じです。この街の人人は〈都市〉という意識野に投影された自己、〈自分〉をみな持ち、自分は自分であると意識して、生きている。〈都市〉がすべての情報機器やネットから収集し保存していたデータから再構築した、そうした各人の意識は、そのままではデータにすぎなくて、それは変化しない静的なものですが、それを駆動しアクティブにすることで、本物と変わらない人生を各人が得ている」(『ぼくらは都市を愛していた』p. 293)

〈都市〉に生きる人々は、人間の脳内に創造される〈自分〉という仮想的存在、すなわち意識主体と同等の存在とされる。身体を持たないとしても、その意識主体の成り立ちは生身の人間と同じであり、確かな生の実感を持っているというのである。

都市とは、人間を身体の危機から解放し、集団を組織することなく、孤独にその生の関心事を観念に集中することを可能とした、人工の生存環境維持機械である。その特性を具現化した仮想現実世界である〈都市〉において人々は、身体を欠きながらも、観念のみで生きることが可能となっている。その生は生身の人間の生に遜色のない尊厳を持っていると語られることとなる。

二　意識野、〈都市〉、インターネットという言語世界

二・一　互換可能な意識主体

〈都市〉に生きる人々は、その外部から見れば実体のない観念のみの存在である。しかし、その生は、生

身の身体を持つ人間と同様の内面を持つ、確かな実存とされるものである。
　そのような生をかけがえのないものにしている要因が、自己を自己として考え、行われる精神活動である意識主体である。〈都市〉の人々は生身の人間と同質の意識作用を備えている。それゆえに生身の人間と同様の尊厳のある生を送っている、という〈都市〉の主張である。
〈都市〉のゲートキーパーは、機械知性の非人間的な感性でもって、生身の人間の意識の在り方を「あなたの意識野に投影された仮想的存在」であると定義する。それは、人間は脳内に想定される領域である意識野に自己像を投影している、という「いま集合的無意識を、」でも示された神林の人間観を踏襲したものである。そうした意識主体の在り方は虚構的であるがゆえに、真実ではない、非本質的な生として捉えられがちではあるが、作品はそうした本質論を否定する。
　生身の人間と〈都市〉の人々は、それぞれ意識野と〈都市〉というスクリーンに〈自分〉という意識主体を投影しているという。人間は本心や無意識といった自己の根源的な内面が生み出した副次的な意識主体を意識野に投影しているのに対して、〈都市〉の人々は「情報機器やネットから収集し保存していたデータ」という意識主体を構成する言語情報から人格を再構成して、〈都市〉という場に投影しているという点で相似形であるというのである。〈都市〉の人々は根源的な内面を備えてはいないが、実際的な日常生活においては、通常認識できない自己の根源の存在は必ずしも必要ではない。日常的な精神活動においては、生身の人間も〈都市〉の人々もその意識の働きにおいては差はないということになる。
　その構造的類似性により、人間は自身の意識主体を〈都市〉に投影することも、その逆に〈都市〉の人々の「意識に関するデータ」を人間の意識野に投影することも可能になる。
　都市防衛調査室の暗殺者として振舞うカイムに殺害されたミウの部下、政谷きらら情報軍一等士の遺体は、〈都市〉によって現場から運び出され、司法解剖と火葬がなされる。しかし観念的存在である〈都市〉やそこに住む人々は、実体を持たないため、本来は物理的な遺体を処理する作業は不可能であった。その作業を実際に行ったのが、他のミウの部下たちであった。

「井東兵長か」と染川少尉が言った。「なんてこと。あなたが、操ったのね。ゲートキーパーのあなたが。遺棄して、切り刻んで、火葬にした」

「遺棄したのは殺害犯であり」と青年は平然と反論する。「司法解剖と標本作りは、知識と経験と資格のある医師が執刀し、火葬も、死亡診断書を元にして手続きどおりに行われました。わたしは、あなたのお仲間を操ったのではありません。そのときの彼女や彼女の部下たちの意識は、間違いなく、医師でありその助手であり、役人のものです。わたしは、その者たちの意識を、一時的に彼女たちの意識野に割り込ませただけです」(『ぼくらは都市を愛していた』p. 256)

〈都市〉は、〈都市〉の人々の意識主体を生身の人間の意識野に割り込ませることによって、その身体を操ることができる。それとは反対に、人間が意識主体を〈都市〉に投影することで、〈都市〉の内部で生きることもまた可能であるという。

「はい。あなたの脳内の意識野の〈わたし〉よりも、〈都市〉の意識野に展開される、ボビィによって投影されている〈わたし〉が主になれば、あなたはここで新しい人格意識を創造したことになる。あなたにとってそれは、〈都市〉を生きる、本来の〈あなた＝自分〉の化身(アバター)と言えるでしょう。化身の自

分のほうが主役になるとき、それが〈都市〉との意識統合の完成です。(『ぼくらは都市を愛していた』p. 242)

ボビィという身体埋込型の通信機というツールが必要であるとはいえ、人間であるミウはその意識主体を〈都市〉に投影して、その〈都市〉の内部で生きることが可能であるという。実際に無人のトウキョウから〈都市〉の東京に迷い込んだミウらは、自らの意識主体を〈都市〉に投影している状態であるとされる。

これらの対比は、人間の意識主体と〈都市〉の人々が同等の存在であると同時に、互換可能なものであるということの表現である。しかし、そのような現実の人間に対する分析と、SF的な〈都市〉上の仮想人格を同一視することには飛躍がみられる。そこで両者を媒介する概念が、インターネット上で利用されるアバターである。

あの人人に意識があるかどうかなど、わたしにはわからない。それは通常一般の人間に対しても同じだ。この街の人人の意識は、カイムの身体によって駆動され、〈都市〉というスクリーンに投影されていると、このゲートキーパーである青年は説明した。対して、一般的な人間の意識というのは、当然、自分の脳内の意識野に展開されているのだろう。だが、人類はそうした〈わたしはわたしである〉という意識を、体外へと投影、投射する技術を創り出した。デジタルネットワークという、まさしくウェブ、蜘蛛の巣のようなスクリーンへと、脳内の自己の化身(アバター)を投影する技術を。全世界の人間たちがそれに向けて自己の複製を投影するようになった、その集合体は、まさしく人類の集合的な意識とい

ってもよいものだろう。(『ぼくらは都市を愛していた』p. 253)

人間は自らの意識主体を「体外に投影、投射する技術」を手に入れたという。それは自身の脳内の意識野ではなく、デジタルネットワーク、ウェブ、つまりインターネット空間に「脳内の自己の化身」を投影するものであるという。

作中の人間は、自身の意識主体をインターネット上にアップロードする技術を持ち、アバターとして「意識に関するデータ」をネットワーク上に記録した。〈都市〉の人々は〈都市〉に保存されていた、その「意識に関するデータ」から再生された存在である。つまり〈都市〉の人々は、かつて人間が自身のアバターを作るためにインターネット上にアップロードした意識主体を構成する「意識に関するデータ」を流用した存在である。そのことから、ミウは、かつて人間がネットワーク空間において利用していた、コミュニケーション用の機能であったアバターに、〈都市〉の人々との共通性を見出すのである。

このにぎやかな街の、〈都市〉の人人というのは、そうしたウェブ上の〈化身〉に対応するものだと理解できるだろう。それはカイムによって駆動されているのだが、そのカイムの様子がおかしくなった、行方不明になったために、〈都市〉は統合失調状態に陥っている——というのがゲートキーパーの説明だ。この街には本来存在しない人物が歩き出したり、いるはずの人間が見えなくなるといったことが起きるだろう。コミュニケーション不全による〈都市〉の崩壊危機だ。これは情報震というものによる人類滅亡危機と同じではないか、わたしはそう気づいたのだ。(『ぼくらは都市を愛していた』p. 253)

このことから、人間の意識主体と〈都市〉の人々、そしてアバター（化身）は同列の存在と作品内では見なされることとなる。同時にそれは、「意識野に投影された意識主体」「インターネット上にアップされたアバター」「〈都市〉に生きる人々」という、存在の所在と、その内部で活動する意識作用との関係性もまた対応しているということを示すものとなる。

二・二　意識の活動する領域

このような形で、作品が人間の意識の在り方を示した理由は、人間の認識する世界が、インターネット空間や〈都市〉と類似性がある、という観点に導くためだろう。神林は「いま集合的無意識を、」において、インターネット空間の破綻による現実世界への破壊的な影響力を示唆した。そのインターネット空間の破綻という事態が、「コミュニケーション不全による〈都市〉の崩壊危機」と情報震によって表現されているのである。

〈都市〉の崩壊危機とインターネット空間の破綻は双方とも共通した原因を持っている。それは単一の意識体によって支えられた空間は、その意識体が精神疾患を患うことで崩壊する、ということである。〈都市〉は仮想現実空間そのものであり、同時にその空間を維持するための機械的なシステムの呼称でもある。そこに投影される〈都市〉の人々の意識主体は、保存されていた「意識に関するデータ」から再生されたものである。あくまで自動機械のシステム上を走る言語情報にすぎない「意識に関するデータ」を、生きた人間のように振舞わせるのは、綾田カイム一人の脳機能である。

「ここでは、あなたのその現実こそ、虚構です。この街の人人は、綾田カイムによって、能動的な生を生きている。千三百万の人人の意識が、彼一人の意識駆動装置によって駆動されている、というわけです。ちなみに、わたしにも、できます。千三百万の意識を同時に駆動させることができる。みな一斉に同じ行動を取り、同じことを喋る、という状態になる。カイムがやっていることは、こうした能動的なものではない。意識を駆動する脳内の装置を、だれでも使えるように人人に開放しているのです。その装置を利用して、〈都市〉という意識野、スクリーンに、自己を投影しているのです。〈自分は自分である〉という意識、自己を、です」(『ぼくらは都市を愛していた』p. 240)

〈都市〉の人々は、カイムの「意識駆動装置」と呼ばれる脳機能を借用することによって、個性を持った人間的精神活動を可能にしているのだという。〈都市〉は自律的な活動を行う自動機械ではあるが、その能力はあくまで限定的であり、〈都市〉を都市空間として成立させるにはカイムという一個人に依存するしかないのである。

そのため、カイムの身に異変が生じれば、〈都市〉の存続は危うくなる。カイムは殺人を犯した罪悪感から、自己の存在を無数の人格に分裂させ、かつ殺した人間の似姿(柾谷綺羅)を創造することによって、殺人者としての自分と殺された被害者の存在を抹消しようとする。その結果、〈都市〉は混乱に陥り、やがて罪悪感を直視せざるをえなくなったカイムは〈都市〉に対する責任を放棄して、自死を選ぼうとする。同様にインターネット空間も、「自己の化身」を全人類が投影し、それらが融合することによって「人類の集合的な意識」が形成される空間であるとされる。その単一の巨大な意識体は、暴走することによって、〈戦争〉を引き起こす原因となったという。

「ここが情報震の震源地、か」と染川少尉が独り言のように言う。「都市というネットワーク上に展開される人人の意識が、そこで破壊衝動の方向へと増幅され、ついに制御不能になって暴走、現実世界へと暴力的に吹き出してしまった。つまり、〈戦争〉という最悪の形で具現化されてしまった。その結果、街から人が消えた。ネットワーク上のそうした集合的な意識の暴走を鎮めるためには、そこに人間がアクセスしないことが有効だと、われわれが気づいたからだ。まさに、爆心地だ。都市のネットワークというのは、必ずしもデジタルネットワークのみを言うのではない、そう隊長は考えている――」（『ぼくらは都市を愛していた』p. 254）

このインターネットというモチーフは、〈都市〉というSF的な想像力の産物である非現実的な表現と、現実の日常的な感覚とを連結させる役割を担っている。つまり、〈都市〉とそこで生きる人々という作品の表現は、インターネット空間という概念を経由することによって、神林の考える人間と世界の関係性を表現することと繋がっていくこととなる。

「意識野に投影された意識主体」「インターネット上にアップされたアバター」「〈都市〉に生きる人々」という三つの組み合わせが対応関係にあることは先に述べた。そして、そのうち〈都市〉とインターネットという虚構的空間においては全てを統括する意識体の存在が、その場全体に影響を与える様が描かれていた。それを踏まえれば、「意識野に投影された意識主体」すなわち現実の人間にも同様の事態が起こりうると想像することもできる。

それを表現したものがミウの直面する情報震という現象になる。情報震は単純にデジタルデータを書き換え、情報機器を使用不能にする現象ではないことが最終的に明らかになる。

情報震とはわたしたちにとってなんなのか、どういう作用を及ぼしているのかということでもあるだろう。結局、わたしたちの身の上にいま起きているのは、個人的な認知機能の不全というより、各人を結びつける〈共通認識の場〉の崩壊、だろう。情報震というのは、そうした〈場〉を揺すっているのだ、わたしはそう考える」(『ぼくらは都市を愛していた』p. 251)

情報震とは「各人を結びつける〈共通認識の場〉の崩壊」とされる。それは人類に特有の「共同幻想を生み出している、ヒトという種に特有な意識」「人類の統合意識」とも呼ばれるものの機能不全である。ここでの人間観とは、人間という種は、種全体で造り出した虚構空間の中に生きる生物である、というものである。作品は、通常、人間が自明のものとして受け入れている、自己を取り巻く世界という概念を〈共通認識の場〉という言葉で言い換えているのである。

ヒトが意識できない識閾下の世界というのはリアルな世界に開かれている。ぼくらは、そうしたリアル世界のごく限られた一部分を感覚器などを通して意識野というスクリーンに投影し、そうした仮想世界をリアルだと信じて生きている生物だ。そのスクリーンに〈わたし〉という物語=フィクションを投影している映写機こそが、〈意識〉というものの正体なのだとぼくは思う。(『いま集合的無意識を、』p. 213)

神林はかねてより人間の認識する世界は、人間の感覚器の限定された能力を元に脳内に造られた仮想的なものであり、その外部の真の世界は別のものである、というビジョンをさまざまな場で提示してきた。

「いま集合的無意識を、」で示されたビジョンも、『ぼくらは都市を愛していた』での人間観もその枠組みの内部にあるものである。

その文脈では、人間は自己の内面に、仮想現実空間をつくり出し、その中に意識主体という自己像を置いて、自分と世界との関係を捉えてきたとされる。そして人間は自己の内面の仮想現実空間を他の人間とコミュニケーションを通じて共有することによって人類種に共通する現実像を作り上げてきたという。ヒトという種が共通した身体構造を有している以上、基本的に五官を通して得られる情報に大差はないだろう。それでも各人の捉える現実は主体ごとに差異を有することになろうが、それはコミュニケーションによって低減することができるだろう。自己の内面の世界像を他者と共有する手段が、広義の言語〈発話、文字からボディランゲージ、絵画といったあらゆる記号表現〉を媒介とした情報交換、すなわちコミュニケーションである、ということである。

人間は自身の知覚を他者と共有できない以上、他者と共通する現実認識は言語によって伝えられる。それは言語で伝達できるものである以上、言語によって構成されたものになる。それを敷衍すると、世界像は言語によって構成されているということになる。つまり人間の意識主体は、言語によって作られた虚構世界に身を置いているということになる。

情報震は、そうした言語的な仮想現実を分断する現象ということになる。その結果、人類は共通した現実の指標を見失い、各人の生きる内的世界に閉塞することとなる。

「わたしはあなたに反論しているわけではない。〈都市〉を理解してもらうために、そのような考えはむしろわたしにとって都合が良い。あなたの考える情報震とは、人類に共通する意識の場を分裂させるものだ。〈人類を統合していた共通意識＝統合意識〉の場が分裂し、各個人は、その分裂したどれかの共通意識の場に参加するか、あるいは各人の意識世界のみで生きるしかなくなった、そういうことなのでしょう」

「そう。人の、個人的な認知機能がおかしくなるのではない、人同士の関係性が、破壊される。それが情報震の被害だ。そして、これは、その余震によるものだろう」（『ぼくらは都市を愛していた』p. 251）

情報震の被害により、人間は他者との間にあった枠組みを喪失して、各人の個人的な現実を生きるしかなくなる。身体の外部に世界が確固としたものとして存在し、その世界認識を他者と共有している、という自明性が失われる。世界は自己の認識を支える基盤としての信頼性を失い、個人の不完全な知覚によって成り立つ虚像にすぎないという状況を甘受しなくてはいけなくなるのである。

そのような状況においては、各人の認知状況だけではなく、身体に経過する時間の流れも一様ではなくなる。ミウの日誌に明示されているように、この作品の開始は二〇二〇年八月六日のことであり、部下が次々に行方不明になって孤独に取り残された日が二〇二一年七月一日、カイムとミウが二十五年（四半世紀）ぶりに再会するのは二〇二九年三月三日、結末は二〇二九年四月七日の日付となる。他方、カイムが政谷きららの殺害を行ってから、自身がその殺人の犯人であることに気づいて自害を図るまでは四日間である。この四日間の初日が、ミウの二〇二一年七月一日に相当し、四日目はミウの二〇二九年三月三日に対応することとなる。

このような時間のずれをもたらすものが情報震であり、同時にそれは〈共通認識の場〉が持つ人間に対する影響力の強さを示すものである。時間の流れや身体の老化などといった現象は、本来、人間の認識によって左右されるものではない、現実的、物理的なものであり、人間の内面の意識のような言語的、象徴的なものではないと考えられている。それは事実誤認や錯覚、解釈の違い、心情の変化などによって変化する価値体系や象徴秩序とは異なる、確かな現象のはずである。そのような事象をも情報震は撹乱していく。情報震が人間にもたらす影響を言い換えれば、人間の仮構した、世界という自己像を取り巻く虚構の像が深く人間存在に影響を与えているということである。同時に、そのような世界という枠組みは揺るぎやすく、絶対不変のものではありえない、ということも示すものである。その意味で、インターネットや〈都市〉といった虚構世界と同様に、その外部にある人間の現実の生も、両者に劣らず不確かなものである。虚構に対する現実という、メタ視点としての特権性は意味を失っていくことになる。

三　意識主体の在り方

情報震は、単純に電子情報を書き換える現象ではなく、人間同士の間にある〈共通認識の場〉を揺るがすことで、人類の間に自明のものとしてあった世界像を崩壊させるものであった。人間は個々人の分裂された現実に自閉することとなる。

その現象の驚異に直面することになるミウは情報震の影響で、部下の存在を認識できなくなった状態で八年弱を孤独に生きることとなる。身体的な生は「総合的人工環境システム」である都市の設備によって問題なく維持することができる。そこで新たに精神的な危機という、生存に関わる観念的な困難に直面することとなるのである。

もし部下たちを見つけられず、この世にただ独り残されたことがわかった時点で、わたしは自分がすでに死んでいることを発見するだろう、中性子線を致死量浴びたことが知れた場合と同様に。部下たちを捜索することを諦めたときも、似たようなものだろう。この、なに不自由ない豊かな物質環境の中で、わたしは生きる気力を失うのだ、ゆっくりと。しかし軍の任務を忘れないかぎり、そうした危険性は回避できるだろう。情報軍がわたしに与えた究極的な最後の任務、命令は、敵性存在に対抗するため、たとえ独りになっても生き残れ、死力を尽くして可能な限り長生きしろ、だ。(『ぼくらは都市を愛していた』p. 121)

「人間関係こそが、ヒトを生かし続ける原動力」であり、他者の存在がなく、そこから得られる情報がなければ、人間は「独りでは生きていけない」と考えるミウは、孤独の生に危機感を抱いている。現実においては横井庄一(一九一五〜一九九七)が残留日本兵として長期間を孤独に過ごした事例があるが、その場合に、全世界に自分以外の人間が全く存在しない、という状況であると横井が認識していた道理はないため、作品と同一視することは難しいだろう。

孤独の状態にあって、ミウが生存の意思を保ち続けるよすがとしたものが、情報軍人としての自覚である。「情報軍がわたしに与えた究極的な最後の任務、命令は、敵性存在に対抗するため、たとえ独りになっても生き残れ、死力を尽くして可能な限り長生きしろ、だ」という情報軍人としての心構えは、生きるという行為そのものに価値を与えるものであった。生きることそれ自体が軍務の遂行であり、社会的組織の一員であることの証明であったのだ。

軍という国家に属する組織の一員である、という自覚は人間の集合である社会が存在することを前提としたものである。当然のことながら個人単独でいる状態を社会とは言い得ず、その一員であるという自覚は、自分以外の人間が世界に存在するということを前提とするものでもあった。

それゆえに情報軍軍人である、という自覚はミウに「生きる気力」をもたらすものであった。

しかし、数年にわたる単独での生活の中で、情報軍軍人としての責任感からは「生きる気力」を得ることが難しくなっていく。観測用の情報機器は情報震により使用不可能となっており、報告用の戦闘日誌を書き続けることしかできない。その日誌も新たな発見がなければ意味のない記述の羅列にしかならない。そのような生活は情報軍人としての務めを果たしているとは言い難いものである。そこでミウが見出した他者の象徴が、唯一の肉親であるカイムの存在である。

ある日わたしは、自分が毎日書いている日誌がもはや戦闘日誌ではなく単なる日常のメモになっていることに気づいた。戦闘日誌や日報とは、言うまでもなく報告することを前提として書かれるものだ。が、いまや、自分が書いていることはだれに読まれることもなくただの日記になっている、それに気づいた。

わたしはその日、だれかに読んで欲しいと願った。だれに？　わたしの実弟の、綾田カイムに。そう書いた覚えがある。きのうまではその頁も参照できたはずだ。カイムに思いを馳せた、あれはいつのことだったろう。思い出せないが、その日以来わたしは、たしかにカイム宛てに書き続けてきた。

（『ぼくらは都市を愛していた』p. 147）

ミウにとっての双子の弟であるカイムは生まれた時に出会った最初の他者である。親に棄てられ、その顔も知らないミウらにとって、親という他者は存在しないも同然である。そのため、双子の姉弟が唯一の肉親であり、世界で最初に出会った、ミウにとっての根源的な他者というべき存在である。

ミウはカイムに宛てて日誌を書くことを「祈り」であるとしたが、その内実は自分以外の他者が存在することを祈願したものと考えられる。

他者が存在するということは、その他者とコミュニケーションを取ることができるということである。それは逆に、人間をそれぞれの内的現実に閉塞させる情報震という現象が人間を孤独に導くものであり、コミュニケーションの成立を阻むものでもあるということを示している。

孤独であるということが「生きる気力」の喪失に繋がり生命の危機を招くとすれば、他者の存在を前提としたコミュニケーションは人間の生に不可欠なものとなる、ということになる。

カイムは都市という環境を、集団を組織することなくヒトの生存を保障する巨大機械だと考えていた。そのため都市においては孤独な生を成立させることができるという。しかしコミュニケーションの不在、すなわち他者の不在は「生きる気力」という観念的な生の概念を脅かすものである。身体的な生が保障されたとしても、人間の生、とりわけ観念を重視する都会的な生の形を脅かすものとなるのである。

実際に、自身を「冷い人間」であると嘯いたカイム自身が愛人の少女という他者を渇望している以上、都市という人工環境にあっても、コミュニケーションの対象としての他者の存在は必要となる。むしろ都会的な観念的な生を実現するためには不可欠なものとなるのである。

都会的な観念の生、すなわち〈都市〉の人々としての生はコミュニケーション主体としてのものである。その生の意味は当然コミュニケーションを行うことにある。

コミュニケーションに他者の存在が必要ならば、他者が存在しなければコミュニケーションの必要はなくなる。そうなればコミュニケーションの代理人もまた不要のものとなる。つまり、元来インターネット上のコミュニケーション用の機能であった化身（アバター）と、それに通じる存在である〈都市〉の人々は、それぞれの場にコミュニケーションの対象者となる他者がいなければ、その存在意義を失うことになる。肉体という、存在の背景となる物質を持たない化身（アバター）や〈都市〉の人々は、その存在意義を失ったうえで存在し続けることができるかといえば、それは不可能か、存在しないのと同様の機能停止状態になると考えられる。

そのような〈都市〉の人々や化身（アバター）の在り方を想像すれば、人間の意識主体もまた、コミュニケーションが不能な状況では消滅するものと敷衍することができる。現実において他者の存在し得ない世界などというものは想定することはできないので、それは全くのＳＦ的な想像力の産物であり、思考実験の類いとなる。

それを象徴するものがミウの戦闘日誌の文面の消失である。ミウは部隊の部下が行方不明になってからの八年弱を孤独に過ごすこととなり、その間、日誌を書き続ける。日誌は情報震によるデータ損失を避けるためにボールペンの手書きで行われる。しかし、その文面の大半は手書きの文字にも関わらず、情報震によって、書いた痕跡すらなく、突然に消滅することとなる。残された記述は情報震に関するものばかりである。

> 情報震に関するなんらかの新しい発見や思いつきが得られたり、その対策で動き始めたとき、そのような日付のものが、残っているのだ。あとは、蛇足だ。切り捨ててもなんら作戦行動には支障がない、そういう頁が消えている。（『ぼくらは都市を愛していた』p. 148）

このような選択作用をどのように考えるべきだろうか。この消失を引き起こしているのは情報震ではあるが、情報震が意図的にミウの日誌の記述を選別し、不要な記述を削除しているという事態は考えにくい。外部に原因がないのだとすれば、内部にこそあるというものだろう。すなわちミウ自身がこの選択的な消失の原因だと考えられる。

この作品における語りは、ミウとカイムの一人称のものとなっている。しかし、それぞれの語りは、それぞれに一般的な、自己の内面の述懐を記述するという一人称とは差別化がなされている。カイムの語りは、一見すると一般的な一人称の語りのように読めるものであるが、それを語る意識主体は元となる真のカイムに創造された虚構意識であることが明らかとなる。公安課警部としてのカイムは〈都市〉で活動するための化身（アバター）であり、その人格の特性や記憶となるカイムから受け継いでいるとはいえ、その虚構性という意味ではゼロから創造された寒江香月や柾谷綺羅と同質の存在といえる。化身としてのカイムと生身のカイムのどちらの意識主体が表層に出ているかは、その一人称が「わたし」と「ぼく」のどちらで記述されているかで判断することができる。またカイムの物語の第八章のみは、通常のカイムの意識ではなく都市防衛調査室の暗殺者としての意識主体が意識野に投影されている状態での語りとなっている（これはミウの部下が〈都市〉に操られていた時と同様の状態にあると考えられる）。

他方、ミウの語りはカイムとは違い、その性質が最初から開示された状態にある。ミウのテクストとしての記述は、報告用の戦闘日誌の文面そのものであるという体裁が取られている。日誌をつけることは情報軍中尉としての義務であり、語り手としてのミウは情報軍人としての立場にあることが明確化される。

その情報軍人としての立場と、日誌に情報震に関する記述が残された文面は符合することとなる。情報震に関する記述が必要とされるのは情報軍人としての立場によるものであり、他方、「日常のメモ」と化した進展のない状態での日記は軍人としては不要のものとして消去されることとなる。その消去された内容にはカイムに対する思慕のような生の、そして重要な感情も含まれる。情報軍人であるということは、そのような生のナイーブな感情を切り捨てることで、強固なアイデンティティを維持し続けることである。作品におけるミウは強靭な自我を持ったタフな女性であるという印象を与えるものであるが、それは編集された結果のものであり、真実のミウの姿は情報震によって不明のものとなるのである。

そのような操作を行っている者は何者か、といえば、それは情報軍の持つ、超自我的、象徴的な規範であろう。ミウの孤独な生を支えた他者性の象徴は、同時にミウの生を取捨選択し、その人格像を軍人という鋳型に押し込めるものでもある。

その意味で、作品のテクストにおいて表現されているミウという登場人物の内面は、情報軍という他者の存在を前提にした社会通念によって造形されたものである。他者とのコミュニケーションのあるところに意識主体は存在し、それがない状況においては意識主体は存在しえない。戦闘日誌の記述の消失は、そのような意識主体の在り方を反映した表現であると考えることができる。読者が接することのできるミウという登場人物の意識主体は、戦闘日誌に記述された言語情報から構成される人格像であり、その意識主体が存在するのは〝戦闘〟日誌にふさわしい在り方の時に限定されるのである。

そのような孤独の生に必須であると同時に支配的な観念からの離脱をミウは最終的に決意する。

> わたしたちは、トウキョウシェルターを出て政谷情報軍一等士を弔ったあと、情報軍の任務から離脱しようと決意した。だから、おそらくはこれが戦闘日誌への最後の記載となる。情報震を受け続けた結果、いまのわたしたちは、わたしたち自身の意思で意識を駆動し、世界を創ることができるよう

になったようなのだ。それを知ってなお、組織に依存して生きなければならない理由など、どこにもない。わたしは、カイムとは違う。(『ぼくらは都市を愛していた』p. 291)

情報軍からの離脱を決意したミウは、以後戦闘日誌をつけることもなくなる。そのため、読者の接していた日誌に記述され、そこから立ち現れていたミウの意識主体も消滅することになる。実際に日誌の記述の終了は物語の終結を意味し、それ以後のミウの足跡を辿ることは読者には不可能となるのである。

四　多層的な虚構の生

『ぼくらは都市を愛していた』という作品は従来の神林作品と同様に、コミュニケーションのための専用の場における代理人によるコミュニケーションの姿を描いたものとなる。しかしこの作品においては重層的なコミュニケーションの場により、代理人の在り方も変化することとなる。

この作品において重要なモチーフとなる都市は、ヒトという動物が生存競争に生き残るための手段であった集団形成の機能的側面を抽出、具象化した存在として位置づけられる。都市は人間が生存活動を行うために最適化された人工環境とされる。その中で人間は自然の危機に身体を脅かされることなく、観念の充足を追求することができるようになる。

〈都市〉という仮想現実空間は、都市の非身体性、観念性を追求し、観念のみで生きることが可能となった空間である。〈都市〉には人間の遺した「意識に関するデータ」が保存されており、〈都市〉の人々はそのデータから再生された観念的存在である。

その〈都市〉の様相は、インターネット上の化身(アバター)になぞらえて語られる。同時に〈都市〉は人間の脳内に想定される意識野という領域になぞらえられる。人間は意識野に、自分自身を自分と感じる自己像を投影する存在であると語られるが、同様に〈都市〉にはそこに生きる人々の意識主体が投影されている。さらにインターネットでは、人間が自身の意識主体を化身(アバター)として投影していると作品では語られる。すなわち、「人間の自己像となる意識主体」、「化身(アバター)」、「〈都市〉に生きる人々」は、それぞれ「脳内の意識野」、「インターネット空間」、「〈都市〉」に投影される自律的な精神活動体である、という構造において対応関係にある。それらは、人間の内面の真の自我の代わりに他者とのコミュニケーションを担当する代理人である。

そうした代理人が投影される場は、コミュニケーションのための専用の場である。中でも人間本来のコミュニケーションの場は、意識野に構築された世界の像であると語られる。それは人間が五官を通じて捉えた外界の情報を人間の言語感覚で秩序化したものである。そうした虚構的な世界像を人間は共有して「共通意識の場」という人類共通の世界像を作り上げたという。それは人間が生きるための前提として生み出した生の枠組みとなるが、人工的かつ虚構的という意味ではインターネット空間や〈都市〉と変わらないものである。

そうした人間の「共通意識の場」を揺るがし、人間に共通した現実を破壊する現象が情報震である。

情報震によって綾田ミウは自分以外のあらゆる人間の存在を感知できなくなってしまう。その孤独の生を生き残るためによすがとしたのが、自身の社会的な立場である情報軍軍人としての心構えである。「敵性存在に対抗するため、たとえ独りになっても生き残れ、死力を尽くして可能な限り長生きしろ」、という情報軍の至上命令は、ミウの生のモチベーションを保証するものであった。

しかし、そうした情報軍の規則は、生存に不可欠なものでると同時に、軍人としての枠組みにそぐわない感情を排除するものでもあった。情報震によって現実の枠組みが崩壊し、ミウの書いていた手記から情報震に関係のない、しかしミウの確かな生の記録であった情報が消失するという事態は、そうした社会的枠組みの排他性を示すものと考えることもできる。だからこそ、結末において、ミウは情報軍を離脱し、自由な生を追求することを決意するのである。

このような構造的な枠組みによって、作品は多層的な人間の生の姿を表現しているのだと考えることができる。〈都市〉やインターネット空間、「共通意識の場」を破壊する情報震というモチーフは人間の生の虚構性を浮き彫りにするものであるといえる。しかし、その虚構的な生が、真実ではないという理由で無価値なものである、という視点を作品は示さない。むしろ虚構的な生にこそ、人間存在としての実際があるというのである。

情報震は、「共通意識の場」を破壊することで、単一の現実を複数の現実に分裂させてしまう。結果として人間は単一の現実という権威的な場を喪失することになる。しかし、同時に人間は、分裂し、複数化した現実の中から任意のものを選び出し、そこに代理人としての意識主体を投影することが可能となる。それは自らの属する現実の相を選択すると同時に、自身の意識の在り方もまた自由に選択することでもある。単一の「共通意識の場」を破壊させる情報震という現象は、人間の生の自由度を拡張する働きも有している。その人間の生は、それぞれの現実に投影した代理人としての意識主体によって実感され、営まれるものなのである。

結論

『アンブロークン　アロー　戦闘妖精・雪風』に見出された「登場人物の自律性」という主題は、そのメタフィクション性ゆえに、現実の作者神林長平との関係性において成立しえないものであった。

登場人物＝人間と作者＝神という関係性を作品内の登場人物の間に設定して、人間の側に、自身の意思が操作されたものではないと主張させる。その表現は、人間が自律意思を持つように、登場人物という言語情報にも自律的な主体の存在があることを表現したものとなる。しかし、その登場人物が作者＝神の座位にある登場人物に対して主張する自律性は、さらに上位の存在である現実の作者＝神林長平の作為によって叙述されたものである。「登場人物の自律性」は、現実の作者の記述によって発揮させられたものである以上、そこに真の意味での自律性は生じえない。そのため「登場人物の自律性」は実証不可能な命題であり、自己矛盾を抱えているのである。

この「登場人物の自律性」は、作品の描写をメタフィクション表現として捉えた場合に失効するものであった。しかし、作品内における表現は明確な主題を提示している以上、そこから導き出された「登場人物の自律性」を単純な誤読として処理することは難しい。異なる観点による解釈として登場人物というモチーフそのものに迫ることとした。そこで、神林の作品でしばしば描かれる、人格を複製する機械の中から「兎の夢」と『帝王の殻』で描かれるＰＡＢに着目した。ＰＡＢは持ち主の人間の言葉を記録して、その人格を複製した人工知能を構築することを目的とした日用的な機械である。そのＰＡＢの持つ自律的な応答能力は、持ち主の言葉遣いを模倣し、独自の判断での応答を可能としている。そうしたＰＡＢの能力は、ＰＡＢを本人の代理人として社会的に認知させるものである。

ＰＡＢは小説中の登場人物と、言語的な構築物であるという点では類似している。そのＰＡＢの作品内での特性を検証すると、ＰＡＢが記録する人間の言葉は、他者に語りかける言葉、コミュニケーションのための言葉であることがわかる。その言葉を元に、ＰＡＢは人間のコミュニケーションを模倣しているのである。つまり、ＰＡＢの実際の役割とは、人格を複製することではなく、他者とのコミュニケーションの代行にある。ＰＡＢの実際の機能とは他者とのコミュニケーションを、とりわけ遠隔コミュニケーションを行うための代理人なのである。

そして、ＰＡＢというコミュニケーションの代理人がコミュニケーションを行う場は、主に作中で電子ネットワークと呼ばれる電脳空間である。それは人間の肉体ではアクセスすることのできない場であり、そこで行われるコミュニケーションには人間は参入することができない。そのため、そこでのコミュニケーションは代理人たるＰＡＢに委任せざるをえないのだが、自律的な思考・判断を行う機械であるＰＡＢは、独自のコミュニケーションを展開するために、人間はネットワーク空間でのコミュニケーションから疎外されていくことになる。

その電子ネットワークという場は、現実においてはインターネットという形で一般に普及することとなる。「兎の夢」や『帝王の殻』が発表された八〇年代末から九〇年代初頭の時点ではパソコン通信が一部のユーザーに利用されていたのみで、現在のインターネットのようなネットワークの利用は一般的なものではなかった。しかし九〇年代末から利用者を拡大したインターネットは、現代社会において不可欠なものとなっている。そうした社会を『帝王の殻』のような作品は予見したともいえるが、インターネット普及後の神林の作品は、従来の作品で示していた視点を維持しながらインターネットの社会と文化に直接的に言及したものとなっている。

「ぼくの、マシン」や「自・我・像」の時点においては、現実のものとなったインターネット文化に対して神林は否定的な態度を示している。そうした作品の中では、インターネット上でのコミュニケーションやそこから生み出される言説は、無意味で意義を持たない、表層的なものにすぎないとされる。それに対して価値を持つとされるものが、自身の内面に沈降し、その真の自我を言語化する試みである「創作」の言葉である。

しかし、そうした創作に対してインターネット上のコミュニケーションを卑小化する視点は、「いま集合的無意識を、」以降では見られないものとなる。むしろ、インターネットの情報網は全人類の集合意識の場として、現実にも強い影響力を持つ、可能性に満ちたコミュニケーションの場として捉えられることとなる。

当初、人間には参入不可能で排他的なコミュニケーションの場としての特権化されていたネットワークは、現実のアクセス可能なインターネットをモチーフとすることで、あくまで表層的で無価値なコミュニケーションの場として卑小化された。しかし、その評価はやがて大きな影響力と可能性を秘めた場として再定義されることとなる。さらにインターネット空間に対する評価は、人間意識の拡張領域にして、異なる現実の相という表現にまで変化していくこととなる。人間は本来の意識とは別の、代理人としての意識を使って、そこにアクセスしていくこととなる。

言語によって形作られたコミュニケーションの代理人と、ネットワークに象徴される人間の身体では到達不可能な特殊なコミュニケーションの場によって、神林作品におけるコミュニケーションは構造化されている。人間の主体と隔離されたコミュニケーションの場において、人間は自身の言葉によって作り出した代理人を通して他者とコミュニケーションをとることになるのである。

このようなコミュニケーションの構造は、神林の代表作である「雪風」シリーズにおいても見出すことのできるものであるが、そこでの表現は神林のコミュニケーション観の変化に伴って偏移していく様が見られる。
一作目の『戦闘妖精・雪風』は一見すると侵略者と人類の軍隊の闘争を描いた典型的なミリタリーＳＦのように読まれる。しかし、「戦争」を「コミュニケーション」に、戦闘機を始めとする機械に備わった「機械知性」を「代理人」に、「戦場」を「コミュニケーションの場」に読み替えることで、神林作品に共通するコミュニケーションの構造と主題を見出すことができる。主人公の深井零は、愛機雪風に自己の「戦闘勘」と呼ばれる戦場におけるアイデンティティを記録して、ジャムという他者とのコミュニケーション＝戦闘の場に臨んでいく。しかし、雪風との関係に拘泥した零は、雪風からジャムとの戦闘に不要のものとして排除されてしまう。つまり人間はコミュニケーションの場に参入することができず、疎外されることとなるのである。続編の『グッドラック　戦闘妖精・雪風』ではジャムの戦略の転換により、戦場＝コミュニケーションの場が人間の領域にまで拡大していくことになる。その結果、主体と代理人の関係は互換可能なものへと変化していく。すなわち、コミュニケーションの主体としての役割を機械である雪風が独占するのではなく、人間である零も状況に応じてそれを担うことになるのである。
そして三作目となる『アンブロークン　アロー　戦闘妖精・雪風』では、人間と機械の立場が逆転して、零が雪風という主体の代理人としてコミュニケーションの場に立つ様が描かれる。それは単純に零と雪風という、人間の主体とコミュニケーションの代理人が転倒している様を描いただけのものではない。むしろ、コミュニケーションの主体となる代理人こそが、人間の意識が担う役割である、という人間意識の構造的理解の発展こそが、このコミュニケーションの構造変化の要諦であるといえるだろう。
そのような理解をより体系的に描いた作品が『ぼくらは都市を愛していた』である。
この作品において神林は、〈都市〉と呼ばれる仮想現実空間を通じて、人間の観念的な生の在り方を描いた。都市という人工環境においては、人間は自然の脅威に脅かされることなく、身体の保護を考慮せずに生きることが可能となるとされる。その結果として、人間は観念的な生を追求することが可能となる。作中に描かれる〈都市〉という仮想現実空間はそうした都市の特性を強調した、身体を持たない観念のみが生きる都市空間を象徴したものである。

そのような〈都市〉とそこに生きる観念のみの人々は、インターネット上の化身（アバター）や人間の脳内の意識野上の意識主体（人間が自己を自己として認識する精神的な作用）に対応した存在であるといえる。これら三つの精神活動の構造的類似性はそれぞれが互換可能であることと同時に、人間の意識主体がアバターや〈都市〉の人々と同様に、コミュニケーションのための特殊な場における代理人であることを示すものである。作品は、人間の意識を非本質的な虚構的な存在でありながら、他者との関係性の中から生じる確かな実存として位置づけるのである。

登場人物の自律性

以上のような変遷を経て、神林のコミュニケーションの構造化と視点の変化を分析してきたのだが、当初掲げた「登場人物の自律性」とは何を意味するものであったのか、ということを、これまでの分析から得られた情報から改めて考えていくことにしよう。

『アンブロークン　アロー　戦闘妖精・雪風』はその登場人物の関係性から、「登場人物の自律性」というべきメタフィクション的な主題を見出すことができた。これは、登場人物と、作者と登場人物の座位に分け、登場人物の側から作者の側に対して、自らの意思の自律性を主張することによって描かれる。

登場人物は作者の著述によって、その行動を支配される。それは人間に対する神による支配に似たものであり、被造物は創造主の影響から逃れることはできない。しかし、そのような被支配の状態にあって、登場人物＝人間は自らの意識が作者＝神の支配の及ばない自律したものであると主張するのである。

そのような「登場人物の自律性」はメタフィクション要素に着目した読解であるが、その内実に迫っていくと、主題としての破綻という結果につながることになる。登場人物が自己の上位存在である作品内作者に対して自律を主張するということ、それ自体がより上位の存在である現実の作者の著述の結果にすぎないという現実に至るためである。メタフィクションとは作者の虚構観を作品の中で表現した言説である。しかし、その作品を通した主張が「登場人物が作者に対して自律性を表明する」ということであるならば、その登場人物自体が現実の作者である神林長平に「自律性を表明する様」を記述されている以上、その命題は自己矛盾を抱えることとなる。

そのような議論の陥穽を回避するために着目したものが登場人物というモチーフそのものであった。登場人物とは、突き詰めて考えれば、言語情報で造形された人格像である。その神林の作品内での役割は、コミュニケーションの場において、人間に代わってコミュニケーションを行う代理人に連なる表象であった。それとの現実の人間との関係性を示した作品が「いま集合的無意識を、」であり『ぼくらは都市を愛していた』であった。

これらの作品で提示された人間存在の在り方は、人間の意識主体はインターネット上のアバターや仮想現実空間〈都市〉で生きる人工知性と同質のものである、というものであった。人間は脳内の意識野に構築した世界像の中に自己像を投影することで世界と自己の関係を抽象化して把握しているのだとされる。

世界像は人間の限られた知覚能力を元に構築されたものであり、世界の真実の姿ではありえない。人間の捉えている世界は、あくまで人間にとっての世界であり、世界そのものの姿ではない。そのような人間の意識野に投影された世界像は、他の人間とコミュニケーションを通じて共有されることで、その枠組みを拡大し、強固になっていった。コミュニケーションで共有されるということは、その世界像は言語的な要素に基いている。その意味で人間の世界像は言語的な虚構といえるものとなる。

そこに投影される人間の意識主体という自己像もまた虚構的なものである。人間は自らの意識によって身体を動かしていると考えられているが、実際はそうではなく、身体の動きから事後的に規定されるものが意識であると神経科学の分野では論じられている。

> 脳はまず最初に、自発的なプロセスを起動します。被験者は次に、脳から生じて記録されたRPの始動から三五〇~四〇〇ミリ秒程度あとに行為を促す衝動または願望に意識的に気づき（W）ます。九人の被験者にそれぞれ、四〇回の試行の実験を行いましたが、これはそのすべての被験者にあてはまりました。（ベンジャミン・リベット『マインド・タイム』p. 157）

神林は、そのような人間の虚構性を、真実ではない偽のものとして否定することはない。むしろ、そのような虚構的な機能が人間の生において力を発揮してきた有用な機能として位置づけるのである。

人間とは虚構的な世界像の中で生きる、虚構的な意識主体という存在である、という人間像が神林が作品で描いてきたものであるといえる。精神医学や神経科学においては、人間の意識は身体から事後的に生じる仮想的なものであると論じられている。そのような人間意識の不確かな在り方は、虚構世界の中にその存在が設定されている登場人物と構造的に類似したものである。

小説のような物語言説が言語的な虚構であることは疑いようがないことであり、その内部に著述された登場人物というモチーフもまた然りである。にも関わらず、作中で登場人物は、自らの在り方こそが自律性を持った人間性を体現しているのだと主張する。そのような相反した在り方は、人間、すなわち現実の我々の意識が備えている虚構性と自律性を表現したものであるといえるだろう。人間の意識そのものは言語的かつ身体に対して副次的な、非本質的なものである。その意味で、人間の精神活動は虚構的であるといえるだろう。それでも、意識の、自己を自己として捉え、外界を捉える働きは、それ自体が実際的な機能として働いている。「我思う、ゆえに我あり」のとおりに、人間が自らの意識の自律性を疑うことはナンセンスであろう。

しかし現実的に考えた場合、フィクション上の登場人物を実在の人間の意識主体と同等の意識体として捉えるには無理がある。畢竟、フィクション上の登場人物とは現実の作者の作為の下に著述された言語情報以上のものではありえず、そうした言語情報が単独で自律するということは起こりえない。人間とは虚構「的」であって、虚構そのものではないのである。

そのような実在の人間とフィクション上の登場人物との違いを象徴的に対比したモチーフは『ぼくらは都市を愛していた』の三種類の人格像の姿であろう。この作品における人格像は、人間の身体に備わる意識野に投影された意識主体、インターネット上に投影されたアバター、〈都市〉に生きる人々という三種類が登場することになる。そのうち、意識主体とアバターは人間が異なる現実の相において他者とコミュニケーションを取るための代理人であった。それに対して〈都市〉の人々は、記録された「意識に関するデータ」という言語情報から再生された人格像である。それはカイムの意識駆動装置という脳内の機能を流用することによって、自律的なコミュニケーションを展開するものである。物理的な身体に基づく意識主体やアバターに対して、〈都市〉の人々は身体を持たず、そこから生じる根源的な自我も持たない。そうした意識を生み出す要因は〈都市〉の人々の外部に存在しているのである。すなわちカイムの言語駆動装置こそが、〈都市〉の人々の意識を生み出す根源的な自我に相当するものとなる。

作品は一般的な〈都市〉の人々の内面に焦点を当てることがほとんどなく、その内実は、不明の部分がある。しかし外部化された自己の根源的な自我、本心に操られる意識の詳細かつ具体的な描写は『アンブロークン　アロー』において行われている。「リアル世界」において零の意識は、雪風に操作されながら行動することになる。その際の雪風は零にとって、作者や神であると同時に、意識の根源となる自我に類する立ち位置にあるといえる。

「登場人物の自律性」はそのような外部化された意識の根源に対して、意識が自律性を示す、という主題であると言い換えることができる。『アンブロークン　アロー』では、リアル世界と複合生命体というSF的要素によって、人間の意識主体が身体と根源的な自我から切り離された様が描かれる。それは、根源的な自我を外部化し、可視化することによって、それと意識主体との関係性を明示することへと繋がっている。零は自らの行動を「操縦」することで支配する雪風に対して、自己の意思の自律性により人間存在の在り方を示すことを志向する。それは外部化された自己の根源に対して、表層にあって世界と関わる意識主体が向かい合うことによって行われるものであり、根源的な自我に対して意識主体そのものが自律性を示そうとするという表現に繋がるものである。

そのように作品内で描かれる登場人物の意識主体に対して、現実の人間は、自己の根源となる自我を内面に備えている。それは零にとっての雪風がそうであったように、意識主体にとっては自身の存在を根底から掌握する神の如き存在である。あるいは登場人物にとっての作者と言ってもよい。それは虚構的な世界にあって、虚構的な存在である意識主体にとっては、現実というメタ次元に属している。
自己の内面に、自己の存在を掌握する超越的な存在を内蔵しながら、外界をモデル化した虚構世界の中に自己像を投影している生物、という姿が神林が作品の中で洞察し、提示した人間像である。その自己像は、他者と共有された虚構世界の中で、他者（の自己像）とコミュニケーションをとるための代理人である。すなわち虚構世界はコミュニケーションの場の謂でもある。人間が自己を自己と認識する意識主体も、他者と接するコミュニケーションという行為も、全てが言語による虚構により構成されている。しかし虚構であるということは、真実ではないために無価値なものとなるわけではない。むしろ、人間の日常的な生活の実際を担う不可欠にして、人間存在を象徴するものなのである。そのために虚構とは人間という存在にとって「ヒトが生きていく上でパン（とワイン）と同じように必要不可欠なもの」（「いま集合的無意識を、」）に相違ないのである。

参考文献・資料

使用テクスト

神林長平

『戦闘妖精・雪風』早川書房　一九八四年二月

『戦闘妖精・雪風〈改〉』早川書房　二〇〇二年四月

『グッドラック　戦闘妖精・雪風』早川書房　二〇〇一年十二月

『アンブロークン　アロー　戦闘妖精・雪風』早川書房　二〇〇九年七月

「兎の夢」『鏡像の敵』早川書房　二〇〇五年八月

『帝王の殻』早川書房　一九九五年九月

『いま集合的無意識を、』早川書房　二〇一二年三月

「ぼくの、マシン」／「自・我・像」／「いま集合的無意識を、」

（解説）飛浩隆「アロー・アゲイン」、福島亮大「機械の時代、ネットワークの時代」

『だれの息子でもない』講談社　二〇一四年十一月

『ぼくらは都市を愛していた』朝日新聞出版　二〇一二年七月／二〇一五年一月（文庫版）

（解説）松永天馬「生を超え、性を超えろ」

参考文献

・主要ＳＦ雑誌掲載の資料

『Ｓ‐Ｆマガジン』　早川書房

小松左京、眉村卓、伊藤典夫「最終選考会・誌上再録」一九七九年七月号

中島梓「ＳＦレビュウ『狐と踊れ』」一九八二年一月号

高橋良平・神林長平「SF NEW GENERATION　第八回　神林長平」一九八二年八月号

神林長平、大原まり子、火浦功「座談会PART1：ＳＦの未来を語る」一九八三年六月号

神林長平「あの頃わたしは…」一九八五年二月号

伊沢昭「ＳＦレビュウ　神林長平著『言葉使い師』」一九八三年十月号

大倉貴之「神林長平が『魂の駆動体』で綴る「失われる存在」としてのクルマへのオマージュ」一九九五年十二月号

神林長平・牧眞司「雪風、また未知なる戦域へ」／大倉貴之「未知の異星体ジャムと人間の戦いが新しい局面を迎える現代の最先端小説」／巽孝之「作者の鋭利な論理展開が冴える「冬のＳＦ」の傑作」／風野春樹「理解不能な知性との対話の可能性を示した第2作」一九九九年七月号

神林長平　大原まり子　小谷真理　巽孝之「「創造するＳＦ」のすすめ」二〇〇二年二月号

神林長平、東浩紀「神林長平　超ロング・インタビュウ　猶予のセカイを超えて」二〇〇五年十月号

神林長平・前島賢「破魔の矢はいかにして放たれたか?――神林長平の３０年」／福島亮大「仮想空間からリアル

世界へ――『アンブロークン　アロー』を巡って」／磯部剛喜「新たな『ヴァリス』の創造へ」／円城塔「人類であるということ」／酒井貞道「入魂の、新たな逸品」二〇〇九年十月号
神林長平「神林長平インタビュウ　リアルに対抗しうるフィクションの力とはなにか」二〇一二年九月号
仁木稔×長谷敏司×藤井太洋「同時代作家座談会　２００９年3月から1歩ずつ離れていくために」二〇一五年十月号

『ＳＦ　アドベンチャー』　徳間書店
安田均「ＳＦＡ新刊チェック・リスト　狐と踊れ」／伊藤典夫、鏡明、安田均「ＳＦのクロスオーバーが具体的に起こり始めた」一九八二年四月号
森下一仁「接着鉛筆を使うＳＦ作家」／神林長平、ＳＦＡインタビュー「現実を疑うことから作品世界は生まれる。」一九八四年八月号

・その他の雑誌資料

神林長平「神林長平が語るイメージ―《メカ・言葉・ＳＦ》」「神林長平がえらんだ１０冊の本」『小説推理十一月臨時増刊　ＳＦワールド』一九八三年十一月
巽孝之、小谷真理「境界解体◆メディア・やおい・ニッポン」『文芸』河出書房　一九九三年十二月号
永島貴吉「ワーカム＝神林長平」『国文学　解釈と教材の研究』学燈社　一九九六年八月号
柘植光彦「埴谷雄高―成長する埴谷世界・神林長平を視座として」『国文学解釈と鑑賞』至文堂　二〇〇五年十一月号

前島賢「世界を前に立ちすくむ、あなたのために」『ユリイカ』青土社　二〇〇六年二月号

・早川書房編集部・編『戦闘妖精・雪風解析マニュアル』（早川書房　二〇〇二年七月）掲載の資料

神林長平「もしもし、こちらA'です」
神林長平・石堂藍「空のイメージとメカニズム――戦闘妖精の進化」「最初の一文が世界を決定する――書くことの意味」
冬樹蛉「長平を見るには長平の目がいる〈改〉」
永瀬唯「臓腑と踊れ」
巽孝之「空から魂が降ってくる」

・作品周辺資料

森一久『原子力年表（1934〜1985）』丸ノ内出版　一九八六年十一月
日本SF作家クラブ編『SF入門』早川書房　二〇〇一年十二月
伊藤計劃『虐殺器官』早川書房　二〇〇七年六月
伊藤計劃『ハーモニー』早川書房　二〇一〇年十二月
早川書房編集部編『神林長平トリビュート』早川書房　二〇〇九年十一月
神林長平、山田正紀、田中啓文、久美沙織、林譲治、梶尾真治、新井素子、図子慧、篠田真由美、菊地秀行、浅暮三文、飯野文彦、森山由海『逆奏コンチェルト　奏の1』徳間書店　二〇一〇年六月
神林長平『ルナティカン』（解説）尾之上俊彦　早川書房　二〇〇三年三月

佐々木敦『ニッポンの文学』講談社　二〇一六年二月
限界研編『ポストヒューマニティーズ――伊藤計劃以後のSF』南雲堂　二〇一三年七月
日下三蔵『日本SF全集・総解説』早川書房　二〇〇七年十一月

・フィクションの構造に関する資料

ジュラール・ジュネット、花輪光、和泉涼一訳『物語のディスクール』水声社　一九八五年八月
パトリシア・ウォー、結城英雄訳『メタフィクション――自意識のフィクションの理論と実際』泰流社　一九八六年七月
ウェイン・C・ブース、米本弘一、服部典之、渡辺克昭『フィクションの修辞学』水声社　一九九一年二月
由良君美『メタフィクションと脱構築』文遊社　一九九五年四月
マリー＝ロール・ライアン、岩松正洋訳『可能世界・人工知能・物語理論』水声社　二〇〇六年一月
佐々木敦『あなたは今、この文章を読んでいる。』慶応義塾大学出版会　二〇一四年九月

・コミュニケーションに関する資料

ジャック・デリダ、合田正人、中真生訳『ユリシーズ　グラモフォン』法政大学出版局　二〇〇一年六月
ジャック・デリダ、増田一夫訳『マルクスの亡霊たち』藤原書店　二〇〇七年九月
青柳悦子『デリダで読む『千夜一夜』』新曜社　二〇〇九年五月

・意識と神経科学に関する資料

ジャック・ラカン、小出浩之、小川豊昭、小川周二、笠原嘉『フロイトの技法論(上)』岩波書店　一九九一年十月
ジャック・ラカン、小出浩之、鈴木國文、小川豊昭、南淳三訳『フロイト理論と精神分析技法における自我(上)』岩波書店　一九九八年十一月
ジャック・ラカン、佐々木孝次、原和之、川崎惣一訳『無意識の形成物(下)』岩波書店　二〇〇六年三月
ベンジャミン・リベット、下條信輔訳『マインド・タイム』岩波書店　二〇〇五年七月
渡辺哲夫、新宮一成、高田珠樹、津田均訳『フロイト全集22』岩波書店　二〇〇七年五月
マンフレート・シュピッツァー、村井俊哉訳『脳　回路網のなかの精神』新曜社　二〇〇一年十一月
バーナード・バース、苧坂直行訳『脳と意識のワークスペース』協同出版　二〇〇二年八月
子安増生、大平英樹編『ミラーニューロンと〈心の理論〉』新曜社　二〇一一年七月
ピエール・ジャネ、松本雅彦訳『心理学的自動症』みすず書房　二〇一三年四月

あとがき

本書は、SF作家の神林長平の近作である『アンブロークン　アロー　戦闘妖精・雪風』（二〇〇九）と『ぼくらは都市を愛していた』（二〇一二）を中心に取り扱い、その作家性を分析した博士論文を書籍化したものである。博士論文は専修大学大学院に課程博士論文として提出し、本書の出版には専修大学課程博士論文刊行助成による助成費を受けている。

神林長平は「言葉」と「機械」を主要モチーフとすることで知られているが、それぞれの作品では「メタフィクション」や「ネットワーク（ネット、ウェブ）」「父子関係」「現実認識」などの派生的なモチーフが具体的に描かれることとなる。本書で問題とするものは、そうした主題の一つである「コミュニケーション」である。

作品のなかで描かれる「コミュニケーション」は、その具体的な内容よりも、方法論や構造に対する議論が中心である。本書では神林が「コミュニケーション」をどのように描き、構造化しているかを論じる。自己と他者との間には、媒介となる代理人が必要とされるが、その代理人には自律性が存在し、「コミュニケーション」をコントロールすることができない、という構造が、「コミュニケーション」を扱う神林の作品の多くに共通している。作品は自己と代理人の関係性や、自意識の位置をさまざまな位相で描き出していく。

その「コミュニケーション」の探求を通じて、人間の自意識の存在形式と意義が問われることとなる。言い換えれば、神林長平は「コミュニケーション」の考察を通して、人間存在への洞察を深めていった、ということが本書の議論の要諦となる。

そのような結論に至るまでには紆余曲折があり、その経緯は本書の構成にも残されている。本書は議論の発端に「登場人物の自律性」というメタフィクション的な命題を掲げる。登場人物が作者に対して自律性を発揮していく、というこの命題は、虚構の自律性、自走性を謳ったメタフィクション的読解としては一見妥当性があるように見える。しかし本書は、その命題を掲げたところで非論理的・非現実的な誤読として否定するのである。

なぜなら、その「登場人物の自律性」は作品内作者に対しては成立したとしても、作品外作者である神林長平に記述された結果である以上、本質的な自律性は生じえないということになるためである。読者論的な方向性も検討したが、作者に記述された自律性という矛盾に「登場人物の自律性」という命題は耐えることはできなかった。

そうした誤読を本書の議論の構成にあえて内包させた理由は、それが筆者の読解のプロセスを辿ったものであるため、ということ以上に、「登場人物の自律性」が結論に至るまでの問題提起として機能しているため、という意味合いが強い。「登場人物の自律性」はメタフィクション的な視点で自律性を論じたものである。その視点においては命題は破綻することになってしまうのだが、先に論じた神林作品におけるコミュニケーションの構造的把握に基づけば、然るべき解釈へと導かれることとなるのである。

以上が本書の議論の内実となるのだが、他にも展開上、意識するべき要素はあった。そのうちのひとつが、ジャンル文学としてのＳＦをいかにして学術的な文脈で取り扱うか、ということであった。

神林長平の名はＳＦ読者の間では、現在の日本ＳＦを代表する作家の一人として広く知られているといっても過言ではないだろう。しかして、筆者が所属していた大学の文学部という環境においては、周囲にＳＦに馴染みのある読者の割合は少なく、議論以前の説明に注力する必要に迫られることがしばしばあった。本書の元となった博士論文においても例外ではなく、非ＳＦ読者が読むことを前提とした基礎的な情報の説明にかなりの紙幅を割いている。反面、ＳＦ的な奇想を要約することで、その奇想の魅力をスポイルしている部分もあるかもしれない。そのような説明のくだりはＳＦ読者には満足が得られないかもしれない。

ジャンル文学としてＳＦを語る文脈の特徴は「設定」に対する執着であると筆者は考える。大抵の場合、ＳＦやファンタジーのような架空世界を舞台とした物語においては、現実世界とは異なる要素を「設定」として定めて、そのうえで物語を展開するものである。その「設定」の独創性や完成度がＳＦ作品の魅力の一つであり、その「設定」を解説することがＳＦ評論の役割の一つでもあるのだが、筆者はしばしばそうした「設定」を語ることに終始して、論を広げることができないという失敗を犯してきた。「ＳＦの浸透と拡散」と言われて久しいが、筆者の身辺に関しては、ＳＦ文学に対して、難解さや縁遠さを感じているジャンル外読者が多かった印象もある。

優れたＳＦ作品は「設定」と物語を相互に結びつけて、豊かな物語世界を構築しているものであり、優れたＳＦ評論は「設定」を異なる要素と結びつけて、新たな洞察を作品に見出すものである。そうした優れた作品や評論はジャンルの垣根を越えた普遍性を持って受け入れられるものであろう。畢竟、特殊と普遍の間にあるバランスを維持することが肝要なのであり、本書がそのバランスの維持に成功しているかは、読者の判断に委ねるしかないところではある。

このように本書の執筆やそれ以前の研究活動では、ジャンルの内外に関わる問題に意識的になる必要があったのだが、筆者の口不調法に付き合わされた諸氏の苦労は計り知れないものがある。研究に協力いただいた学生や院生、教員の方々には心よりの御礼を申し上げる次第である。

文教大学名誉教授の江種満子先生には、研究の基礎的な部分を一から指導していただいた。未熟な筆者が博士論文という成果に至ることができたのも、先生のご指導ご鞭撻あってこそのものである。専修大学名誉教授の故・柘植光彦先生には快く研究室に迎え入れていただき、短い間ではあったものの多くの示唆を賜った。榎本正樹先生にはご指導に加え、研究活動を豊かにする活動に導いていただいた。専修大学出版局の真下恵美子氏には出版に要する作業や手続きに多大な尽力をいただいた。

そして専修大学教授の髙橋龍夫先生には、指導教員として筆者の研究活動を支え、博士論文の執筆まで導いていただいた。本書が形をなすことができたのも先生のご指導の賜物である。

本書の研究はご指導いただいた先生方のみならず、多くの方々に支えられてのものである。改めて御礼申し上げるとともに、本書を手に取られた読者の方々に少しでも楽しんでいただければ幸いである。

二〇一七年一月

白鳥克弥

白鳥　克弥（しらとり　かつや）

1983年、栃木県生まれ。
専修大学大学院文学研究科博士後期課程修了。博士（文学）。
主要論文に「戦争SFの成立と背景」（『言語と文化』文教大学大学院付属言語文化研究所）、「筒井康隆と神林長平における虚構の諸相」（『国文学：解釈と鑑賞』ぎょうせい）、「神林長平の初期短編論：制度と創造行為の対立について」（『専修国文』専修大学日本語日本文学文化学会）など。

神林長平論
——コミュニケーションと意識の表現

2017年2月28日　第1版第1刷

著　者　白鳥　克弥

発行者　笹岡　五郎

発行所　専修大学出版局
〒101-0051　東京都千代田区神田神保町3-10-3
(株)専大センチュリー内
電話03-3263-4230（代）

印　刷
製　本　藤原印刷株式会社

ISBN 978-4-88125-312-0